トラウマと身体

センサリーモーター・サイコセラピー（SP）の理論と実践
――マインドフルネスにもとづくトラウマセラピー――

著
パット・オグデン
ケクニ・ミントン
クレア・ペイン

監訳
太田茂行

星和書店

Trauma and the Body
A Sensorimotor Approach to Psychotherapy

by
Pat Ogden
Kekuni Minton
Clare Pain

Translated from English
by
Shigeyuki Ota

English Edition Copyright © 2006 by Pat Ogden
English Edition Copyright © 2006 by W.W. Norton & Company, Inc.
Japanese Edition Copyright © 2012 by Seiwa Shoten Publishers, Tokyo

マーサ・バース・オグデン
(Martha Barth Ogden：1904-2001)
の思い出に

原著者から日本の読者の皆様へ

パット・オグデン（Pat Ogden, Ph.D.）

　本書 Trauma and the Body：A Sensorimotor Approach to Psychotherapy の日本語版の出版は，わたしにとって大きな満足を与えてくれるものです。この翻訳作業は，2万名に迫る命を奪い，さらに福島の原子力発電所の損壊をまねいた悲惨な東北地方の大地震と津波被害が発生する前年から始まっていました。いま，これらの長期化する厳しい被害と向き合っておられる日本の読者にとって，本書の出版はさらに意味あるものといえましょう。本書が日本にとって，この大災害から復興回復していくための実践的な一助となることを，わたしは強く希望し期待しております。

　センサリーモーター・サイコセラピーの重要な基盤には，日本文化の感性と共通するものがいくつもあります。わたしはまだ日本を訪問したことはありませんが，わたしの印象は，身体に関する日本的感受性はとても繊細でニュアンスに富み精緻なものだというものです。センサリーモーター・サイコセラピーでは，どのように身体が動いているか，小さな動作や眼差し，首の角度，さらに手と指がおかれている位置さえも，セラピーの中での相互作用と実践の中で大きな注意の対象となります。トラウマ症状の多くは身体的（somatically）および，生理的に駆り立てられているものです。日本の文化的伝統である身体への調律性（attunement to the body）というものが，大震災と津波被害の後遺症の克服において，きっと大きな助けになるでしょう。

　センサリーモーター・サイコセラピーのセラピストは，身体と心をつなぎ，表面にはあらわれにくい心理的パターンを発見していきます。それらのパターンは，身体的，心理的に可能な行動を阻害しているのです。セラピストは特に危害から身を守ろうとする本能的役割が果たせず，うまく機

能していない皮質下的防衛反応の活性化を援助します。セラピストはトラウマ体験の最中に中断されてしまった，調和的で力強い身体的動きを復活させて，押し進めようとするのです。わたしが合気道を学んだり，剣道を見学したりしたときに，師範たちは異なるやり方ではありましたが，同じ原理に集中していました。

　身体の姿勢や動きに対して向けられる意識は，座禅の座り方の練習にみられる知恵と同様のものです。すなわち，いかに安定した座位の基礎をつくるか，どのようにして体重が座骨の前方にかかるようにするのか，そして，いかに背骨を立てて整えていくのか，などを身につけることです。センサリーモーター・サイコセラピーにおいては，座禅の実践が，統合された無駄のない姿勢と動きについて教えてくれています。また，私たちがクライエントに内的体験への気づきを増すやり方を指導する際に，マインドフルネスをいかに用いていくか，についても教えてくれています。クライエントは自分の考え・身体感覚・動き・感情を観察し，そこにともなう不快感や痛みさえも耐えて，「今，ここのありのまま」にとどまることを学ぶわけです。このことを，私たちは禅仏教から学びました。内的体験についてのこの基本的気づきによって，クライエントは自分の身体の自然で本能的な動きを学び，心理的覚醒状態を耐性領域内に戻し，中断された身体動作を完了してトラウマの解決を促進していきます。

　日本文化は勇敢な探究心と，伝統的英知および様式が織りなす豊かさに満ちています。この豊かさは日本の人々の回復過程に必ずや役立つものとなるでしょう。わたしは，子どもの頃から愛している2つの諺に対して，深い敬意と共感をおぼえています。大人になってからこの2つの諺が，日本文化を起源とするものではないにしても，それに強く関連しているということを知りました。1つは「失うことがなければ，得るものもない（Nothing lost, nothing gained）」という諺であり，これと同様の日本の諺は「虎穴に入らずんば，虎児を得ず」です。トラウマの影響と向き合うのも，トラウマセラピストになるのもたいへんな勇気がいることです。さまざまな挑戦や，危険や，困難があります。しかし，諺が教えるように，

得るものはたいへんに大きなものです。わたしの耳奥で響くもう1つの諺は「こぼれたミルクを嘆いても仕方ない（It is no use crying over split milk）」，日本語では「覆水盆に返らず」です。トラウマに取り組むことは，私たちに恐ろしい過去を変えることはできないことを教えます。2011年に悲惨な津波がおきたこと自体は変えられません。私たちに唯一できることは，災害の後遺症を患う人々が心身を癒して，前進できるように精一杯援助することです。私たちは，クライエントの方々が，過去にとらわれたままの心と身体を解放し，過去の出来事は過ぎ去ったのだということを理解して，それを身体的に「経験」できるように援助していきます。そして，危険と脅威に対応しようとする反射的行動ではなく，むしろ現在の現実に即した適応的な行動をもって今を生きていくことを学ぶことができます。

　わたしは日本的叡智と感受性がわたしの仕事と，臨床家である私自身に与えている影響に対して，とても感謝しています。ですから，このたび本書の日本語版が出版されたことに，大きな名誉と謙譲の思いを抱いています。本書が日本の精神保健の専門家にとっての支えとなり，クライエントの方々が苦難を乗り越えて前進される適切な援助を提供するものであることを心から願っています。このようにして，今後の日本が歩んでいく長い回復の道程の支えとなるようなものを，少しでもお返しできればと思っております。

監訳者によるまえがき

太田茂行

　本書は Pat Ogden, Kekuni Minton, Clare Pain 著による Trauma and the Body：A Sensorimotor Approach to Psychotherapy（2006）の全訳です。原著は米国ノートン出版社の「対人関係における神経生物学（Interpersonal Neurobiology）シリーズ」の1冊として刊行されており，シリーズ編集者は The Developing Mind や The Mindful Brain などの著作で知られている Daniel Siegel（UCLA 医学部教授：本書「シリーズ編者によるはしがき」参照）です。

　著者である Pat Ogden たちが本書で紹介しているセンサリーモーター・サイコセラピー（SP）は，身体を基礎にしたトラウマセラピーであり，近年日本でも知られるようになったソマティック心理学の最重要な臨床的成果の1つといえるものです。すでに日本でも普及しつつある EMDR や，ソマティック・エクスペリエンス（SE），そしてハコミセラピーも同じ流れの中に位置づけられます。実際，センサリーモーター・サイコセラピー（SP）は，Ron Kurtz によるハコミメソッド（ハコミについては本書「あとがき」参照）が起源となっています。身体性に基盤をおくこと，マインドフルネスを活用すること，クライエントに無理のない繊細なはたらきかけを提案していくことなどに，ハコミの影響をはっきりとみることができます。Pat は Ron がハコミを開発した当時からの仲間の1人であり，ハコミからわかれて SP を始めた後も Ron が亡くなるまで連携して仕事をしていました。

　本書の最大の特徴は，身体に基盤をおくトラウマセラピーの専門書として，理論的枠組み・関連研究・臨床方法が包括的かつバランスよく描かれていることです。原著の記述は専門性が高く精緻なものですが，事例によ

るエピソードも豊富で一般の方にも十分読みやすいものです。翻訳も両方の読者を意識して努力しました。各章ご担当の皆さまに感謝いたします。

　第Ⅰ部の理論編では三位一体の脳，愛着，耐性領域（window of tolerance），定位反応，防衛行動，適応的行動システムなどの概念がトラウマに関連してわかりやすく説明されています。さまざまな愛着パターン，解離と過覚醒・低覚醒，定位反応と防衛反応の関連，トラウマ反応における脳のはたらきなど，重要で複雑なテーマが簡潔に整理され，関連づけられ，心身（somatic）反応という視点から包括的に論じられています。トラウマ性記憶が身体的・情動的・および認知的に再統合されることの重要性が強調され，とくに再統合にあっては，未完了の感覚運動レベルの見直しが鍵となります。身体性から出発する「ボトムアップ」のアプローチの利点と必要性が明確に提示されているわけです。本書の理論編は，トラウマ性記憶とソマティック反応の特質を理解するための最適な教科書ともいえるでしょう。

　第Ⅱ部では，センサリーモーター・サイコセラピー（SP）の治療原理と具体的アプローチが紹介されています。心身の安定化を促進しつつ，過覚醒と低覚醒をコントロールし，覚醒の耐性領域内でセラピーを進行させていくことが基本です。未完了のまま中断している感覚運動レベルの反応を，適応的方向で完了するのを援助するのが目的です。治療法としては，心身の安定化・トラウマ性記憶への取り組み・社会への再適応援助というトラウマセラピーの基本的3段階にそって，センサリーモーター・サイコセラピー（SP）の実際が述べられています。ハコミの主要素である「マインドフルネス」と，クライエントに優しい「実験」が，SPの治療的柱となっています。トラウマ性記憶に身体的にアプローチする時に，どのようにリソースを見出して強化するか，覚醒状態の混乱を招かずにどのように身体記憶にはたらきかけ再統合を援助するか，そして，社会への再適応を十分なものとしていくための社会化のプロセスをいかに支持強化していくかなどのテーマが，興味深い数多くの実践例を通して語られています。臨床的立場の違いをこえて，多くのセラピストにとって豊富な刺激と学び

が得られるはずです。

　本書の翻訳作業は，2010年から始まりました。当時の日本ハコミ研究所代表である高尾さんが，ハコミからうまれたトラウマセラピーともいえるセンサリーモーター・サイコセラピー（SP）に関心をもったこと，および，太田が以前ボストンにてPatたちによるセンサリーモーター・サイコセラピー（SP）のワークショップに参加経験があることが翻訳の契機でした。

　そして，忘れられないことに，翻訳が進行中の2011年3月に東日本大震災が発生しました。戦後に起きた最大の自然災害です。さらに，引き続きおきた福島第一原子力発電所事故による放射能汚染は，戦争を除外すれば日本にとって最大最悪の人災といわれています。

　震災からの復興と放射能汚染の解決は，いずれもまだ端緒についたばかりです。今後はPTSDをはじめさまざまなトラウマ関連障害に苦しむ方が幅広い地域であらわれるだろう，と考えられています。このような時期に本書の出版がなされることになりました。著者のPat Ogdenは原著者による序言を震災後に書き直し，あらためて日本の読者に対するエールを送ってくれました。私たち翻訳者一同も，本書がトラウマ一般に対する心理的援助の向上に役立つだけでなく，今回の大震災のさまざまな心的後遺症に悩む方にとっても，有効な援助のひとつとなることを心から願っています。

2012年3月20日春分　　例年になく春の兆しの遅い東京にて

参考文献：
「ソマティック心理学」久保隆司著，2011年，春秋社
「ハコミセラピー」ロン・クルツ著，高尾浩志他訳，1996年，星和書店
「EMDR：外傷記憶を処理する心理療法」フランシーヌ・シャピロ著，市井雅哉監訳，2004年，二瓶社

《訳語と索引について》

1）《体験》
　本書では，原著の"experience（s）"の訳語として，ほとんどの場面で《体験》という語をあてています。人間の"経験"はすべて基本的に身体的（ソマティック）な次元と切り離せない，というのが本書の依拠する視点です。わたしたちは，程度の差はあれ，文字どおりすべてのことを，体ぐるみで"経験"しているわけです。その意味を明確にするために，語感として違和感が感じられる場合を除き，《経験》よりも《体験》という語を用いています。

2）《情動》《感情》《気持ち》
　原著では，emotion, feeling, affectという類語が適宜使用されていますが，とくに厳密な使い分けはされてはいません。訳文でも，《情動》と《感情》および《気持ち》という3つの語によって，適宜コンテクストをみながら，訳出しています。しかし，大きな意味の違いをもたせているわけではありません。

3）《ソマティック》
　本書の基本概念の1つである《somatic》という言葉は，人間の心身一元的機能と反応を意味する心理学用語として使われています。サイコセラピーにおいては，今後ますます知られるべき概念と考えるので，日本語はあてずに《ソマティック》とカタカナ表記にしました。しかし，訳文の読みやすさを優先した部分では，《身体的》という訳語を多く使っています。

4）索引について（身体表現用語索引の作成）
　索引作成にあたっては，原著索引の重要語を参考にするとともに，日本の読者（とくに一般読者）が読みやすくなることを考慮しました。とくに，本書の豊富な事例引用箇所が参照しやすくなるように，「事例場面の身体表現用語索引」を別途作成し，索引の末尾につけています。アイ・コンタクト，（相手から）身を引く，緊張する，ボーッとする，など30語ほどの見出し語があります。トラウマ関連の身体表現として一般的なものを選びました。この索引を活用すると，これらの表現がセンサリーモーター・セラピーにおいて，どのようにあつかわれるか，具体例を参照しやすいと思います。
　<u>本書はトラウマセラピーの専門書ですが，適切なセラピーを受けている方なら，ご自分のセラピーの参考書として大いに役立てることができます。トラウマ被害の当事者であり，まだセラピーを受けていない方は，信頼できるセラピストを見つけてから，ゆっくりと参考にしてください。この本によって，単独で自己治療を試すことはしないようにしてください。</u>

　監訳者としては，読者にとって，以上の工夫が役立つことを切に願っています。しかし，訳語や表記，および索引によるわかりにくさや混乱があるとすれば，それはひとえに監訳者の責とすることは言うまでもありません。

シリーズ編集者によるはしがき

ダニエル・シーゲル医学博士（Daniel J Siegel, M.D.）

　対人関係に関する神経生物学的視点は，さまざまな学問の関心を集めており，人間の体験と心身の健康についての1つの見取り図を提供しています．科学，臨床，および表現芸術と観想芸術など多様な領域からの同じような発見を活かしながら，この学際的視点は「人間である」ということを理解しようとするアプローチとして，私たちの主観的体験についての幅広いヴィジョンを編み出そうとしています．この知的努力の目的は，しばしば別々になっている知の方法を1つにすることです．心についての見方を拡大して，個人，カップル，家族，コミュニティー，さらに社会全体の福利を増進することなのです．

　トラウマは人類の文明と個人の生活に甚大な影響を与えるものです．しかし，健康増進のための社会政策，教育，および資源にとって，トラウマの現実的様相は見過ごされがちになっています．なぜトラウマの苦痛はそのようにしばしば見落とされてしまうのでしょうか？　私たちがあるテーマに関する本を書いたり，取り組み方を決めたりするときに，そのトピックについての生の実感（the experiential reality）からは遠ざかるような言葉や概念によって，いっぱいになってしまうということがよくおこります．しばしば，私たちは言葉で考え，情報の言語的パケット（まさに，あなたが今お読みになっている本書の言語情報のような）によって形づくられた抽象的概念を作り出していくのです．このような言葉に基礎づけられた理論的枠組みは，瞬間から瞬間へと変化していく体験の直接性に私たちが埋没しないためには重要なものであり，直接の感覚そのものが与えてくれる以上の，より大きな視点を提供してくれます．この，体験から距離をとることの利点は，広大な実体に関して幅広い視点をもつことで，全体に

ついてのより鮮明なヴィジョンを得ることです。しかし，言葉によって象徴化されている抽象的概念は，私たち自身の体験の「生きられた（lived）」細部を私たちが感じることを困難にすることもあります。本来，体験的知というものは，直接の感覚を通して最もよく獲得されるものなのです。イメージ，感情，感覚という非言語的世界によるバランスがなければ，言葉と概念の誘惑によって，私たちは日常生活と専門家としての仕事の直接体験から遠ざけられてしまうでしょう。社会的レベルでは，こうしたバランスがとれないと，現実否認の状態に留められてしまうでしょう。セラピーの場では，言葉を基礎にした思考と語りに主要な焦点をおくと，セラピーが表面的なものとなり，トラウマは未解決のままになってしまうのです。言語的，論理的，直線的そして想像力を欠いた思考を強調しすぎると，心のバランスはくずれてしまいます。そして，情報処理に関する重要な非言語的神経様式である感覚運動的，全体的，自伝的，ストレス緩和的，イメージ的な自己調整機能から心が離れがちになるでしょう。たがいに大きく異なる，しかも重要な2つの知の方法をつなぐことは，私たちの生活にバランスをもたらす要点です。また，トラウマのような複雑な人生体験に対する理解にもバランスをもたらしてくれます。

　対人関係における神経生物学の中心概念は，統合が心身の健康の本質であるということです。統合とは，分化されている要素を機能的全体に関連づけていくことです。この統合がなければ，私たちの心の流れは硬着または混乱の方向へと動いていきます。トラウマは基本的に個人，カップル，家族，またはコミュニティーにおける統合を阻害するものとみなすことができます。トラウマ後の状態は，硬直または混乱の体験に満ちています。そのために，当初の圧倒的体験が過ぎて時間がたっても，トラウマによる打撃が続くのです。私たちの体験のさまざまな領域を受動的意識の中で1つに統合していくことで，私たちはよりつながりのある，調和的な流れをつくりだすことができます。こうしたつながりには潜在記憶と顕在記憶のつながり，左脳的処理と右脳的処理のつながり，および，マインドフルな意識と身体感覚のつながりがあります。私たちの心は統合と癒しに向かう

という傾向を生来もっていますが，トラウマ後には，それが妨害されてしまうようです。この妨害をといて心身の健康に向け直すのが心理療法の主たるゴールであり，適応的自己調整を確立する統合的状態をつくりだすことなのです。セラピストは，神経学的統合・まとまりのある心・共感的関係性によって，心の健康の三角形が形成されるということ，そして，この三角形がセラピーにおける癒しのプロセスの焦点となる，という見方を活用することができます。

　対人関係における神経生物学的視点にたつセラピーでは，心を「ふるいにかける」ようにして，感覚，イメージ，感情および思考を統合しようと試みていきます。これらの感覚，イメージ，感情および思考は，私たちの心的生活のなかみであるエネルギーと情報の流れを構成しているものです。感覚とは身体によって生み出される非言語的質感であり，手足や顔の筋肉状態や内臓，動きへの衝動，そして実際の動きなどで生じます。好奇心（curiosity），オープンさ（openness），受容性（acceptance），そして愛情（love）——これらは変化の中心に火をともす「石炭（coal）（訳注：curiosity, openness, acceptance, love の頭文字を合わせると coal になる）」です——をもって心をふるいにかけて，癒しが可能となるような新しい方法で私たちの心の諸要素を統合することができるのです。私たちが心の多様な領域をこのように緻密に調べていくと，セラピーの中での共感的コミュニケーションが，新たなまとまりの状態を促進してくれます。これは，神経学的統合——脳と身体において広範に展開している神経的パターンの生理的つながり——が進み，健康で適応的な自己調整が確立していくことで可能になります。

　本書「トラウマと身体」の中で，Pat Ogden らは，私たちの心を身体の知恵へと目覚めさせるような，深みのある体験的洞察を与えてくれています。今・ここでの感覚的体験についてのマインドフルな意識をもって身体に向き合うことで，統合への道が開けて，癒しが可能になります。この受容的意識（receptive awareness）は，あるがままを受けとめ（accepting），優しく（loving），非評価的な注意（attention）です。おそらくこ

れが，心がどのようにして非統合的状態の混沌と硬直から，統合によって生じる機能的状態へと動いていくのかということのエッセンスなのです。急性または慢性的トラウマ反応によって，身体は今・ここでの心的体験から除外されてしまいます。身体についてのマインドフルな意識は，その人が活性化されていない元の状態にすぐに戻れるようにしてくれるのです。

　著者らは本書の前半で，神経生物学を見事なほど明瞭に活用し，また，最新の科学文献も幅広く参照しながら，精緻な理論的枠組みを作り出しています。この枠組みは，個人の非知的（non-intellectual）かつ非言語的（non-linguistically）レベルの神経活動と対人関係活動（interpersonal processing）の重要さを，臨床家が知的（intellectually）にも言葉のうえ（linguistically）でも理解する必要があることを強調する，いわば「森の全体」を視野に入れる展望を提示しているのです。心というものは，しばしば身体の感覚的で運動的な状態に気づかないのですが，トラウマへの対応反応によって長く妨害されていた統合を達成することは可能なのです。

　本書の後半では，これらの重要な治療的相互作用の背後にある「どのように（how-to）」ということが，段階指向的に述べられています。センサリーモーター・サイコセラピーは，よいセラピーとはどのようなものかを説明するための単なる手段として身体を利用しているのではありません。むしろ，身体の感覚，衝動，および動きに取り組むことで非言語的な重要な世界がひらかれ，さまざまなセラピー的アプローチに有効な，マインドフルな意識による直接的処理がセラピストにとって可能になることが示されているのです。

　心理的充足の達成のために身体に焦点を当てることは，数千年にわたる観想的伝統（contemplative traditions）の実践に根差しています。現代の私たちは，苦労して手に入れたこれらの古代からの英知をなぜか忘れてしまいました。現代の脳科学は，情動と意味の創出において身体が中心的役割を果たすということをはっきりと指摘しています。脳科学的解釈のいくばくかは，「自分の脳みそだけ（single skulled brain）」がすべての心

的現象の源であるという考えになっています。しかし，この狭い見解は，ほとんどの脳が身体の中にあり（most brains live in a body），かつ，他の脳（other brains）とつながりあって構成されている関係的世界（a social world）の一部であるという科学的に確立している現実を見落としています。脳は生まれつき他者の心とつながるようになっており，他者の意図や感情表現，そして，覚醒状態による身体的反応をイメージ化するようになっているのです。それは，情動的共振をつくりだすというミラーニューロン・システムの基本的能力を通して，私たちの共感の入り口になっています。このように，心（mind）とは関係的（relational）であり，かつ，身体化された（embodied）ものであると私たちは考えています。本書の聡明な著者らは，身体化され，関係的でもある心の科学的現実に十分な注意を払いながら，トラウマの衝撃を理解し，癒しの道のりを詳述しています。愛着の理解に根ざし（attachment‐informed），身体的（somatic）で感覚に焦点化したワークを通して，セラピストとクライエント／患者の相互関係が明らかにされています。どのような立場の臨床家にとっても，新たらしくかつ有用な視点から，心理的成長と発達についての実践的アプローチが可能となっているのです。この見方は広範な臨床実践にもとづいていますが，その理論的枠組みは科学的なものです。感覚運動的視点をセラピーにもたらすことは，主観的体験と「客観的」研究成果との接面についての理解を素晴らしく新たな領域へと拡大しています。すなわち，著者たちは言葉のない世界に言葉をもたらす，という重要な挑戦に取り組んでいるのです。ノートン社の「対人関係における神経生物学」シリーズにおいて，関係的かつ身体化された心を理解するという重要な貢献を皆さまにご紹介できることを，私はたいへんうれしく思っています。本書を皆さまの心のあらゆる側面で味わい，その体験をお伝えくだされば幸いです。

はしがき

ベッセル・ヴァン・デア・コーク医学博士（Bessel A. van der Kolk, M.D.）

　神経科学は過去10年間に驚くような進歩をなし遂げました。それにより私たちは多くの新しい発見を手に入れています。トラウマ体験が心と脳にどのような影響を与えるかがわかってきたのです。Antonio Damasio, Joseph LeDoux, JaakPamksepp, Steve Poges, Rodolfo Llinas, Richie Davidson など，神経科学者たちの研究は次のようなことを示しています。すなわち，生物は外から特定の感覚的な刺激を受けたとき，それに対する反応パターンは，ほぼ同じである。同じものが安定的に誘発されるので，特定刺激への反応はかなりの程度まで予測可能である，ということです。人間は意味，仲間，愛情，保護，関係などを他者との関係性の中に求める存在です。人間特有の観察，認知，予測などの「心（mind）」のはたらきは上に述べたような自動的な反応を抑制したり，作り出したり，調整したりします。そのはたらきによって人間は自己の本性的な欲求である仲間たちとの関係を調整し，維持することができるのです。

　人間の心はさまざまな情動や衝動を組織化しています。しかしながら自分にとって都合のよくない情動，考え，衝動などを，すべて取り除くことはできないようです。心は自分の問題行動を取り除くよりも，むしろそれを正当化し，理由づける方向にはたらくようです。（例えば，「それはあなたのためだから」とか「世界をよくするために」など）。その結果人は「不合理な（irrational）」望みや怖れ，怒り，無力，情欲，絶望などの煩悩を受け入れるように運命づけられています。そしてこれらを完全には統制できないのです。

　生きるということは，この世界にかかわる自分自身の方法を作っていくことであり，生得的な脳神経回路にかかわりがあります。この生得的神経

回路は生物進化の遺産であり，あらゆる生物に多かれ少なかれ共通のものです。そして，その基礎の上に個人的な過去の体験が刻印されています。生物には世界とその中を動き回る方法についての基本的な青写真があります。脳幹に代表される興奮にかかわる脳（爬虫類脳）と哺乳類脳の中で意味づけをつかさどる（大脳辺縁系）との関わりから青写真はできています。人間もふくめてすべての動物が，外からの刺激に対して反応する仕方は，脳のこの2つの部分の関わりによって決まります。この反応は何よりもまず身体の動きにあらわれます。

　同じ特定の刺激が，ある人には快感であり，他の人には不快です。なぜこのような違いがあるかを神経科学は長期にわたり研究してきました。情動的な反応は意識的な選択によるのではなく，気分や気持ちによって生じてきます。扁桃体は入力された感覚刺激に情動的な意味づけを行います。さらに皮質下脳は私たちが出会うものに対して主として先行体験に基づき判断し，近づくべき出会いか，それとも避けるべき出会いかなどの処理（disposition）を行います。さらに，「反応（resoponse）」とは，私たちにとって強いられた（impelled）行動なのだ，ということが以前よりも明らかになっています。すなわち，刺激を受けたとき，私たちがどのように身体的に（physically）反応するのだろうかという研究が成果をあげているのです。脳神経科学はかつてDarwin，William Jamesたちが観察したことを徐々により確かなものとしてきました。すなわち，人間は情動に基づいて意思決定をしたり，また特別なジレンマを解決しており，「身体的感覚（physical, bodily feelings）」がこの情動の基礎になっているということです。そして，身体的感覚は，人間の器官の動きを引きおこします。すなわち，1981年のノーベル医学賞を受賞したRoger Sperryがいったように「脳は動いている器官であり，同時に身体運動のための器官です。実際，脳は筋肉を動かす器官です。脳は多くのはたらきをしているけれども体を動かすということが最も大事な脳のはたらきです」（文献376のp.298）。Sperryは脳のはたらきとしては認知よりも動きがもっと重要であると述べています。有機体がある対象を感知するならば，それに対して反

応する用意があるわけです。刺激に対し，適切に反応し行動する準備（reaction potentialities）があるかないかにより，特定の刺激を感知したり，感知しなかったりします（文献376のp.299〜300）。

神経科学者のRodolfo Llinasは行動と脳との関係を次のようにまとめています。すなわち，すべての動き回る生物は何がやってくるかを予測し，それに対応して，自分はどこへ行くべきかを見出さなければなりません，と。予測するには，聞く，見る，触れるなどに基づき，感覚運動をイメージすることが必要です。この感覚運動イメージがはたらくとき，外界の状況を把握し，それを内面にある地図と比較しています。「この内面と外界の比較によって適切な行動ができる」（文献242のp.38）わけなのです。人間は，諸感覚と身体的行動衝動の複合体を情動として体験しているのです。

Charles Darwin[102]とIvan Pavlov[291]は情動がそのゴールとして，身体行動を目指していることをはっきりと認識していました。有機体は否定的な情動が湧くときは危害から身を守り，肯定的な情動のときはその刺激を生じたものに近づこうとします。Darwinは人間もこの点に関しては動物となんら変わりはないことを強調していました。情動は有機体を活性化します。そしてその情動に対して，あらかじめ決められている反応として，行動がおこります。自分を守る，戦う，逃げる，相手に親しみを感じて近づくなどをします。つまり情動はどのように行動するかを導いているのです。

特定の情動は，その情動にふさわしい，あらかじめプログラムされた一連の行動を引き出すということをNina Bull, Jaak Panksepp, Antonio Damasioなどは証明しました。人は新しい感覚刺激を感じると，その新しい情報を過去の体験に照らし合わせて何がおきているかを解釈します。この比較によって有機体は自分の行動とその結果を予測します。Damasioは次のように述べています。「身体行動はそれに並行して内面に精神的な活動を生み出す。下層から上がってくるものが上層に影響する。これは今おこっていることへの感覚である」（文献100のp.27）。Damasio[100]はさらに説明しています。

注意力を支配している脳構造と，情動を処理している脳構造が互いに近くにあるという見事な秩序を脳はもっている。さらに，この2つの脳構造が，身体の状態を管理して，その情報を知らせる部分の近くにあるというのも，また見事な秩序といえよう。なぜならば，情動をもつとか注意を何かに向けるということは，有機体が生きて自己維持するために必要な，基本的なはたらきと強く関連しているからである。言い換えれば有機体の現在の状態に関する適切なデータなくして，生命を管理して，ホメオスタシスバランスを維持することは不可能だからである。(p.28)

　動物界の中で人間が他の動物と異なっている点は，その柔軟性です。環境に対して反応するときの選択肢が多いということです。情報の多種多様な異なる部分を総合する人間の新皮質の特性から，この柔軟性が生じています。新皮質は入力情報とこの入力情報の引きおこす身体的な衝動（傾向）の両方に意味づけしています。それを受けて，新皮質は特定の行動が及ぼす長期の効果を推理する論理的思考を行います。こうして人間特有の柔軟性が生じています。この柔軟性があるから，人は入ってくる情報に対処する新しい方法を発見できるのです。また，体験からの学習に基づいて，自分の反応を修正することもできます。したがって，犬や他の動物の条件づけよりも，はるかに複雑な方法で環境に対処できるようになっています。
　しかしながらこの柔軟に環境に対応する能力は人類の発展においては非常にゆっくりとあらわれてきたものであり，失われやすいものでもあります。小さい子どもは自分が見捨てられたと感じたときには泣きわめいたり，しがみついたりすることをやめられないし，嬉しいときに興奮して騒ぐのをコントロールすることもできません。大人でさえ，激しい情動におそわれたときは自動的な反応をしてしまう傾向があります。人々がどのような行動パターンを演じたとしても，それは特定の情動と結びついています。対決やその抑制は怒りと，体の麻痺は恐れと，倒れてしまうことは無力感

と結びついています。そして，喜びは愛する人に駆け寄り，抱きしめたりする衝動などを生じます。少なくとも1889年（Janet）以来，トラウマを受けた人は，それを想起させるようなものに出会うと自動的に身体がそれに反応してしまい，その反応は過去には適切なものであったが，今は不適切で見当違いな反応であるということが注目されています。「トラウマを受けた患者はそれが発生したときの行動をくり返したり，あるいはくり返しそうになったりします。そして，いつまでも続く同じことのくり返しに疲れ果てています」（文献178のp.663）。

Freudは人間の行動と動機のほとんどは，意識のコントロール下にないプロセスに基礎づけられている，と明確に主張しました。ホルモン分泌や情動状態，刺激への身体反応に関する神経科学の発見により，心理学はこのFreudの主張に再び直面することになりました。これらの発見は，とりわけトラウマを受けた人を治療し，理解しようとすることに影響していると思われます。トラウマに関連して，自動的にホルモン分泌や身体反応が活性化しやすいと理解すると，なぜトラウマを受けた人が何かの引き金となる出来事によって，不合理で，今の自分には害となるような反応をするかということが明らかとなります。少しの出来事で怒りが爆発したり，失敗したときに動けなくなったり，無力感に陥ってしまうなどのことがおきています。身体や身体運動における過去の経歴を理解しなければ，彼らの情動は不適切で，行動は異様にみえます。未完了の過去はそれを抱える人にとって，恥や困惑の原因になる傾向があります。

脳画像研究はトラウマを受けた人々に関して，大きな成果をあげています。最も有力な成果の1つは，「高度な機能である」未来を計画したり，行動の結果を予測したり，不適切な反応を抑制する脳の部分は，トラウマを受けると十分に活性化しないという発見です（Van der Kolk, in press）。小さな子どもが思い通りにならないことがあると癇癪をぶつけるのと同じく，トラウマを受けた大人は脅威となる刺激を受けたとき，初期の自己防衛反応に戻ってしまいます。過去の感覚刺激が情動脳を刺激して習慣的な防衛パターンを発現させると，交感神経と副交感神経の活動を変化させて高度

の機能に干渉します。そうすると，脳の高度な機能が十分にはたらかなくなり，「退行」的行動が生じるのです。トラウマ体験が重なっていると小さな誘因であっても，過去の恐れ，見捨てられ体験，無力感などをときには詳細に（すなわち，内分泌系と運動系の）身体的なパターンとして再演します。

　心理学と精神医学は，トラウマを想起させるものによって引きおこされる行動（筋肉，有機体的な）反応への訓練を重視していませんでした。その代わり，神経回路もしくはトラウマ想起と関連した情動に注意を向けていました。それは木を見て森を見ずという状況でした。脳神経化学と情動は両方とも，自分を保護したり，何かにかかわったり，防衛するような特定の姿勢と身体的な動きを引きおこすために活性化します。薬物療法の劇的な進歩によって，トラウマが引きおこす，ある種の神経化学的な異常の一部をコントロールできるようになりましたが，トラウマによる不安定な状態を治すことはできていません。

　引き金となる出来事が，最初にトラウマを受けたときのホルモン反応や身体運動における反応を再現するという事実は，いくつかの重要な問題を生じます。心的外傷後ストレス性障害（PTSD）の診断定義として，DSM-IVは外傷体験を思い出させるものに応じて生理的過剰興奮があることを強調しています。しかしながら，トラウマというのは単なる生理的な反応ではありません。トラウマの本質は，保護し，介護してくれるはずの人からの見捨てられ感と，まったくの無力感の合わさったものです。おそらく，この現象で一番わかりやすい動物モデルは「避けがたいショック」という実験です。その実験では，生き物は自分からは何もできない状況で苦痛を与えられます。こうすると，最後には，うずくまり，脱出を試みるのをあきらめてしまいます。トラウマ（心的外傷）を生じさせるであろうと思われるのは，人が脱出をもはや想像することができない状況であるようです。戦うことも逃げることも，もはや選択できない，そして，自分が制圧されて，無力であると感じるときがそうです。すでにDarwinが指摘しているように，恐れ，嫌悪，怒りまたは落ち込みの情動は，他者に対

して自分が後退するか，あるいは防衛しようとしていることを示す信号です。これらの情動表現が無効であるとき，人はトラウマを受けます。捕食者は後退しないし，やめないし，保護もしてくれない。そして，トラウマを与えられた人がとるどんな行動も安全な感覚を取り戻すことができないのです。

　人は情動表現や自動的な行動パターンによって安全性と状況へのコントロールを取り戻そうと努力します。しかしそれが無効に終わると，多くの外傷を与えられた子どもや大人は，身を守るために，感情表現をする能力を失います。情動がおこっていても，それを意識することができなくなります。これは，言葉で身体的な感覚と筋肉活動の意味を確認することができないことであり，「失感情症」と呼ばれています。内部でおきている感覚，情動，そして身体の状態を認識することができないと，人は自分に必要なことを自覚したり，それを充足したりすることができなくなります。さらにそれは情動状態とそれにともなう欲求を認識できなくなるという困難を生じます。

　自身の内部の状態を認知し，調整することができないので，脅威に直面すると打ちのめされるか，逆にほんの少しの苛立ちで激しく非難したりします。そうなると日常生活を空虚に感じます。トラウマを受けた人について身体感覚の混乱と固着的な行動パターンの自動的な発現を現代のトラウマ研究が再発見したとき，セラピーに携わる多くの人々は，この事実をどう表現すべきか困惑してしまいました。確かなことが1つありました。セラピーは理性を必要とし，理性に頼っています。しかし，脳と心の高度な部分であり，感覚を抑えたり，情動の発言をコントロールしたり，固着的な行動パターン変化させる，理性自体の能力が非常に限られていることがわかったのです。Damasio[100]が明瞭に述べた問題は，解決されなければなりませんでした。

　　私たちは事実をみつけるためではなく，隠すために心を使っている。
　　心が衝立となって隠しているのは私たち自身の身体とその内部の詳

細である。心という衝立は，日々の暮らしの中で，変化し続ける命の流れを担う身体の内部状況を部分的にみえなくする。心にある情動，感情，イメージなどについていうと，情動と感情の捕まえにくさが身体の存在を隠すことにつながっている。またイメージも身体そのものを遠ざけ，隠ぺいしている。(p.28)

　現在教えられている主要な心理療法である認知行動療法（CBT）と精神力動療法では，理解と洞察が中心となります。神経科学の発見を現在のセラピーに統合するのは，まだ難しいようです。認知行動療法（CBT）と精神力動療法のどちらも身体感覚とその意味や，あらかじめプログラムされた身体的な行動パターンについてあまり注意を向けていません。Joseph LeDoux が，少なくともネズミでは，「感情的な記憶はいつまでも残る」と述べています。大脳皮質の前頭葉前部の背側外側面，すなわち，洞察と理解や将来への計画のためのセンターには，脳の感情的な作業に影響を及ぼすためにつないでいる経路がありません。言葉でのセラピーができる最善のことは情動が引きおこす自動的な身体反応を抑制することです。手短にいうと言葉によるセラピーが教えているのは，例えば怒りをコントロールするために数を10まで数えるとか，深呼吸をするなどの方法です。

　トラウマを受けた人は最初のトラウマを受けたときの感情や行動をプログラムのようにくり返してしまいます。これを止めるには洞察と理解だけでは不十分だということを治療者は認識しました。そして自動的な身体反応を引きおこす，このプログラムを書き換える技法を探し始めました。そのような技術は，人の内部の感覚と身体的な行動パターンに対処する方法をふくまなければならないのは当然のことです。さまざまな文化にそれぞれ体の動きや呼吸を用いる伝統的な癒しの技法があります。ヨガ，気功，太極拳，その他のアジア的，アフリカ的な伝統技法などがあります。しかし，西洋では，身体知覚と運動による治療技法は断片的なものにとどまり，医学と心理学教育の主流の外側におかれていました。それにもかかわらず，医学と心理学教育の外側で，身体感覚と身体運動にかかわる方法は広範囲

に探求されてきました。

　それらには，フォーカシング，センサリー・アウェアネス，フェルデンクライス，ロルフィング，アレキサンダー・テクニック，ボディマインド・センタリング，ソマティック・エクスペリエンス，ペッソボイデン療法，ルーベンフェルト・シナジー，オーセンティック・ムーブメント，ハコミセラピー，ミッデンドルフ呼吸法，などがあります。これらの技法はそれぞれ非常に洗練されたアプローチではありますが，これらの技法の本質と効果を明瞭にいいあらわすのは難しいものがあります。そして Don Hanlon Johnson が指摘したように，これらの技法の意味は知性的なカテゴリーでは簡単にとらえられません。Nicolaas Tinbergen が1973年のノーベル賞受賞演説においてアレキサンダー・テクニックを論じたときに，ボディワークと主流科学の最も注目すべき統合がおこったといえます。

　過去数十年の間，何人かの身体志向的セラピーの実践家がトラウマによる身体感覚的な打撃にとりくんできました。私はこの分野で3人の優れた先生が心に思い浮かびます――彼らは私自身と私のクライエントさんに最も大きな影響を与えた人たちです――パット・オグデン（本書の著者），ピーター・レヴィンそしてアル・ペッソです。パット・オグデンは，ロルフィングとハコミなどの身体志向的技法を何十年も学んだのち，トラウマの心理学的，神経生物学的影響とボディ・ワークを統合しました。そしてセラピーの新しい学派を創始し，愛着理論，脳科学，および従来からの伝統的サイコセラピーにきちんと根ざしたセンサリーモーター・サイコセラピーを編み出しました。

　センサリーモーター・サイコセラピーは，大部分のトラウマが対人関係により生じるという事実を重視しています。すなわちトラウマによって心理的，身体的境界線の侵害，状況に対する主体性の欠如，自分自身をコントロールする能力の欠如などがおきています。虐待された子どもたちやパートナーからの暴力にさらされている女性たち，投獄された男たちなどのように人々からの協力がなかったり，人が自主的に生きるために最低限必要な生活条件を欠いている人は，虐待と脅しに迎合したり，あきらめて服

従する傾向があります。特に残虐行為が反復的で容赦ない場合は、生理的な自己コントロール不全（過覚醒と低覚醒）や身体が緊張し動けなくなるなどの問題があります。このように問題のある反応が習慣的なものとなっています。本来は主体性をもって理性的に「ものごとに対処する」状況においてさえふさわしくない行動を引きおこし、症状が慢性化します。

　トラウマを受けた人の多くは解離や、人格の不統合を体験するようになります。通常は有能で集中力もある人が過去のトラウマ体験を感じたり、それと似ている状況に置かれると突然に虚脱してしまい動けなくなったり、柔軟性がなくなり無力感におそわれたりします。中には自分の感情や脱出口がどこにあるか、自分を守るために体がどのように反応しているかに気づいている人もいます。しかし頭の中が空白になり、自分の内面の感覚に気づかなくなり、おきている状況にも対応できなくなる人が多くいます。臨床医は解離の診断に際しては患者の情動と行動に注目します（認知行動療法や精神分析など）。しかしながら、センサリーモーター・サイコセラピーは解離症状への取り組みにおいては、身体感覚、動きのぎこちなさ、生理的調整ができなくなる症状（過呼吸など）または体の感覚麻痺、そして身体感覚的断片（somatosensory fragments）にともなうトラウマの再体験などを特に扱っていきます。

　既存の言葉によるセラピーでは、体の感覚や生理的な調整不全、自発的でない体の動き、無力感、恐れ、恥、激しい怒り、などの過去からの非言語的な影響を解決する手段をもたないままで、トラウマに関する潜在的な記憶を呼び覚まそうとします。そうするとトラウマを受けた人は安全でないと感じて、目の前の関係性に助けを求める傾向が生じます。そしてセラピストは何もできないと感じて無力になっている命の避難所になってしまいます。

　センサリーモーター・サイコセラピーは、トラウマ的であった過去が、自分についての見方や世界との関わり方にどのような影響を与え続けているのか、ということに直接的に取り組みます。人が過去の自分の物語にどのような意味を見出すかということよりも、クライエントの現在の身体感

覚と気づきに焦点を合わせます。身体指向のセラピーは過去の体験は現在の生理的な状態や行動傾向に内在化しているという考えを，その基礎にしています。トラウマは呼吸，ジェスチャー，身体感覚，動き，情動や思考において再現されています。センサリーモーター・セラピーのセラピストはトラウマ体験の想起に立ち会ったり，それを解釈したりするよりも，自分自身への気づきを促進し，自己調整能力がよくなるように援助しようとします。セラピーは世界に適応し，そこで生きていく新しい方法をみつけるために，感覚や行動傾向にはたらきかけるものとなるのです。

トラウマを受けた人とのワークでは克服すべきいくつかの課題があります。人が人と接触し調和するのは，生理的な自己調整にとって基本的な要素です。しかしトラウマがある場合はしばしば人との親密さに恐れが生じます。そして人に近づくことを考えるだけで，傷つき裏切られそして見捨てられた過去の記憶がよみがえります。その結果，人から見られたり，人と親しくしようとすると，平静でいられなくなります。したがって信頼感を生むためには，クライエントがコントロールできる身体感覚の習得を援助することが重要です。そのために生理的興奮を調整する方法を求めたり，身体的境界線を確立したりします（呼吸法や体の動きを練習して）。そして自分自身を守り，防衛できるという感覚を取り戻すことに焦点を当てます。過去の体験の中から安全を感じた体験や，自分はできる，という感覚を想起することは有用です。また喜びや楽しみ，集中力，パワーを感じられたとき，何かをうまくできたとき，などの体験をもう一度活性化して味わうのも役立ちます。トラウマのワークにおいては，どのように生き延びたか想起すると同様に，何が壊れているかを述べることも重視します。Pat Ogden が本書の中で強調しているように，「トラウマを受けたときには有効に使えなくて，それ以来，捨ておかれている有用な防衛手段をみつけ，使えるようにする」のです。

神経生物学的にいうならば，意識をつかさどる脳の中で内省したり，情動に（情動の中枢は辺縁系に位置している）影響を与えることができる唯一の部分は前頭前皮質であるという問題があります。心の中で内省をつか

さどる，この前頭前皮質は有機体の内部状態にも関与しています。本書でも引用されるさまざまな脳画像研究は，PTSDを受けた人の脳の前頭前皮質の（血流が減り）活性低下がおこることを示しています（Lanius, 2002；Clark & McFarlane, 2000）。すなわちトラウマを受けた人は概して自分自身の内面の感覚と認知に十分にかかわることができないという問題が生じます。だから内部感覚に注意を向けるように要請すると混乱したり，何も感じないと言ったりします。最終的に内面への注意が向けられるようになったとき，それはトラウマに関係した認知や感覚，そして情動などの埋まった地雷原に足を踏み入れることを意味しているのです。トラウマを受けた人はしばしば自分自身を嫌悪し，自分の体についても否定的なイメージをもっています。そして体に注意を払わない方が，より楽なのです。しかし人間は自分をいたわるためには自分の身体の要求や必要に耳を傾けなければなりません。

それゆえに，セラピーとは思考，感情，身体感覚，湧いてくる衝動など，内的体験の浮き沈みを注意深く観察できるよう学習することであると，Pat Ogden は提起しています。トラウマを受けた人は，何よりもまず，感覚や感情とともにいても安全であると学ぶ必要があります。この過程で，クライエントが身体的な体験は，決して静止してはいないと気づくのは，とても重要です。すべてがいっせいに凍りついてみえるトラウマの瞬間とは異なり，身体感覚と情動はたえず変動し続けています。

トラウマを受けた人は，自分の過去にかかわる前に脳の前頭前皮質を活性化し，内省力を取り戻す必要があります。まず，セラピーによって自分の過去を知りたいという強い関心を養います。この学習において，身体的な感覚の確認や，情動や感覚を言語的に伝えることができるようになることが不可欠です。いったん自分の内部で感覚がたえず動き，変化していると理解するならば，かなりの程度まで自分自身の生理的状態を制御できます。そして過去を想起しても情動に圧倒されなくなり，主体的に有機体の内部状況にかかわる方法をみつけようとします。患者が自己の身体経験への気づきに耐えられるようになると，生き残りのために捨てた，身体的な

衝動と選択できる自由を発見します。これらの身体衝動や選択する主体性は，身体をねじるか，回すか，後ろへ退くなどの微妙な動きで示されています。この身体衝動に意識を向け，そこから実験するという体験的なワークによってトラウマの影響により，制限されていた行動を自由な主体的な行動へと修正していきます。

　トラウマを受けた人は，脅威を感じると，戦う，あるいは逃げるという適切な対応ができなくて，しばしばその場で動けなくなってしまいます。センサリーモーター・サイコセラピーは，トラウマ的ではない刺激に気づく学習をし，現在に再適合するのを助けます。これにより新しい体験から学ぶことができるようになり，くり返される過去のトラウマ体験の影響を，トラウマ体験以降の情報により修正できるようになります。現在に再適合することを学ぶと，感じ取った脅威に対して自分自身の失われた能力を再発見し，積極的に身を守ったり，防衛したりする対応を試してみることができます。

　センサリーモーター・サイコセラピーでは，過去のトラウマを克服するために次のような前提が必要であると考えています。(1)自動的にくり返される古い行動傾向に気づくこと。(2)わきおこる衝動への制御を学ぶこと。(3)トラウマの瞬間への虚しい対応であった，凍りつきによる未完の体験をさまざまな新しい実験により完了させること。(4)今までと異なる有効な行動ができるように練習すること。Pat Ogden の本は身体指向のセラピーと脳科学，そして愛着理論を統合する複合的セラピーへの最初の試みです。このすばらしい統合により，トラウマを受けた人へのセラピーが大きな飛躍をとげ新たなものとなることを願っています。

謝　辞

　本書は多くの人々の 30 年以上に及ぶ専門的援助や刺激の賜物です。まず私たちは，センサリーモーター・サイコセラピー研究所の顧問の方々に深く感謝しています。皆さんは私たちの仕事の発展と科学的理解の深化にたえず貢献してくださいました。David Baldwin，Emilie Conrad，Ron Kurtz，Ruth Lanius，Reo Leslie，Ian Macnaughton，Peter Melchior，Melissa Miller，Martha Stark，Clare Pain，Allan Schore，Ellert Nijenhuis，Kathy Steele，Onno van der Hart，Bessel van der Kolk という顧問の方々です。

　特に，Bessel van der Kolk 氏による有益な議論，着想，フィードバック，ゆるぎない支援によって私たちは脳科学とセンサリーモーター・サイコセラピーの理論と技法に関する理解を前進させていくことができました。心から感謝しています。さらに，Onno van der Hart，Kathy Steele，および Ellert Nijenhuis の諸氏からは解離とさまざまな行動システムについての実践的かつ明解な理論を教示いただくとともに，共に仕事をする喜びも与えていただきました。それによって，私たちのトラウマ理解とクライエントへのかかわり方が変わっていきました。Allan Schore 氏にも感謝しています。彼は時間とエネルギーを惜しまず，神経学的発達と臨床実践の関連をいかに理解していくかについての助けとなってくれました。彼からの影響は多大なものです。Ruth Lanius 氏は私たちの心理療法がもっとも深刻なトラウマ被害をうけた人にも役立つ妥当なものである，という大きな信頼を寄せてくださいました。彼女はトラウマ治療に関して現在の脳科学研究が提供する示唆について明晰な理解をもっており，本書にさまざまな貢献をしてくれました。

　長年にわたる私たちの仕事仲間にも敬意を表させていただきます。Jon Allen，Betty Cannon，Rich Chefetz，Marylene Cloitre，Christine Courtois，Charles Figley，Judith Herman，Ilan Kutz，Sue Kutz，Ulrich Lanius，Rudolpho Llinas，Karlen Lyons-Ruth，Sandy McFarlane，Laurie Pearlman，Steven Porges，Pat Sable，Allen Scheflin，Judith Schore，Arieh Shalev，Dan Siegel，Marion Solomon，David Spiegel の皆さんです。本書に出てくる心身指向的理論（somatically-oriented theories）と技法の多くは，身体的心理療法に共通しているものです。この分野におけるパイオニアの 1 人で，私たちが大いなる感謝の念を抱いているのは Ron Kurtz 氏です。彼は 30 年以上も私たちの先達であり，身体心理学におけるインスピレーションの中心的存在でした。彼のアイディアと技法がセンサリーモーター・サイコセラピーの基礎となっています。この分野とその

関連領域には，他にも数多く私たちが感謝する方がいらっしゃいます。Susan Aposhyan, Marianne Bentzon, Bill Bowen, Christine Caldwell, Emilie Conrad, Fred Donaldson, Annie Duggan, Peter Levine, Richard Strozzi Heckler, Emmett Hutchins, Jim Kepner, Aubrey Lande, Ian Macnaughton, Lisbeth Marcher, Al Pesso, Thomas Pope, Marjorie Rand, Bert Shaw, Kevin Smith, Betta van der Kolk, Halko Weiss の皆さんです。そして，本書が刊行される前に亡くなった Peter Melchior 氏にも，深い感謝を捧げます。彼は数年前の夏の午後に行われた，身体の構造と動きに関する長時間のブレインストーミングに参加して，また，ソマティック・リソースの対応関係（第10章参照）の作成を援助してくださいました。

実に多数の人々が本書の執筆に直接の貢献をしてくれました。Christine Caldwell と Charles Figley の両氏が最初に執筆を勧めてくれました。Dan Siegel 氏はノートン出版社に原稿を出すように後押ししてくださり，印刷の直前まで用語の推敲を助けてくれました。David Baldwin, Lana Epstein, Julian Ford, Mary Sue Moore, Steven Porges の皆さんが，それぞれに各章を担当して見直してくれました。感謝しています。Bonnie Mark Goldstein 氏は多忙にもかかわらず，本書の作成に最後までかかわってくれました。Kathy Steele 氏には特別に感謝します。私たちに励ましと専門的アドバイスをくださり，さらに，難しい箇所を巧みに編集してくれました。Onno van der Hart 氏にも同様に多大な感謝をしています。彼はいつも私たちを支えてくれ，概念の明確化および各章の巧みな編集を土壇場まで手伝ってくれ，あたたかな励ましをくれました。最後になりましたが，Janina Fisher 氏の比類なき編集技能によって，本書がよりよいものとなったことに感謝しています。彼女はいわば「第4の著者」であり，センサリーモーター・サイコセラピーについての理解をもち，すべての章にわたって問題箇所を見直し，書き直し，肉づけをしてくれたのです。

センサリーモーター・サイコセラピー研究所の創設期からのトレーナーである，Christina Dickinson と Dan Thomas の両氏および，比較的最近に加わったシニアトレーナーの Deirdre Fay と Janina Fisher のお2人は，数えきれないほどのブレインストーミングを重ねてくれました。彼らの協力と知恵，あたたかな支え，そしてこのセラピーを指導する熱意に感謝します。Jennifer Fox 氏は著者が執筆に没頭する期間，センサリーモーター・サイコセラピー研究所の運営を支えてくれました。Jennifer Ryder 氏は参考文献欄を完成させるために全力を尽くしてくれました。ノートン社の以下の皆さまにも，私たちは大きな感謝の念を捧げます。Deborah Malmud, Andrea Costella, Michael McGandy, Casey Ruble, Margaret Ryanの諸氏です。本書の完成を根気よく待ち，たえずアドバイスをくださいました。

　個人的つながりとしては，著者（Pat Ogden）はSusan Aposhyan，故Paul Joel，Susan Melchior，Ria Moran，Kali Rosenblumの諸氏に感謝しています。彼らは本書執筆中の私を数年にわたり絶え間なく応援してくれました。笑いと忍耐を示してくれたDarci Hill氏の家族親戚を含むすべての子どもたちに心からの感謝を伝えます。彼女の孫のJovanna Stepan，Allison Joel，Quinsen Joelに。そして，特にあたたかで実際的な援助をつねに与えてくれた彼女の息子であるBrennan Arnold氏に。また著者（Kekuni Minton）は自分自身の家族に感謝しています。Terrel Smith MintonとKealoha Malie Mintonの2人は執筆中の私にたいして，多大な忍耐と支持を与えてくれました。また著者（Clare Pain）は家族と友人たちに，特に，Judy，Bill，Christine，Joshの4人が与えてくれた真摯さとユーモアに感謝しています。

　そして最後に，私たちにさまざまな問いかけをし，インスピレーションを与え，私たちの心理療法についての理解をもっとも鍛えてくれたセンサリーモーター・サイコセラピーの学生の皆さまに心からの感謝をお伝えします。

はじめに

　これまで多くの理由によって，身体は「お話し療法（talking cure）」（訳注：クライエントが自由に語ることをセラピストがひたすら傾聴する。フロイトの精神分析に始まり現在のナラティブセラピーなどにも通じる方法）から除外されてきました。力動心理学，精神分析，認知療法などのアプローチによって訓練されているセラピストは，クライエントの言葉と情動に耳を傾けることが巧みです。セラピストはクライエントの連想，ファンタジー，そして心的葛藤や苦悩，防衛などの兆候を探知します。セラピストはクライエントの幼年期の物語がどこでどのように再現されているかを心にとどめつつ，クライエントのさまざまな話の筋道をたどっていきます。セラピストは治療同盟をつくること，治療的枠組みの中で仕事をすること，転移および逆転移のニュアンスと行動化に巧みに気づいていきます。身体症状を観察して，処方があれば精神治療薬も用います。クライエントの体の癖や体重の微妙な変化，服装の好みの変化，うつ的クライエントの前屈姿勢，または不安にかられたクライエントの落ち着かない動きなどの身体的表現にも，たえず留意しています。しかし，ほとんどのセラピストがクライエントの外見や身体の動きに注意するように訓練されているとはいえ，クライエントの身体化された経験に直接かかわることは伝統的な治療の見立て，治療計画，介入においてはほとんど取るに足らないことと見なされています。

　センサリーモーター・サイコセラピーは伝統的心理療法の上に基礎づけられていますが，身体を意識の治療的領域の中心としてとらえかかわるものです。さらに，力動的心理療法では通常行われない介入，観察的スキル，理論をふくんでいます。メンタルヘルスとボディ・サイコセラピーの双方からの理論的原理と治療的アプローチが，センサリーモーター・サイコセラピーにおいて統合されています。センサリーモーター・サイコセラ

ピーの技法的基礎は，Ron Kurtz[207]によって創始された身体指向的心理療法の1つであるハコミ・メソッドから重点的に発展しています。そして，力動的心理療法，認知行動療法，神経科学の理論と技法，および愛着と解離の諸理論を組み入れています。本書の前提は，伝統的訓練を受けたセラピストが，身体指向的介入法を学ぶことによって自らの臨床的作業の深さと効果を増大させることができる，ということなのです。

私たちは身体的介入によるアプローチ全般を示すときに，「センサリーモーター・サイコセラピー」という用語を使うことがあります。しかしながら，本書のセンサリーモーター・サイコセラピーは身体的介入方法を導くための身体心理学理論を展開してきた1つの学派でもあります。そのため，センサリーモーター・サイコセラピーという言葉は，この学派独自の総合性を示すためにも使われています。この学派では身体感覚および身体的動きにはたらきかけることを教えますが，クライエントとの身体接触は一般的には行いません。セラピーにおいてよく配慮したうえで身体接触を行うことは，状況によってはしばしば役立つかもしれませんが，必ずしもこの療法にとって必須の要素ではありません（詳細は第9章を参照）。

トラウマが身体と神経系に重大な影響を及ぼすこと，そして，トラウマ被害者の多くの症状は身体的衝動をともなうものであるということがわかっています[287, 416, 421, 428]。未解決のトラウマで苦しむクライエントは，ほとんど常に身体感覚の不調を訴えます。すなわち，統制できない強度の感情と身体感覚が，トラウマを想起させるトリガーによって惹起されて，体の中でいつまでも再体験されるのです。この慢性的な生理的覚醒状態は，クライエントが治療を求めるにいたるトラウマの後遺症状のもととなることがしばしばです。トラウマ体験を人生経験の1つとして同化していく能力は，この状態のクライエントにはまだ発揮できません。なぜなら，トラウマ記憶はいまだ自伝的記憶としてコード化されておらず，また，トラウマ関連の再発性の生理的覚醒状態が，「言葉にならない脅威」という身体的恐怖感を持続的に作り出すからです[432]（文献359も参照）。

伝統的治療モデルでは，変化は主として言葉による表現のプロセスと

「トップダウン」の形式をとって生起するという考えが基礎になっています。たとえば，力動的介入モデルの1つの原理を端的に表現すれば，苦しい過去の体験との感情的つながりをうまく導くこと，および，関連する認知のゆがみを治療的関係の中で扱うことによって，自己についての肯定的変化が生じ，その結果，苦悩がやわらぎ健康状態が改善される，といえます。こうしたはたらきかけの前提は，クライエントの「認知」と「感情」の意味ある変化が，クライエントの自己感覚の身体化された経験またはクライエントの身体性に変化をもたらす，ということです。したがって，治療的介入の第一のターゲットはクライエントの「言葉」となります。すなわち，クライエントの語りが治療的過程の入り口です。クライエントの言語的表現，信念，そして情動が治療関係の中で扱われ，探索され，再加工されていきます。

　自我機能の改善，意味の明確化，語りの形成，そして情動的体験への取り組みが，クライエントにとって本来のゴールを達成するために役立つ基本的介入です。こうした，認知的かつ力動的実践と技法に加えて，私たちは「ボトムアップ」的介入法によって，未解決のトラウマに特徴的な反復的かつ自然発生的な身体（physical）感覚，抑止された動き，そして身体感覚的侵入症状を扱うことを提案しています。トラウマ被害にあったクライエントは，侵入的な映像，音，臭い，体感，疼痛，体の萎縮，麻痺，および覚醒状態の調整不能などの感覚運動反応の反復にさいなまれています。センサリーモーター・サイコセラピーでは体感と動きをトラウマ処理の主要な道の1つに加えることで，セラピストがこうした症状を減少し，クライエントの認知，感情，信念体系，および人間関係能力の向上をもたらすように導いていきます。

　センサリーモーター・サイコセラピーの実践は，認知療法と力動的療法の理論と技法をそのままソマティックな気づき（心身相関的気づき）と動きによる介入とに融合させるものです。すなわち，クライエントが自分の身体に気づくことや，身体感覚の変化を意識したり，元気や能力を向上させていく体の動きを援助するのです。クライエントは自らの身体のあり方

（physical organization）と，信念と情動や気づきとの関係を観察することを学びます。たとえば，セラピー場面のある瞬間につぶやかれた「わたしは悪い人間だ」のような自己表出が，身体感覚，姿勢，自律神経の興奮，動きなどにどのような影響を与えるかを観察していきます。また，クライエントは，身体感覚，姿勢，動きが，情動にいかに関係しており，セラピーの中での言葉や内容にどのような影響を与えているかを学びます。こうした介入は，積極的に身体をセラピーの中に組み入れ，1つのより統合的な心-体アプローチをトラウマ治療にもたらします。心身の関係性に重点をおくセラピーの文脈では，セラピストは過去のトラウマに対する身体の反応が，現在の生活の中でどのように継続しているかということにクライエントが関心をもつように援助します。さらに，より適応的な機能回復のために，こうした身体の反応をいかに変化させていけばよいのかを学ぶ援助をします。

　セラピー的アプローチの多くは，トラウマ関連の身体反応と，慢性化した身体症状に直接かかわる方法論を提供していません。その代わりに，主として認知的，行動的，心理力動的，さらに精神薬理的介入に焦点をおいています。それらは研究によって有効とされていますが，トラウマ関連症状の臨床治療においては，ある程度の成功にとどまっています[33, 118, 263, 399, 411]。すべての学派のセラピストはクライエントのトラウマ症状の解決について，手持ちの治療法の限界に困惑し，いらだつことがしばしばです。

　本書はトラウマ治療のソマティック（心身相関的）アプローチに対するニーズにこたえて，この分野での文献として役立つとともに，セラピストにとっても手にしやすく，活用できるものとなっています。本書は主としてトラウマ被害の個人療法を実施している心理学者，精神科医，ソーシャルワーカー，セラピスト，カウンセラー，家庭医に向けて書かれたものです。加えて，私たちはトラウマ関連障害の持続と解決の両方に，身体がどのように関連しているかを理解するための実践家向けのガイドラインを提供します。これらはおそらく精神科の看護士，作業訓練士，リハビリテー

ションワーカー，危機介入ワーカー，被害者の法定代理人，災害救助にたずさわる人，ボディセラピスト，精神医療領域の大学院生やインターンにとっても価値あるものでしょう。さらに，知識が力を与えてくれるということを考えるなら，本書はみずからの苦痛の原因と治癒の鍵を探しているトラウマ被害者の方々にとっても，手にとりやすく，わかりやすいものといえます。

本書は，「理論」と「治療」の2部構成になっています。第Ⅰ部では，センサリーモーター・サイコセラピーの理論的基盤と根拠（rationale）が探究されます。1世紀前のPierre Janetの洞察および，現代のトラウマ治療，神経科学，愛着，情動調整，解離，そして身体の専門家たちの業績も参考として活かされています。

第1章 「階層的情報処理：認知，情動，感覚運動の3階層」
ここでは，ソマティックな治療法の理論的根拠が示されます。どのようにしてトラウマ体験が身体の生理的，情動的調整機能を分断し，情報処理過程に深刻な影響を与えるか，ということが述べられています。階層的情報処理モデルについて説明され，「トップダウン」と「ボトムアップ」というトラウマ・サバイバーに共通する不適切な適応パターンとの関連がえがかれます。トラウマ体験に対する効果的な治療の必要性および，心と体がどのように情報処理をするのかということや，「ボトムアップ」処理の役割なども議論されます。

第2章 「耐性領域：覚醒の調整能力」
この章では，覚醒と情動調整不全に対する低い耐性が，トラウマ関連障害の中核として述べられています。症状の慢性化と治療の複雑さの中心である自律神経不全に焦点を当てて，生存のための機能としての交感神経と副交感神経が生み出す低覚醒と過覚醒という調整パターンに注目します。これらのトラウマ後の調整パターンが，最適な覚醒状態と統合的能力を妨

げて，情報処理を困難にするのです。すなわち，過大または過小な覚醒状態の下では，トラウマ体験は統合されないのです。これらの調整機能にかかわる指標は，センサリーモーター・サイコセラピーの「調整モデル」の基礎的前提となっています。

第3章 「愛着：二者間の相互調整における身体の役割」

ここでは，愛着体験による調整的役割，早期のトラウマ体験によるその混乱，身体への影響について述べます。愛着研究の分野から，Allan Shore[340]による，情動調整および相互調整と自動調整の差異についての研究が活用されています。子ども時代の4つの愛着パターンについて，自己調整と自律神経の優位という傾向に関するそれぞれの特徴を述べています。治療において愛着不全による調整異常に対して，身体および自律神経のレベルでどのように取り組むのか，という1例を紹介しています。

第4章 「定位反応：何かに注意を向ける意識のはたらき」

この章では外的環境および内的経験の内にある膨大な可能性の中から，私たちはどのようにして感覚的刺激を選別しているのか，という定位反応のプロセスを説明します。さまざまな種類の定位反応について述べ，詳細な事例によって定位反応の段階について説明します。トラウマを受けた人は感覚刺激に対して，適応的に意識を方向づけ，解釈し，統合するという能力が著しく損なわれてしまいます。そのために，効果的治療ではこの修復がなされなければなりません。

第5章 「防衛サブシステム：動きをともなう反応と固まる反応」

この章は，さまざまな動物にとっての防衛システムとその起源およびそれらの身体的要素について述べ，トラウマ後の症状の寄与因となりうることについて考察します。第4章で紹介された事例に即して，防衛反応の諸段階を説明します。治療において，トラウマ被害を受けた人は(1)症状を増大してしまう生存のための防衛反応を再組織化すること，(2)より適応的で

柔軟な防衛パターンを獲得すること，を援助されます。

第6章 「適応：行動システムと行動傾向の役割」

　ここでは，最適生存のための適応的反応を支えている心理生物学的システムについて述べます。これらのシステムは，外界を探索し，遊び，他者とかかわり，エネルギーを調整し，パートナーを見つけ，他人をいたわるようになる力を与えてくれます。特に，トラウマを受けた人はこれらのシステムをうまく使えなくなります。防衛サブシステムの慢性的不調によって，他のシステムが阻害されるからです。本章の目的は，こうした行動システムとそれに関連した身体的傾向について述べて，それらがどのように関連しているか，さらに，クライエントが満足できる治療目的を達成するために，セラピストはどのようなはたらきかけをすればいいか，を考察することです。この章では，反射的行動から適応的行動にいたる範囲の中で，なぜ特定の組織化段階で行動化が生じやすくなるのか，ということも説明します。トラウマと人生の初期体験が行動システムと身体の行動傾向にどのような影響を与えるかについても扱います。

第7章 「トラウマと脳：神経生物学的治療モデルに向けて」

　本章は，Ruth Lanius, Ulrich Lanius, Janina Fisher，および Pat Ogden が担当しています。脳科学の諸研究を活用して，脳の構造と機能に及ぼすトラウマの影響について述べるとともに，身体を中心とする治療的介入への示唆を提示しています。神経画像の技術によって，トラウマによる皮質と皮質下部への影響が細部まで研究可能になりました。すなわち，トラウマを起因とする症状の治療に多大な示唆が得られるようになったのです。トラウマによって影響されているであろう脳の部位に，治療的介入がどのように作用するかを理解することで，治療の独自性と有効性を強化できます。

　本書の第Ⅱ部では，センサリーモーター・サイコセラピーの治療原理と

技法を説明します。複雑性トラウマのクライエントは，身体的介入が早すぎると混乱しやすくなります。本人にあったペースと程度，さらに少しずつ安全なやり方で身体への焦点づけをするような技法的配慮が大切なのです。第Ⅱ部では，臨床例と解説を通してセンサリーモーター・サイコセラピーの理論と実践を明確にしていきます。

第8章 「治療の原理：理論を実践の場へ」

ここではこれまでの理論的素材が実践へと導入されます。センサリーモーター・サイコセラピーの基礎原理を示すとともに，臨床介入における階層的情報処理理論の応用が提示されます。クライエントの現在の状態にはたらきかけることが強調され，転移と逆転移の概念は治療におけるクライエントの身体的経験に特に関連づけられています。Janet[171]の先駆的業績であるトラウマ被害に対する段階的治療アプローチを現代の諸理論と統合しつつ，センサリーモーター・サイコセラピーによる介入と治療計画もふくむ1つの大きな見方が提示されます。

第9章 「体験の組織化：現在の身体にはたらきかける技法」

この章では主としてハコミ・メソッド[207]から導入された技法が述べられます。それらによって，クライエントとセラピストが現在の体験を安全に観察し，はっきりと言葉にして探索することが可能になります。知的洞察よりも体験の組織化にはたらきかけることが強調されます。そして，覚醒調整を促進して，クライエントの今／ここでの体験の組織化を探索可能にするマインドフルネス技法についても説明します。これらの技法がセンサリーモーター・サイコセラピーの中にどのように統合され，活用されているかを示すとともに，セラピストにとって治療的身体接触（touch）がもつ危険と利点についても述べます。

第10章 「治療の第Ⅰ段階：安定化のためのソマティック・リソースの育成」

ここでは，トラウマ反応の引き金への対応を向上させ，覚醒状態を調整

し，自己安定化と治療に対する信頼と協働を促進し，日常生活の機能向上につながるようなソマティック・リソースの利用を説明します。この段階でのセラピストにとっての課題は，自律神経の不調を意識的にコントロールして，過覚醒と低覚醒によって症状が強化されないようにすることです。身体の中心部と周縁部という概念が導入されて，自動的および相互的な自己調整に関連づけられます。本章は，ソマティック・リソースの開発がどのように自己調整技法をすすめて，次の治療段階であるトラウマ記憶処理への道を開いてくれるかを説明しています。

第11章 「治療の第2段階：トラウマ記憶の処理と成功・克服行動の回復」

ここではクライエントが治療の第1段階で必要程度の統合的能力を得てから，どのようにしてトラウマ記憶に関連する強烈な感情，身体感覚，衝動を克服できるかを述べます。また，それらに対して，どのようにして自信と達成感を深めていけるかを述べます。本章は，トラウマ記憶の本質を探索し，クライエントが回復と克服の体験を深めるために，これらの記憶の身体的処理がいかにして可能になるかを説明します。どのように記憶を安全に想起するか，リソースを回復するか，力強い行動を取り戻すか，について述べられます。

第12章 「治療の第3段階：統合とよりよい日常生活」

この章では治療の焦点がトラウマを超えて，正常な生活の確立に向けられます。クライエントが人間関係の問題を解決して，社会とのかかわりを取り戻し，親密な関係や生活上の挑戦，変化に慣れていくために，身体的介入が用いられます。この段階では，治療的関係は新しい行動や選択肢を試すための実験室または鋳型となるでしょう。そうした行動が自然に身につくまで練習していくのです。クライエントの身体の中心部と周縁部の力動的関係は，現在の生活において身体的統合と柔軟な適応能力を可能とする鋳型とメタファーになります。認知のゆがみが変容して人生に十分にかかわっていけるようになり，肯定的情動に対する耐性と人生を楽しむ能力

の増大について述べられます。

　伝統的な訓練を受けたセラピストは，身体にかかわっていくということに慣れていないので，センサリーモーター・アプローチを取り入れることに躊躇を感じるかもしれません。セラピーの中で，身体の状態と動きを活用していくには，まったく新しい言葉と観察方法が必要です。これらに対する懸念は自然であり，多くのセラピストはこの領域を脅威に感じます。しかし，私たちが1981年から実施しているトレーニングの中で発見したことですが，身体にあらわれている合図（キュー；cues）にかかわる方法は，文字どおりすべてのセラピストがとる方法の中に何らかの形ですでに組み込まれているのです。人間のコミュニケーションの大半は口に出す言葉によらず，むしろ，身体的言語（ボディランゲージ）によるものです。すなわち，表情，アイ・コンタクト，動き，姿勢，自律神経的興奮，仕草，筋肉緊張などです。言い方を変えれば，1つひとつの会話での意味と解釈は，相手の身体の動き，姿勢，表情などを観察し，推測し，まとめあげて意味づけすることで成り立っています。私たちがどのような応答をするかも，相手に対する私たちの身体反応を通して伝えられているのです。

　実際のところ，ここではまだ読者は疑問をもつかもしれません。すなわち，もし本書で論じられている方法が私たちにとっておそらく生来の技術であり，かつ，身体的言語を解釈して，その言語によって相互疎通性を調整するという高度に洗練された技術を基礎としているなら，なぜ私たちはすでにその方法に堪能ではないのか，と。センサリーモーター・サイコセラピーのセラピストの修練と熟達は，この無意識のプロセスを意識化させて非言語的コミュニケーションに言葉を与えることなのです。それは，私たちの臨床的関係の中においても，あまりに当たり前のことなので，主要な研究テーマとしては見落とされてしまっているのです。センサリーモーター・サイコセラピーでは，身体のコミュニケーション言語を理解して，翻訳することが中心になります。こうして，この療法の学習過程では，相手の身体状況とコミュニケーションが，私たち自身の身体経験にどのよう

な影響を与えるのかを，マインドフルに学びます。そして，それらをどのように読みとっていけば，セラピストがクライエントに対して意識的に言語的および非言語的に反応していくときの有益な基盤として役立つのかについても，をマインドフルに学びます。本書は過去25年以上に及ぶこうした相互作用についての深い研究の成果といえます。

センサリーモーター・サイコセラピーの理論と実践を，力動心理学的または認知行動的セラピーモデル（曝露療法，EMDRなど〈訳注：EMDRは認知行動的モデルよりも適応的情報処理モデルを治療原理としている〉）に編みこむことは，トラウマの治療の中で身体と心を統合していく手助けになります。さらに，この療法は既存のさまざまなセラピーにとって，有効な補助的手段にもなりえます。本書で紹介されている方法はトラウマに適用されるだけではありません。センサリーモーター・アプローチは，パーソナリティと相互作用能力の形成・発展のもととなる正常で非トラウマ的な子ども時代や，家族力動にも適用できます。ソマティックな介入と認知的介入を結合していく究極の目的は，症状軽減およびトラウマ的過去の解決だけでなく，クライエントが新しい，かつ，再組織化された自己感覚を体験することです。自己感覚は，信念，メタファー，および情動的反応を通して発達するだけではありません。クライエントの身体の変化が組織化されるにつれて，自己感覚は有機的に進化してくるのです。トラウマ被害を受けた人の中には，体はいつもうなだれていたり，固まったしたようだったり，あるいは動きがなかったりして，自分は無能だという自己感覚をもっている人がいます。または，体が慢性的過覚醒状態で，情動調整不全になっており，「コントロールできない」という自己感覚をもっている人もいます。センサリーモーター・サイコセラピーは，こうしたクライエントの身体経験の調整と，より適応的な行動の学習を助けて，自己感覚が地に足が着いた，有能かつ現在の体験に即したものとして感じられるように援助します。覚醒状態，感覚，姿勢，および身体の動きが適応的に変化するにつれて，今までとは異なるより肯定的な自己感覚が浮上してきます。このように，ボトムアップ介入とトップダウン介入を統合して，両方の最善の部分を組

み合わせ，慢性的なトラウマ被害者であるクライエントを助けることができることを私たちは望んでいます。クライエントが問題を解決して人生の新たな意味を発見し，さらに心身相関的に統合された新しい自己感覚をもてるように援助できることを望んでいるのです。

目　次

原著者から日本の読者の皆様へ　v
監訳者によるまえがき　viii
シリーズ編集者によるはしがき　xiii
はしがき　xviii
はじめに　xxxv

―――――― 第Ⅰ部　理論 ――――――

第1章　階層的情報処理：認知(cognitive)，情動(emotional)，
　　　　感覚運動（sensorimotor）の3階層　　3

　三位一体の脳　5
　情報処理レベルと身体　9
　　認知処理（cognitive processing）　10／情動処理（emotional processing）　13／感覚運動処理（sensorimotor processing）　18
　認知的，情動的，感覚運動的行動の傾向　28
　トップダウン処理とボトムアップ処理の接合面（interface）　29
　まとめ　32

第2章　耐性領域（Window of Tolerance）：覚醒の調整能力　35

　耐性領域における多様性　36
　多重迷走神経階層（Polyvagal Hierarchy）　38
　覚醒状態と耐性領域へのトラウマの影響　43
　解離と覚醒領域　47
　治療について　50
　まとめ　52

第3章　愛着：二者間の相互調整における身体の役割　55

愛着，自己調整，交互的相互作用　58
　自在に変わる身体どうしの対話　60／肯定的情動の調整　61
愛着のパターンと身体　62
　安定した愛着（secure attachment）63／不安定な愛着（insecure attachment）65／無秩序-無方向型愛着（disorganized-disoriented attachment）69
愛着パターンと自己調整　74
　安定した愛着と調整　75／不安定-回避型愛着と調整　76／不安定-アンビバレント型愛着と調整　76／無秩序-無方向型愛着と調整　77
センサリーモーター・セラピー　78
　不安定-回避型愛着の治療　79／不安定-アンビバレント型愛着の治療　81／無秩序-無方向型愛着の治療　82
まとめ　88

第4章　定位反応（Orienting Response）：何かに注意を向ける意識のはたらき　91

見える方向づけ，見えない方向づけ　92
意識野　95
定位反射　96
トップダウンの方向づけ　99
探索的方向づけ　100
方向づけと注意（attention）　101
方向づけと注意に対する信念の影響　104
定位反応の諸段階　106
定位傾向，注意，および未解決のトラウマ　113

第5章　防衛サブシステム：動きをともなう反応と固まる反応　119

再活性化する防衛反応　119
防衛反応の構成要素　124
　関係性による防衛戦略：社会的関わり（social engagement）と愛着

125／動きをともなう防衛　126／固まることによる防衛　129

　　トラウマ化における固まる反応のサブシステム　135

　　防衛反応の段階　137

　　未完了な，あるいは効果のない防衛反応　146

　　まとめ　149

第6章　適応：行動システムと行動傾向の役割　　　　　　　　　　151

　　8つの行動システム　154

　　　防衛行動システム　155／愛着行動システム　156／探索行動システム　158／エネルギー調整行動システム　160／養育行動システム　161／社会性行動システム　163／遊び行動システム　164／性的行動システム　167

　　行動システム間の階層的相互作用　170

　　防衛行動システムの過剰な活性化　174

　　行動システムと行動傾向　176

　　結果の予測　178

　　行動システムと行動傾向と身体　179

　　行動傾向レベル　183

　　行動システムと解離　186

　　まとめ　191

第7章　トラウマと脳：神経生物学的治療モデルに向けて　　　　　193

　　トラウマ，情報処理のレベル，および三位一体の脳　194

　　視床　194

　　トラウマと大脳の左右機能分化　197

　　PTSDの神経的相関　201

　　　扁桃体　202／前頭前皮質内側部　204／前帯状回皮質　205／海馬　207／島　208／眼窩前頭皮質　209

　　情動と皮質下プロセス（情報処理）の重要性　211

　　トラウマを想起させるものへの多様な反応　212

　　反応の多様さ：事例　215

　　まとめ　218

―――――――――――― 第Ⅱ部　治療 ――――――――――――

第8章　治療の原理：理論を実践の場へ　　　223

トップダウンおよびボトムアップの介入　224

今この瞬間　226

　探索：今この瞬間における体験の組織化をマインドフルに観察する　227

社会的関わり（social engagement）：協力的セラピー関係の構築　229

　遊びの行動システム　233

定位反応の傾向を変える　236

身体的転移と逆転移の概説　239

統合能力と身体　248

段階的治療　252

　治療の3段階における身体の活用　254

まとめ　255

第9章　体験の組織化：現在の身体にはたらきかける技法　　　257

トラッキングとボディリーディング　258

コンタクトの言葉　261

マインドフルネス　264

実験（experiments）と探索（exploration）　268

スキルを組み合わせる　273

　リソースを統合する　273／現在の体験の構成要素を分化する　274／構成要素（building blocks）をつなぐ　275

セラピーにおける身体接触による介入　276

まとめ　283

第10章　治療の第1段階：安定化のためのソマティック・リソースの育成　285

ソマティック・リソース　287
身体を探索するために安全を作り出す　291
有能さと楽しさ（pleasure）の体験　293
ソマティック・リソースを形成するための実験　294
相互的で心理生物学的な調整役としてのセラピスト　298
覚醒亢進と覚醒低下を効果的に扱う　301
振り子的テクニック　303
内受容性の気づき（interoceptive awareness）：身体感覚　303
　身体感覚を見きわめ言語化する　305／情動や認知と身体感覚を分化する　306／感覚を強める　307
ソマティック・リソースの対応関係　308
　自律調整と相互調整：身体の中心部と周縁部　308／自律調整のための中心部のリソース　311／相互調整のための周縁部のリソース　315／身体の中心部と周縁部を使う　319
高度な統合能力を育成する　323
ソマティック・リソースの練習　324
まとめ　326

第11章　治療の第2段階：トラウマ記憶の処理と成功・克服行動（acts of triumph）の回復　329

トラウマ記憶　331
　手続き記憶を無効にする　335／記憶と脳についての考察　336
記憶との取り組みのための基本的概念　337
　社会的関わりと最適な覚醒状態の維持　339／情報量を制限する　340／耐性領域の限界での取り組み　341
リソースと取り組む　343
　トラウマ周辺のリソースを特定する　343／記憶に取り組みながら新しいリソースを導入すること　347
成功・克服行動（acts of triumph）：動きをともなう防衛　348

　　　　成功・克服の自発的な行動を実行すること　350／「意図せず」行う
　　　　成功・克服行動：感覚運動シークエンス（sensorimotor sequenc-
　　　　ing）　356／過覚醒と過少覚醒への取り組み　364
　　認知的処理と情動的処理　367
　　まとめ　375

第12章　治療の第3段階：統合とよりよい日常生活　379

　　意味づけ：認知のゆがみに変化をもたらす　381
　　中心部と周縁部の動的な関係性　383
　　　　中心部と周縁部の未完の行動を評価する　388
　　治療の第3段階で取り組む行動システム　389
　　　　統合された行動によって親密さを広げる　390／適切な挑戦：段階的
　　　　な行動　393／日常生活の変化に対応するために新しい行動を探索す
　　　　る　395／マインドフルネスで腕を動かす：変化への道のり　399／
　　　　メンタライゼーションの能力：人間関係における同調的行動　402
　　親密さと境界線：デリケートなバランス　405
　　　　境界線を適応的に設定する行動を教える：セラピストの役割　410
　　反射的な行動傾向と社会性　412
　　楽しさ・喜び（pleasure）と肯定的な感情への耐性　415
　　　　楽しさ・喜びと行動システム　417／行動を完了する楽しさ・喜び
　　　　419／楽しさ・喜びのための介入　420
　　まとめ：新しい自分という感覚を統合する　424
　　エピローグ：悲劇から成功と克服へ　424

文献　429
訳者あとがき　451
索引　455

第Ⅰ部

理　論

1

階層的情報処理
認知（cognitive），情動（emotional），感覚運動（sensorimotor）の3階層

　トラウマ被害を受けた人にとっては，自らを衰弱させるような心身相互作用のくり返しが，自己感覚（sense of self）の混乱とトラウマ関連障害の継続をまねき，過去のトラウマを「生々しい」ものにさせています。多くの人はトラウマ体験についての分断化された記憶の中に取り残されてしまうのです。分断化された記憶とは，すぐに再活性化する神経反応であり，不可解かつ強烈な非言語的記憶のまとまりです。それは感覚運動反応や症状となり，言葉を介さずに「物語る」のです。あたかも，その人が認知的にはわかっていないことを，身体はわかっているかのごとくです。たいていの場合，これらの反応──すなわち，侵入的身体感覚，イメージ，臭い，体の痛み，収縮，麻痺，神経的興奮の調整不能など──は，実際のところ，過去のトラウマの残余物です。しばしば，何がおこったのか，どのように対処したのかもはっきりしないまま，トラウマを受けた人はこれらの再活性化する感覚運動反応を，自分自身についてのデータであると解釈する傾向があります。「私はいつでも安全ではない」「私は汚れた女だ」「私は価値がなく愛されもしない」などのように。これらの信念は身体に反映されて姿勢，呼吸，動きの自由さ，心拍数，発汗などに影響を与えます[8, 59, 63, 155, 195, 196, 197, 201, 207, 209, 246, 320, 328]。さらに，トラウマへのこうした身体的適応のあり方が，各人が環境にいかに対応するか，そしてこれら

の後遺症的体験にどんな意味づけをするか，ということに影響を与えていきます。

　トラウマ的出来事を言葉にしたり，関連した諸感情を発散させることでそれらを処理する試みは，症状の軽減になるよりも，「心身相関的想起（somatic remembering）」を急速に促進してしまう可能性があります。身体感覚，麻痺，調整不全の神経興奮，不随意運動などが増悪してしまうのです。これらの強烈な身体反応は，さらに，戦慄，恐怖，無力感，失望，恥，憤怒などのトラウマ関連の情動を強めることになります。したがって，トラウマ的出来事を語ろうとすると，過去を突然に現前化させてしまい，現実感覚が部分的にあるいは一時的に喪失されることになってしまうかもしれません[55, 107, 269, 298, 299, 347, 398, 399]。トラウマを「想起する」ことは「それがまたおきている――私は安全ではない」という体験になります。脅威にさらされたこれらの時間の中で，「思考する」心のはたらき――前頭葉――は弱化しています。したがって，脅威下の身体的経験に基づくその後の判断や行動は衝動的で，危険であり，さもなければ現実に対して不適切なものなのです。しかしそれでも，トラウマ関連の信念は――すなわち，身体症状を悪化させる信念ですが――さらに固定化していきます。「私には何もよいことはおきないに違いない」，「私が安全になれるはずがない，というのは本当に違いない」などです。

　心と体の両方に影響を与える症状の複雑さと多様さは，セラピストとクライエントの双方を困惑させます。トラウマ症状のうちの解離の役割に注目したPierre Janet[170]は，未解決のトラウマが体験を統合するはたらきに重大な欠陥をもたらすことを強調しました。通常は統合される感情，思考，自我同一性，記憶，および身体感覚的要素が分離されてしまうのです[382]。この統合の失敗が不適切な「体験の区画化：トラウマの諸要素が統一的全体または統合的自己感覚へと統合されていない」状態（文献432のp.306）をもたらします。区画化の一形態は，トラウマ被害者が，(1)トラウマを想起させるきっかけに対する，情動的，身体的麻痺や回避，(2)フラッシュバック，夢，思考，身体症状による，トラウマの侵入的再体験，とい

うことを交互にくり返すという傾向に顕著にみられます[78, 279, 379, 380, 430]。James Chu によると，「この両面的パターンは解離の結果である。すなわち，鈍麻的状態では，トラウマ的出来事が通常の意識状態から遠ざかり分離してしまい，侵入的状態となったときにそれらが戻ってくるわけです」(文献78のp.33)。

それぞれの解離状態には，顕著で異なる症状があらわれます。侵入的状態では，勝手に戻ってくるトラウマ記憶のバラバラな断片によって苦しめられます。鈍麻的状態では，これらの断片は隅においやられていますが，しかし，感覚的には鈍くて離れた感じであり「意識の表層で」(文献9のp.18) 生きている感じがします。これらの解離症状は心理的，または精神表現的 (psychoform) であり，同時に，感覚運動的または身体表現的 (somatoform)[287, 419]になることで，さらに複雑化します。精神表現性の症状は心的機能の解離であり，圧倒的感情，集中困難，健忘，記憶の混乱，信念体系の変化として表出してきます。身体表現性の解離症状は，身体感覚，運動，および五感について，感覚のゆがみ，生理的覚醒の不調，身体感覚的断片としてのトラウマの再体験として表出します。Van der Hartらは，精神表現的および身体表現的症状は同じのコインの裏表としてとらえるべきであると指摘しています。「(なぜなら) それらはともに，心 (psyche) と体 (soma) という不可分の統合体の根底でおこっている解離過程のあらわれだからです」(文献419のp.35)。身体表現的症状および精神表現的症状の複雑な混合は，トラウマによる心身両面への影響を直接に扱う治療的アプローチを必要としています。

三位一体の脳

人間の自己意識，解釈，抽象的思考，感情などの能力は，身体の本能的かつ無意識的反応と関連して，発達的かつ階層的にあらわれてきます。これらの階層的に組織化された展開は，本能的覚醒状態および身体的防衛から感情へ，さらに，感情的体験から思考，自己洞察，信念および意味の創

出へと進みます。

　Wilber[443]による階層的情報処理の理論では，進化的，機能的階層が体験の組織化の3層として述べられています。認知レベル，情動レベル，感覚運動レベルです。神経心理学では，これと同じ階層的理解がMacLeanの三位一体的脳，すなわち「脳の中にあって脳とともにある脳」（文献252のp.8）という概念によって示されました。進化的視点からすると爬虫類脳は最初に発達して，覚醒状態，有機体のホメオスタシス，生殖本能をコントロールしており，感覚と不随意運動をふくむ運動感覚レベルでの情報処理ともゆるやかに関連しています。情動的処理と相互に関連しつつ，「古ほ乳類脳」または「辺縁脳」は，すべてのほ乳類にみられ，爬虫類脳をとり巻いて，情動，記憶，ある種の社会的行動，および学習を仲介しています[95]。系統発生的に最後に発達するのが新皮質であり，これによって自己意識や意識的思考などの認知的情報処理が可能となります。新皮質には，右脳と左脳の橋となって情報の連合を促進している脳梁の大部分がふくまれます[359]。こうして，3層の情報処理過程——認知的・情動的・感覚運動的——が，脳構造の3層にほぼ相関するものとして理解できるのです。

　異なる種類の知がそれぞれの脳から派生しています。爬虫類脳は「生得的行動の知：原始的生存にかかわる基本的な本能行動と習慣」（文献290のp.43）をもたらします。辺縁系は「感情の知：世界の出来事に対する主観的感情と情動的反応」（文献290のp.43）です。新皮質は，「叙述の知：世界に対する命題的情報」（文献290のp.43）です。Pankseppはさらにこれらの3つの「脳」の間の行動的かつ機能的接点について，以下のように明言しています。

　　爬虫類脳の中核部分が，探索や摂食行動，威嚇的表現，および性行動などの原始的情動的プロセスに関する，基本的な本能行動を洗練させる。古ほ乳類脳，つまり辺縁系は，あらゆる情動の行動的かつ心理的解決をもたらし，特に分離不安，社会的絆，遊び，母親的養

育などの社会的情動を仲介している。高度に発展した新ほ乳類の皮質は高次の認知機能，理性のはたらき，論理的思考を生んでいる。
（文献 290 の p.43）

　これら3層の脳は，環境に対してそれぞれ独自の「理解」をもって対応しています。1つのレベルが支配的になり，内的条件および環境的条件によっては，他のレベルを圧倒してしまうこともあります。同時に，これらの3層は相互依存的で絡み合っています[100, 223, 340]。他のレベルに相互的影響を与えつつ，それぞれのレベルの統合の程度に応じて，まとまりある1つの全体として機能しているのです。Fisher, Murray, Bundy は次のように述べています[117]。

　　脳は1つの統合された全体として機能するが，それは階層的に組織化されたシステムでもある。「より高いレベル」の統合的機能は「より低いレベル」の統合から進化したものであるし，そこに依存している。また，感覚運動的体験にも依存している。脳の高次（皮質）の中枢は抽象，知覚，理性，言語，学習の中心とみなされる。これとは対照的に，感覚統合と諸感覚の連合は，主に低次（皮質下）の中枢で生じている。脳の低次部分は高次レベルの構造以前に発達して成熟するといわれている。高次構造の発達と最適の機能性は，部分的には，低次構造の発達と最適化した機能性のうえに成立すると考えられる。(p.16)

　いろいろな意味で，感覚運動処理は他の処理の基礎であり，高次機能にくらべて，より単純でより原始的な情報処理をふくむものです。身体的処理の全体により直接に関連しているので，感覚運動処理には感覚情報に対する身体の変化もふくまれます。すなわち，防衛のときの固定化された行動パターン，呼吸と筋緊張の変化，自律神経系の活性化などです。より低次で古い脳構造の中に位置しているので，感覚運動処理は比較的多くの固

定化された行動機序を保っています。これらのうちのいくつかはよく知られているもので，驚愕反射と闘争／逃走反応などがあります。最も単純なものは，不随意反射（すなわち，膝反射）であり，最も固定化されて決定的なものとなっています。より複雑なものは運動のパターンであり，幼少期に身について自動化するもので，歩いたり，走ったりなどがあります。さらに高度に発達した認知および情動の領域では，固定化された一連の行動というものはますます少なくなり，反応はいっそう複雑かつ多様なものとなります。Panksepp[290]は，この複雑性の中の多様性をコンピューターのオペレーティングシステムに例えています。

> 高次機能は明らかにより開かれており，低次機能はより反射的でステレオタイプであり閉じている。たとえば，脳の基本的な生命機能（呼吸など）はとても低次のレベルで組織化されている。より高次のレベルがこれらの低次機能に柔軟なコントロールを提供する。……コンピューターの比喩を使うならば……より低次の機能は，読み取り専用記憶（ROM）「操作システム」であり，これによってコンピューターにとって一貫性のある基本動作が可能になる。これに対して，高次機能は複雑な計算に対応できるランダムアクセス記憶（RAM）に似ている。コンピューターはRAM用のスペースが多いほど，同じ操作システムでもより多くの仕事が遂行できる。ヒトの場合，RAMのようなスペースが豊かであることが，人間的能力の複雑性と精巧さを説明しているといえる。(p.77)

反応の柔軟性と抽象性はより高次の認知レベルの処理で増大します。これに対して，反応の固定性と具体性は感覚運動レベルで増大します。情動処理はこの中間にあり，認知処理ほど柔軟ではなく，感覚運動処理ほど固定されていません。

これらの脳の3層はいつも協働しているわけではないようです[252]。トラウマの後，認知レベル，情動レベル，感覚運動レベルの情報処理の統合

はしばしば危機にさらされます。調整不全になった覚醒がトラウマ被害を受けた人の情動的，認知的処理を左右してしまいます。そして，情動の増幅，思考の混乱，現在の環境因子を過去のトラウマ被害時同様に誤認する，などの原因となります[422]。たとえば，背の高い肥満の中年男性（虐待加害者であった叔父に似た外見）を見て，心拍数の増加と逃げ出したくなるような体感をおぼえるクライエントは，これらの感覚運動反応を，自分が安全ではない，という意味に解釈しがちになります。そしてこのクライエントは，「この男性は危険だ」と考えてしまうかもしれません。そうなると心拍数がまた上昇して，下肢の緊張もおこり，「ここから逃げ出さなければ！」というさらなる考えとなって，不安と恐怖というトラウマ関連の感情が強められます。これらの感情と感覚の反応が，現実を正しく評価する能力をいちだんと妨げてしまうのです。

　最近の研究者ら[95, 224]は，「辺縁系」という概念に疑問を向けており，社会体験，情動体験，愛着体験およびトラウマ体験に対応する神経ネットワークは，脳のいたるところに見出されることを強調しています。それでもやはり三位一体の脳という考えは，「進化による遺物，現在の神経系，および人間の意識の組織化と解体に関連するいくつかの生得的問題をつなぎ合わせる１つの比喩を提供する貴重なもの」[95]なのです。私たちはこの比喩を用いて，体験が３つのレベルの情報処理においてどのように組織化されるのか，そして，３つのレベルの統合的関係が，未解決のトラウマによってどのように阻害されるかを示していきます。

情報処理レベルと身体

　認知処理と情動処理は身体に強い影響を与えます。また，感覚運動処理は，認知と情動に強い影響を与えます。臨床では，それぞれの情報処理レベルについて別々に調べること，および認知的，情動的，感覚運動反応の相互作用を考慮することが役立つのです。特に大切なのは，身体が各レベルの情報処理にどのような影響を与えているか，また，逆にどのような影

響を受けているかということを，セラピストがよく観察することです。そして特定の身体的アプローチによって，統合的な認知的，情動的介入をして，適応的な情報処理がすべてのレベルにおいて向上するようにします。

認知処理 (cognitive processing)

「認知処理」という用語は，概念的思考，論理的思考，意味の創出，問題解決，決断にかかわる能力をさします。これは，体験を観察して，それを要約し，行動に関する可能性の幅を測り，目標達成を目指して計画を立て，結果を評価するという広範囲の能力を意味します。大人としての私たちの行動は，しばしば，意志的認知処理を感覚運動的，情動的反応よりも優先させるという階層的関係性をもっています。たとえば，私たちは決断（認知機能）によって空腹感を無視して，唾液分泌，胃の収縮など空腹に関連する生理的反応が継続しているときでも，空腹に対応した行動をとらないことができます。認知理論では，この認知機能の優位性は「トップダウン処理」（文献 223 の p.272）とよばれています。上位レベルの処理（認知的）が下位レベルの処理である情動処理や感覚運動処理を操作したり干渉したりして，それらを圧倒し，方向づけ，あるいは邪魔するという意味です。

大人の多くの行動はトップダウン処理に基づいて行われます。Schore（文献 340 の p.139）は，大人においては「より高次の皮質部分」が「コントロールセンター」として機能しており，眼窩皮質が皮質下部のはたらきを支配していると述べました。私たちは，その日にやるべきことを考え，大まかな計画を立て，特定の目的のために時間配分をしたりするでしょう。これらの計画を実行しているときに，感情と感覚（すなわち，イライラ感，疲れ，体の不調など）は無視されてしまうかもしれません。私たちはそうした感情や感覚に気づいていても，それらを自分の行動の主要な決定因としないわけです。しかし，トラウマ被害を受けた人にとっては，トラウマ関連記憶の情動の激しさと感覚運動反応によって，トップダウン処理がもっている皮質下部の行動を抑える能力が妨げられてしまいます。

認知処理のさらなる問題として，トラウマを受けた人に典型的なことですが，トラウマ体験やその他の人生体験について，不適応的な解釈を抱いてしまうということがおこります。それらはたとえば「私が悪い」「それは私のせいだった」「みんな危険な人だ」などの一般化された思考形態となっており，否定的で事実とは違うものです。1つの思考とは1つの行動です[267]。すなわち，思考は心の行動[179, 413]であり，否定的認知を強めるだけでなく，関連した情動や感覚運動反応を生み出します。これらの思考はトラウマ被害を受けた人がその体験を組織化するやり方——それは認知的ゆがみをともなう広範なパターンによって形作られています——に影響を与えます。すなわち，低い自尊感情と失敗感，さらに安全が欠如しているという慢性的知覚を持続的に体験することから，これらのゆがみがうまれてくるのです。

認知処理は分かちがたく身体とつながっています。身体的感情あるいは「ソマティック・マーカー（心身相関的指標）」が，認知的意思決定，論理，速さ，思考の文脈に影響します（文献99のp.41）。背景的体感が認知的処理のさなかに浮上してゆがみの基盤となり，その人のすべての意志決定の過程と自己経験（self-experience）に影響を与えるのです。「理性の構造そのものが，私たちの身体性（embodiment）の細部に由来します。感知したり動いたりを可能にする，同一の神経的認知的メカニズムが，私たちの概念システムと理性のありようも創り出している」[167]のです。心的行動に使われている脳内の回路は，身体的行動に使われる部分と同じです[318]。子どもの成長にともなう身体活動は，記憶，言語，学習の最適な発達にとって必須のものなのです。Ratey[318]は，運動ニューロンは私たちの自己感覚（self-awareness）を動かしてもいるのではないか，と推測しました。私たちがどのように考えるか，何を考えるか，ということは文字通り身体によって形作られ，またその逆も同様であるというわけです。LakoffとJohnson[211]によれば，以下のようになります。

　感覚運動システムを通じて理性が身についていく（身体化する）こ

とは，われわれが世界で機能していく際に，なぜ，われわれの概念がとてもうまく当てはまるのかということの説明として，最重要部分の1つである。われわれの概念は，感覚運動システムから発達しており，さらにそれらの概念が今度は，われわれが物理的環境において適切に機能できるような概念として発達していく。だから，それらはうまく当てはまるのである。……われわれの概念は外部の，物的，客観的現実の直接的反映ではありえない。なぜなら，われわれの感覚運動システムが概念形成にとって，最も重要な役割をもっているからである。(p.4344)

　主要な養育者とのすべての初期の関係は，トラウマ的であろうがなかろうが，その子どもの認知発達と信念体系の青写真となります。そして，これらの信念体系が姿勢，体のつくり，動きなどに影響を与え，またその逆も同様になります。もし，子どもにとって高度の達成が価値ありとされ，何についてもいつでも「もっと頑張る」ように叱咤激励される家庭に育ったとすると，その子の姿勢，仕草，動きはこれらの影響を受けて形作られるでしょう。もし，こうした価値が「あなたは，あなたがやっていることのためではなくて，あなた自身であるから愛される」などの別の価値を犠牲にして成立していると，子どもの筋肉組織はおそらく緊張したものになるでしょう。そして，体は「もっと頑張る」ために動員されているでしょう。これとは対照的に，頑張ることが挫かれたり，ふさわしくないとされたり，自分が達成することすべてが低く評価される環境に育った子どもは，胸がくぼんで，腕に力が入らず，息が浅いかもしれません。その人の体は，子ども時代の主張できない，自信がないなどの「あきらめ」の体験を反映しているでしょう。この子どもにとっては，困難な仕事をやり遂げるために，首尾一貫してエネルギーを注いだり十分な自信をもったりすることが難しいでしょう。慢性的な姿勢と動きの傾向が，特定の信念と認知的ゆがみを継続させます。すると今度は，これらの身体的パターンが同じ信念を強めてしまいます。

もし，身体が理性と信念を形成し，そして，その逆もまた同様であるならば，洞察と自己省察（私たちが「自分の心を知る」能力）というものは，それなりに身体の影響を受けて限定されたものとなるでしょう[211]。そうであるなら，私たちは，どのようにして自分の心について知っていくことができるでしょうか。もしも，身体の動きと姿勢のパターンが理性に影響を与えているなら，心のはたらきを意識にのぼらせるのは，認知的洞察に限られないし，それが最適なものでもないかもしれません。身体の動きと姿勢を省察し，探索して，変化させてみることも同じように価値があるかもしれません。たとえば，テリーという男性が「恐怖でいっぱい」になった身体でセラピーにやってきました。肩はぐっと持ち上がっていて，首はちぢみ，胸は浅い息とともに固く，目は周囲をきょろきょろと見て，大げさな驚愕反応も示していました。彼の慢性化した身体経験は，過去のトラウマは終わっており今は危険ではない，という「合理的な」信念を支えてくれてはいないのです。テリーは，自分は安全だということは「わかっている」のだが，安全ではないと「感じてしまう」と言いました。セラピーでは，身体的感覚と動きを扱い，それらが信念にいかに強く影響しているかを明らかにして，また，身体と信念の両方が変化するようにしました。セラピーの中で，テリーは心／身体という相互作用に気づくようになりました。彼は認知的にも身体的にもワークをしました。そして，肩をリラックスさせ，呼吸を深くし，両足がしっかりと大地について上体を支えているのを感じるようにして，自分の身体にしみついた信念（embodied belief）を変化させていきました。この取り組みの中で，トラウマ記憶が浮上して，解決されました。数回のセッションの後で，テリーは自分の体と信念の変化を次のように伝えてくれました。「今は，体がわたしを支えているという感じがしています！　肩がリラックスして，呼吸が深く，緊張していないときは，自分がより安全に感じられます」。

情動処理（emotional processing）

　情動は認知的処理を動機づけるような役割をします。私たちが特定のこ

とがらに気づき，注意を向けるように信号のようなはたらきをするのです。情動は環境内の重要な出来事や刺激に私たちの注意を集めて，私たちが適応的行動をとる助けをしています[202, 428]。「情動脳は私たちが求める体験へと私たちを方向づけてくれます。認知脳は私たちが可能な限り賢明な方法でそこへ到達するように援助してくれます」（文献 351 の p.26）。Llinas によると，「筋肉の状態が身体動作の基盤となっているのと同様に，情動は運動以前の基盤となり私たちの行動を推進したり抑止したりする」のです。

　トラウマ被害にあった人は，行動のガイドとしての情動をあてにできなくなるという特徴があります。失感情症（情動に気づき，それを言葉にする能力の障害）になるかもしれません[364, 365, 400]。自分の情動から切り離され，感情は平板化して，興味ややる気のなさ，行動力の欠如を訴えるかもしれません。または，情動が行動をせき立てるものとして体験されているかもしれません。情動を省察して，行動を導く情報の一部とする能力が失われているのです。そして，情動表現が爆発的で制御のきかないものとなってしまいます。トラウマ被害者は，出来事の非言語的想起が引きおこされると，以前のトラウマ体験の情動的内容を再体験して，強烈なトラウマ関連の情動に翻弄されるようになります。これらの情動は衝動的で，効果のない，葛藤的かつ非合理的行動をもたらすこともあります。身体的または言葉による激しい攻撃や，無力感，凍りつき，麻痺を感じるなどです。未解決のトラウマをかかえている人の情動的覚醒状態は，しばしば，現在の（非トラウマ的）環境にとって適応的ではない行動を引きおこします。しかし，おそらく，それらはもとのトラウマに対しては適応的反応の1つともいえるのです。

　「情動処理」という用語は，感情状態を体験して，描写して，表現して，統合する能力をいいます[45]。情動には通常，始まり，中間，終わりがあります[128]。しかし，多くのトラウマ被害者にとっては，終わりがありません。トラウマのような強烈な刺激に対する情動反応は消失していかないようなのです[128]。これは，動物実験によって LeDoux が示した現象です。LeDoux は，情動記憶はおそらく永続的である，としました[223]。トラウ

マ被害を受けた人は，トラウマ関連の情動である悲嘆，怖れ，恐怖，怒りなどにしばしば固着してしまいます。これにはさまざまな理由があるようです。現在の情動と過去のトラウマが結びついてしまっているという意識が欠落または否認されている，これ以上の苦しい情動を避けようとする，「はっきりと思考する」ことが不能になっている[226]，情動と身体感覚を区別できない[289]などです。さらに，情動は単に1つの出来事ではなく，さまざまな過去の出来事と関連をもっていると考えられます[128]。これらのすべての要素によって，トラウマ関連の情動が，循環的で，表面的には終わりがないような再体験となるのです。

　DamasioやFrijdaは，情動は身体と分離不可能なものだと強調しました。「情動とは……身体の重大事です。すなわち，心臓，胃，腸にとっても，また，身体動作や衝動に対しても重要なのです。情動は肉体でできており，肉体に焼き印をつけます。同時にまた，情動は脳と血管によってつくられています」(文献128のp.5)。私たちがこうした内部感覚に気づいていても気づいていなくても，これらの感覚は情動に影響を与え，また，情動の影響を受けているのです。お腹がそわそわするのは興奮を伝え，胸の重苦しさは悲しみを表し，あごの緊張は怒りを教え，全身が総毛立つ感じは恐れを示しています。

　Damasioは情動には2つの特徴があると述べました。第一は内的感覚で，それは「内に向けられた，プライベートなもの」であり，第二は，外から見える特徴で「外に向けられた，公然としたもの」(文献100のp.40)です。内的情動は主観的身体感覚として体験され，外に向けた表現に反映されます。自分がどのように感じているかについて，周囲の人にサインを出しているのです。とがった唇，握りしめた拳，しかめ顔，全身の緊張などから怒りがみてとれるかもしれません。せばめられた肩，浅い息，訴えるような眼差し，または，おそろしい刺激を遠ざけようとしたり，そこから離れようとする動きの中に怖れがみてとれるかもしれません。これらの身体的反応は，現在の刺激に対するその場での反応かもしれないし，または，その人の慢性的で全般的な情動的反応であるかもしれません。

セラピーの中では，私たちは外にあらわれている身体的徴候に取り組んで，トラウマ関連の情動を明らかにし，はたらきかけ，解決していきます。あるクライエントは，肩に緊張がみられたので，この緊張に気づいてその意味を探るようにしていきました。彼女は，緊張することで怒りが出ないように押さえ込んでいるみたいだ，と言いました。これは認知よりもむしろ身体についての気づきから得られた洞察です。この洞察は，自分は虐待的な父親に対して怒る権利がない，という間違った信念を抱いていたことを実感することにつながりました。緊張そのものを通して怒りのワークをすることで（その緊張が「やりたかった」ことをゆっくりとやってみる，関連した記憶・信念・情動を処理する，緊張をほぐすことを学ぶなど），このクライエントが過去のトラウマに関連した情動を十分に表現して，解決していくことの援助ができました。

　この例では，クライエントの情動にはたらきかけるのと同時に認知的要素にもはたらきかけるのが有効でした。しかし，情動が身体と認知に分かちがたくかかわっているとはいえ，強い恐怖などのトラウマ関連の情動がふるえなどの身体感覚とつながっているようなときには，クライエントが身体感覚と動きを情動から区別できるようにしていくのがよいのです。こうした場合には，私たちはクライエントが情動処理と感覚運動処理を分けられるように援助します。私たちの言い方でいえば，「情動処理」は情動を体験して，言葉にして，統合することにかかわっており，「感覚運動処理」は身体／感覚的知覚，身体感覚，生理的覚醒状態，運動機能を体験して，言葉にして，統合することに関係しています。これらの２つのレベルの処理を区別することは，トラウマセラピーにおいて重要です。なぜなら，クライエントは興奮しているという身体感覚または動きと情動とを区別できないため，さらにそれらがひどくなったりするからです。こうした識別欠如は部分的には，感覚と情動が同時にそして突然に生じるという事実によるものです。そして，また，感情調整不全と失感情症がトラウマ後遺症の特徴となっているためでもあります。クライエントはしばしば情動に圧倒されそうになります。このときには，自分の身体がこれらの情動をいか

に作り出し，維持しているかということにはほとんど気づきません。

このように，トラウマ関連の情動と生理的覚醒状態の身体感覚が融合すると，トラウマに関するクライエントの情動処理と解決能力は混乱してしまいます。もし，身体感覚（たとえば，震えや早い鼓動）が1つの情動として解釈されるなら（たとえば，パニック），その体験の各レベル（感覚運動レベルと情動レベル）は肥大化して混合してしまうのです。もし，1つの信念となっている認知（たとえば「わたしは安全ではない」）がそこに加わると，身体感覚と情動はさらに強まっていきます。そうなると，覚醒の程度はその人の耐えられる限界を超えてしまい，統合的能力に支障が出るようになるでしょう。情動的覚醒状態と生理的覚醒状態をクライエントが区別するのを援助することで，情報の量と種類が減少して，クライエントにとってよりうまく処理できるものになります。身体感覚の覚醒状態にひたすら対処して（意味や情動を身体感覚に関連づけずに）いくことで，トラウマ関連の情動を身体感覚から分離するようにします。そのようにして，生理的覚醒は取り扱いが可能なものになり，たいていは鎮静していくのです。生理的覚醒のレベルが耐えられる範囲に戻れば，クライエントはトラウマ体験の情動的内容を落ち着いてみることができるようになり，生理的反応と情動反応の両者を統合できるようになります。

たとえば，ベトナム帰還兵のマーチンは，悪夢および圧倒的かつ慢性的な感情を「取り除く」ために，セラピーを受けにきました。センサリーモーター・サイコセラピーを行う中で，マーチンは体の内部で生理的覚醒状態が亢進したときに，それを自覚することを学びました。早い心拍や身体の震えなどのように，もともとは戦闘時に感じたものであり，その後になってから日常生活の中で始終感じるようになってしまった生理的反応に積極的に注意を向けることを学んだのです。数回のセッションを経て，マーチンは，体全体の震えの前駆となる腕の震えや，心拍のわずかな増加，脚の緊張感拡大という内的身体感覚を言葉で表現するようになりました。自分の主観的体感についての観察力と表現力が増していくと，彼は次第にこれらの感覚を抑制せずに受容することを身につけました。セラピストはマ

ーチンにこれらの感覚が身体内部で展開，あるいは「順を追って生起」していくのをただ気づいて見守る術を教えました。クライエントが内省的に（mindfully）こうした内的感覚に気づいていられるようになると，感覚はしばしば自然に耐えやすい程度のものに変容していくのです[227]。体内の感覚がおのずと落ち着くまで，それらにマインドフルな態度で注意を向けていくことをマーチンは学びました。体の震えがだんだんと弱まり，心拍数が正常値に戻り，脚の緊張が自然に消えていくということに彼は気づいたのです。このようにして，マーチンが自分の覚醒状態を落ち着かせることができるようになってから，セラピーはトラウマに関連した情動を扱う段階に入りました。

感覚運動処理（sensorimotor processing）

健康な大人の日々の生活でおこっているトップダウン処理とは対照的に，幼い子ども（およびトラウマ関連障害をもつ大人の多数）の行動は感覚運動[296]，および情動システム[340]によって支配されています。言い方を換えればボトムアップ処理ということです。触感と筋肉感覚は乳幼児の愛着行動を導くだけでなく，行動と生理の調整を助けています[343]。乳幼児はこれらのシステムを通して世界を探索するのです。そのようにして，のちの認知的発達の基盤となる神経ネットワークを形成していきます[150, 296]。身体的および情動的状態によってコントロールされるように脳内回路が組み込まれて，乳幼児は感覚運動的および情動的きっかけに自動的に反応します。認知的または皮質的コントロール[340]では，調整がきかないのです。乳幼児は「皮質下的動物であり……皮質的コントロールの発達によってもたらされる行動調整の方法をもたない」（文献108のp.305）のです。同じように，トラウマ被害を受けた人は自分がさまざまな感覚，すなわち身体的反応および感覚的反応，そして情動によっても支配されているようにしばしば感じるのです。効果的に諸機能を調整する能力を失ってしまうからです。センサリーモーター・サイコセラピーの臨床では，感覚運動処理における3つの一般的要素を見出しています。すなわち，内的体感（inner-body sensation），五感（five-sense perception），動き（movement）です。

内的体感（inner-body sensation）

「内的体感」という言葉は，身体内でおこっているあらゆる動きによって常につくられている無数の身体的感覚を意味しています。体内でホルモンの変動や筋肉けいれんなどの変化がおきると，この変化は内的体感として感じられます。腸の収縮，体液の循環，生化学的変化，呼吸の動き，筋肉の動き，あるいは骨などがすべて内的体感をおこします。ある種の感覚的な感受性は，《第六感》として1800年代の初期にCharles Bellが最初に描写して，のちにWilliam Jamesによって1889年に発表されました。今日では，第六感は「内受容器」（interoceptors）によるものであると理解されています。身体内部からくる刺激を受けとめ伝達する，感覚神経受容体によるものだということです。

内受容器には多くの異なる種類があります。身体全体の動きにかかわる筋肉的感覚は，「自己受容器」（proprioceptors）に対応しています。それは関節，筋肉，腱につながっている感覚神経です。自己受容器は空間における身体の位置の感覚を，身体位置に関する視覚的感覚に依存しないで，与えてくれるのです[406]。体の部位の位置，動きに使われる力の程度，動きのタイミングと変化，そしてある筋肉が伸ばされるときの速度と程度を伝達します[117]。自己受容器の下部組織である前庭システムは内耳機能の一部であり，身体と重力の関係および身体のバランス感覚について情報を与えてくれます。このシステムが私たちの平衡感覚，特に頭部の平衡を，起立時や素早い動きの中での急な変化に対応すべく保っているのです。

内臓感覚は，「内受容（enteroception）」とよばれ，私たちの内部臓器でおこる動き，すなわち心臓のドキドキ，腹部のそわそわ感，吐き気，空腹感，または虫のしらせ，直観などを伝達します。また，私たちはさまざまな「侵害受容器（nociceptors）」をもっています。それらの大多数は皮膚内にあり，また，腱，関節，諸器官にもかなりの数の侵害受容器があり，

いろいろな身体的痛みを伝達しています。「温感受容器（thermoceptors）」は温度に反応します。私たちは通常，内受容器からの情報には気がつかないのですが，意図的にこれらの情報に注意を向けて身体感覚を探索することができます。たとえば，多くの人は数分注意すれば，心拍や内臓感覚に気づけるようになります。

内受容器を通して多様な内的体感が常に生み出されており，安らぎや苦痛の内的状態に影響しています。しかし，通常は感覚は部分的というよりも全体的なものとして体験されます[174]。Damasio は「背景としての体感は継続的に存在しています。しかし，私たちはそれには気づきにくいのです。なぜならその感覚は体のどこか特定部位を代表するのではなく，ほとんどすべてがふくまれる全体的状態として感じられるからです」(文献99のp.152) と述べています。持続的背景としての身体感覚は，自己という感覚にとって重要な意味をもっています。「自己意識というものは，かなりの程度，内臓とその機能をふくめた身体自体への気づき（それがいかに曖昧で，歪曲していて，より大きな意識の中に包含されていても）に左右されている」[64]のです。

ほとんどの感覚は，非常にはっきりしたものでない限り，意識にはのぼりません。意識にのぼるものは，情動と認知に影響を受けています。Cioffi（文献82；文献14に引用）は，特定の身体感覚の体験は，意味と解釈による強い影響（たとえそれが実際の生理的感覚にとっては歪曲されていても）を受けて決定されるのだと論じています。Bakal[14]と Cioffi[82]は，冷えた手を例にとり，循環に問題があると解釈されうるし，冷気に対する正常反応とも，恐怖に対する反応とも解釈されうる，そして，それぞれの解釈が特定の情動反応を引き出し，次にはその情動反応が感覚を強化する，としました。たとえば，循環が不十分だという解釈は，何かの病気かもしれないという考えをともなう不安を強化するかもしれません。このように，感覚の体験（その感覚がどのように広がるのか，増大するのか減少するのかなど）は，それがいかに解釈されるかということ，および解釈にともなう情動的反応によって組織化されている部分があるのです。

トラウマ関連障害に悩む人は,「感じすぎる」ことと「感じなさすぎる」ことの両方に苦しんでいます[421]。彼らは内的体感を圧倒的で苦しいものとして体験することがしばしばです。アドレナリンの「奔出」, 急速な心拍の感覚や体の緊張が激しく感じられて, さらに, 危険が身に迫っているという解釈がなされるといっそう調子が悪くなります[403]。これらの感覚はトラウマ被害を受けた人にとってはもっと強くなるでしょう。なぜなら, 内受容的感受性はストレス下では増大するからです[64]。逆に, トラウマを受けた人は「失感覚症」という, 身体感覚を感じられない, または体感を言葉で表現できない症状に苦しむこともよくあります[14, 166]。身体感覚の欠如とそれにともなう解釈(たとえば「私はどこかおかくなっている」,「私は自分の体を感じられない」,「私は死んだみたいに感じる」など)は, 感覚を感じすぎるのと同じくらい苦しいものになりえます。

　身体感覚の気づきを促進するという介入は, トラウマ治療の中で長い歴史があります。多くの実践家は, クライエントが自分の感覚をゆっくりと安全に体験していくことを援助するのが, 症状の解決に有効であろうと考えています[8, 14, 110, 178, 227, 289, 330, 375]。感覚を感じて言葉で表現する能力, そして, それをトラウマ関連の情動と認知から切り離す能力は, クライエントがトラウマ被害を受けた身体感覚を再統合する可能性を強化します。マーチンの例で示されるように, 過去と自分自身についての新たな意味と理解が確立されていくのです。

五感 (five-sense perception)

　しばしば「外受容」とよばれる, 私たちの五感の感覚神経は, 外界からの刺激による情報を受け止め伝達しています。五感を通して情報を取り込む過程には2つの要素があると考えられています。感じるための身体的行動と, 感覚入力に対するその人なりの知覚です[86]。感覚知覚はトラウマ被害を受けた人の合理的思考力を支配してしまうかもしれません。トラウマ以前の感覚のゆがみとトラウマ後の侵入的感覚記憶断片に取り組むことは, 治療に必要な要素です。

五感からくるすべての感覚入力が脳に電気的信号として入りますが,最初は脳によって分化されません[72]。瞬間ごとに受けとめられている膨大な量の感覚刺激から,何が私たちの注意を巧みに指揮しているのかは,非常に複雑な問題です。Ayers[12]は,感覚情報の統合について以下のように述べています。

> 身体から感覚を組織化していく神経学的プロセス(それは感覚入力から生起する)と,環境から組織化していくプロセスがあり,身体を環境内で効果的に使えるようにしている。異なる感覚様式からきている入力の空間的/時間的側面が解釈され,連合され,統一されていく。感覚統合とは情報処理なのである……脳は感覚情報を選択し,強化し,抑制し,比較し,そして柔軟でたえず変化するパターンへと統合していかなければならない。(p.11)

この極度に複雑なプロセスを通して,私たちは情報を選択し,フィルターにかけ,何に注意を向け,何を無視するかを決定しているのです。すべての学習は私たちの以下の能力に依存しています。(1)感覚情報を環境および身体の内部から受け取る能力,(2)この情報を総合する能力,そして(3)次の行動を組織化する能力です。このプロセスは私たちが感じているものに何を関連づけるかによって影響されるので,他のレベルでの処理と重なってきます。Llinas は,知覚とは「内的に生み出された感覚運動的イメージと,有機体をとりまく環境からくるリアルタイムの感覚情報とを機能的に比較することです」と述べています(文献242のp.3)。ひとたび,この皮質下の無意識的比較が発生すると,動きが計画され,実行されるのです。

知覚は感覚入力と内的照合枠との比較が基礎となっているので,私たちの知覚は(したがって,私たちの行動も),自己参照的になります[99]。過去の同じような感覚刺激に対する私たちの信念と情動的反応が,現在の刺激とのかかわり方を条件づけるのです。もし知覚の下準備に影響を与える予想がなければ,1つひとつの感覚的体験はすべて新規のものとなり,私

たちはすぐに圧倒されてしまうでしょう。そうではなくて，私たちは感覚入力を学習された範疇にあてはめるわけです。Rateyは「私たちはたえず知覚の下準備をしています。外界をわれわれが予想する感覚に合わせつつ，それらを予想通りのものとして知覚するのです」(文献318のp.55)と指摘しています。この下準備の機能がトラウマ被害を受けた人にとっては，適応不全になってしまいます。トラウマ被害者は，過去のトラウマを想起させる感覚的手がかりにくり返し気づき，取り入れます。現在は危険ではない，という感覚的手がかりが同時に生じていても，多くの場合には気づかないのです。これらの環境と身体からくるリアルタイムのトラウマ関連の手がかりが，内的感覚運動イメージ，信念，および情動と比較されます。そして結局は脅威的な状況時にはふさわしくても，脅威的ではなくなっている現在の状況下では不適切な行動を強めていきます[45]。

動き

　動きは感覚運動レベルの情報処理にふくまれます。なぜなら，それが身体的な（somatic）成分であるのは自明だからです。しかし脳の皮質下部ではなく，前頭葉皮質が運動皮質と前運動皮質のもととなる場所であり，さまざまな形の動きに対応しています。理性を生み出し，問題解決を援助する脳内の同じ場所が，動きにも関与しているのです。こうして，動きが形作られ，さらに心が形作られます[178]。そして，その逆もまた同様です。「心は……脳内でおきた進化的プロセスの産物です。活発に動く生き物が，原始的なものから，きわめて高度に進化したものへと発達するにつれて（できた産物です）」(文献242のp.IV；強調は著者による) とLlinasははっきり述べています。動きはすべての脳機能の発達の基本なのです。ある場所から他の場所へと移動する生命体だけが脳を必要とします。動かない生命体には脳は必要ないのです[318]。

　動きには随意的なものから不随意的なもの，意識的なものから無意識的なものまであり，さまざまな形をとります。呼吸の上がり下がり，諸臓器の内部の動き，血液の脈動，ホルモンの分泌などだけでなく，小さくてと

きには知覚できないもの，たとえばふるえやびくりとした動きなどの振動がふくまれます。運動スキルには，這ったり，歩いたり，走ったりなどの大きな筋肉が使われる粗大運動から，手で何かをつまむ，足先をもぞもぞさせるなどの繊細で微小な動きがふくまれます。動きはまた非言語的な対人関係コミュニケーションもふくみます。表情や姿勢の変化，頭の傾き，手や腕による仕草などです。

　大半の明白な動きは感覚的知覚から生じて，さらに感覚的知覚を形成する一助となります。動きまたは運動記憶は「動きが学習されたときに出るエラーを探知する，洗練されたフィードバックシステムによって達成されています。フィードバックシステムは，これらのエラーをもとにして，新しいより精確な指示を生み，首尾よく成功へと導いていきます。起きている時間中は活動していてもいなくても，私たちは毎秒のように動きを通して修正と学習をしているのです」(文献 318 の p.205)。動作記憶は靴ひも結びや楽器演奏の習得などの作業では，はっきりしています。環境および対人関係における，より繊細な動きの調整はもっとわかりにくいものですが，行動を決定していくためにきわめて重大です。たとえば，もしも子どもがゲームで勝ったことを親に伝えるとします。そのとき，胸をはって一生懸命な仕草で話しても，親がまったく認めてくれないということがくり返されると，子どもの誇らしい胸はしぼんでしまい，動きは以前よりもぎこちないものになってしまうでしょう。もし，くり返し批判されれば，この抑制された動きはその子どもの対人相互作用における自動的傾向となり，それが今度は知覚に影響を与えるということになるかもしれません。

　Todd[405]は，機能が構造に先立つと教えています。すなわち，同じ動きがくり返されることで身体が形作られるのです。たとえば，防衛的動きの準備となる筋肉収縮が何度もくり返されると，これらの収縮が身体パターンとなり体の構造に影響します。すると，今度はそれが体の機能に影響します。長い時間がたてば，この慢性的緊張が身体の自然な均整と動きを妨げて，身体的問題（顕著なものとしては，背中，首，および肩の痛み）を作り出し，さらにはこれに対応する情動と認知を持続させてしまうかも

しれません。KurtzとPresteraは「そのような身体パターンは時間とともに固定して，成長と体の構造に影響を与えます。そして，その場における反応だけでなく，その人自身を特徴づけるものとなります。一時的な失望を表すという単純なことではなく，希望がないという押しつぶされた姿勢は，これまでの人生全般に及ぶ欲求不満感と苦い失敗を示している可能性があります」（文献209のp.1）といっています。

反復的動きと姿勢は認知的および情動的傾向を維持するはたらきをします。特定の情動と体の動きだけが可能であるような体勢をつくってしまうのです[18]。私たちはしばしばトラウマ被害者であるクライエントの驚愕反応の姿勢の特徴に気づきます。肩が上がり，息がつまり，頭は下向きかつ前方に肩の線あたりまできて，「ヘッドライトに照らされた鹿」と同じようになっています。驚愕反応の行動は頭部と肩の均整バランスを乱してしまいます。これは通常は一時的反応です。しかし，もしこの突然かつ新規な刺激への自然な反応が習慣になると，体自体がその人をあらかじめ恐れと不信を感じやすくする可能性があります。そして，差し迫った危険があるという慢性的な考えをもちやすくなってしまうのです。

急性のトラウマ的状況では，身体的行動が認知的反応だけでなく情動的反応に対しても先行します。Hobson[158]は，動きについて以下のように述べています。

> （動きが）緊急時には先行する。それは，皮質をとびこえて，脳幹から直接に起動される行動パターンを活性化するほうが有利な状況だからである。もし，車がこちらに向かってくるのを見たら，われわれはすぐにハンドルを切って避ける。それは自動的反応であり，危なかったという気づきと怖いという感情がおきるのは，後になって（ほんの一瞬後であるが）からである。(p.139)

危険が差し迫っているときは，気づかないうちに，たいていは想定内の行動をとっています[68]。Llinasはこれらの固定化された行動パターンを

「うまくできた運動パターンの組み合わせであり，既製の『運動テープ』です……スイッチが入れば，これが精巧で協調的動きを生み出します。逃避反応，歩行，嚥下，鳥の特殊な鳴き声（prewired aspects of birdsongs）などです」（文献242のp.133）と言っています。固定された行動パターンには，さまざまな同時的動きや連続的動きがふくまれます。ヘッドライトの明かりの中に車が突然あらわれたら，適応的固定行動パターンとして，最速の防衛行動がとられるでしょう。息をパッととめ，目を見開き，ハンドルをしっかり握りしめ，ブレーキをぎゅっと踏み，対向車を避けて衝突を回避するのです。

固定的行動パターンがもつ進化上の利点は，自動対応ということです。それによって，すべての情報処理レベルにおいて，より複雑な行動が可能になります。思考なしに行動できるので，固定行動パターンによって複雑な作業を自動的に実行できます。たとえば，歩いたり，または路上のシカを避けたりするときのような，とっさの行動などです。こうした行動傾向は効率的で適応的であり，他の作業のために心の余裕を残してくれます[128, 158, 242, 318, 413]。高速道路を運転中に，運転とは無関係のあらゆることを思いめぐらしつつ，体の動きはハンドル操作，スピード調整，ブレーキ，周りの車や運転者への注意，などを自動的にやっています。もし危険があれば，その脅威について考えることなく体が反応します。固定行動反応の迅速性と自動性は生存にとって最重要なのです。トラウマの再体験においては，固定行動パターンの感覚運動的断片の諸要素（たとえば，侵入的感覚，動きの衝動）が，危険が去った後にまた戻ってきて刺激となっているのです。

脅威への防衛行動がいっせいに発動すると，適応的反応を構成する一部の行動は無効になり，中断され，または未完になるでしょう。自動車事故の犠牲者は，衝突する前にハンドルを切ってかわす衝動を覚えたかもしれませんが，それができずに対向車に衝突しました。ある性虐待のサバイバーは，加害者に対して抵抗したいと思ったでしょうが，力で負けてしまいました。これらの未完の防衛行動は，後から慢性的症状としてあらわれる

可能性があります。「危険に対する通常反応の1つひとつの要素は，実際の危険が去った後でも，有効性を失い，変化し極端になった状態で長引く傾向があります」と Herman は述べています (文献157のp.34)。

　もしある人が襲われ，反撃したいと感じても相手の力に圧倒されてしまうと，可能な一連の防衛行動がゆがんだ形で残ってしまうかもしれません。たとえば，筋肉の慢性的に緊張したパターンとか，急な攻撃が引き出されるという極端な傾向とか，特定の筋肉群における緊張や感覚の慢性的欠如などです。Janet は「レイプや強制的な性行為の記憶による，下腹部筋肉（処女性の守護者）の収縮」の症状をもつクライエントの例を示しました (文献178のp.502)。トラウマに対する防衛反応の諸要素が変形的に残ると，その人は現在の脅威や過去の脅威の残存物に対して，不適切に反応してしまいます。攻撃的になりすぎたり（たとえば，妻に何かきつく言われて暴力を振るう），消極的になりすぎたり（たとえば，子ども時代に虐待されたクライエントが，大人になってから性関係の強要から防衛できない）します。いずれも本人にとっては，一連の防衛行動をとるという適応的行動が中断され，不完全で不満足なままになっているのです。治療をしなければ，こうした傾向が現在における適応的な行動をいつまでも妨害する可能性があります。

　トップダウンの処理がより低次のレベルに左右されるのに対して，感覚運動処理はトップダウンの調整に左右されずに機能することができます。過去のトラウマのフラッシュバックや再体験の最中には，統合的認知処理は阻害され，現在の現実は安全である，という認識力が一時的に失われます。その代わりに，過覚醒の感覚と体の動きの衝動が，危険の印として感じられます。この，ボトムアップの「ハイジャック」[140]は，トラウマ生存者にとっては，日常生活の問題と自責感の源になります。彼らは批判的距離を保ちものごとを見直すということができず，不安定感が増大し，コントロールの喪失，心理的不全感，および自信の喪失に日々苦しめられます。「私はもうこれでおしまいだ」とか「私は狂っているに違いない」というのは，トラウマ被害を受けた人によくある2つの訴えです。脅威にそなえ，

終わった危険に対して長期に反応しているという感覚運動システムの機能の問題というよりも，自分は心理的におかしいのだ，という確信をもってしまうのです[5]。

認知的，情動的，感覚運動的行動の傾向

　行動傾向とは何かの行動を開始したり，やり遂げたりするための特徴のことです。行動傾向は認知，情動，感覚運動の各レベルに基づいて形成されます。これらの傾向は処理と機能についての手続き記憶に由来しており，習慣的反応と条件づけられた行動においてみられます[336]。手続き学習は，動き，知覚，認知的および情動的処理，または，これらが複合し反復されることで成り立っています[147]。こうした自動的で個別の過程と，手順が学習されたもともとの出来事自体は，通常は記憶に残っていません。手続き的に学習された行動は「意識または無意識的な心的表現やイメージ，動機，または考えなどなしに作用する」（文献147のp.316）のです。手続き学習は無意識的に作用して，3つのレベルの情報処理すべてにおいて自動的行動傾向となり，行動の最も重要なまとめ役になります。

　環境条件がずっと以前に変化した後でも，私たちは過去に適応的であった心的（認知的および情動的）行動や，感覚運動的行動を実行する準備状態にとどまっています。たとえば，自分や親が疲れているときには親には近づかずに離れているほうが安全である，と学習している子どもは，回避志向的な姿勢（そっぽを向く，目が合うのを避けるために下を向くなど）や，遠ざかっていようとする衝動的行動傾向を発達させるかもしれません。さらに，怖れなどの情動反応や「安らぎを求めるのは危険だ」，などの認知的信念システムの行動傾向を発達させるかもしれません。これらの行動傾向は「切迫的であったり衝動的であったりするという特徴があります。出番のサインを待っていて，妨害があっても持続する傾向があり，他の進行中のプログラムと行動を阻害する傾向があり，情報処理の諸機能に取って代わろうとする傾向がある」（文献128のp.78）のです。広い意味で，行

動傾向は特定の行動のための用意です。この「用意」とは，行動傾向が潜在的形態で存在しており，特定の内的または外的刺激によって活性化することを意味しています。

　過去によって条件づけられた不適応的行動傾向は，過去の出来事に関する内的または環境的きっかけが引き金になります。そして，他の行動がもっと適切であっても，それらに優先するのです。いったん手続きが自動的傾向になると，私たちはもはやトップダウンの処理を使ってそれを調整することがなくなります。Ratey[318]は，脳の諸レベルでこれがどのようにおきているかを明確に述べています。

> 基本的で身についている自動的な処理は低次脳にある脳幹，大脳基底核（脳幹神経節），および小脳に保存され，そこから実行される。もっと複雑な，またはきわめて新しい行動と認知は上部の脳で処理されている。前頭葉に近づくことで，より多くの脳の領域が使われるようになり，熟考のためのデータ提供や時間がもてるようになる。(p.158)

　効果的に動いているときは，私たちは「入念かつ自動的な動きと，入念かつ自動的な認知の間を行ったり来たり」（文献318のp.160）できるのです。この能力はトラウマ被害を受けた人では不十分になります。強力な自動的行動傾向を保留して，より周到で，注意深い行動をとることが困難だからです[119]。

トップダウン処理とボトムアップ処理の接合面(interface)

　トップダウン処理とボトムアップ処理は情報の流れの2方向であり，両者の関連はトラウマの発生と治療にとって重要な意味があります。臨床において，セラピストは(1)クライエントの情報処理傾向が，相関しつつ独自でもある3つのレベルでどのようであるかに気づき，(2)セラピーの中で，

どのレベルの処理が最もうまくトラウマ体験の統合をサポートしてくれるかをみきわめ，(3)その特定のレベルで，トラウマ体験の処理を促進するような特定の技法を適用していきます。たとえば，子ども時代の喪失と性虐待のサバイバーが，「安全に感じられない」ということと，同時に，体の震えと早い心拍をともなう悲嘆の情動を訴えているとします。セラピストはクライエントの認知を入り口にして，クライエントが今は安全であることを論理的に理解していく援助をすることもできるでしょう。あるいは，セラピストは，悲嘆の情動を扱うことを決めて，子ども時代の未解決のトラウマ的喪失の悲嘆と安全欠如にかかわっていくかもしれません。3番目の選択肢は，心身的反応に焦点を当てることといえます。セラピストはとりあえず認知および情動にはかかわらずに，体のふるえ，早い心拍，およびそれらに関連している衝動が解消していくことに集中するでしょう。

このように，すべての情報処理レベルでの行動傾向は，治療的介入にとって実行可能なターゲットなのです。これらのどの入り口も潜在的に有効な治療効果をもっているといえます。しかし，クライエントにとって最も効果的な介入は，介入がなされたレベルだけでなく，他の2つのレベルにも影響をもたらすものだ，ということを忘れてはなりません。たとえば，認知傾向，または，信念が変化することで，情動と身体経験を落ち着かせることができます。悲嘆の情動に焦点を当てることで，体を安定させ信念を変化させることができます。または，生理的覚醒に注意深く対応して，体を落ち着かせる，クライエントが以前は抑制していた体の動きを試みることを援助する，などによって感覚運動傾向に取り組み，情動覚醒を低減し，信念の変化を援助できるのです。

セラピーは伝統的にトップダウン技法を使って意図的かつ意識的に感覚運動傾向と情動傾向の昇華を行い，混乱的なボトムアップ過程に対処してきました。覚醒状態に対するこうしたトップダウン的対処は，心理学の歴史そのものと同じくらい古いものであり，1つの効果的治療介入といえます。感覚運動的体験が動揺をもたらしたり圧倒的であったりすれば，意識的なトップダウンによる制御は，システムの覚醒状態や分裂を調整して，

クライエントが楽になるように援助できるのです。たとえば，環境内の無害の刺激によっても高い覚醒が引きおこされてしまうトラウマ被害者は，刺激が無害であることを認め，気持ちが静まるまで自分をくり返し安心させることで，この覚醒状態を統制することができます。または，気分転換になる行動としてテレビを見る，または，ジョギングなどの覚醒の発散になる行動によって覚醒状態を管理できます。これらはいずれもトップダウンの統制です。すなわち，圧倒的体験に関連する苦痛をやわらげる行動を認知的に決定するわけです。覚醒状態は身体行動，発散的行動，認知的説得，気分転換などによって意図的かつ意識的に昇華されていきます。

　トップダウンによる気分転換や発散技法は，過覚醒に対する効果的な「管理（management）」であり，意味ある息抜きにはなりますが，包括的な問題解決にはならないかもしれません[5]。特に，心身的要素が問題です。同様に，考え方を変えることで認知レベルにかかわることができますが，感覚運動的プロセスが無視されてしまいます。トップダウン的処理だけで感覚運動反応を管理できるでしょうが，それらを十分に同化吸収していくことは無理でしょう。たとえば，クライエントは自分に「いまは安全なのだ」と言い聞かせることで，覚醒を一時的に緩和できます。しかし，自分が圧倒されるほどに覚醒が高まるという基本傾向は十分に解決されないままなのです。トラウマ体験および感覚運動レベルと情動レベルに由来している覚醒は，トップダウン的管理によって方向づけを変化できます。しかし，それはトラウマに対する感覚運動反応を処理し同化吸収することにはならないでしょう。

　センサリーモーター・サイコセラピーでは，トップダウンの介入を単に感覚運動処理を管理するためというよりも，それを活用するために使います。クライエントは自分が体感している一連の身体感覚と衝動（これらは感覚運動的プロセス）に静かに注意を向ける（これは1つのトップダウン，すなわち認知プロセス）ようにいわれるでしょう。このとき，身体感覚と衝動がある程度静まって安定するまでは，浮かんでくる情動と思考はしばらく無視しておくのです。未解決の悲嘆をかかえてセラピーにくるクライ

エントは，その悲嘆を認めて感じる（これは情動処理）ことができます。まさにそれと同様に，未解決の身体運動反応を示しているクライエントは，これらの反応を身体的に（これはボトムアップの感覚運動処理）認めて体験することができます。クライエントはトラウマ時に活性化された感覚運動反応を観察して見守ることを学び，また，不適応的傾向をさえぎる体の動きをマインドフルに試みることを学びます。

まとめ

　脳の高次レベルの最適な機能と情報処理は，ある程度，より低次レベルの機能に左右されています。脳のあらゆる部分間には，膨大な相互的つながりがあり，3つの処理レベルの間にも，膨大な相互的つながりがみられます。Rateyは，「私たちが笑うと，私たちはより楽しく感じます。そして，より楽しくなると，私たちはもっと笑います……脳のレベル間のフィードバックは双方向性なのです。もし，低次レベルが活性化すると，より高次レベルが準備状態になり，高次レベルが活性化されると，より低次レベルが準備されます」と述べています（文献318のp.164）。クライエントの感覚運動反応についての意識と処理が情動処理と認知処理にたしかな影響を与えるのです。そして，その逆もまた同様です。動きと身体感覚，さらに思考と情動がトラウマ体験の解決に役立つ介入のターゲットなのです。圧倒的な感覚運動的および情動的プロセスを調整しようとするトップダウンのアプローチは，トラウマセラピーに必要な部分です。しかし，もしそうした介入が適応的身体プロセスに対して邪魔，無視，抑圧，あるいは不支持となると，トラウマ反応の解決にはならないでしょう。同様に，ボトムアップによるハイジャックとなってしまうような，または，認知的・情動的処理をふくまないようなボトムアップ介入は統合を妨げ，際限ないフラッシュバックや，トラウマの二次的再受傷，または慢性的トラウマの活性化となる可能性があります[315]。トラウマ体験を3つの処理レベルのすべてで扱うためには，心身相関に基づく（somatically informed）トッ

プダウン的対応によって，症状・洞察・理解の程度を管理することと，感覚・覚醒・動き・情動をボトムアップ的に処理することによって，適切なバランスを保つ必要があるのです。

2

耐性領域（Window of Tolerance）
覚醒の調整能力

　トラウマ被害の後には，生存にかかわる行動傾向が不全なまま保持されてしまいます。それらは防衛のための慢性的な姿勢や運動パターンだけではありません。トラウマ関連の刺激に対する，神経システムの自動的かつ急速な反応もふくまれます。トラウマ関連の疾患をもつ人は典型的に覚醒亢進（過剰な活性化の体験）や覚醒低下（少なすぎる活性化の体験）になりやすく，しばしば，両極端に揺れ動きます[315, 413, 428]。トラウマを再想起させる刺激で，両方の傾向が自動的に引きおこされ，クライエントは調整不全な覚醒状態のなすがままになります。過覚醒状態の際，クライエントは，効果的に処理するには多すぎる，侵入してくるイメージや情動，身体感覚などの情報に悩まされます。しかし低覚醒状態の場合，クライエントは情動や感覚の不足からくる苦しみに悩まされます。すなわちしびれ，死んだような無感覚や虚しさ，受動性，ときには麻痺などです[38, 380, 416]。また，あまりにも体験からの距離があるため，情報を効果的に処理することができないかもしれません。どちらの場合でもトップダウンの制御は危険にさらされ，情報の意味づけは知覚的な危険信号によって偏ってしまいます。覚醒の極端な状態は，ある特定のトラウマ的状況には適応的でも，脅威的ではない状況においては不適応になります。

　過去を現在と区別するために，クライエントは「最適な覚醒領域」でトラウマ体験を処理しなければなりません[441]。それは過覚醒と低覚醒とい

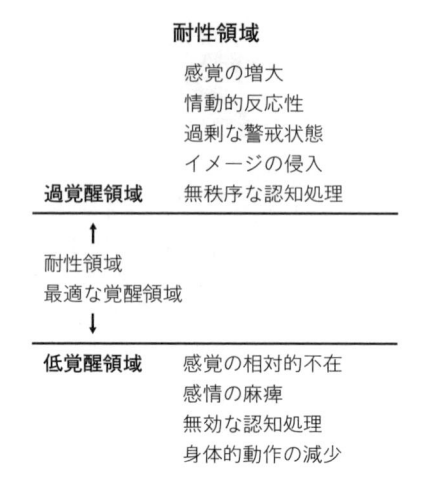

```
                    耐性領域
                    感覚の増大
                    情動的反応性
                    過剰な警戒状態
                    イメージの侵入
     過覚醒領域      無秩序な認知処理
        ↑
     ─────────────────────────────────
     耐性領域
     最適な覚醒領域
        ↓
     ─────────────────────────────────
     低覚醒領域      感覚の相対的不在
                    感情の麻痺
                    無効な認知処理
                    身体的動作の減少
```

図2-1　覚醒の3領域：自律神経系の覚醒状態の調整を理解するための簡易モデル

う両極の間に位置します。この領域は「耐性領域」[359]といわれます。この領域の中では「システムの機能を分断することなく，さまざまな強度の情動的，生理的覚醒を処理することができます」（文献359のp. 253）。クライエントが「耐性領域」の中で自分の問題ととりくむとき，内的と外的，両方の環境から受け取られる情報が統合されます。クライエントは進行中の矢継ぎ早の感覚情報を継続して処理できます。なぜなら，この領域内では，入力を吸収しながらも同時に次の感覚的入力を受け取り，統合することができるからです[444]。クライエントはセラピーの中で自分の体験について考え，語ることができ，同時にそのときの自分の情動の調子や自分という感覚を感じることができます。最適な覚醒領域では，認知的，情動的，感覚運動的という3つのレベルの情報を統合するための前提条件である大脳皮質機能が維持されています。

耐性領域における多様性

図2-1の調整モデルのように，覚醒状態を大きく3つに分けると，最

適覚醒領域，過覚醒領域，低覚醒領域とすることができます。最適領域においては覚醒は環境からの刺激に対応し，また（エネルギーレベルや疲労，空腹の度合いなどといった）その個人の直接的内部状態にしたがって変動します。しかし，交感神経と副交感神経の活動は互いに優位になったり逆になったりをくり返しています[440]。これらの微調整によって，たとえば，眠いときは低度の覚醒がリラックスした眠い状態をつくり，重要な挑戦を準備している場合には高度な覚醒が用心深さと精神的エネルギーを保つというように，覚醒を適切に調節してその時どきの課題に対して可能な限り最良な適用を行うことができます。

人はそれぞれ耐性領域の習慣的「幅 (width)」をもっており，それは，その人の情報処理に関する全体的な能力に影響を及ぼします。「幅」の広い人は，より極端な覚醒に対処でき，複雑で刺激的な情報をより効果的に処理できます。狭い人は，手に負えない，調節不全の変動を体験します。トラウマを抱えるクライアントのほとんどは，この「幅」が狭く，覚醒の通常の変動で調整不全になり，影響を受けてしまいます[401]。

耐性領域の幅は，「反応の閾値」を越えるのにどれだけ多くの刺激が要求されるか，ということに直接的に関係しています。閾値が低い場合，神経系は非常に少ない入力で興奮し，閾値が高い場合，より多くの入力が必要となります。最適な機能を得るには，閾値は「環境のもつ複雑さと刺激に耐えられるほど，十分に高く」，また「環境の微妙な変化や新しいものごとを知覚できるほど，十分に低く」なくてはなりません（文献444のp.28）。閾値は人によって異なり，いくつかの要因の影響を受けています。すなわち，(1)感覚刺激（たとえば，聴覚入力に特に敏感な人もいるし，視覚入力に特に敏感な人もいます），(2)刺激の効果がどのくらい続くか（つまり，回復率），(3)その人の初期の覚醒レベル，(4)これまでの体験[444]，(5)気質[359]です。閾値は刺激の種類によっても異なります。知的議論のような認知刺激に対して高い閾値をもつ一方で，夫婦間の意見の不一致における感情的な刺激に対しては低い閾値をもつ人もいます。

トラウマをもった人は典型的に，異常に低い閾値，または異常に高い閾

値，あるいはその両方を体験します。クライエントの閾値は，特定の感性，トラウマ的ゆがみ，および効果的な情報処理能力に関する重要な指標です。セラピストは次のことを支援します。まず，クライエントが自分の閾値に気づくようになることです。そして，最適領域を超える身体感覚がおきたとき，それに気づき，ソマティックな介入を通して耐性領域の幅が拡大するようにします。

　たとえば，ジムは怒りで声を荒らげる，批判的で虐待的な親のもとで育ちました。彼が気がついたことは，特に相手が大声をあげるとき，「否定的フィードバック」に対する閾値が相当に低くなるということで，これは仕事上，問題でした。上司はジムのふるまいを批判するとき，「騒々しい」声を用いていました。上司が自分に対して否定的なフィードバックをもったという兆候がほんのわずかでもあれば，ジムは過覚醒状態となり，防衛的に反応しました。ジムが学んだのは低い閾値を識別し，覚醒状態がエスカレートしていくときの身体的症状（肩の緊張，息切れ，心拍数の増加）を認識し，自分の覚醒状態を耐性領域内に戻すために，身体的行動（意識して深く呼吸する，上司とのアイ・コンタクトを維持する，椅子に深く腰掛ける）を活用することでした。

多重迷走神経階層（Polyvagal Hierarchy）

　Porges[302, 303, 304, 307, 308]が「多重迷走神経理論」として述べたのは，副交感神経系と交感神経系間の複雑な相互作用でした。それは，自律神経系に対して，それ以前の覚醒状態の議論より高度で統合的な見方をとるものです。以前の覚醒状態の理論は，覚醒状態のすべての場合を交感神経系の関与に起因するものとしていました[66, 148]。Porge の理論が示唆するのは，神経系は，バランスの観点より反応の階層性の観点からよりよく説明できるということです。多重迷走神経理論は，環境の刺激に対する私たちの神経生物学的反応を支配する，自律神経系の3階層に編成されたサブシステムを説明しています。1つは，迷走神経（社会的関わり）の腹側副交感神

経枝で，次に，交感神経系（動きの発動），および迷走神経の背側副交感神経枝（動きの固定）です。これらのサブシステムはそれぞれ，調整モデルの3つの覚醒領域のいずれかに対応しています。社会的関わり（腹側迷走神経）システムは最適な覚醒領域と，交感神経系は過覚醒領域と，そして，背側迷走神経系は低覚醒領域と対応しています。

サブシステムの中で最も進化的に最新の洗練されたものは，迷走神経の腹側枝をふくむ腹側迷走複合体，すなわち有髄迷走であり，これは網様体賦活系を構成する特殊な神経細胞のいくつかの小さなパッチの1つである脳幹の疑核に由来します。このシステムは，個々人の意識と覚醒のレベルを決定します。腹側迷走神経複合体は通常，覚醒状態が調節モデルの最適領域にある場合活発化します。Porges[306]はこれを「社会的関わりシステム」(social engagement system) と呼んでいます。なぜなら，それによって人間は意思疎通における相当程度の柔軟性が与えられ，社会および環境との相互作用に用いられる身体領域が調整されるからです。

> 社会的関わりシステムには，大脳皮質（すなわち，上位運動ニューロン）に制御的構成要素がある。それは眼瞼開閉（たとえば，見ること），顔面筋肉（たとえば，感情的な表現），中耳筋肉（たとえば背景の雑音からの人間の声の抽出），咀嚼の筋肉（たとえば，摂取），喉頭と咽頭の筋肉（たとえば，韻律），および頭部の傾斜と回転の筋肉（たとえば社会的身ぶりと方向づけ）を制御するために，脳幹の核（すなわち下位運動ニューロン）を調節している。（文献306のp.35）

社会的関わりシステムのこれらの構成要素が集合的にはたらくことで，交感神経系を動員することなく心拍数を調節し，環境や社会関係と素早く関わりをもったり，それをやめたりできます。たとえば，会話において，私たちはある瞬間速く生き生きと話し，次の瞬間にはかなり静かに聞いて，顔，声，中耳筋肉を相応に微調整することができます。洗練された社会的

関わりシステムの洗練されたブレーキメカニズムは，心拍数を急速に増減させることができ，原初的防衛反応を抑制しながら，スローダウンしてから再動員できるようにします[308]。そうすることでこのシステムはより静かな，柔軟に適応する全体状態を促進し[307, 308]，それによって覚醒状態が耐性領域内にとどまることを助けます。

非脅威的状況において，社会的関わりシステムは交感神経系を調節し，環境との関わりを促し，積極的な愛着と社会的結合を形成することを助けます。脅威の下であっても，よく適応した者は，たとえば潜在的な攻撃者に対して理性的な対応を試みることによって，社会的関わりシステムを用いることができるかもしれません。しかしこのアプローチが効果的でなかった場合には，自動的に交感神経系の闘争／逃走反応を動員することがとって替わるでしょう。覚醒状態を耐性領域内に留めるのに役立つ社会的関わりシステムの優位性は，トラウマをもたらすような条件下で交感神経の反応のほうが適応的な場合，無効になります。

交感神経系は，脅威への対応として，進化的に，社会的関わりシステムより原初的です。その活性化では柔軟性がなくなり，すべての覚醒状態を増加させ，生存のメカニズム（逃走および逃走行動）を準備します。交感神経系の調子が高い場合，覚醒状態は耐性領域の上部境界に向かって亢進します。危険が脳によって知覚，解釈されると，心身の連鎖反応が動き始めます。すなわち，扁桃体が「警鐘を鳴らす」と，交感神経系が視床下部によって「スイッチがオンに」なり，覚醒状態を亢進させる神経化学物質が放出されます[270, 428, 448, 449]。

これらの「緊急反応」[67]は脅威と対面するのに必要な精力的な活動を予見して，エネルギーを動員し，またエネルギーを消費します。すなわち，より多くの酸素の必要性に応じる加速する深い呼吸と，筋肉への血流増加[128]，皮質への血流減少，環境への警戒の増加，および防衛のために不可欠ではないすべての身体的システムの抑制です。積極的な闘争／逃走反応を遂行できるようにすることで，過覚醒は，私たちの生き延びるためのチャンスを最大にします[227, 330]。このような闘争か逃走かという積極的な

身体的反応がうまくいっているとき，脅威のレベルが低下するだけでなく，危険に関連する神経化学物質の放出が，これらのエネルギー消費行動を通して代謝されます。これら両方の要因によって覚醒状態が耐性領域に戻りやすくなります。脅威的な刺激が後退したり，姿を消したりするとき，積極的な行動をすることなく，過覚醒は徐々に最適なゾーンに戻ることができます。

　もし，社会的関わり（副交感神経系の1つの分岐，すなわち腹側迷走神経複合体によって仲介される）と闘争／逃走反応（交感神経系に仲介される）との両方が安全性を保証するのに失敗すると，副交感神経系の他の枝，背側迷走神経複合体が，次の防衛線になります。迷走神経背側枝，不有髄迷走背側枝もまた（迷走神経の背面運動核で）脳幹に由来するものですが，これらのシステムで最も原初的です。それは，低酸素症（体内の繊維中の酸素不足）によって，過覚醒状態を減少させるのに役立ちます。迷走神経背側枝は，擬態死，行動停止，失神のような生き延びることに関連した，動きの固定を可能にします。

　交感神経系によって仲介されたエネルギー消費プロセスとは対照的に，増加した背側迷走神経の状態はエネルギー保全と関連しています。すなわち，身体の多くの機能が減速し始め，「心拍数と呼吸の相対的低下」を導き，「『しびれ』の感覚，『心の中でのシャットダウン』，自己感覚からの分離をともないます」（文献359のp.254）。極端な背側迷走神経の覚醒状態は失神，嘔吐，または直腸括約筋の統御喪失という結果になる可能性があります。これらすべては行動が実行可能でない場合に発生するようです[128]。動かないで固まる反応によって生き延びることを確保できますが，徐脈，無呼吸，心臓の不整脈につながる可能性があります。もし，それが長期間維持される場合は，実際，哺乳動物にとって致命的にもなりえます（図2-2参照[349]）。

　これら3つの自律神経のサブシステム間の優位性は，通常変動しますが，人間は一般的に環境的課題に直面すると，階層的に反応します。より洗練された，敏感な，そして最も進化した社会的関わりシステム（腹側迷走神

```
              覚醒領域
          2．交感神経の「闘争／逃走」反応
過覚醒領域  ─────────────────────────
    ↑
耐性領域    1．腹側迷走神経の「社会的関わり」反応
最適な覚醒領域
    ↓
          ─────────────────────────
低覚醒状態   3．背側迷走神経の「固まる」反応
```

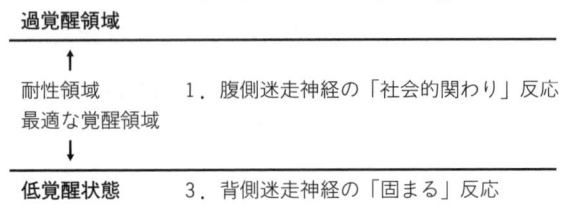

図2-2　3つの覚醒領域と多重迷走神経階層の相関関係

経の緊張増加）が，広くて柔軟な耐性領域をもつ人にとっては，最初の防衛線かもしれません。対応能力のこのタイプの例は，自分をレイプしそうな男を，どうにか彼の妹についての話題へと気をそらせ，自分への危害を避けたクライエントです。社会的関わりが失敗して脅威的状況になったときの「バックアップ」システムは，闘争／逃走反応を動員するための交感神経の覚醒増加です。たとえば，車に閉じ込められた女性は，自分をレイプしようとする男に対して外に出してくれるように説得することを試みました。これが失敗したとき，彼女は男を殴り，車から飛び出し，うまく逃げました。進化上の「最後の手段」とは最も原始的な反応（背側迷走神経複合体の緊張増加）です。これは交感神経が仲介した闘争／逃走戦略が間違っていた，あるいは失敗だったときに用いられます。たとえば，子どもの頃虐待を受けた多くのクライエントは，まず初めに反撃を試みますが，それはしばしば危険を増加させました。そのうちに，彼らは虐待に屈せざるを得ず，受動的で無感覚になってしまったのです。

　トラウマをもたらす出来事の最中は，神経階層が生き残りに有利な便宜を提供します。すなわち，神経階層は「生得的（hard-wired）」で本能的で，それに組み込まれている他の選択肢をもっているのです。さらに，社会的関わりシステムが支配し，交感神経反応と背側迷走神経複合体の両方を抑制できるので，この洗練された「ブレーキ」メカニズムは，トラウマを引きおこすようなものではない日常生活における覚醒状態全体を制御す

ることを促します。安全性と保護のための社会的関わりシステムが慢性障害に陥ると，それはしばしば慢性的な子ども時代のトラウマのケースであるため，システムが習慣的にシャットダウンします。社会的関わりシステムの「ブレーキ」が作用しないので，交感神経や背側迷走神経系は高度に活性化したまま，耐性領域を超える過覚醒状態を引きおこします。

覚醒状態と耐性領域へのトラウマの影響

社会的関わりシステムが慢性的トラウマ状況の危険回避にくり返し失敗してきた場合，このシステムの長期的な可用性が減少し，それによって個々人の関係性のための将来の能力を減じる傾向があるようです。Sahar, Shalev, Porges[332]が以下のように説明しています。

> PTSDにみられる，不完全な迷走神経系の心拍数の調節が示していることは，統合不全の社会的関わりシステムであるようだ。このように，PTSDにみられる行動的特徴のいくつか（すなわち，乏しい社会的行動，肯定的な感情表現力の欠如など）は顔と頭の筋肉の神経調節の難しさによるであろう。一方，自律神経状態の調節に関連するいくつかの特徴は，心臓と気管支の迷走神経調節の難しさが原因であるかもしれない。(p.642)

安全だと認識すると，私たちは容易に環境に関わりますが，この関わりは，環境的手がかりを危険だと間違って解釈するときにはおこりません。すなわち，このような誤解は防衛戦略を支える生理学的状態を始動させます[307]。トラウマ関連の疾患に苦しむクライエントは，交感神経や背側迷走神経の覚醒状態がおきて，過覚醒あるいは低覚醒状態になることがしばしばあります。これは最初の防衛ラインである有利な環境や，社会的相互作用をうまく調整する機能の喪失によるものかもしれません。

トラウマを体験し，生き延びると，下位の防衛戦略を使わないで，耐性

領域内に覚醒を維持するための社会的関わりシステムを利用できなくなることが，将来の適応反応を防げます。慢性的にトラウマを体験すると，最高度の防衛反応が，実際の脅威に対して，または脅威を想起させる刺激に対してもくり返し活性化されます。トラウマを抱えた人は，通常，過去のトラウマをもたらす出来事にとても敏感なので，比較的小さなストレス要因にも閾値が非常に低く，過去に対して極端な覚醒で反応します。つまり，過覚醒か低覚醒かのいずれかになります。どちらの場合でも，くり返されるトラウマ的な反応によって耐性領域が機能的に狭くなってきているため，認識されるトラウマを引きおこすものに対してますます脆弱になっていきます。トラウマを負った多くの人は，過覚醒と低覚醒の極端な間を変動する，調整不全の覚醒状態の幅広い揺れを防止することはできません。このくり返される「ボトムアップによるハイジャック」は耐性領域における突然の破裂として体験され，その後，その人は容易に，あるいは迅速に最適な覚醒領域に戻ることができません[359]。

慢性的な過覚醒は「悪循環をつくります。すなわち，『トラウマに関連した刺激が引き金となった』状態依存記憶の復活が，トラウマ記憶やトラウマの無意識な侵入へのアクセス増加を引きおこし，それが，さらなる覚醒状態にさえ導きます」(文献432のp.305)。過覚醒は，しばしば知覚的体験の情動的要素や感覚的要素との分裂をともなっています。これらの解離的知覚記憶の断片は，フラッシュバックや悪夢の形態で症状としてくり返され，急速な心拍数，血圧上昇，および過覚醒に関連のある変質した皮膚コンダクタンスに寄与します。身体感覚の亢進，緊張，不随意または制御されていない動きの身体表現性症状は過覚醒をともなうことがあるでしょう。Laniusら[218]が機能的核磁気共鳴映像法（fMRI）の研究で実証してきたのは，恐怖とパニックの主観的な説明によって，トラウマの再喚起がおこるということです。人々は，まるで過去の出来事が再発したかのように信じ，行動し，現在の現実から引き離されます[432]。慢性的な過覚醒の影響は広範囲に及び，適応的な選択をする全体的な能力を損なうことになりえます。過覚醒した人は，意味をつくるもととなる信号として感情を使用す

ることが困難です。なぜなら，過覚醒状態によって人は無害な刺激を危険と解釈するように導かれるからです。感情，感覚，および感覚刺激の強さと加速は，推論や反省的「現実性チェック」に関与する能力を混乱させます。過覚醒によって，トラウマをもった人々は「適切な行動をとるように警告する自らの身体感覚を信頼することができなくなります」（文献428のp.421）。したがって，その後に続く脅威に適応的に対応するための過覚醒の人の能力は最適とはいえませんし，その人の行動は，しばしば反応的で衝動的で，適切な状況対応となりえません。

過覚醒の症状は一般的にトラウマの特徴と考えられていますが，トラウマのあるクライエントすべてが過覚醒を報告するわけではありません。Laniusら[218]の研究では，トラウマ的な出来事のシナリオを読み上げ，クライエントのイメージを喚起する方法（script-driven imagery）がトラウマの活性化を引き出すために使用されました。その結果では，ほぼ3分の1の被験者が過覚醒ではなく低覚醒を体験しました。過覚醒反応の代わりに，これらの被験者はトラウマを再想起させるものに低覚醒と行動のシャットダウンとで反応したのです。

過覚醒に関連する侵入症状とは異なり，トラウマ体験時には記憶，運動，感情機能，身体感覚が阻害されますが，低覚醒再体験でも同じような阻害が生じます[416]。慢性的覚醒低下は，運動弱化，麻痺，運動失調，および身体内感覚の麻痺のような身体表現性解離症状，さらに，認知異常，健忘症，記憶喪失状態，錯乱状態，および注意障害のような精神表現性解離症状をしばしばともないます[287, 416]。クライエントは，身体から解離する主観的な感覚，身体の一部分，あるいはすべての感覚欠如，そして，遅滞し弱化する身体的反応を報告するかもしれません。低覚醒は，情動を理解し，重要な出来事への情動的な反応を体験する能力を阻害し，効果的な情動処理を減少させます。低覚醒が明確に考える能力を妨害し，危険な状況を適切に評価することを妨げるので，認知処理も有効ではありません。背側迷走神経の推定的緊張増大は，受動性と「筋肉活動の欠如，筋肉活動のための準備の放棄，集中的な注意の断念」に対応しているようです（文献128の

p.159)。低覚醒と関連した感覚行動傾向は，受動的な不作為，または他から多くの注目を挑発しないゆっくりとした動きに似ています。低覚醒障害は，多くの場合，クライエント同様にセラピストも混乱させて，しばしば抑うつ，抵抗または受動的攻撃行動として誤解されます。そうではなく，これらの障害は，トラウマに対する低覚醒反応として考える必要があります。

　過覚醒および低覚醒は，通常，感覚刺激への極端な閾値をともないます。既述の通り，トラウマ障害を有するほとんどの人は，狭い耐性領域をもち，多くの刺激にもちこたえることができません（低閾値）。逆に，閾値が高すぎると極端な刺激を求め，通常の人が耐えられない恐怖を求めたりします。このように，中には低覚醒による「緩衝的」効果のために高い閾値をもつ人もいますが，その高い閾値は環境への反応性を妨害します。すぐ近くにある通常以上の大きな音にほとんど反応しない人がいる一方で，遠くの車の音にもおびえ圧倒される人がいるかもしれません。McFarlane, Weber, Clark が気づいたことには[271]，トラウマをもった人の多くは，トラウマのない被験者が気がつき反応した刺激を心に留めません。この研究において，提示された刺激の強度が増加すると，ふつうの被験者はそれにつりあった反応を見せましたが，他方，PTSD をもつ被験者は一定の閾値に達するまで反応しませんでした。しかし，そのとき彼らは一見無害な刺激に対して，異常に高い覚醒状態で反応しました。

　覚醒状態が過覚醒あるいは低覚醒領域にとどまっている場合，行動は整合的でなくなる傾向があり，反射的防衛傾向が，不特定にまとまりなくあらわれます。「耐性領域を超えた心の状態では，反応を柔軟にするために前部前頭葉が仲介する能力が一時的にシャットダウンされます。認知統合反応の『高次モード』が反射反応の『低次モード』に置き換えられています（文献 359 の p.254〜255）。過覚醒，あるいは低覚醒領域に人がとどまる場合，トラウマ体験は，1 つの全体性に，または自己の統合感覚に統合されていません。時間が経つにつれ，長期の見当識障害の体験は，認知，行動，自己状態の断片化を増すという結果になります。すなわち，過覚醒状態で

は反発的で防衛的な人が，低覚醒状態では柔和で従順的かもしれません。この統一された自己感覚の断片化は続いて，さらなる見当識障害，解離を招き，覚醒調整がとても難しくなるという結果になります。

解離と覚醒領域

過覚醒状態あるいは低覚醒状態においては，人は自分の考え，情動，記憶，あるいは，トラウマ的な出来事に対する感覚的反応を統合することができません。生存と安全性がトラウマ後に回復されると，覚醒状態は徐々に耐性領域に戻ることができるでしょう。解離の要素も少しずつ再統合されて日常に戻るでしょう。しかしながら，トラウマに関連した刺激によって簡単に再活性化され，過覚醒領域あるいは低覚醒領域に入ってしまうクライエントは，慢性的に過去のトラウマ的出来事を統合できないままかもしれません。これらの出来事の断片は，処理，統合されないまま残り，トラウマを想起させるものにより，再活性化されます。ある著者ら[294]は解離反応を，離隔（detachment）と低覚醒に関係した意識の低下の側面として説明し，解離と過覚醒とを関連づけませんでした。一方，解離を統合能力の障害とするJanet[170, 174]の説は，低覚醒および過覚醒状態の両方に適用されます[5, 204, 416]。

覚醒状態が耐性領域内となり，その人にトラウマがない場合，解離反応は通常発生しません。覚醒状態は，最適領域内で変動する可能性があり，情報処理の，認知的，情動的，感覚運動的レベルでの体験要素を統合することができます。しかし，過覚醒または低覚醒状態が極端になったり，持続的になったりした（あるいはその両方）とき，トラウマの間やその後にしばしば問題となるように，反応と通常は統一統合されているプロセスが慢性的に解離し，覚醒状態が耐性領域内にある場合でさえ，トラウマに関連した情報の処理能力を妨げることになるでしょう。たとえばアニーは，多くの異なる養育者からのトラウマになるようなネグレクトと虐待にさらされた子ども時代を通して，解離傾向を発展させてきました。アニーは過

覚醒にともなう恐れやとてつもない恐怖と，低覚醒状態に付随する漠然とした「ボーッとした」状態を交互に体験していました。その両方とも，結婚，仕事，遊び，育児に支障をもたらしました。アニーの覚醒状態は，極端ないずれかの状態を体験していないときは，耐性領域に戻っていました。彼女は最適な領域内に覚醒を留め，日常生活の需要を満たすために，トラウマを思いおこさせるようなものを回避するために最善を尽くしました。しかし，覚醒レベルが耐性領域内にあった場合でも，統合されていないトラウマ的な体験は彼女の意識から仕切られ，つまり解離され続けました。子ども時代のトラウマの後何十年もの間，アニーはトラウマ（恐怖と戦慄，逃亡の衝動，恥と自己嫌悪の状態，空白感と運動麻痺の体験）を再体験する期間と，トラウマから離れ，回避し，「生活をうまくやっていこう」とする期間の間を行ったり来たりしていました。アニーは，トラウマの記憶を甦らせるときと回避できているときの体験のそれぞれにおいて，自分は「別人のように感じた」と言い，相互の関連性と統合がほとんどないと報告しました。

Janet が1世紀前に指摘したように，複雑性トラウマ関連の障害をもつ人は「人格を構成する思考システムと機能システムからの解離と離脱への傾向」を増大させます（文献174のp.332）。このような過度の区画化（compartmentalization）において，耐性領域内で覚醒を体験する場合でも，その人はトラウマ記憶の要素から——すなわち，その文脈とそれに関連する行動傾向から——分離されたままになります。そして分離されたものはすべて，覚醒が亢進または低下領域になった場合，表面化します。

Van der Hart ら[419]は，解離を少なくとも2つの解離性側面に人格が分裂するもの，としています。すなわち，トラウマの後に進行する1つの側面は，主に日常生活の機能に関与し，トラウマ記憶とそれらを思いおこさせるものを回避しながら生活する部分です。もう1つの側面は，トラウマを再体験してしまい，過覚醒や低覚醒状態を往復し，脅威に対する防衛的行動を行おうとして，日常生活に困難をきたす部分です。

アニーは結婚する，家庭をつくる，2人の子どもを育てる，そして大学

院に行く，などの日常活動を遂行するため，時に応じてトラウマ記憶を回避していました。この状態に付随する症状は，気分変調症，情動的平坦化として説明されますが，彼女の覚醒状態は，当時，耐性領域内にとどまっていました。別のときには，アニーはトラウマを想起させるものによって刺激を受けて，覚醒状態は過覚醒と低覚醒の間を行ったり来たりしていました。これらの期間，彼女は日常生活をこなすのが非常に困難でした。

　このように，トラウマをもった人々が記憶やトラウマを思いおこさせるものを避け，耐性領域にとどまることができたとしても，彼らはまだトラウマを再体験する自己の他の部分から解離しています。アニーのように，彼らは解離的な区画化の傾向をもち，トラウマに関連した覚醒状態，情動，防衛反応を体験している人格の部分とは距離をとっているのです。

　アニーの内的体験にふくまれるのは，「ひたすら活動し続ける」という部分と，圧倒されている部分だけではありませんでした。すなわち，彼女は同時に自分の他の部分にも気づいていました。それらは，非常に異なる「意識，記憶，同一性，または環境知覚」[6]で，これらとともに，著しく異なる身体表現性解離症状と精神表現性解離症状をともなっていました。たとえば，従順でいいなりになるというアニーの側面は，他の人が喜んでいない限り，周囲のことを危険だと認識していました。逃避的防衛反応にかかわる彼女の側面が覚醒状態となり，周囲の環境からの逃げ場を探そうとするのです。しかし，彼女がトラウマを回避しているときは，覚醒状態は最適領域にとどまり，彼女は相対的に適応的に機能することができました。しかしそういうときは，彼女は抑うつ的で，自分は「ただ動作をしているだけ」と報告していました。これらの期間，日常生活における活動能力を奪うようにしばしば脅かしてくる過覚醒と低覚醒の状態を，アニーはほとんどコントロールできないと思っていました。そして，トラウマに関連した手がかりを避けることによって，自分の覚醒状態を耐性領域内に留めるために全力を尽くしていました。

　アニーやトラウマに関連した疾患をもつ多くの人にとって，自己のさまざまな部分の著しく異なる意識，記憶，同一性，および行動傾向の単一的

全体への統合は強く妨げられてしまいます。すなわち，トラウマ関連の刺激によって大きく影響されると，過覚醒反応は自己のいくつかの側面を喚起します。低覚醒反応は自己の他の側面と関連づけられます。最適な覚醒状態は，持続的な解離的分断という犠牲を払うことによって達成可能となります。このように，トラウマが深刻なとき，統合能力はすべての3つの覚醒領域で失敗の可能性があります。

治療について

治療の第一の目標は，クライエントの統合能力を高め，過去のトラウマ体験の解離的要素が同化されるようにすることです。主要な焦点は，社会的関わりシステムの機能を増加させ（文献359のp.260），「情動的（かつ生理的）覚醒の（いかなる）エピソードについても，非秩序的効果（disorganizing effects）を減少させる」ことです。現在の現実について合理的に思考し，見直し，トラウマを引きおこすものを評価するという個人の能力がふたたび利用できるようにならなければなりません。つまり過覚醒の場合には覚醒の強度を下げ，低覚醒ではそれを引き上げることができることです。たとえば，トレイシーは最近深刻な自動車事故にあったということで治療にやってきました。彼女の主訴は「びくびくして，飛び上がる」し「落ち着く」ことができないことでした。車の音を聞くと誇張された驚愕反応が誘発され，彼女の覚醒レベルは日常生活の多くにおいて過覚醒状態になっていました。何も危険がないと判断できるときにも随伴する過覚醒は，日常生活の活動に参加する彼女の能力を損なっていました。センサリーモーター・サイコセラピーによる治療介入の導入では，トレイシーが以下のことに気づくように援助することに重点をおきました。すなわち，過覚醒の感覚（心拍，うずき，わずかな震え）と，彼女がこの覚醒領域で体験した，それと関連する身体的な行動傾向（背中，腕，脚の筋肉の緊張）です。さらに，トレイシーは，黙想的でマインドフルな動きのエクササイズ（グラウンディングやセンタリングの練習；第8章参照）を学びま

した。それによって，耐性領域内に覚醒状態を留められるようになり，環境的刺激をより正確に評価することができるようになりました。次第に，「飛び上がってしまう」ときはいつでもこれらのエクササイズを実践する，ということを学んでいくにしたがい，覚醒状態は最適領域内により長くとどまるようになりました。

一方，子どもの頃の性的虐待に苦しむビクトリアは，引きこもり，「ボーッとして」，身体と情動を感じることができないという，長年のパターンを訴えました。以前のセラピストは，彼女をうつと診断し抗うつ剤を処方しました。ビクトリアが発達させてきた行動傾向は，彼女を低覚醒ゾーンに留めていました。すなわち，彼女は自分を「受動的」で行動をおこすことが難しいと説明し，そして「ボーッと」ソファに座って長時間を過ごしていると言いました。ビクトリアを援助したセンサリーモーター・サイコセラピーの介入は，主に次のようなものでした。治療中に座っているのではなく立っていること，活発な，ときには精力的でさえある身体的動きをとってみること（たとえば，腕で押す，足を踏みおろす，セラピーのオフィス内を早足で歩く）です。これらは彼女のエネルギーと覚醒を増加させました。はじめ，ビクトリアは，虐待の間にもし動くと物事が常に悪化したことを思い出して，動くことへの不安，そして激しい恐怖さえあらわしました。これらの記憶が処理されるにしたがって，ビクトリアは，物理的な動きから浮上する覚醒状態の増加を許容できるようになりました。そして，励ましと臨床的援助およびモデリングで，日常生活においてより多く動く練習ができるようになりました。徐々に，運動と行動をすることへのビクトリアの耐性は増加し，最適領域内に覚醒を維持できる時間が増えてきました。

センサリーモーター・サイコセラピーは，調和的なセラピー関係の文脈内で行われます。それはセラピストとクライエントの協同と関わりを促進します。セラピストの態度と介入がマインドフルに応答的で，クライエントの長期的および瞬間瞬間の治療ニーズに敏感である場合，クライエントの社会的関わりシステムが引き出され，くり返し強化されます。上記のよ

うな動きのエクササイズは，決まりきった手順の身体運動として単に実施されている場合，治療効果はごくわずかになります。しかしながら，関わりと協同的関係という文脈の中では，クライエントの社会的関わり，情報処理能力の増加，さらにはトラウマに関連した刺激に直面しても最適な覚醒状態を維持できる能力の成長をみることになります。

まとめ

　覚醒状態の調整に必要なのは，洗練された精神的，身体的な能力です。それらはトラウマをもったクライエントにとって，程度の差はあれ欠落しています。特に，トラウマの想起によって無意識的な手続き学習，活動傾向，覚醒状態の両極端が喚起されるときに欠落してしまうものです。そのような多くのクライエントにとって骨の折れる仕事となるのは，彼ら自身の内的な認知的，情動的，あるいは，感覚運動的行動傾向のさまざまな要素を厳密に区別することです。それができずに，クライエントは未分化で圧倒的な情動や生理的覚醒によって，さらなる調整不全を引きおこし，衝動的に反応する可能性があります。逆に，慢性的低覚醒のために，受動的で情動的に「平板」で引きこもる人もいるかもしれません。一方，2つの両極端の間で劇的に交互に入れ替わる二相を体験する人もいるかもしれません。過去を現在から切り離すことができず，多くのクライエントは内的反応と肉体的活動傾向（身体の緊張，動き，または覚醒）が，現在の現実に対応しているのか，またはトラウマに関連した覚醒の両極端さによるのか，あるいは旧来からの防衛的な反応によるのか，正確に評価することができません。覚醒状態が耐性領域内にあるように調整し，皮質機能を維持してくれる適応的調整戦略がなければ，トラウマを受けた人は自分や他人の反応を正しく解釈できません。自分や他人の行動や情動を正しく読めず，その結果，不適切で大げさな反応をしてしまうのです。

　覚醒状態を耐性領域内で調整するには，皮質機能に仲介された自己観察機能を維持したままで，情動の活性化と自律神経の活性化に耐えていく能

力が必要です。そのような最適の覚醒状態では，認知的，情動的，感覚運動的情報レベルへのアクセスは維持され，統合的なトップダウン，ボトムアップ処理が確保されています。統合能力の増加にしたがい，耐性領域の幅が拡大します。そして，耐性領域の幅が拡大すれば，統合能力が増加するのです。したがって，トラウマをもったクライエントの治療におけるセラピストの中心的な仕事は，統合能力の増大を促進することなのです。それはまず初めに，日常生活や現在の現実への耐性の拡大となります。そして，耐性領域が十分に拡大するにつれて，トラウマ的過去の統合という，さらに挑戦的なことに取り組むわけです。もしJanet[174]が示唆したように，トラウマが統合能力の失敗であるならば，トラウマ治療における第一優先事項は，クライエントの次のような能力を回復することでなければなりません。すなわち，自らの考え，感情，身体的感覚に耐えられること；自分自身の体験を見守っていくのに耐えられること；そして，耐性領域内で，人生の重要な出来事，つまり，過去と現在，痛みのあるものと喜ばしいもの，通常のものとトラウマ的なものを処理する能力です。

3

愛着
二者間の相互調整における身体の役割

　ひとは誰でも，乳児から成人にいたるまで，愛着や友好的な関係性を築くために，効果的な社会的関わりシステム（social engagement system）を必要とします[307, 308]。そして，早期の愛着体験は，社会的関わりシステムの発達に影響を与え，どのようにして内的，外的な刺激を調整するかを私たちに教えます[21, 29, 30, 122, 160, 340, 359]。限られた自己調整能力で生まれた人間（ヒト）の乳児は，自分の覚醒状態を耐性領域の枠内で維持するために，主要な愛着人物による外側からの相互作用的な調整に依存しています。愛着関係が一貫したものであろうとなかろうと，安定したものであれ不安定なものであれ，それは乳児が覚醒状態や情動を調整する生涯の傾向を発達させるコンテクストを与えます。愛着の早期における破綻は，有害な効果を長びかせ，覚醒状態を調整する能力や，健康的な対人関係を発達させる能力，さらにストレスにうちかつ能力を低めます[331, 340, 359]。

　満期で生まれた乳児には，社会的関わりシステムが存在していることは，乳児が声を発するとき，泣くとき，苦悩のシグナルとして顔をしかめるとき，笑ったり，凝視したり，養育者と相互作用するのにクークーと声を出すときに明らかです[307, 308]。この「社会的キューイングの重要な要素を与える（顔面）筋肉の神経調整は，養育者との社会的相互作用を促進したり，統合された社会的関わりシステムとして集合的に機能するのに使われ」（文献308のp.36）ます。この種の行動は乳児と養育者の間に親近さ（proximity）を増すのに役立ちます。母親や主要な養育者との調律の合った二者間相互作用をくり返し体験することを通して，子どもは他者に対してシグナルを送ること，関わること，反応することができるようになっていきます[36, 340, 359, 392]。その一方で，これらの反応が社会的関わりシステムを形作ります。このシステムの活性化が安全の体験へと導き，覚醒状態を維持したり，あるいは交感神経系および背側迷走神経の両方の活性を下げることで耐性領域の範囲内に戻したりするのを助けます。これらの神経回路を効果的に調整する有能な社会的関わりシステムは，より広い耐性領域を育て，究極的にはその子どもに，あるいはその成長後にも，困難な体験に耐え，対処し，さらに成長への機会として変化させる能力を与えます。

社会的関わりシステムは，最初は，子どもの自律的および情緒的覚醒状態を調整する愛着対象との間の一連の，顔と顔，身体と身体の相互作用上に構築されます。さらに，言葉によるコミュニケーションが可能になる以前から，主要な養育者による運動性あるいは身体感覚的な接触が乳幼児のシグナルに対応するという，調律の合った相互作用を通して発達します。この相互作用的な二者関係の調整は，覚醒状態の自己調整を担う脳の部分，すなわち，眼窩前頭前皮質の発達を促進します[340]。

自己調整する能力は，自己の機能的感覚が発達する基礎です[21, 392]。自己感覚（sense of self）というのは，何をおいてもまず身体的感覚です。言語を通して経験したものではなく，身体の感覚や動きを通して体験したものです[99, 100, 181, 201, 220, 254, 392]。人の一生の最も初期にある主要な感覚は，生理的で触知できるものなのです。親と誕生直後の新生児の間にあるコミュニケーションの原型は，ふれ合い（touch）を通してなされています。そこに，視覚的および聴覚的刺激がともない，時の経過とともにより強い役割をもつようになっていきます[201]。乳幼児からの感覚やふれ合い，動き，さらに生理的覚醒を求めるシグナルに対し養育者による優しくて，調律の合った援助（attuned ministrations）が身体的に経験されること，さらに，乳幼児の感覚的インプットや，その他の身体的欲求（たとえば，食べ物，温かさ，水分）に関係した感受性・弱さ（vulnerability）に対

して，情動調律の合った援助を身体的に経験することは乳幼児の最初の自己感覚と身体感覚を確立します[136,137]。「子どもとのあらゆる感覚的・運動的ふれ合いに対して，養育者が親密に注意深く調律を合わせることは，その子どもの中に明確で，情動的に調律の合った身体的自己（body self）を形作ります」（文献201のp.7）。このようにして，社会的関わりや，安定した愛着や調整的能力が適応的に支えられます。

早期の人間関係のトラウマは，身体的，心理的統合性に対して脅威となるだけでなく，社会的関わりシステムの不全となります。さらに，加害者が主たる養育者の場合は，愛着関係の不全が加わり，子どもが慰められ再び安全と感じられるまでに回復し立ち直る能力さえも蝕んでしまいます。ケアや保護のために社会的関わりを効果的に利用する機会は踏みにじられ，子どもは愛着関係に支えられた安堵感や修復感を手にすることなく，圧倒的な覚醒状態を体験します。安定した愛着関係の中で，適切な情動調律や社会的関わりシステムを発達させることがなければ，「子どもたちは過去，現在，未来にわたる自己の統一性や連続性の感覚を，あるいは，他者と自己との関係性においての自己の統一性や連続性の感覚をつくりあげることはできなくなります。この障害は，それ自体，情動的不安定性，社会的機能不全，ストレスへの貧弱な対応，認知的未体制化（cognitive disorganization），見当識障害（disorientation）を呈します」（文献359のp.119-120）。

自己調整能力が早期の愛着関係を通していかに形成されるか，を理解することはセラピストにとって役立つことです。セラピストはまた，同様の関係性コンテクストを与えて，調整不全のクライエントが適応的調整能力を発達させるようにすることができます[21,340]。セラピーの中では，クライエントの社会的関わりと調整能力を育てることが，最優先事項の1つなのです。よくあるのは非言語的徴候（cues）が，セラピーでの関係性，環境，内的徴候に対して，クライエントが安全か危険かを体験する最初の指標になることです[219]。セラピストがこれらの非言語的表現に対して調律の合った反応をすることは，クライエントの社会的関わりシステムを発

達させるためにきわめて重要です。たとえば，クライエントの顔が恐怖を表し，緊張して身体が引けていたら，情動調律に巧みなセラピストはこれらの非言語的キューに対して優しく尋ね，安全を取り戻す行動をとることができます。もし，クライエントが関係性において不安だと感じれば，クライエントとの身体的距離を増減させるなどによって，安全感を与える行動も可能でしょう。これらの介入を通して，社会的関わりは再構成され，覚醒は耐性領域へと戻されます。

愛着，自己調整，交互的相互作用

　主要な養育者，通常母親は，子どもの覚醒状態が高すぎるときには子どもを穏やかにし，低すぎるときには刺激することによって調整します。このようにしてその乳幼児が最適の状態にとどまることができるように助けるのです[340]。養育者は乳幼児の刺激への求めにも，また同じように，視線を避けることでかかわりをもたない必要性にも調律を合わせます。そうすると，子どもが耐性領域の限界を知り，過覚醒にならずにすむようになります。あるいは，最善の努力にもかかわらず，子どもが調整の不全を体験するときは，関係的に調律された養育者は相互作用的な修復を与え，その子が最適な覚醒状態の範囲内に戻れるようにします[21, 340, 359, 393, 409]。

　愛着の必要性は，まず最初に身体ベースの必要性として体験され表現されます。したがって，愛着関係の質は養育者の一貫した的確な調律と，二者間の感覚運動的相互作用の中での子どもの身体への応答の上に築かれていきます。乳幼児に対する養育者の援助，感覚的ジョイニング，身体の取り扱いの質は，子どもの身体と心をつなげる体験となり，自己調整の基礎を形成します[201]。調律の合った養育者と乳幼児間の交互的な相互作用はくり返し再現され[340, 359, 392]，子どもの安全なかかわりについての内的テンプレートを拡大します。結果として，子どもが自分の環境を調整し，管理し，予見する能力が強固になります。

　Bion[26]は乳幼児の自己調整能力を育てる主要な養育者の心理的環境を

表すのに「包み込み（コンテインメント）」という用語を使いました。Winnicott[447]の「抱える（ホールディング）環境（holding environment）」というのは，「乳幼児のメンタルヘルス」(文献447のp.49)を促進する身体的ケアと，環境の質についての同様な概念をさしています。子どもを抱える環境を与えることにより，母親は子どもを文字通り身体的にも，また，心の中でも抱くことになります。そして，自分が子どもの生理的ならびに情動的状態もわかっていて，それらに効果的に対処できる能力があることを示すことができます。母親は，子どもの調整不全の状態にも耐えられるし，また，その子が調整不全となっている最中に「共にいる（stay with）」ことができます[340]。

母親によるホールディングと子どもの身体へのタッチと声かけで，包み込みが伝達されます。それによって乳児の身体的感覚と運動の活発さが調整されていきます[36]。子どもは発達するにつれて直接的な身体的援助以外の手段でも，安全と慰めを体験できる能力を獲得していきます。目を合わせることや言葉が，母子間の「ギャップに橋を架ける」ようになります。そして，母親が視野の中に入ってきたり，あるいは，自分の想像の中で，母親を優しくしてくれたり慰めてくれる存在として思いおこすことで落ち着けるようになることを学びます。

「『ほどよい』母親・養育者」[445]は，自分の子どもを「メンタライズ（mentalize〈訳注：相手の気持ちを推測すること〉）」できます[122]。子どもを独自の動機，欲望，必要性を持つ別の人格として認識できる養育者は，その子をメンタライズする能力をもっているのです。

養育者のもつこの能力は，子どもに安定した自己感覚を発達させ，自分自身と他の人たちの動機，欲望，必要性は異なるものである，また交渉が可能なものであるということを理解させてくれます。

メンタライズができるようになるには，子どもは別の人格だと知りつつ，その子どもの世界を見通し，それと一致させ，アラインメント（alignment）する母親の能力が大切です。アラインメントとは，自分自身の状態を他の人のそれに共感的に合わせることです[359]。それは音律，声のト

ーン，音量，タッチ，表現，ペース，ジェスチャーなどを通してコミュニケートされる社会的関わりを促進していく，感覚運動的なできごとだといえます。母親が「子どもの状態により密に近づき，それから，その子をより穏やかな状態に『落ち』着かせる」(文献359のp.280～281) とき，それは感覚運動および情動のアラインメントを通して行われるものであり，母親と子どもの双方が穏やかさとゆったりした感覚を体験します[168, 340, 359, 392]。セラピーにおいては，調律を合わせたセラピストがクライエントに「アラインメント」を与える必要があります。声の調子，ボディ・ランゲージ，情緒的な「共鳴（resonance）」[359]を通してアラインメントを伝え，耐性領域内で覚醒状態を維持させるよう助けることで「包み込み」を提供します。あるクライエントが言ったように「私は，あなたが私をその（虐待の記憶の）場に無理には連れてはいかないだろうというのを知る必要がある」ということなのです。

自在に変わる身体どうしの対話

　人生の初期，新生児は環境と相互作用をするのに感覚運動能力（声を出す，動くなど）に依存しています。しかし，社会的能力，情緒的能力が急速に発達して，2カ月目が終わる頃には乳児は母親と顔と顔の相互作用で，集中的で長いアイ・コンタクトを使ってかかわることができるようになります[343]。このときには相互作用的遊びも始まっており，高度に覚醒した情緒や感覚運動の交換が行われ，その中で母親が乳幼児のリズムと発声音韻を真似し，独自に創りあげます (文献343のp.75；文献407)。この身体と身体，脳と脳の対話は「情動の調律性（affect synchrony）」とよばれます。これは，母親が乳幼児の情報処理を促進させるときにおこっている，ギブ・アンド・テークの身体的交流です。母親は「刺激の形態，量，変動性，出したり止めたりのタイミングを乳幼児の実際的統合能力に合わせて調整」しながら，乳幼児の情報処理を促進させます (文献343のp76)。乳幼児の情動的身体的「言語（language）」は，調律の合った養育者による楽しみを強化するやり方の中で反応されるので，非言語的コミュニケーショ

ンの肯定的体験が乳幼児の自己感覚の発達を助け，コミュニケーションの手段としての身体的表現に対するその子の将来的関係性を条件づけます。

この発達が行われるためには，養育者は乳幼児の発達的変化に適応しなければなりません。すなわち「神経システムの成熟は，スキルの分化をどんどん増加させながら，乳幼児が自分の制御システムを再構築するように駆り立てます。各ステップごとに親もまた再調整し，さらに新しいより適切な方法で援助するやり方を探さなければならなくなります」（文献36のp.105）。子どもの変化していく身体的ならびに情動的必要性を共感的に見分ける養育者の力は，その子にとって安全で安定した環境を与え，その子が自分の能力内で活動して，喜びと達成感の双方の体験を得ることができる豊かな環境とのバランスが取れるようにします[34, 112]。

肯定的情動の調整

乳幼児が幅広い覚醒状態を調整することを発達しながら体験していくことは，母親の肯定的，否定的な両情動状態に対する感受性によって促進されます。ほどよい母親[445]はその乳幼児との遊び心いっぱいの体験に積極的にかかわり，高い覚醒状態を人と人との関連性や喜びとともにくり返し与えるので，それによって子どもが覚醒状態が素早く変わるのに耐えることを学ぶのを助けます。「遊びに熱中している間に，母親と乳幼児は心臓交感神経の加速状態を示し，それから，相手の笑顔に反応して副交感神経を減速させます。このように母親と乳幼児の言語は，両者の自律神経的，無意識的神経システムによって作られたシグナルによって成り立っています」（文献343のp.277）。これらの相互作用はその乳幼児に喜びと興奮に耐えることを教え，「肯定的に蓄えられた好奇心は，成長する自己が新しい社会的，情緒的かつ身体的環境で自己の探索をするのに傾注するよう促します」（文献343のp.78）。このように「情動調整（affect regulation）は単に情動的強度を低減させるものではなく，否定的情動を鈍らせることでもありません。それは，肯定的情動を拡大したり，強化したりという，より複雑な自己組織化に必要な条件をもふくむものです」（文献343のp.78）。耐

性領域が限定されていて，子どもが情動を効果的に調整できないときは，その子どもは楽しい感覚にも不快な感覚にもほとんど耐えられないでしょう。

ほどよい養育者は子どもとの調律でいくらか一貫性を失わざるをえないことがありますが，相互作用的な修復を与えて調律を回復するようにします[408]。たとえば，両親が就寝時間のために子どもの遊びを中断しなければならないときは，そのフラストレーションをなんとか処理するサポートを与えます。子どもが転んで膝をけがしたとき，適切な相互作用的な修復では，慰めと再び遊びに注意を振りむけさせることの双方を与えます。分離の後の養育者との再会に際して，両者に「喜びの源泉（source of joy）」（文献30のp.40）が感じられ，養育者は，子どもの喜びに応えると同時にそれを強化します。このような否定的情動から肯定的情動への移行は，子どもが回復力（resilience）を発達させるのを助け，柔軟な適応力を伸ばすのを助けます。Schoreは「否定的な体験の後で肯定的な情動を再体験するプロセスは，否定的なことは耐えることができ，そして克服できるのだということを子どもに教えるでしょう」（文献343のp.143）としています。

愛着のパターンと身体

Ainsworthら[2]は，子どもにおける3つの愛着の原型を，安定型愛着，不安定-回避型愛着，不安定-アンビバレント型愛着として同定しました。MainとSolomon[259]は第四の型として，無秩序-無方向型（disorganized-disoriented）を同定しました。その後さらに多くの研究者や著者たちが，愛着の4つのパターンが人間関係のコンテクストの中で子どもたちに観察される習慣的調整傾向と，どのようにかかわっているかを詳細に説明しようとしています[251,384,433]。乳幼児期に形成される愛着のパターンは，通常，児童期，成人期を通して比較的同じパターンが維持されます[42,95,152]。子どもの主要な愛着パターンは通常母親との関係性の中で形

成され，通常，そのパターンがその他の関係性に汎化していきます。しかし，もし子どもがそれぞれの人物と違った愛着を形成するなら，将来，同様の状況や関係性において，主要なパターン以外のパターンも引き出される可能性があります。これらの潜在的な優勢的でない愛着パターンが，ある過程で引き金を引かれることで，ある特別の人に対しては適切ではあっても，すべての関係性には汎化されない特定の行動傾向をもつようになるかもしれません。

愛着は「現実のモデルをつくりあげるための，認知と情動に基づいた情報の心理的処理パターンです」(文献97のp.401) と記述されていますが，愛着パターンは，早期の愛着を反映した長期にわたる身体的傾向（physical tendencies）の中にもあらわれます。手続き記憶としてコード化されて，これらの愛着パターンは，親近さを求める行動（proximity-seeking），社会的関わり行動（微笑む，相手に向かって動く，手を伸ばす，アイ・コンタクト），防衛的表現（身体を引く，緊張のパターン，過覚醒あるいは低覚醒）としてあらわれます。ここに挙げたパターンは行動群を示すための典型的なものであって，それぞれのパターンの中には幅広いバリエーションがあるということに留意することが必要です[30, 121, 255, 331, 369]。

センサリーモーター・アプローチにおいて特に興味深いのは，乳幼児に観察された各パターンの身体的傾向であり，そのさまざまな応用形が大人のクライエントにもはっきりとみられるということです。それぞれの愛着パターンは身体レベルでクライエントごとに独自の変化をしており，これらの傾向を類型化しようと試みても一般論になるだけです。しかし，愛着のパターンとそれに呼応するありそうな身体傾向を理解することは，セラピストがそれらに挑戦して身体的介入を工夫し，愛着障害を修復するのに役立つでしょう。

安定した愛着（secure attachment）

Bowlby[31]は，1歳の基本的な課題は愛着を形成することであると強調し，Schoreは[345]，「乳幼児と主要な養育者の間の情動的コミュニケーシ

ョンの絆」であるとしました。前述のように，ほどよい母親は，相互作用的で調律の合った身体的コミュニケーション，言語的コミュニケーションをその乳幼児と交わすことを通して，安定した愛着をつくりあげます。子どもは親がいるところでは探索行動に関心を示し，分離にあたっては親を恋しがるサインを示し，再会では素直に親に近寄り，しばしば身体的コンタクトを自分から始めます。安定した愛着パターンの乳幼児は，苦痛にあたっては速やかに宥められ，すぐに探索行動に戻ります。安定した愛着は心理的にも身体的にも調和した1つの達成物であり，それが「トラウマが誘発する精神病理に対する初期防衛」となります（文献345；文献2も参照のこと）。安定した愛着パターンの子どもは比較的広い耐性領域をもち，他者の心を推測（メンタライズ）でき，効果的な社会的関わりシステムを作ることができ，副交感神経と交感神経システムの全体的で適応的な機能性を獲得することができます。これらの属性のおかげで，覚醒を最適な領域の中で維持することができ，覚醒が瞬間的に過剰になったときにも，最適領域に速やかに戻すことができます。大人になっても一般的に，他者に対する回避や怒りの抵抗はほとんど，あるいはまったくなしに，親近さを求めることができます。また，他者との関係性における欲求不満や失望に耐えることができます[74]。身体的傾向は，統合されていて，コンテクストに適した和らいだアプローチの動きを反映しています。「コンテクストに適した」というのは，たとえば，あるものに向かって動くとか，手を伸ばす，あるいは，コンタクト（身体接触）を求める行動などです。覚醒が耐性領域を越えたときには，なだめや慰めを葛藤なしに求めたり，また，受け取ることができ，さらに自己調整することもできます。

　安定した愛着を体験してきた子どもの行動には，動きと内部状態とが一致していることが観察されます。子どもの内部の心理的必要性と身体的目標とが合致していて，それが身体の調和した動きとしてあらわれます。たとえば，愛着システムが刺激され活性化しているとき，その覚醒をはっきりと耐性領域の中に戻すために，親と安全で充分な親近さをとるための子どもの動きが活発になります。一貫性のある行動の中では，情報処理の認

知的，情緒的，感覚運動的レベルはいわば一列に整います。こうした子どもたちを観察すると，子どもが母親へ近接する意図，母親から離れて探索すること，遊ぶ欲求などは，その子どもの身体の調和し統合された動きの中にみられます。これらの一貫した行動は大人の場合にも同様にみられます。安定した愛着パターンをもった子どもは通常，1人で自律的であるときも，また，他者に助けを求めてサポートを得るときも同じように，落ち着いている大人となります。安定した愛着を体験したクライエントは，一度ラポールが確立されるとセラピストを確かな基地として使うことができ，外部的な身体動作が内部の状態と合致していて，それを反映させています。彼らは明瞭に，また一貫して，自分たちの意図，気分，欲求，さらに動機を，認知的・情動的・感覚運動的行動レベルで表すことができます。

不安定な愛着（insecure attachment）

2つの不安定パターン，不安定-回避型と不安定-アンビバレント型には，明らかな弱点（deficits）があります。しかし，安定型と同様，比較的適応的で体制化されており，将来的にも多かれ少なかれ適応的な行動をとる能力があると予測されます[2, Bowlby, 1920, 255, 359]。

不安定-回避型愛着

不安定-回避型の乳幼児の母親は，子どもの親近さを求める行動をあからさまに邪魔したり中断したりします。母親は自分が身体を引いたり，子どもを押しのけたりといった反応をするのです[2, 343]。母親たちは自分の用件以外については身体的接触を嫌い，子どもの要求に対して顔をしかめたり，そっぽを向いたり，あるいは目と目が合わないようにすることで応えるかもしれません[74, 343, 359]。子どもは，親近さへの必要性をほとんどみせない貧弱な応答性と，身体接触への関心のなさを示す意気消沈させるような身体感覚的（somatic）コミュニケーションに順応していきます。そして，ふれ合いがなされるときには，回避型の子どもはそれに耐えられず，母親の代わりに玩具や物に関心を集中します。この子どもは母親とのア

イ・コンタクトを避けるようになり，分離に際して目に見える苦痛のサインはほとんど示さなくなります。ただ，何人かの研究者ら[125, 255]は，幼児たちが母親に対してあからさまに無関心にみえるときでさえも，自律神経の覚醒度が上がるという証拠を見出しています。再会にあたっては，積極的に母親を無視したり，あるいは抱かれると動いたり，のけぞったりして母親を避けさえします。こうした子どもは，概して養育者たちとの親近さを求めておらず，情緒的に控えめです。

　不安定-回避型愛着パターンの子どもたちは，成人してからは愛着の重要性に対して素っ気ない態度をもっているとされています。しばしば他の人から距離をとり，人と人との関係性を低く評価し，自力本願になり，情緒を冷笑的にみる傾向があります。不安定-回避型愛着の生育歴をもつクライエントたちは，ストレス下で身体を引く傾向をもち，他者からの情緒的支援を求めるのを避ける傾向があります。機能不全の社会的関わりシステムをもち，内部状態への気づきもわずかなので，このクライエントたちは，自分の愛着の必要性を最小にしようとする特徴があります。彼らは相互作用的調整よりも自己調整を好み，依存することを脅威または不快と思い，愛着の必要性を刺激する状況を避けるかもしれません。身体傾向も変化します。すなわち，筋肉の緊張度や硬直性を通して，防衛的な動きをする方が，他者に向けて手を差しのばしたり，相手に向かって進むよりもずっと楽だ，と示しているかもしれません。たとえば，ある大人のクライエントは，自分は手を差し出すのは不慣れで不快だと気づき，「誰も応えてくれないときは，つながりを求めるよりは押しのける方がずっと楽だった」と言いながら，ぎごちなく硬直しつつ，腕を伸ばしました。このようなクライエントはセラピストが接近すると，身体を引いたり，さらに防御を固くしたりするかもしれません。また，受け身の態度で身体を引き，筋肉は緊張させないけれども，対人関係性のはたらきかけに対して反応しないクライエントもいるでしょう。多くのクライエントはこれらの混在した様相をみせます。すなわち，身体のある部分では高い緊張を，また，ある部分では低い緊張を呈するのです。あるクライエントの足は強くこわばっ

ていましたが，腕は弱くたるんでいました。情緒的表現やアイ・コンタクトが欠けること，また，全体的覚醒レベルが低いこともまた，この愛着グループと関連しています（文献95のp.209）。センサリーモーター・アプローチにおいては，相互作用的調整や社会的関わり（リーチングアウト，親近さを求める，アイ・コンタクトなど）を強化する身体的介入は，探索への効果的な道を与えてくれます。

　不安定-回避型愛着の生育歴をもつ子どもたちは，養育者への親近さを求める必要性と不安の耐性の間を保つために，より複雑なバランスをとっています。この適応性が，彼らの内部での必要性と外的な行動の間を切断したり，あるいは，分離したりすることに反映されているのかもしれません。これらの不調和のパターンは，大人のクライエントでもまた明らかです。たとえば，ソファに座っているクライエントは，見るからに居心地が悪そうなのに，「どうですか？」とか「身体はどんな風に感じていますか？」という質問に対して，笑みを作り「大丈夫です」と答えるかもしれません。このクライエントの身体的あるいは情緒的な不快さと，本人が報告した心理的状態との間にある分離は，内的な心理的状態と身体的状態との間の不一致や一貫性のなさを示していますが，このことに本人はしばしばまったく気づいていません。こういうクライエントの治療には，内的な状態に気づくようになり，これらの状態に適切に呼応する身体的動きを練習することがふくまれます。

不安定-アンビバレント型愛着

　不安定-アンビバレント型の愛着パターンをもつ乳幼児の母親は，その子に対する反応の仕方が一貫していなかったり，また予測不能だったりします。母親は乳幼児を過度に覚醒させてしまったり，あるいはその子が周囲に関わりをもつことをうまく援助できないでしょう。なぜなら，母親の相互作用は，その乳幼児に対するよりも，しばしば母親自身の情動的必要性や気分に対する反応なので，この養育者は，その乳幼児が凝視を避けることで下方調整（down-regulation）を試みているときでさえ，その乳幼

児を高い覚醒へと刺激するかもしれません。このように母親自身の情動的必要性が乳幼児の情動的必要性に優先してしまうので，母親の行動は乳幼児に侵入して，その子の覚醒の調整不全を引きおこしてしまいます。なぜなら，養育者の応答性に一貫性がないので，ときには親近さを許したり，励ましたりしますが，別のときにはそうはならないので，子どもは，自分の身体的（somatic）かつ情動的コミュニケーションに対する養育者の反応を信頼してよいのかどうかわからなくなってしまうからです[23, 70, 255]。この不確かさは，母親からの分離と再会までの両方を通して警戒的で，取り乱し，怒りっぽく，苦しみ，こだわっているように見える乳幼児の中に反映されています。再会しても，養育者の存在や慰めで宥められず[257]，しばしば泣き続けます。この乳幼児たちは性格的にイライラしているように見えますが，ストレスからの回復が難しく，衝動コントロールが苦手で，見捨てられることを恐れ，アクティング・アウトの行動をとります[5]。このような乳幼児が，予測不能な親に対してみせるアンビバレントな一例として，分離後の母親との再会で，怒りと拒否的な行動と，ふれ合いを求める行動とを交互にとることがあります。不安定-アンビバレント型の愛着パターンをもった子どもたちは，「気難しい気質」をもっていて，「激しい感情表出，陰性感情反応，変化に順応するのが遅い，生物学的機能が不順」という傾向をもっています（文献343のp.29）。

　不安定-アンビバレント型の愛着の生育歴をもった子どもたちは，成人後の愛着に対しては，こだわり（preoccupied）の構えをもっていると述べられています。そうした人は，愛着の必要性にとらわれ，過度に他者に依存し，人との関係性においては親近さを好んで，複雑で激しい関係になる傾向をもっています。また，過度に内的な苦しみに焦点を当て，しばしば救済を必死に求めます[74]。社会的関わりシステムに障害があるので，このクライエントたちは，しばしば関係性の中にある安全に気づくことができないでいます。愛着対象（セラピストもふくめて）に気をとられて，情動や身体的動揺が増大するのを感じ，また，分離があるのではと予測して筋緊張を高めたり失ったりします。センサリーモーター・アプローチでは，

グラウンディング，境界，さらに，中心的な内的支え（core internal support）を発達させること，および，適応的な相互作用の制御能力を増進させることを通して自律調整能力を促進します（第10章参照）。

　不安定-アンビバレント型の愛着パターンをもった子どもたちは，不安定-回避型の子どもたちよりも，内的状態と外的身体動作の間をより一致させているように見えます。しかし，彼らの行動はしばしば調整不全です。彼らの身体的動きは抑制されていないかもしれませんし，特定の目標に向かって目標を達成するためというよりも，高まった覚醒を発散する方に向いているのかもしれません。たとえば，ある子どもは愛着システムが活性化しているときは，養育者に向けられた合目的的動きをするのではなく，狂ったように泣き，腕を振り回すかもしれません。その動きは，ある特定の目標を達成する気分を調整した目的的な動きだ，と解釈することができない動揺の形をとるかもしれません。不安定-アンビバレント型の愛着生育歴をもった成人クライエントとのセンサリーモーター・アプローチでは，調整不全の方向性のない行動ではなく，情動的覚醒・身体的覚醒の高さに耐えて，思慮ある目的的行動をとることを学ぶことが重要です。

無秩序-無方向型愛着（disorganized-disoriented attachment）

　Mainら[255, 256, 259]は，母子分離後の再会場面を観察していて，矛盾する反応を母親に対して表現する子どもたちのグループに気づきました。また，そういう子どもの母親たちが「脅かす」（のしかかるような動き，不意に動く，不意に侵入する，攻撃の姿勢など），あるいは「恐怖した」（後ずさりする，大げさに驚く反応をする，子どもに対する反応を引っ込める，こわがっているような声や顔の表情など）と評価される行動をみせたのを観察しました[256]。さらに，この母親たちは，役割の混乱を見せ（例えば，その子から安心を取り去る），方向性がない（子どもの泣き声に対してボーっとしたトランスのような表情でいる，目的なくうろうろ歩くなど），侵入的な行動（腕を摑んで引っ張る，ふざけてからかう，玩具をあげないなど）あるいは，引きこもる（その子を迎えない，言葉で相互作用しない，

視線を避けるなど）行動をしました[250]。この養育者たちは，しばしば，相互作用的な修復を与えないで不意に状態を切り替えました。この子どもの養育者たち（通常は母親）は，虐待的であったり，ネグレクトをしたり，あるいはその双方であったりということがあります。このような養育者について Schore は次のように述べています[345]。

> （このような養育者は）トラウマ的で長く続く否定的情動の状態を引きおこしてしまう。なぜなら，この養育者の愛着は弱いので，子どもに対する虐待者がいてもほとんど防衛を与えることができないからである……この養育者は，近づきにくく，自分の子どもの情緒やストレスの表現に対して不適切に，または拒否的に（あるいはその両方）反応してしまい，いろいろなタイプの覚醒・調整プロセスにおいて最小の関わりか，あるいは，予測できない関わりしか示せないようである。この養育者は，調整するのではなくて，極端なレベルの刺激や覚醒を引きおこしてしまい，虐待ではあまりにも高いレベル，ネグレクトではあまりに低いレベルを引きおこしてしまう。そして，相互作用的な修復を与えないので，子どもの極度な否定的情動状態は長期間にわたって続くことになる。

この調律の合っていない養育者は，関係性の障害にほとんど，あるいはまったく気づこうとしないので，子どもは，過覚醒あるいは低覚醒の領域に長期間おかれてしまいます。

Main と Solomon[258, 259]は，このような養育から展開した愛着パターンを「無秩序-無方向」型と名づけ，このスタイルの行動を表す7つのカテゴリーをあげました。

1. 連続して矛盾する行動をとる：例えば，フリーズして，身体を引いたり，ボーッとしている行動の直後に親近さを求める行動をとる。

2．同時に相矛盾する行動をとる：回避行動のようなものが親近さを求める行動とともにある。
3．完結せず，中断した，あるいは，方向性のない行動や表現をする：愛着対象から遠ざかりつつ苦しそうにする。
4．場にそぐわない，ステレオタイプの，あるいは左右不均整な動き。あるいは，不思議でおかしな行動：母親がいて，よろける理由が何もないのによろけるなど。
5．フリーズするとか，じっとしているとかを意味する動きや表現，さらに「もがく（underwater）」身ぶり。
6．養育者を恐れていることを示すポーズ：怖そうな表情や丸めた両肩。
7．混乱や方向のわからなさを示す行動：うろうろ歩きまわる，不安定な感情，あるいは，ボーッとして，混乱した表情。

　MainとSolomonの観察によれば，この子どもたちの「接近動作は，ひっきりなしに阻止され，回避傾向が同時に賦活されて後ずさりしていました。しかし，ほとんどの場合，親近さの求めが充分に回避に『打ち勝って』，身体的近接さが増すことになりました。このように，矛盾するパターンが活性化されますが，かならずしも相互に抑制されてはいませんでした」（文献258のp.117）。

　これらの不一致な行動は，さまざまな形でトラウマを受けた成人にもみられます。ことに，過去の関係性トラウマや，セラピストとの関係性をふくめた，過去あるいは現在の愛着的関係性が話題となる場面でみられます。臨床的な状況では，セラピストはしばしばコンタクト（接触）に対して矛盾するような反応や，明らかに関係性を断ち切るように見えるものによって混乱させられてしまいます。たとえば，リサはしばしば，「誰も私のためにいてはくれないの」と不満を言い，彼女のセラピストにもっとコンタクトをしてほしいと求めました。もっと近くに座って，もし泣いたら自分の手を握ってほしい，自分がその週どんな様子であるか電話して聞いてほ

しいというのです。それにもかかわらず，何回ものセッションにおいて，彼女は一貫してセラピストから顔をそむけ，床やソファの方を見て，さらに（リサの願いで）セラピストが彼女のイスに自分のイスを近づけると彼女の身体は硬くなるのでした。親近さの求めは彼女の言葉にはあらわれるのですが，一方，身体的には回避が伝達されているのです。彼女の身体はそのアプローチを引っ込め，アイ・コンタクトすらも回避していました。

こうした子どもたちやリサのようなクライエントに観察される，しばしば混乱し不統一で相矛盾する行動は，2つの相対する心理生物的システム，すなわち，愛着と防衛が，同時に，あるいは交互に刺激される結果として理解されます[240, 251, 257, 288, 416]。乳幼児は苦しいとき，養育者に親近さを求めることが予想されます。しかし，もし，養育者が慰めや安全を与えずに，さらなる苦しみをその子に与えると，解決できない矛盾が引き続きおきます[258]。その子は近づいて満足することができず，逃走するか，あるいは，注意を別の方向に向けます。愛着システムが覚醒しているときは，親近さを求める行動が動員されます。しかし，防衛システムが覚醒しているときは，逃げる，闘う，固まる，あるいは，覚醒低下・擬態死の反応が動員されます。無秩序−無方向型の子どもは，これら2つの相反する心理生物的システムが，交互にあるいは同時に刺激されるのを体験しています。

Steele, Van der Hart, Nijenhuis[388]は，この愛着パラダイム，すなわち，無秩序（disorganized）という考え方に異議を唱えました（文献168も参照のこと）。彼らは，怯えている養育者あるいは脅かす養育者（frightened and or frightening caregiving），という状況の中では，無秩序−無方向型の愛着というのは，防衛と愛着の両システムを同時に活性化しているとしています。つまり，社会的関わりシステムと，交感神経ならびに背側迷走神経が同時に，または交互に刺激されることによって引きおこされると考えられる，実質的には体制（組織）化された合理的な反応（actually an organized, logical response）であろう，と提起しているのです。すなわち，幼少期のトラウマやネグレクトの中では，1つの戦略としての無秩序−無方向型の愛着というのは，論理的な帰結なのです。怯えた養育

や，恐ろしい養育が継続している脅威は，親近さを求めることと，防衛の双方の行動傾向を引き起こします。この愛着行動は虐待されている乳幼児の80％にみられ[70]，解離性障害[70, 239]および攻撃的行動[251]の双方において統計的に有意な予測因となっています。

　セラピストは，成人においてはこの愛着パターンが関係性のなかで，身体的に表出されることに気づいており，それと直接的に取り組んでいきます。たとえば，キャシーはセラピーの中で，そのセラピストに大いなる不信を表現し，裏切りや攻撃さえも予測しました。彼女の身体は硬直し，両眼を決してセラピストの顔からそらさず，ほとんど動きませんでした。セラピストが動くたびに，キャシーの覚醒は高まりました。それにもかかわらず，彼女は治療的援助を求め続けましたし，自分の物語を話したがり，次のセッションまでの間に電話をかけてきました。彼女は主たる愛着対象者から過酷な虐待を受けた幼少期を報告していました。それは当然，無秩序-無方向性の愛着に特徴的な，愛着と防衛の衝動の交互的あるいは同時的刺激を引きおこしました。彼女の社会的関わり，すなわちセラピーを求め，セラピストに自分の物語を話し，セッション間に接触を求めてセラピストに電話をかけることと，防衛・恐怖によって「フリーズした（凍りついた）」身体，そして過覚醒との間の矛盾は，幼少期のトラウマでの早期の愛着障害を反映しています。セラピストは，この力動を理解して，まず，セラピー中に彼女の相互作用をもっとコントロールするように助けることで，キャシーの社会的関わり能力を増加させるようにしました。キャシーはセラピストが動くと，しばしば脅かされていると感じていました。そこでセラピストは，彼女が覚醒増大を感じ始めたらば，それに気づき，そういうときはじっと座っているようにと励ましました。セラピストはまた，自分が間もなく動くというのを告げるようにして，不意の動きがキャシーを驚かさないようにしました。キャシーのコントロール感と安全感が増加したので，彼女の覚醒は以前よりずっと耐性領域内にとどまるようになりました。セラピストはそれから，キャシーの双方の傾向（防衛と親近さを求めること）と直接的に取り組みました。最初に，それらを彼女と話し合

い，それから彼女の身体が双方の傾向を同時にどのように表現するのかを尋ねました。キャシーは，片方の手をセラピストに対して伸ばし，もう一方の手を防衛的な位置に上げました。このジェスチャーとともに彼女は深い息をして「これがまさにそういうことです。私は，すべての関係性においてこの双方が必要なのです。すなわち私はコンタクト（接触）が必要ですし，防衛しておくことが必要なのです」と言いました。キャシーとセラピストは，親近さを求めることと，社会的関わり傾向が（アプローチの動きを通して）明らかなとき，および，親近さを回避する傾向が（防衛的な動きを通して）明らかなときとを観察していきました。そして，現在の状況に対して適切な統合的行動として考えられる方法を検討しました。

愛着パターンと自己調整

社会的関わり，交感神経，さらに背側迷走副交感神経システムとの間にある階層関係は，人生の早期に確立されます。そして，永続的で全般的な覚醒傾向やストレス下での反応，さらに，精神的障害に対する脆弱性すらも形成します（文献95, 251, 341 の p.209, 384, 433）。乳幼児の情動調整構造は，調律の合った相互作用的調整を通して発達するので，外部調整への依存から内部調整能力へと進んでいきます[341]。安定した愛着関係の乳幼児にとっては，養育者との相互作用は，「右脳の発達を（促進し）効率的な情動調整を成長させ，さらに，適応的な乳幼児の精神的健康を育てます」（文献341 の p.204）。子どもの未成熟な脳は，眼窩前頭前皮質のニューロンの「刈り込み（prune）」というやり方でたえず刺激を受けており，この構造は，自己調整に大きな影響を与えているので特に重要です。私たちは，右眼窩前頭前皮質が情動と自律神経の覚醒を調整する能力に依存しており[340, 359]，この脳の領域は，逆に，その発達を乳幼児の相互作用的調整に依存しています。早期の社会情緒的コンテクストは，「社会情緒的情報や，身体の状態を調整することや，情緒的ストレスに打ち克つ能力や，身体的自己および情緒的自己を無意識にプロセスするのに最も有力な」右脳の前

頭前野に直接的に影響を与えます（文献344のp.271〜272）。自己調整は，2つの戦略――自動的と相互的――の双方をふくみ，Schoreの描写によると，「一人の心理を通した自律的なコンテクストにおける自動調整」と「二者間の心理を通した相互接続的な（社会的関わりシステムを通した）相互作用的調整」（文献341のp.204）があります。自動的調整能力と相互作用的調整能力の双方によって，人は観察でき，自分の考えを表現でき，1人で情緒的ならびに感覚運動反応を統合できます。そして，同様の結果を得るために関係性を同じように利用するのです。これらの能力は早期の愛着力動の上に基礎がおかれています。すなわち「早期の相互的体験は，後の危機に際して，自分が人間関係のサポートを求めて他者のところに行くのを許せるかどうかを決定します。つまり，自分の自動調整メカニズムが一時的にはたらかないときに，親密な関係あるいはセラピー的な関係の中で自分自身に相互作用的調整をさせるのを許せるかどうかを決定するのです」（文献341のp.245）。

安定した愛着と調整

4つの愛着パターンのそれぞれが，自己調整と自律神経優位性に関する特定の傾向を反映させています。安定した愛着の状況では，子どもは自分の歴年齢に適した洗練された自動調整能力を増加させながら発達します。同時に，子どもは必要なときには養育者が調整してくれることを求めることができ，覚醒を自分の耐性領域の枠内に留めるのに相互的調整を利用することにほとんど抵抗がありません。安定的愛着の関係性においては，眼窩前頭前皮質の調整領域の発達を通して内部化した，自動調整と相互調整戦略のバランスを学びます。眼窩前頭前皮質の調整領域が社会的関わりをサポートし，交感神経と副交感神経の覚醒間でバランスのとれた関係を条件づけます[340]。子どもは，安全，危険，生命を脅かすような状況を評価する最適の能力をもち，3つの覚醒ゾーンの間で適応的にシフトすることができます。

不安定-回避型愛着と調整

　不安定-回避型の生育歴をもつ子どもは,自己調整するのに自律調整と副交感神経(背側迷走神経)が優勢な状態に依存し[95, 343],極端なときには,おそらく無力さの感情と行動レベルの低さ(すなわち,保身や引きこもりの状態)が特徴的な,背側迷走神経の緊張亢進を体験しているようです。情緒の表現を抑制する傾向とともに[74],この「過剰調整」は,肯定的にしろ否定的にしろ情動を体験する能力を減じたり,社会情緒的状況において覚醒の閾値を低くしたり,バランスの悪い調整(たとえば,低い覚醒状態から抜けたり,高い覚醒を緩和する困難さ)を示しているのかもしれません[343]。子どもは養育者からの応答が少なかったために社会的関わりを満足させる機会を奪われ,他者の存在に依存しない自動調整傾向を好むことを発達させます。孤独に読書や白昼夢やファンタジーの世界を通して内面へと向かい,1人で覚醒を中和するようになるかもしれません。一般的には従順ですが,同年齢の関係では,回避型愛着行動がときとして敵意,攻撃性,問題行動と連合しフラストレーションを表出させるかもしれません[5, 97, 384, 439]。こうした対人間の摩擦を解決するのに必要な相互作用的調整や社会的関わり能力は,このような人たちの中では,しばしば発達が不十分です。

不安定-アンビバレント型愛着と調整

　一方,不安定-アンビバレント型愛着パターンをもった子どもたちは,覚醒の閾値が低いことと同時に,覚醒を耐性領域の枠内に留めておく困難があり,交感神経系が優勢な神経システムをもつ傾向があります[95, 343]。主要な養育者の一貫しない反応性が,注意を引くためのシグナル(合図)を増加させること,養育を引きだすために苦悩をエスカレートさせることを子どもに教えています[5]。この子どもたちは,調整が不十分な高い覚醒状態へと傾きがちであり,苦しみを調整する能力のなさに加えて,増大した情緒的反応をもち,調整が過小な障害(underregulatory disturbance）に対して脆弱なままになっています[343]。自動調整が苦手なので，成人後に1人でいることをストレスフルだと感じる傾向があります。彼らは孤独に耐えることに問題をもっているので，対人接触にしがみつき，相互作用の調整に過度に依存します。同時に，関係性において容易には穏やかになったり，慰められたりはできないという体験をしています。社会的関わりを求めるのですが，過覚醒に偏ったままになります。部分的には，主たる愛着対象者によってなされた，以前の侵入的行動体験から発達した過剰警戒ゆえに，過覚醒に偏ったままになるのです。

無秩序-無方向型愛着と調整

過覚醒と低覚醒は双方とも怯えていたり，あるいは脅威的な養育者に対する乳幼児の心理生物学的な反応の中にふくまれています。こうした養育者との社会的関わりシステムはほぼ機能停止になっています。子どもたちにみられる無秩序-無方向性愛着パターンには，心拍数の上昇，強度の警戒反応，高いコルチゾール・レベル，そして背側迷走神経の緊張が上昇したことを示す静止状態（stilling），短いトランスや無反応，シャットダウンといった行動が随伴しているのです[342]。脅威の初期段階では，乳幼児はびっくりした反応，心拍数・呼吸・血圧の上昇，および通常は泣くか金切り声をあげるかをともなった，交感神経系の活性化を表出します[345]。しかし，交感神経系の覚醒が調整されないと低覚醒に速やかにシフトします。身体は，「交感神経系の一斉賦活を必要とする闘争戦略が不成功に終わり，背側迷走神経複合体と連動した代謝保存的かつ不活発な状態である擬態死へと，不意に速やかな転換をします」（文献303のP.136）。

このように交感神経が介在する諸反応は，「二者相互反応的調整モードから，すぐに長期にわたって持続する複雑さの少ない自動調整モード」に変化します[345]。このような低覚醒状態の間は，新生児で観察されたように[24, 383]，乳幼児は相互作用的調整に対して無反応になります[345]。早期の関係性トラウマは，乳幼児の中に長く続く否定的情動と身体的状態を作り出してしまい，それが逆に「未熟で非効率的な眼窩前頭システムを生み，

そこで，情動調整のより高度で複雑な形態を不可能にしてしまいます」[345]。これらの否定的状態もまた，障害のある社会的関わりシステムを子どもに残します。

　トラウマを負わせやすい環境は，子どもたちに無秩序-無方向型の愛着行動を作ってしまいますが，それには普通ネグレクトと虐待の双方がふくまれます。ネグレクトの状態の中で生活する子どもたちは，しばしば虐待的または無保護な大人のなすがままであり，また，虐待的環境には通常ネグレクトがふくまれています。身体的，情緒的，あるいは性的虐待は典型的には自律神経の慢性亢進か，あるいは，過覚醒と低覚醒の間の二相性変化を生じさせます。一方ネグレクトは，典型的に感情の平板化を招き[129]，覚醒度の低下と，背側迷走神経の感受性が慢性的に高くなることを随伴する行動となるゆえに，虐待だけの場合よりさらに否定的影響をもちます。過剰刺激と不適切な修復は，トラウマの避けがたい結果である一方で，養育者による不適切な刺激，不十分なミラーリング，さらに無反応はネグレクトに至ります。このように不適切な刺激は，乳幼児にとって生活を脅かすものとなり，子どもがシステムに関与せず，低覚醒になることによって自動調整するよう強いることになります[70, 294, 342]。慢性的で極端な低覚醒の中では，著しく低くなった情動，姿勢や筋肉の緊張度の喪失，周囲との関わり低下をともなって，保身と引きこもりの持続的状態に入りさえします。慢性的な幼年期トラウマを体験した人は，特有の障害をもった社会的関わりシステム，未発達あるいは非効率的な相互反応調整能力，さらに，自動調整能力の不全に苦しんでいます。彼らはさらなる期間，その状態にとどまるか，あるいは過覚醒と低覚醒ゾーンの間を行き来するかを続けます。

センサリーモーター・セラピー

　セラピストへの愛着は「内界および外部環境への探索基地となり，恐怖と不安のときには避難する安息の場となり，困った症状に潜んだ意味を理

解するための情報源になります」(文献331のp.334)。それぞれの愛着パターンは，クライエントとセラピストの双方にとって特有の難しさをもたらします。

不安定-回避型愛着の治療

　前述のように，不安定-回避型愛着の生育歴をもつ人は，成人後の愛着に対しては無関心的態度をとり，副交感神経系（背側迷走神経）が優勢な自律神経システムに向かう傾向と同時に，自動調整に向かう傾向をもっているようです。こういう人に対するセラピーの目標は，相互作用的調整を育てること，および，彼らの覚醒状態が高くなるときには，社会的相互作用にかかわる能力を育てることです。クライエントは自分が不安なときには社会的相互作用を避けるので，通常より高い覚醒状態を対人関係が相互作用している間に上手に処理するのを練習することは，耐性領域をより広くすることに役立ちます。これらの目標は，一滴ずつ刺激するようなアプローチで行われます。なぜなら，あまりに早く変化させようと急ぐと，心理的および身体的防衛の引き金を引き，クライエントがさらに閉じ込もりたいと感じるかもしれず，治療や変化に対してのオープンさを少なくするかもしれないからです。それゆえ，ゆっくりとした協同的アプローチがとられます。クライエントの愛着生育歴についての心理教育と，愛着パターンの諸要素がどのように動きと感覚で体験されているかについての探索が組み合わせられていきます。

　サリーは，無関心的な愛着パターンと未解決のトラウマをもっていることがわかる行動を示していました。彼女はパートナーとの「親しさの問題」を主訴として来談しました。サリーは，パートナーを好きだし，感謝もしているけれど，パートナーとの関係性においていつも情緒的に遠くに感じてきた，と言いました。セラピストは，サリーがこれらの関心事について話すときの情緒的な「平板さ」に即座に気づきました。彼女の身体は，沈みこみ，ほとんど自発的な動きを見せていませんでした。セラピストはサリーにパートナーの代わりとなるクッションを1つ選んでもらいました。

そして，その部屋でパートナーと一緒にいることを想像すると身体に何がおこるかに気づいてみるよう言いました（不安-回避型愛着の生育歴をもつクライエントとの典型的な開始ポイント）。サリーは，身体に別に何も感じないと言いましたが，これはこのような人々にはごく普通のことです。セラピストは，そのクッションをもっとサリーの近くに動かしたら，内的経験として何がおこるかに気づいてほしいとサリーに言いました。サリーは「閉所恐怖」的に感じることに気づきました。セラピストは，彼女に「閉所恐怖」が身体にどのように関連しているかに気づくように求めました。サリーは，全身が引き締まるかのように感じたと言いました。そして，セラピストがそのクッションをサリーにさらに近づけると，自分はより小さく，また，より遠くにいる感じだと報告しました。5～6回の面接が進む間に，サリーはパートナーが近づくと，自分の身体が自然にきゅっとしまり，そして，しばしば気持ちがわからなくなってしまうことにさらに気づきました。サリーとセラピストは，このことを治療的関係性の中でも同様に調べました。そしてサリーは，セラピストが近づいたときにこの同じ反応を発見しました。サリーはこのことを「感情が麻痺する（numbing）」こと，身体的な近さに反応して自分の身体を感じる能力がなくなることと描写しました。これと取り組むために，セラピストは，それらがおこったときに身体的感覚および感情を何でも話してみるように彼女を励まし，社会的関わりシステムを利用し，認知・情動・感覚運動レベルの処理をつなげていきました。

　サリーはまた，セラピーの時間内で心地よくないと感じたときに注意を向けることを学びました。セラピストが身体的に近く（前方に身を乗り出して）なったり，あるいは，言語的・情緒的に近づいたり（質問することで）したときは，セラピストにストップするように求めることを学びました。自分の内的経験を探索し報告するためにもっと時間が必要であれば，それを求めることも学びました。面接の回数が重なるにつれて，サリーはセラピストに対する自分の身体的ならびに心理的近接さをコントロールできると信じられるようになり，セッションのより長い時間の間，「麻痺す

ることが少なくなっている」ようだと感じ始めました。彼女は自分の身体と情動を感覚できるようだと感じ，また，初めて関係性の中にいられるように感じる，と言いました。最終的には，サリーは「自分の身体にとどまっていること」がずっと心地よくなりました。それと同時に，セラピストに対して，さらに最終的にはパートナーに対して情緒的に関係しつつ，より親しい心理的近接さを探索することができるようになりました。

不安定-アンビバレント型愛着の治療

　不安定-アンビバレント型愛着の生育歴をもつ子どもの傷つきもまた，親密さの能力や相互的調整力を混乱させています。しかしそれは別の身体的メカニズムや別の理由によるものです。この愛着の履歴をもつ人は，養育者の一貫性のない調律や予測できない侵襲性，および，自分の自動調整能力が未発達であるために「アンビバレント」なのです。すでに述べてきたように，この子どもたちは，成人期の愛着に対しては，こだわりの構え（a preoccupied stance）を発達させています。この愛着パターンの情緒的不安定さといらだちやすさ（それは，不安定-回避型愛着パターンには明らかにみられない）は，しばしば強い情動と覚醒を「発散する」ための試みかもしれない調整不全の行動となってあらわれます。

　トムは，愛着の必要性に対してこだわりのスタンスと未解決のトラウマがあることを示す行動を示していました。彼は自分の情動を調整できず，妻を信頼する能力がないと言いました。セラピストは，トムが話しているときにイスの上でたえず動き，神経質に両足を揺すっているのに気づきました。トムは速く話しましたが，それは思慮深いやり方ではなく衝動的な感じであり，情緒的に不安定で激しい感じでした。5〜6回のセッションが進む中で，セラピストは次のような介入をしました。(1)トムが身体的にもっと地に足がついていると感じることを助け，それを通して情動的に落ち着けること（第10章参照）。(2)マインドフルな気づきをもって情動的および生理的活性化の身体感覚と直接に取り組み，興奮を発散するための行動を抑制するように励ますこと。(3)これらの感覚が身体の中でゆっくりと

進んでいくのをよく見守り（tracking），それらを消去するために攻撃的暴発や過度な運動のような行動を利用するのではなく，興奮の感覚を明確にし，つのらせ，自律神経的に発散される（震えること，振動すること，体温が変化することなどにより）ようにして，ついには休息に至らせることでした。トムは，セラピーの中で自分自身の身体的また情動的な不快感にうまく気づくことができるようになり，自分の不安感情を自分の身体感覚に気づいたままに包み込むことを学びました。自分自身をグラウンディングし，自分の情動的体験を包み込み鎮静化させる，その他の身体的行動も練習しました。時間の経過とともに，彼は自分が非常に身近な自分自身の側面や他の人との関係をよく話せるようになっていること，一方で，より地に足がついたように感じ，生理的また情動的覚醒とも心地よくなっていることに気づきました。これが彼を，セラピスト（およびパートナー）と，不愉快な情動的暴発をみせることなしに相互作用するのを可能にしました。

無秩序-無方向型愛着の治療

　トラウマ治療の文脈の中では，未解決の無秩序-無方向型愛着パターンは，クライエントとセラピストの双方にとって最も難しい問題を投げかけます。すなわち，治療同盟をめぐって，セラピストに対する愛着がクライエントの防衛システムを刺激することが避けがたく，一方，クライエントあるいはセラピストのどちらかが距離をとることは，クライエントの愛着システムを刺激することが避けられないためです。未解決のトラウマは，「２つの心の間のエネルギーと情報の流れの障害物」になるのです（文献360のp.88）。機能不全の社会的関わりシステムをもち，幼児期からの関係性トラウマで苦しむクライエントは，治療的関係性をもふくめて，相互反応的調整のために関係性を利用することに大変な困難をもっています。Herman[157]が指摘するように，トラウマを受けた人は信頼できる関係性を必死なほど必要としていますが，トラウマ的な過去から学んだ，トラウマゆえの恐怖や疑いによって包囲されてしまっています。これらの恐怖や

疑いはしばしばクライエントが適応的な関わり行動をとるのを邪魔します。セラピストがよい相互反応的調整をクライエントに与えたいと願うのと同じ程度に，セラピストが安全で信頼に足ると体験するクライエントの能力は，対人トラウマの歴史によって阻害されています。Hedges の言葉にあるように，「接触（コンタクト）そのものが恐怖の要素です。なぜならそれが究極的に満足させてもらえない愛，安全，慰めの約束をもたらすものであり，それが（クライエントに）幼児期の突然の約束の破棄を思い出させるからです」（文献 156 の p.114）。セラピーの最初の課題の 1 つは「セラピストへの愛着をもつことの恐怖」に打ち克つようクライエントを助けることによって，社会的関わりシステムを強めることです（文献 389 の p.26）。

　セラピストは，この難問を心において，よく調律の合った養育者のように，クライエントが耐性領域の枠内にとどまれるよう試みます。多くの事前注意によって，セラピーの時間内に引き出された情報はクライエントの統合能力の範囲内にあるのだということをしっかり確認できるようにします。ほどよい母親が心理的，生理的な二者間の調整を通して子どもを観察し包み込むように，センサリーモーター・セラピーのセラピストは，クライエントの言葉や情動にともなうかすかな動きや身体的（somatic）表現を，観察つまり「トラッキング」します。そうして身体と心の経験をつなぎ，クライエントが過覚醒を下方に調整したり，低覚醒による麻痺効果を減じるのを助けます。クライエントを調整する非言語的，身体的キューの絶対的重要性を理解して，セラピストは，ペース，トーン，声量，身体的ポーズ，動き，クライエントとの物理的距離などを変える実験をしていきます。注意深くトラッキングして，非同調的になっていれば同調性を再確立します。セラピストは，クライエントの覚醒を耐性領域の枠内に保てるように，相互的な修復を促進する援助を一貫性をもって行わなければなりません。

　クライエントは圧倒的な否定的情動の状態を制御しようと試みているのですが，クライエントの肯定的情動状態に対する承認と体験は避けがたく傷ついているのだということをあらためて述べておきます。トラウマを受

けたクライエントの大多数は，自分たちの人生の中で楽しみや喜びを体験する余裕（capacity）を欠いています。否定的な情動に圧倒され，トラウマの残滓で引き金をひかれ，クライエントは自分の楽しい体験に気づく能力さえも傷ついていることにたびたび気づかされます。さらに，肯定的情動の状態もしばしば，幼児期の環境の中にあったトラウマを想起させる連想につながってしまいます。すなわち，達成感を誇る気持ちがはずかしめられたかもしれません。笑い声は罰せられたかもしれません。休息は相手につけこまれることを意味したのかもしれません。これらの肯定的情動の恐れに対しては，セラピストが好奇心，探索，ユーモア，エンパワメント，さらに遊びの体験を促進することで少しずつ取り組むことができます（第12章参照）。

　肯定的，否定的情動双方にセラピストの思慮深い相互作用的調整の援助を受けて，クライエントの社会的関わりシステムは刺激され発達します。社会的関わりと愛着システムがあると，調整的修復の成功体験が促進されるので，クライエントは自分自身の情動的，認知的，感覚運動的反応を観察し，トラッキングしていく自動調整能力を身につけます。逆にいえば，クライエントの調整不全な覚醒を相互的に調整できるセラピストの能力が，クライエントが対人相互作用とは関係のない覚醒を自分自身で調整できる能力にアクセスできるようになる環境を作る，ということです。Schore[344]が説明するように「治療を続けていくうちに，セラピストの心理的かつ生理的反応の調整者としての役割と，『情動の二者間調整』における協同者としての役割[384]は，ことに臨床的に高まった情動的瞬間と投影性同一視のエピソードの最中において，反省能力（reflective capacity）と『獲得された安定的（earned secure）』愛着とを促進させることができます」（文献384のp.102）。さらに，セラピストは，クライエントの愛着と防衛システムの双方が治療的関係性の中で刺激されるであろうという事実に気づいており，これら双方のシステムの行動的指標をトラッキングしていきます。

　ルイーズとフランクは，夫婦間の問題のためにセンサリーモーター・サ

イコセラピーにやってきました。2人とも，その問題はルイーズの5歳から8歳までの間にくり返された性的虐待の歴史から派生していると報告しました。ルイーズとフランクは1年以上性的関係をもっていませんでした。またフランクはルイーズのふるまい方は「予測できない」とこぼしました。たとえば，ルイーズは彼を近くに招いておいて，不意に期待に反して身を引いてしまうのです。それは愛着と防衛システムの覚醒が時系列に表現されるという行動かもしれませんが，彼にとってはとても辛いものでした。ルイーズは一般的によく適応調整できているようであり，自分の覚醒レベルを調整できるようにみえました。しかし，セックスという話題は直ちに激しい自律神経の覚醒と情動を引きおこし，自己調整能力がないかのようになるのでした。彼女は無秩序-無方向型愛着に典型的な，相矛盾する行動傾向を見せていました。夫に対して親近さを求める行動（ソフトで，オープンで，誘うような顔の表情，アイ・コンタクト，かすかな笑み，オープンな身体のポーズ，彼に向かうような動きなど）を積極的にとるのですが，しかし，そこですぐに2つの異なった防衛的反応を体験するのです。1つは，心拍増加，身体的緊張，特に両脚の緊張です。彼女はこれらを「逃げ去りたい」気持ちだと言いました。と同時に「ぼんやりして」，虚ろなアイ・コンタクトで，交流する関心を失ったようになると述べました。

　ルイーズの社会的関わりシステムを喚起しつつ，セラピスト（男性）は彼女の愛着と防衛の身体的傾向，および彼女が体験した自律神経の覚醒の極端さに彼女が気づくように助けました。覚醒が高いときには，それが耐性領域の中に戻るまでしばらく待つように求めました。ルイーズはこれらの身体傾向について興味をもつようになり，自分の防衛反応によって，夫に近づきたいという欲求が失われるときに気づくことができるようになりました。セラピストは，彼女がセラピーの中でも，また自宅でフランクと一緒にいるときにも使えるようにいくつかの戦略をきめるのを援助しました。最初のセッションでは，ルイーズがコントロールと選択を体験するのを援助する介入が集中的になされました。すなわち，話題が彼女の防衛システムの引き金を引くときは，どんな話題（性的話題をふくむ）でもその

話をやめるように促されました。ルイーズは一度このコントロールをもてると気づくと,「引っ込む」とか「逃げる」必要を感じなくなりました。そして,自分の自律神経の覚醒が安定化し,社会的にかかわることが可能になり始めたことを観察しました。彼女は,自分の身体感覚が圧倒されること,乱気流のように上がり下がりすること,それから麻痺することも少なくなったと報告しました。彼女は自分の足が文字通り地面についているのを感じることができるようになりました。

　ルイーズのセラピストは,彼女の引き金を引いていたその他の刺激に気づき,それらに対する自分の身体的反応に気づいてみようと励ましました。ルイーズは,2人の男性(男性セラピストと夫)の目前にいることは恐怖であり,その恐怖を首の硬直,体中の震え,脚の緊張と関連づけました。ルイーズ,フランク,それからセラピストは,ルイーズが自分のイスをドアに近い方に動かし,ドアを少し開けておくこともできると決めました。セラピストは,もし,彼女がもっと引き金を引かれ,怖くなったら,彼女はその部屋を出ていくという選択肢ももっていると提案しました。ルイーズはドアの近くに座っていたので,ゆっくりと震えが止まり,首の硬直はリラックスし始めました。

　この最初のセッションでは,ルイーズはいくぶん苦痛を感じ続けており,すっかり落ち着くということはできませんでした。3つめの介入がセラピストから提案されて,役立つことが証明されました。ルイーズは大きな四角形のクッションで自分の胴体と陰部をすっぽり覆うようにするという実験をしたとき,よりリラックスしたのです。セラピストは,自律神経の覚醒や防衛的戦略を体験したときにはこのクッションを使うことを励まし,このようにしてルイーズが自分の身体の経験をよりつぶさに観察することを促しました。これは逆に,セッションの間に彼女がより大きな能力で自己調整することを可能にしました。クッションを加えることにより,ルイーズは身体的穏やかさが戻ってくる感覚と,社会的関わりへの余裕が増す体験をしました。

　自分の防衛的傾向を理解し,生理的覚醒を鎮めるこれらの身体的戦略を

学ぶことを通して，ルイーズは，セラピストとセラピーのプロセスに大きな信頼を感じ始めました。セラピストとの社会的関わりと，相互的調整を通して，また，これらの戦略を利用することとあわせて，ルイーズのセッション中の自己調整能力は強化されました。彼女は，自分の内的経験についてセラピストに語る言葉をみつけることができると感じ，また，実際に彼とワークをするのが好きだと話しました。このように最初のセッションは，治療同盟の形成を可能にしました。さらに，ルイーズとセラピストは，家庭でできる宿題を考えました。それは彼女が自分の防衛的傾向に気づき，意識的で適応的な行動を行うのを援助するためのものであり，自分の必要性を言葉で伝える，身体的に夫の近くにいるときは自分の身体の前にクッションを置くなどでした。これらの戦略によって，彼女は身体的に覚醒状態が増大したり防衛的になったりせずに，フランクとの接触を増やせるようになりました。

　その後のセッションで，ルイーズとフランクの身体的および性的接触のアイデアが探索されました。セラピストは，2人の間での身体的（性的でない）ふれ合いをイメージすることを提案しました。治療の開始前には，彼女はフランクが彼女の明白な許可なしに自分に触ることをイメージしただけでさえ，驚愕の反応をしていました。就寝中に接触がないこと，家の中でほとんど接触がないことにはかなり救われていました。この問題についての取り組みはゆっくりと始まりました。セラピストは，2人に，身体的で，官能的（sensual）で，しかし性的ではない接触が試せる場所のことを考えるように求めました。フランクが寝室を提案すると，ルイーズは身体的に緊張し，身を引き，引き金が引かれて「凍りつき」，それから「シャットダウン」と彼女が呼ぶモードに入っていきました。彼女の反応にフランクは不満気でしたが，2人は他の可能性を求めてブレインストーミングを始めました。フランクがソファを提案しました。このときもルイーズは，自分の身体が即座に硬くなるのがわかりました。ルイーズはどこか公共の場，たとえば公園のような場所を提案しました。彼女はこのシナリオをイメージしてみました。それはそれでも「よほど良いわ」だったの

ですが，別のアイデアにつながりました。そして「私たちが公園で何か他のものを見ていて，ゲームとか何かを見ていて，それで，私たちは手を握り始めて，お互いに（性的ではなく）ふれ合い始めるというのはどうかしら」と言いました。彼女は目を閉じて，この相互作用をイメージしてみたとき，自分の身体がリラックスしているのに気づきました。フランクはがっかりしましたが，それを試してみることに同意しました。

その次の週，ルイーズは喜んでいました。彼女はこの「官能的」宿題のワークを自分の防衛傾向を引きおこさないやり方で始めていて，自分の覚醒を耐性領域の枠内に保てていることを報告しました。彼女とフランクは公園に出かけて子どもたちが遊ぶのを見守っていました。すると，身体的にもそこで愛情を感じ，ハグしたり，手を握ったり，ときおりキスもしました。セラピストは，ルイーズに，実際に喜びを感じたかを尋ねました。最初の週，彼女の答えは「いいえ」でした。それで，セラピストはルイーズが接触をもっと自分から始めて，指図していくようにと提案しました。週が進むにつれて，ルイーズは自分たちの身体的接触にますます大きなコントロール感を感じ，次第に喜びを感じ始めました。時が過ぎて，彼女の相互作用（フランクと話すことによって）と自動調整の能力は増大しました。フランクが近くにいることへの信頼と楽しみが，より大きく喜ばしいものになるにつれて，ルイーズは自律神経の覚醒を耐性領域の枠内に維持することができるようになりました。戦略，境界，そして構造は，ルイーズが愛着の感覚と覚醒を調整する能力を発達させるのに不可欠の構成要素でした。

まとめ

覚醒を調整し，健康的で適応的な人間関係を発達させる能力には，早期の愛着と社会的関わり体験に依存する，高度な精神的かつ身体的な能力が必要です。したがって，ネグレクト，虐待，愛着の失敗の生育史をもつクライエントは，しばしば，人間関係の中で難しい問題に挑まれることにな

ります。ことに，トラウマの残滓に予期せず遭遇したときにはそうなります。トラウマに関連した対人関係性の刺激によって引きおこされた自律神経の調整不全は，早期の体験と関連した過剰警戒，闘争，逃走，凍りつき，服従的反応のような，強烈な過覚醒と低覚醒の反応や固まった行動傾向を駆動させます。クライエント自身の反応および他者の反応を誤って解釈して，過去から続いている生き延びるための学習が，現在の気づきを奪ってしまう結果になります。社会的関わりは，交感神経と背側迷走神経反応が腹側迷走神経反応よりも支配的なときに難しくなります。治療では，センサリーモーター・セラピーのセラピストの介入は，習慣的行動傾向に向けられ，より適応的な能力を確立するための練習を行います。セラピストはクライエントとともに，調律の合った，協同的な「二者間のダンス」を促進します。そして，相互作用的で心理生物的調整の体験が，その人に自分の覚醒を調整させることを可能にし，極端な覚醒よりは，喜びや穏やかさの状態を獲得させます。セラピストとの調律の合った社会的関わりのコンテクストの中で，新しい行動を練習することは，より適応的な対人関係能力を発達させることと，相互作用的調整スキルおよび自動調整能力の双方を強化することにつながります。それまでは恐怖であり，慣れない行動であったことを成功裡に成し遂げることを通して，ルイーズのケースに描かれたように，統御できたという感情が湧きあがってきます。最終的には，愛着と社会的関わりシステムがクライエントにとって活用しやすいものになるので，さまざまな変容が定位や防衛システムの中でもおこり始めるのです。

4

定位反応（Orienting Response）
何かに注意を向ける意識のはたらき

　過去のトラウマの出来事が終わってかなりの時間が経過しても，多くの人々はトラウマの体験やその状況に似ている直接，間接の刺激に影響を受けます。無意識的，反射的に，意識がトラウマを想起させるものへと向かいます。安全を示す情報は受け取り損ねて，意図しないまま，恐れの感覚を持ち続けます。あるいは，楽しさや危険を示す情報に意識を向ける生得的な能力が妨害されてしまい，感覚が「シャットダウン」します。自分自身の感情や身体の感覚を受け取れず，脅威刺激に気づきません（この結果，再度犠牲者になる可能性が増します）。何かに意識を向けることは「学習と認知機能の根本」になります。トラウマを受けると，本来意識がもっている適切な情報収集能力が制限されることがあります。意識のもつ生得的な正しい情報収集力を回復すると，失われていた感覚がよみがえります。制限されてしまった意識野を広め，回復することは治療が成功するために不可欠です（文献198のp. xi）。

　身体内部や外界からの刺激を受けたときに身体と精神がどのように反応するかは，意識の定位反応によって決まります。注意を何に向けるかという意識の方向づけ（orienting）により，身体的な行動および，精神の活動が決定されます。私たちは，注意を何に向けるかを絶え間なく準備し続けています。寝ているときも，起きているときもそうです[373]。方向づけとは，頭をそちらに向け，感覚器官が，その方向の対象に焦点を合わ

せることです。それにより、「知覚の増大、運動性の準備、適切な感覚運動の調整」がおこります。「この変化の性質が、将来の出来事の予測や、行動や、情報の処理に結びつき」（文献373のp.239）ます。すなわち、方向づけへの不断の準備と行動が、情報処理の基礎となります。方向づけはデータの質と種類と量を決め、感覚運動と情動と認知プロセスの各システムがそれを受け取ります。そしてそれが、私たちの行動の指針となります[198,373]。

　方向づけとは、なんであれ、その瞬間に一番ひきつけられる、言い換えれば、一番興味のあるものに注意を向けることです。外界の刺激の中に魅力あるもの（美しい絵画やスリリングな小説など）や注意を要するもの（恐怖刺激など）があると、私たちは「方向づけ」られます。つまり、感覚の「レーダー」をそちらに向けます。私たちはまた、身体内の出来事にも方向づけられます。情動や身体感覚が注意を促すよう騒ぎ立てるからです。

　方向づけは、周囲の意味ある刺激から情報を集める最初のステップです。Sokolovらは、方向づけには、「情報を処理する能力を向上させるという機能的価値があります。それにより、外界と「身体内」の刺激をより効果的に分析できるようになります。……このような機能はとりわけ、動物が情報を伝達するときにおこります……例えばまれな、もしくは、はじめての刺激がおきたとき……あるいは意味のある刺激が……おきたときです」と述べています（文献373のp.218）。すなわち、方向づけは、生存と関係した環境と内面からの合図（きっかけ；cues）に気づき、さらにこの合図は何でもないものか、有益なのか、危険なのかを見分けるための下準備となります。

見える方向づけ、見えない方向づけ

　方向づけは、観察できる顕在的（overt）レベルでも、観察できない潜在的（covert）レベルでもおこります。顕在的方向づけは、感覚器官の方

向を変える，目に見える身体的な動きです。視線が頭と身体の向きをともなって，外界の刺激の方へ向きます。この形式の方向づけは，たいてい高度に自動的であり，意識的な気づきとは独立しておこります。この顕在的な，見える方向づけは一般的に予測していない刺激や新しい刺激に対して反射的に生じます[117, 228, 350]。しかしながら，脳皮質が一連の発育過程で成熟するにつれて，顕在性の方向づけは，トップダウンの様相を帯びます。そして意識的判断に基づく活動として，自発的に対象を選ぶようになります。対照的に，潜在性の方向づけでは筋肉組織の変化はおこりません。外の刺激に対する注意の「内面的」または「心理的」変化は，通常は観察者によってみることができない内的方向づけなのです[314]。

この2つの形式の方向づけは，密接に関係しています。外界の突然の変化は，通常，顕在的方向づけ（観察できる）と潜在的方向づけ（観察できない）の双方を引きおこします。たいていの場合，顕在性の方向づけによる最初の反応の後，ただちに潜在性の方向づけが続き，内面に注意が焦点づけられ，顕在性の方向づけによる目に見える行動的な変化は終了します[350]。2つの方向づけは，それぞれ独立してはたらくこともあります。例えば，外界のある対象を見るように顕在的に方向づけて，同時に，内面では別のものに注意の焦点を当てることができます。

トラウマに関係した症状をもつ人は顕在性の方向づけと潜在性の方向づけを同調させることがしばしば困難です。顕在性の方向づけは日常の刺激に向いているのに，潜在性の方向づけはトラウマに関係した内的な刺激に向いていることがあります。心臓の早い鼓動や，侵入してくるイメージや，適応的でない，失敗に至るような考え，などの刺激です。例えば交通事故の後，メアリーは外見的には身の回りにある対象物に目を向けているように見えましたが，内面では侵入してくる事故の記憶と身体の中が震える感覚に意識が向いてしまい圧倒されていました。

異なる方向づけの行動は，異なる身体的な反応となってあらわれます。セラピストは，クライエントの筋肉，特に，目の動き，顔，首の筋肉にあらわれる顕在性の方向づけをトラッキングします[227]。顕在性の方向づけ

の変化は，クライエントが顔や目をセラピストやオフィス内にある物に向けるときに見出されます。潜在性の方向づけは，多くの場合，より微細な身体的な変化によって示されます。わずかな顔の表情の変化や，頭のちょっとした角度の変化などです。方向づけの変化は，異なる感覚運動を示しており，それにともないクライエントの体験の組織化（感情や認知）が変化したことを示唆しています。トラウマをもつクライエントの情報処理の内面でおこる瞬間的な変化は，突然でドラマティックです。セラピーにおいて効果的な介入を行うためは，この変化の前兆を観察することが必要です。したがって，そうした瞬間，瞬間の変化を見逃さないことが，センサリーモーター・サイコセラピーでは特に重要です。

　例えば，セラピーの最中に対人関係における矛盾について話していたとき，ターリアは会話についていくことが難しくなりました。セラピストに焦点を合わせ見つめているにもかかわらず，たずねられた質問にすぐに答えなくなりました。顕在性の方向づけは変わらないままなのに，潜在性の方向づけは過去のトラウマにかかわる内的な連想に向いていたのです。セラピストがターリアに「何か内側で気になるものがあるのですか？」とたずねると，3つのことを話してくれました。自分を虐待した父親のイメージと，首のあたりが硬直して動かない感覚と，心臓の動悸が早くなって危険が差し迫る感覚です。セラピストはターリアに部屋の中を見渡すように言いました。オフィスの中にあるいくつかのものに意識を向けて，それからセラピストの顔を再度見るように，と言ったのです。この動きの変化はシンプルなものではありますが，首が硬直して動かない感じがほぐれて，固まってしまっていたターリアの顕在性の方向づけの柔軟性を促進しました。結果としてターリアは，父親のイメージがあってもセラピストを「見る」ことができます，と報告し，心臓の鼓動は収まって恐れは消えていきました。

意識野

　目の前の現実に柔軟性をもって適応的に方向づけする能力は，情報を処理し，外界からの新しいデータを統合するためにきわめて重要です。ときには，意識野を狭め，非常に刺激の幅の限られた方に狭く方向づけすることが適応的です。しかし刺激の幅を広く方向づけることが適応的なこともあり，その場合には意識野を広げることになります。私たちは身体内部の刺激であれ，外界からの刺激であれ，その刺激を自覚するかしないか，感覚刺激の量を選択して意識野を決めています[386, 416]。意識野の大きさは意識状態によってさまざまで，一度に方向づけできるものは限られています[174]。選んだ刺激に方向づけすることで，私たちは自然に意識野を狭めます。

　周囲の環境や内的な環境からの膨大な情報に，私たちはたえずさらされています。どの瞬間をとっても手におえるものではありません。さして重要でない無意味な情報をふるいにかけることができないならば，瞬間ごとに入ってくる情報の氾濫は私たちの統合能力を圧倒してしまいます。重要な手がかりによって意識野を狭めることは，目標達成行動をまとめるための基礎となります。もし，効果的に注意を振り向ける対象を選べないならば，重要な刺激に気づくことができず，刺激から刺激に飛び回ってばかりで意識を集中させることができないでしょう。あるいは逆に，あまりにも情報を制限し，強迫的にある情報のみに集中し始めたなら，適切な情報をキャッチできず，重要な情報にも反応できないでしょう。

　トラウマをもつ人は一般的に，取るに足らない合図と，意義ある重要な合図を選り分けることが困難です（文献271；432のp.14）。彼らの選択過程は覚醒低下によってゆがめられます。覚醒低下による感覚の鈍さが，意義のある合図を選び出して，それに方向づけるのを邪魔します。逆に，覚醒亢進によって危険に対して過敏になり，方向づけの対象として過去のトラウマがらみの刺激を選びがちで，現在の環境での新しい脅威の可能性を背

景へと退けます。ホリーは，若い女性で，子どもの頃に近親姦による虐待を受けました。その影響で真夜中から明け方5時ごろまで，ほとんど眠ることができません。横になったまま起きていて，脅威を感じさせるようなすべての音に注意を払っています。横になったまま起きていることにうんざりした夜はジョギングに出かけることもありました。夜道が危険かもしれないと考えることもなく，環境に対してもほとんど注意を払いませんでした。

　トラウマをもつ人は，しばしば不適応な予測により，意識野を狭めています。これは適応的な情報処理と，それに基づく行動を著しく妨げます[227]。結果として，日常生活の通常の楽しみは取り除かれてしまい，トラウマに関連する刺激ばかりに気づくことになります[432]。

　顕在性と潜在性の方向づけの傾向を確認し，それを変化させて，以前は排除していた刺激を受け入れられるようにクライエントを援助します。そのようにして，取るに足らない刺激や，再トラウマ化させる刺激を取り除くことで，今の体験に変化を与え，結果として彼らの行動をより適応的なものにします。このように方向づけの変化には多くの可能性があります。方向づけのプロセスの練習により，クライエントに変化を促すことができます。議論や話ではなく，センサリーモーターレベルでサポートするのです。例えば，ターリアはまわりを見渡す練習をして，トラウマを思い出させるものに引き金が引かれたときには，環境の中で別の対象に方向づけることを学びました。簡単な身体的なエクササイズによって，今ここに向かって方向づけをし，過覚醒状態を耐性領域内に引き戻すことができるようになりました。

定位反射

　初めての，あるいは，予期していなかった刺激は，顕在性の反応を喚起し，サバイバルを助けます。環境の変化は脅威のサインかもしれず，逆に食べ物を約束してくれるサインかもしれません。Pavlovは，新しい予期

していなかった刺激への無意識的な反応を「定位反射」として，1910年に最初に発表しました。それは「即時の反応で，人にも動物にもあり，取り巻く世界のわずかな変化にも呼応する」(文献291；434のp.5) と定義されていました。環境の突然の変化がおこったときに，一連の内的なはたらきが，私たちを助けます。それは「変化をもたらす刺激の中で，刺激についてすべてを調べながらその質に合わせて，適切な感覚器官を向けることです」(文献291；434のp.5)。例えば，感覚受容器が目であれば，ものが予期せず落ちてくる光景をキャッチするでしょう。耳であれば，例えばそれが兵士のものならば，遠くのとどろきや銃声をとらえるでしょう。いくつかの感覚受容器が同時に反応することもあります。特に，恐怖を刺激される場合には「最初の砲弾がうなりをあげて飛び，爆風が空気を引き裂いた瞬間に，突然血管と手と耳が緊張し始め，警戒が高まり，感覚の異常な鋭さ」(文献322のp.54) を感じるようになるでしょう。注意を喚起する新しい刺激が，それまでに方向づけされていた対象と入れ替わります。新しい方向づけは，その新しい刺激について十分な情報が得られるまで続きます。上の例でいえば，それまで戦闘員は同僚との会話に方向づけられていたのですが，砲弾の音と銃声が新しい方向づけとなりました。

　Pavlovらは定位反射の観察できる身体的な動きの重要性を強調しました。目が動いたり，耳がぴくっとしたり (動物の場合)，頭や身体が回転し刺激の方を向くなど[373]の動作です。心拍数，呼吸，血流，瞳孔の大きさ，皮膚 (電気) 抵抗の変化もおこります[142]。

　定位反射は自動的で無意識的なボトムアップのプロセスなので，認知をともなう場合よりも素早くおこります[158, 222]。定位反射は抑制的で，動きを停止させる効果があります。一時的に，今行っている行動を停止させて，情報収集を促進するためです。一方でまた，感覚器官と動きを刺激して情報を集めるという活動を活性化させる効果もあります[373]。

　定位反射は新しい刺激に誘発されることが多いのですが，重要な情報をもたらすものであれば，どんな刺激によっても喚起されます。例えば「刺激の変化や，刺激が複雑で1つの器官では受容できない場合，それは追い

かけるべき重要な情報をふくんだ出来事への『信号』」（文献144のp.138）となります。定位反射は，なじみある，または継続中の感覚刺激の予期していなかった中断によっても喚起されます。例えば，突然予期せずテレビの音がやんだ場合などです。それまでは「背景にある」ノイズとして，順応していたのです。同様に，家で待っているはずの犬に街中で遭遇すれば，方向づけ反射が誘発されるでしょう。家で見るときには誘発されません。状況によっても異なるわけです。

トラウマをもつ人の適応不全な方向づけの傾向には以下のようなものがあります。(1)些細な環境や身体内状況の変化に対する感覚過敏，(2)トラウマに関連した刺激に対する過剰な方向づけの傾向，(3)刺激がおきている状況を識別し適切に評価できないこと，特にある状況では危険への合図であり，他の場合にはそうでないという判断が適切にできない[271, 355]。

定位反射によって私たちは，環境に対する適切なオープンさを保ち，情報を得た出来事に対応することができます[373]。しかしながら，定位反射は，慣れてきて通常なものとなった刺激によっておこり続けることはありません。刺激にもはや方向づけをしなくなったとき，それは，刺激に慣れて感度が減じたことを意味します[105]。Sokolov[374]は，方向づけ反射の効果について研究し，矛盾する刺激にくり返しさらされた場合，刺激されるたびに反射は弱くなり，ついに引きおこされなくなることを報告しています。反応のおこる閾値は上昇して，馴化が生じるのです。

しかし，新しい突出した刺激により再び感受性が高まるという馴化の逆の作用があり，それがサバイバルをより確実にします。慣れたものが，異なった状況においては重要な刺激になり，識別できるようになるのです。例えば，家に誰もいないときにドアが開く音で起こされれば，危険にさらされているか否か確かめるために素早い行動をとる必要を感じます。すなわち，刺激と状況への期待との間に矛盾が生じたときに，定位反射は頻繁におこります。しかし，トラウマのサバイバーの多くは，過覚醒のために感覚閾値が適切でなくなっているため，外からの重要な刺激に注意を向けることができず，こうした刺激を無視してしまいます。

慣れと鋭敏さはどちらも必要です。瞬間ごとに得られる多数の刺激に対処する一方で、注意を適切に方向づけし、覚醒状態を耐性領域に保たなくてはならないためです。トラウマをもつ人は典型的には、方向づけに機能不全の傾向があり、慣れすぎているか、鋭敏でありすぎるか、どちらかです。どちらの場合も、姿勢や動きにこうした反応の傾向が埋め込まれています。ベッティーナは、幼い頃の暴力的な家族状況の中で、それに適応するために周囲を無視する傾向をもつようになりました。内側に意識を向け、外側に向けることなく、恐ろしい環境と気づいているものから逃げていました。下を向いて顔を背ける姿勢の習慣があり、周囲の刺激に意識を向けてそれを評価する能力をさらに減退させました。そして自分を苦しめる内なる感覚や考えや情動に気をとられてばかりいました。

トップダウンの方向づけ

すでに述べたように、定位反射は自動的で無意識的なボトムアップの処理です。認知が必要となる場合よりもずっと早くおこります[158, 222]。しかしながら、方向づけ行動の全体は、より一般的で連続したプロセスです。内的、外的な環境への方向づけであり、方向づけ対象への意識的な意思決定の認知的なプロセスでもあります。トップダウンの方向づけでは、計画や、目標設定や、他の理性的で意識的なプロセスに基づいて方向づけの対象が決定され選ばれます。知覚された情動の重要なポイントも考慮されます。例えば、意図的にある行動をしようと決めた場合（誰かと討論しよう、など）には、一時的に空腹感という身体からの訴えは無視されます。この場合には、空腹の訴えへの方向づけは意識的に無視されて、トップダウンの「重役」決定が意識野を狭めます。別な例としては、1日の始まりには、ある行動を別のものより優先させることで、方向づける対象を選びます。例えば、仕事を時間内に間に合わせるために、その日にするべき雑務のリストを作ったりします。このようにして、意図して意識野を狭め、あらかじめ決定しておいた重要な刺激に集中します。言い換えれば、私たちはあ

らかじめ選んだ特定の目標を達成できるように刺激を選んで方向づけるのです。

　方向づけは，外からの刺激によっても内的な合図によっても，妨害，あるいは，中断されます。それによって，再方向づけがおこります[373]。身体的な要求，例えば，疲労，空腹，痛みなどは，選択された意識的な方向づけに対抗します。注意を向ける優先権を主張しているのです。明らかに，トラウマ的な出来事の際には，サバイバルのためのニーズが方向づけを決定します。例えば，戦争捕虜であれば，看守に向けて意識野を狭めるのが，適応的な戦略です。これはトップダウンでもあり，ボトムアップでもあるでしょう。

　Hobsonは，方向づけのより「理性的」な要素が定位反射と密接に関与していると指摘しました（文献158のp.88）。一般的な方向づけは「よりゆっくりとおこり，少なくともある程度自由意志に基づいた自発的な面をもち，認知的」です。定位反射は「完全に自動的で，無意識的で前認知的」です。複雑で相互的な関係が，無意識的で反射的な方向づけと，自由意志に基づいた認知的な方向づけの間にあります。また，顕在性の方向づけと潜在性の方向づけの間にもあります。順番におこるプロセスと並列的なプロセスの両方の場合があり，どちらにしても，それらは密接に関係しています。意識的な方向づけと反射的な方向づけは続けて相互におこり，部分的にもう一方のものに変化します。方向づけ反応がおきたときには，すぐに方向づけに関する認知的な決定をふくむように変化し，それがまた反射的な方向づけへと変わります。トラウマ体験の最中および前後におこる反応，トラウマ後の行動傾向，トラウマ処理で使われるセラピー的な介入を考察するためには，反射的で生得的なボトムアップの方向づけと，より認知的で理性的なトップダウンの方向づけの両方の検討が必要になります。

探索的方向づけ

　Pavlov[291]とSokolov[372]は，サバイバル機能としての探索と方向づけの

関係について述べています。サバイバル機能とは「生存し続けるために必要な情報」を得るための特定のシステムをもつものです[373]。有機体が環境から新しい情報を得ようとするとき,方向づけは積極的な探索を促進します。定位反射とは対照的に,探索的な方向づけは意志的であり,定位反射は抑制される傾向があります[164]。探索的な方向づけは個人が,そのとき感じている支配的な要求に影響されます。空腹感に支配されている人は食べ物にかかわる刺激に方向づけするでしょう。差し迫った必要がなければ,探索的な方向づけはもっと幅広いものになるでしょう。例えば,夏の夕方の散歩では,特別なことがおきていなければ,方向づけは特定のものに収斂しない開かれた状態で続くでしょう。特定の何かが注意をひきつけることがなく安全なのです。木々を見たり,近所の家の庭を見たり,暖かい空気の香りを感じながら,ただぶらぶらと歩いていきます。感覚的な注意にしたがって,しばし何かに方向づけします。そしてつかの間の興味が漂うにしたがい,また次の対象へと方向づけられます。

　方向づけの対象はその多くが普通のものだったり,重要でなかったりするので特別に注意を向ける必要が生じません。特に注意を向けるべき重要なことは何かという分析と決定は,過去の体験によって影響されます。例えば庭の手入れに関心がある人は,近所の人の庭に特別な関心を示すでしょう。何か突然の予期していなかった刺激,例えば,唸っている犬があらわれると探索的方向づけは縮小し,それに代わって,定位反射が強くおこってきます。意識野が突然に狭くなり,注意はその犬に向かいます。

方向づけと注意（attention）

　注意と方向づけは関係していますが同一ではありません。トラウマ関連障害で苦しむ人々には,しばしばこのことが問題となります。必要なことに適切な注意を向けることができないのです[203, 395, 432]。何かに注意を向ける際に,人はまず今の方向づけを中断します。次に新しい対象に方向づけします。最後に,その新しいものに注意が集中します[310]。最初の2つ

は無意識的なボトムアップの定位反射であるか，もしくは上からの意識的方向づけです。刺激が新しかったり，突然だったり，驚くようなものだと無意識的な方向づけがおこります。人が何かに意識を向けることを「決めた」ときは，上からの意識的な方向づけがおこっています。方向づけの次におこることは，注意の焦点を何かに定めることです。このときは，短期の，もしくは長く続く注意の集中が必要です。

　刺激への気づきに向けられる警戒意識もしくは意識集中の程度は，注意の質，もしくは意識のレベルとして言及されています[416]。その場合，注意は高度に強く，1つの焦点に向かって集中しているか，逆に注意が拡散していて，焦点づけがあまりなされていないかのどちらかです[207]。注意の集中がどの程度深く，またそれをどの程度持続できるかということは，個人の知性や感情とかかわっています。したがって人によって異なります。注意を強く何かに焦点づけることは，意識的な決定によっておこることもあります。例えばそれ自体は自分をひきつける魅力のない税金の申告だとしても，それを行うと決めると，それに注意を持続させることができます。環境に適応するためには注意深い集中力とトップダウンのコントロールの双方が必要です。そしてトラウマを受けた人はその両方がうまく機能していません。目的やゴールを作ったり，それを達成するために必要な作業を行ったりするためには，持続する注意が必要です。トラウマを受けた人は注意を持続できないことがしばしばあります。そうすると何かの仕事を完了することが難しくなります[174]。

　「人の行動が適切であるときには，注意は散漫になってしまうことと強迫的になることとの中間のどこかにとどまっているはずです」とHobsonは述べています（文献158のp.167）。適切な注意は注意散漫，焦点が定まらない，不安定な状態と，集中しすぎ，強迫的，偏執的，固着的な状態との間の活動的なバランスによって生み出されます。この動的な平衡状態にとどまることがトラウマを受けた人にはとりわけ難しいのです。意識が興奮しすぎていて，適切な注意に必要な耐性領域をはみ出してしまうのです。注意を維持するには意識の覚醒状態は，耐性領域の上限に向かって高まっ

ていなければなりません。しかし意識集中を妨げるほど高くなりすぎてはいけないのです。多くのトラウマを受けた人々は注意が反射的に固定されてしまうか，逆に反射的に不注意になっています。過度の固着と注意散漫の両極を行き来してしまいます。また環境のすべてに区別なく過度な警戒を向けたり，特定のものに過度に注意が固定されてしまい，他のものに注意を移し替えることができなくなっています。とりわけ，方向づけと注意を内面の刺激から外的環境の刺激へ，またその逆へ移し変えることが難しくなっています。トラウマを受けた人は内的な刺激，外的な刺激の双方により注意が散乱させられているので，そうなることが多いのです。

　セラピー的な介入はクライエントが特定の刺激に固着するのをやめて，今おこっていることへ適切な方向づけや注意を向けることができるようになることを助けるものです。そのために，クライエントの身体を新しい刺激の方に向けてもらいます。そしてその刺激に注意が集中するように質問をします。例えば，「そこに何が見えますか？」「それはどんな色ですか？」「布にある小さな模様が見えますか？」「どんな模様ですか？」などと聞きます。そうすることでクライエントが行き詰まりから脱出できるようにします。クライエントが身体の感覚に注意を向けることを援助するときは，クライエントが身体の感覚に細かく深い注意を向けることでのみ，答えられるような質問の仕方をします。「今，感じているその感覚はどのくらい広がっていますか？」「グレープフルーツの大きさくらいですか？　野球のボールくらいですか？　それともピンで刺した点のような感じですか？」「その緊張はどちらの方向に引っ張られる感じですか？　中の方ですか，外の方ですか？　左の方ですかそれとも右の方ですか？」などです。

　モリーは，最近レイプ被害を受けて，その事件の記憶に支配されていました。他のことには注意が向けられない様子でした。自分の身体の感覚にも，周りでいまおきている刺激にも注意を向けることができませんでした。この状態を変えるために，セラピストはクライエントに自分の身体へ継続的に注意を向けるように求めました。まずモリーに立ってもらい，どちらの足により多くの体重がかかっているかに気づいてもらいました。また体

重はかかとに多く乗っているか，それとも足指の付け根の方により多く乗っているかを聞きました。それから部屋の中にあるさまざまなものへ方向づけをして，その名前と色を言うように促しました。青いクッション，赤いランプ，白いタイルなどです。この介入により，モリーはセラピーセッションの間，その場での注意力を高めることができました。これによりモリーはレイプの記憶にとらわれるために，現在おきていることに関心を向けられない傾向を自分自身で変える方法を学んだのでした。そして，自分の注意を今その場の出来事に向けられるようになりました。

方向づけと注意に対する信念の影響

適切な行動をするには情報に基づく予測が必要です。私たちが意味ある出来事を予測し，情報からどのように反応し，対処すべきかを予測できたならば進化的に優位に立つことになります[373]。脳の中にある仮説の比較や再評価に基づく方向づけは，新しい情報を求める積極的な探索という性質を帯びてきます（文献373のp.xiii）。あらかじめ作られた，潜在的な仮説に導かれて，特定の刺激に方向づけをします。そしてその刺激が自分の信念と一致しているかどうかを評価します。特定の信念が強ければそれだけ，そうなるはずだという予測があり，より少ない情報で確認できることになります。それを否定するにはより多くの情報が必要になります[45, 52]。

私たちが何かを見るとき，大半はそう見えるだろうと期待し予測したものを見ているのであり，それ以外のものには気づきません。クライエントには無意識のうちに保持している信念があります。クライエントが何かに注意を向け，その注意を維持するとき，それらはクライエントの自己と世界についての信念を強めるようになります。スーザンには幼少期の関係性から形成された信念がありました。その信念は彼女が何に注意を向けるかということに影響していました。彼女の両親は仕事と互いの関係性を大事にしていました。しかし，スーザンは自分にはあまり関心を向けてもらえない，面倒もみてもらってないという感じがありました。何でも自分ひと

りでやってきたと感じていたのです。子ども時代には自分で食事を作り，親と話すのは新しい服が必要なときくらいでした。とても小さい頃から1人で満足するようになっていました。この体験から彼女は自分自身の信念あるいは仮説を形成しました。「私のために何かをしてくれる人などいない。だから私はすべてを自分自身でやらなければならない」という思い込みです。彼女のこの信念は，姿勢と言葉遣いに反映されていました。スーザンの身体は強く緊張し，せかせかと動き，両脇の腕は手のひらが後ろを向いていました。（これについてセラピーの中で彼女自身が，人にかかわりたくないという意味だろうと述べました）。また人と目を合わせられませんでした。彼女の身体と動きから，これらの思い込みは見て取ることができました。スーザンはこうした思い込みのゆえに，自分に差し出される親切なサポートに気づくことができませんでした。他者が彼女を助けようとしてもそれに気づかないのです。スーザンは自分の両親がそうであったのと同じく，夫が自分に関心を向けてくれないと不満を言いました。しかし夫も自分がスーザンを助けようとしても，いつもそれを拒否するか無視するので最後にはあきらめてしまうのだと言いました。スーザンは自分の思い込みに反するような出来事には注意を向けることができませんでした。そして誰も自分を助けてくれる人はいないという思い込みを検証し，過去を思いおこさせるような出来事にはすぐ気づくのでした。

クライエントの注意が，トラウマとなった出来事を想起させる刺激に向くのはよくあることです[16, 199]。それは意識的な回想としてではなく，無意識のうちに過去を呼び覚ます刺激となります。ジェニファーは自分をレイプした男のセーターと，セラピストのセーターが似ていることに意識的には気づきませんでした。しかし彼女の注意はセラピストのセーターに固着し，そこから何か恐れを感じていました。彼女はそのとき，セラピストと自分をレイプした男が違う人である，ということを示すすべての事柄には気づくことができませんでした。トラウマを呼び覚ますものにのみ注意が向かい，そうすることで過去を身体的に再体験しました。そして，自分のセラピストと今一緒にいることは安全である，ということを認識できな

くなっていました。ジェニファーは無意識のうちにある仮説をもつようになっていたのです。《加害者は特別なタイプのセーターを着ている，そのようなセーターを着ている人は自分を傷つける》という仮説です。この無意識の仮説が何に注意を向け，どのように行動するかを導いていたのです[75, 94, 147, 300, 354]。このような無意識の条件づけ学習はとても強く根づいており，何かあるとすぐそれが発動されます。そのパターンが行き詰まり，どうすることもできないほどの困難に直面するとき，ようやくそれを変更することが始まります。

　トラウマによって条件づけられた刺激に定位し続けることは，その条件づけ学習を強化することになります。ジェニファーのセラピーにおいては，彼女が環境から新しい情報を得られるような定位行動を探索することが重要な課題でした。特定のセーターを着ている男は危険だという条件づけられた学習を手放すために，刺激に対する定位行動を調節して，そのセーターにより引きおこされた覚醒を調節する取り組みを行いました。

定位反応の諸段階

　顕在性もしくは潜在性の探索，トップダウンもしくは反応的な方向づけは，いずれも心理的，もしくは身体的な反応というただ1つの行動ではありません。多くの研究者がその著書で，定位と注意のいくつかの段階を区別しています。それぞれ心と身体の活動において独自の特徴があります[10, 227, 291, 359, 434]。Levine[227, 228]は特に治療においては方向づけのプロセスについて取り組むことが重要であると指摘しています。次に示す定位反応の諸段階は，これらの文献だけでなく，多くの臨床経験からも示されています。各段階は説明の明確化のために直線的に提示されますが，それらは同時に発生したり，一瞬の差で続いておきたりしています。

　1．覚醒状態（arousal）
　2．活動停止（activity arrest）

3．警戒感覚（sensory alertness）
4．筋肉の調整（muscular adjustment）
5．走査（scanning）
6．空間内の位置（location in space）
7．同定と評価（identification and appraisal）
8．行動（action）
9．再編成（reorganization）

次の事例では，各段階に心理的，身体的な行動がどのようにふくまれているかを示しています。それぞれの段階においてクライエントの心理的，身体的な行動にセラピストは関心をもち，探索し，理解を示し，介入することができます。ドロシーは，19歳の大学生です。2人の他の学生と一緒に住んでいた部屋で暴行されそうになりました。彼女がセラピーにきたのはこの出来事の後，くり返しおこるようになった睡眠障害を解決するためでした。彼女は眠っているときですら，この出来事のまだ統合されてない要素に定位し続けていました。したがって，トラウマの解決における鍵となる重要な要素は，彼女のこの固着した定位傾向に対処することであったといえます。

1．覚醒状態

定位反応の第1段階は，覚醒増加をともないます。それは微小なものから極度なものに至ることもあります。Siegel は，この「初期定位反応」は，脳の活動が高まっているサインだと述べています（文献359 の p.124）。覚醒状態は，身体感覚として感じられます（多くの場合，少しばかり興奮している気持ちと説明されます）。呼吸，心拍数，自律神経系のわずかな変化などがあります[227, 329, 333, 434]。覚醒状態の程度は，刺激によって誘発される好奇心，興奮，興味のレベルと比例しています[227]。刺激がただちに脅威として認識されていない場合，覚醒状態は耐性領域の枠内にとどまります。ドロシーは事件の夜，階下の音を聞いたとき，勉強に集中してい

ました。この音が何であるかはわからなかったけれど，ルームメイトが戻ってきたのだろうと思いました。ドロシーは関心と興味をこの音に対して示しましたが，それによって不安にはなりませんでした。刺激（この場合は階下の物音）は強くもなく，今までにも聞いたことがあるものでした。ドロシーの気持ちは落ち着いており，階下の物音によって被害を受けるかもしれないなどの否定的な連想はおこりませんでした。このように彼女の覚醒は少しだけ上昇しただけで，耐性領域にとどまっていました。

2．活動停止

定位の第2段階では活動の変化がおこります。進行中の活動が一時的にあるいは突然に低下，または完全に停止します[227, 373]。刺激が脅威だったり，何か対応しなければならないものだったりすると，その新しい刺激に注意を向け，情報を集めようとします。そのためには妨げになるものを低減し排除するために，それまでの活動を停止します[373]。刺激が特に驚きや興味を呼びおこさない場合は，活動は低下するでしょう。しかし完全に停止はしません。活動停止反応は，動物において最も顕著に見られます。なじみのない音を聞くと，動物は動きを止めます。そして刺激が何であるかを確かめるまで，動こうとはしません。停止と凍りつき反応は区別する必要があります。凍りつき反応というのは刺激が危険であると判断された後に身体におきる防衛反応です（次章で説明します）。ドロシーは階下の物音が何であるか知ろうとして，そちらに注意を向け，勉強をやめました。そして静かにして，動きを止め，注意深く物音に耳を澄ませました。

3．警戒感覚

この第3段階は，活動停止と並行して行われます。感覚器官は，方向転換され，警戒へと向かいます。何か今ここで重要なことがおこっているという内部のメッセージを受けて，脳と身体の他のシステムは，より高い警戒態勢に入るとSiegelは述べています（文献359のp.124）。香り，視覚，聴覚，ときには味覚，触覚もふくめてすべての五感が，新しいものが何であ

るかを知るために調節されます[329, 434]。鼻の穴は広がり，瞳孔が変化し，耳はピンと立つでしょう。人間は視覚と聴覚が中心ですが，動物は臭覚により多く頼っています。注目すべきは1つの感覚が刺激を感知すると，他のすべての感覚も敏感になるということです。大きな音を聞くと，聴覚だけでなく視覚もより精確になります[373, 434]。最初の反応として感覚が鋭く研ぎ澄まされると，状況をより正しく把握し，行動へと準備します[158]。新しいことに意識が集中します。意識野は狭くなり，確かめようとしていること以外の内的，外的な感覚は背景に退いていきます。ドロシーの場合には，彼女は読んでいた教科書や喉の渇きの感覚に気づいていましたが，物音に注意を向けると，それらは無視されました。2階から階下の物音に耳を澄ますと聴覚が敏感になりました。

4．筋肉の調整

潜在性の方向づけと注意の変化にともない，目に見える動きと姿勢の調整がなされるとき，気がつかないほどのかすかな筋肉の変化をともないます。これらの筋肉の変化は特徴的な反応形式内でおこります。例えば視覚が関与している場合，首の動きや視線の調整などのはっきりとした変化があります[206]。主に脊椎の動きにともなう筋肉の屈曲と伸展の調整が活動停止と警戒心にともないます[227, 228, 434, 435]。人が何かによって驚いた場合，筋肉の屈曲が最初に発生します。それとともに内蔵が引き上げられ，横隔膜，腹壁，骨盤底が引き締まります。呼吸は浅くなり，一時的にはとまる場合もあります。人や動物は次のステップの準備のため，周囲を確かめようとして，背すじが伸び，続いて首が伸びます[227]。ドロシーが階下の物音を聞いたとき，身体は締まり，背すじはかすかに伸び，呼吸がわずかに浅くなりました。

5．走査

第5段階は方向づけの顕示的部分です。新しい刺激を確かめるために，刺激の方向に頭，首，背骨を回します[13, 373, 434, 435]。眼球運動は，この段

階の主役です[158]。そして全身で気になる刺激を確かめようとして，背中，足，脚，首も動くでしょう[228]。入ってきた刺激に応じて他のバージョンの走査もありえます。例えば音楽に集中しようと首を回す，パンを焼くよい香りに集中しようと，あごを持ち上げる。内側の悲しみにかかわろうとして背骨が動くこともあるでしょう。ドロシーは背骨を回し，目を大きく見開いて，寝室の方に向きを変えて，ドアに意識を集中しました。

6．空間内の位置

第6段階では，環境内の特定の場所に新しい刺激を位置づけるということがおこります[228]。刺激は，周囲の物との関係で物理的な空間に位置しています。ドロシーは，物音が彼女の部屋に向かって近づいていることを認識しました。彼女は，活動停止状態にとどまっていました。ドアに向かって足音が次第に近づくのを知り，警戒を高めつつ，ドアの方に注意を向けていました。そして若い男が戸口にあらわれました。

7．同定と評価

それが何であるかが認識できると，まずそれが危険か安全か，生命の危険があるかどうかを無意識のうちに評価します。前段階までの定位ではまだ質的な判断は中心となっていません。この段階で，重要か重要でないか，安全か危険か，生命に対する脅威か，などが確定します。

Siegel[359]は，この初期評価段階を入念な審査と覚醒の時期としています。審査と覚醒の予備的なメカニズムはどちらも生理的な知覚運動と感情的な反応をふくんでいます。しかしまだ言葉で定義するような意識的なものではありません[10, 128, 223, 359]。言い換えれば，コアとなる脳の構造は本能または類似の刺激の過去の体験に基づいて，その刺激が善か悪か，そこに向かうべきか，遠ざかるべきかに関する最初の判定を行います。初期評価の後，より複雑な評価が続きます。恐怖感などの無意識的自動反応は，意識的なものとなり，認知的な評価がなされます。それまでの無意識の審査がより確かな認識になります。

評価は状況と期待によって影響されます[128]。過去の同様な体験が評価に影響します。それがどのような感情や体験であったか，またその人の現在の感情や体調，周りの状況，その刺激の強度，初めてなのか，それともなじみのある刺激か，どのような期待が今あるかなどが評価に影響します[359]。これらの期待は「特定の認知を準備する背景的な要素となります。出来事はこの埋め込まれ，準備され，期待された認知と遭遇します」（文献128のp.326）。このように，評価は，現在を過去から分離する統合能力に依存しています。また，現実的に考え，感じ，経験に対して適切な意味を付与できるように最適の覚醒状態にとどまる能力に依存しています。

私たちは生物学的にも，新たな刺激を実際よりも危険と評価する傾向があります。LeDoux[222]のいうように，棒を蛇と認識する間違いの方が蛇を棒と認識する間違いよりも生存のためにはよいのです。こうした感覚は「意識的な気づきよりはるかに前の段階，複雑なプロセスを処理する前の段階の，低いレベルで」おこります。そして何もないときでも「危険だ」という警戒信号をしばしば発信しています（文献359のp.213）。さらに，価値づけは身体感覚と感情に密接にかかわっています。それらは刺激の十全な処理に先立って生じます[223]。これはトラウマを体験した人にとっての痛々しい現実となります。したがって，より詳しく確かめずに最初の危険信号と思われるものに反応してしまうのです[222]。

十全な評価は皮質下と皮質の両方を動員して行われており，瞬時かつ継続的です。しかし認知の要素を考慮する時間がないとき，またはきちんと統合されたプロセスの結果ではない場合，評価は初歩的なものにとどまります[128]。注意が持続することができるなら，より多くの情報を収集することができます。そして初期評価は，その人が改定を受け入れられる状態であれば，改定されます。刺激が良性と評価されている場合，定位反応の次の段階へ移動します。しかし，刺激が危険と判断されている場合，攻撃に対して，脱出の可能性を見つけようとしたり，脅威に対する他の解決を試みようとしたりします（文献221のp.249）。差し迫った危険に対する，トラウマ体験をもつ人の予測は，しばしばより多くの情報に基づく正しい評

価を欠いています。感知された脅威の要素をトラウマ体験を再想起させるものとしてとらえ，それに対して防衛的に反応する傾向があります。

　男がドロシーの部屋のドアにあらわれたとき，ドロシーはその男を見知らぬ人と特定し，わずかに恐怖を感じ，警戒しました。しかし，男は若く，ドロシーの友人の多くがそうであるように，ダウンジャケットを着ていました。ドロシーはすぐに彼は同じ大学の学生だろうと思いました。適切な評価といえます。彼はドロシーにルームメイトの1人の所在についてたずねました。そのときの礼儀正しい態度によって，この評価は確認されました。不安が減少し，覚醒が低くなり，身体はリラックスしました。呼吸も正常になりました。停止していた身体も動き始めました。

8．行動

　審査に続いて，明示的な動きが始まります。近づくか，注意して様子を見るか，あるいは避けるというのが動きの基本になります。最初の認知以前の評価が終わると，身体の動きはそれにともない本能的に発生します。それに続いて認知や，より洗練された反応と感情によって次の行動が始まります。認知以前の評価は選択肢を狭くします。それは進化が，その知恵によって獲得した特定の評価システムです（文献223のp.69～70）。対照的に，認知による行動は，応答の柔軟性，選択肢の多様性という特徴があります。この段階ではドロシーは少しリラックスして，ルームメイトはまだ休暇から帰っていないけれど，今夜遅くには到着するだろうと侵入者に話しました。彼女は侵入者に注意を維持したけれど，恐れよりも興味と好奇心を感じていました。もし彼を危険だと感じていたら，彼女の行動は近づいたり，関わり合いをもとうとするのではなく，逃避と防衛に向かったでしょう。

9．再編成

　最終段階で再編成があります。恒常性に戻り，他の対象への方向づけが始まります。どれくらい筋肉が緊張したか，覚醒と警戒がどの程度であったかに応じて，筋肉弛緩またはわずかな震えがあるかもしれません。ドロ

シーの場合には，耐性領域の上端に向かって上昇していた覚醒は下がりました。警戒心は以前のレベルに戻り，身体はリラックスしました。ドロシーは新たな刺激に注意を向け，すべての方向づけの段階を経て，言語を発するという適切な行動をおこしました。彼女は部屋にあらわれた見知らぬ男は特に危険ではないし，たいして興味をもたなくてもよいと判断しました。彼から注意をそらし，本に注意を向け，自分の勉強に戻っていきました。

そこでその男が立ち去れば，ドロシーは自分の注意を引き続き勉強の方に向けたでしょう。しかし，彼はドロシーに近づきナイフをポケットから取り出しました。彼の接近とその武器によって，ドロシーの方向づけはただちに高まりました。覚醒は高まり，感覚は鋭くなり，身体は硬くなりました。息が止まり，関心は脅威となっているナイフに集中しました。彼女はその男を危険な存在と再評価しました。安全を確保する最も適切な行動を選ぶために，さらに状況を判断しようとします。このような場合に通常おこりうる防衛システム，および，ドロシーの場合の特殊な防衛行動は，次章で説明します。

定位傾向，注意，および未解決のトラウマ

本章で説明してきたように，トラウマ体験をしたクライエントは新しい刺激，もしくは条件つきの刺激に対して適応的な定位反応をすることができません。まず防衛的に反応します。トラウマ体験は認知を条件づける学習になっています。本来穏やかな刺激が恐れの感情によって彩られてしまいます[223]。トラウマ体験をもつクライエントは内的にも外的にもその関心をトラウマにかかわることにのみ向けてしまいます。そして過覚醒もしくは低覚醒によって過去のトラウマ体験がよみがえり，その状況での有意義な兆候を見逃してしまいます。この事件の数カ月後，ドロシーは侵入者が着ていたものと同様のダウンジャケットに対して過敏でした。そのようなジャケットを着ている人に対してはいつも過覚醒になりました。彼女は

ダウンジャケットを着ている人は誰であれ危険だと無意識的に判断していました。そしてそのような人に対して警戒し，避けようとしました。また，クライエントは「意識が空白」になり，定位することができなくなります。とりわけ低覚醒状態ではそうなります。そのときには認識と解決に向かう定位反応の各段階を通過することはできません。防衛反応がすべてになり，さらに極端な覚醒状態にもなります。

　このようにトラウマ体験の後遺症は統合能力の障害であるといわれています[174]。私たちは定位反応の段階を適切に完了できないことが統合能力を阻害し，よくない結果を招くと考えています。活動停止の段階が凍りつき反応になるかもしれません。クライエントは麻痺し適切な行動がとれなくなります。警戒感覚は，刺激が通過したずっと後まで残る可能性があります。姿勢は屈曲しすぎるか，伸張しすぎたままとなるでしょう。覚醒状態を適切に調節できないことが，不適切な行動を招いています。それが原因のすべてとはいえませんが，影響していることは確かです。トラウマ体験の後遺症をもつ人は，脅威を示すものばかりに注意が向かいます。視線は固定し，首も動きません。状況全体を確かめることができなくなります。行動の段階で，多動や逆の運動抑制の傾向が生じる可能性があります。衝動的な行動をとってしまい，それを止めることはできなくなります。逆にまったく動けなくなる場合もあります。トラウマに関係する刺激を避けようとする傾向は逆にトラウマを想起させるものへのこだわりとなります。そして，このこだわりは人を衰弱させます（文献128のp.315）。

　セラピーにおいて，セラピストは内的，あるいは外的な刺激をクライエントが受けたとき，注意や方向づけがどのようなものであるかを観察できます。そして注意の向け方にふくまれる情動的，身体的および認知的な要素を意識することを教え，またそれが有効であるかどうかをクライエントに教えます。クライエントとセラピストはどこの，どのような反応の仕方が不適切であるかに気づくと，セラピストはクライエントの定位反応をより適切なものにしていくことができます。

　例えば，ドロシーは暴行を受ける以前には，結婚し子どもをもちたいと

ずっと願っていました。この望みにかかわるものに彼女の関心は向かっていました。若い男性，子ども，家族，デートすることなどでした。事件の結果，彼女は自分を攻撃した男に似ている若い男に嫌悪感をもつようになりました。侵入者がレイプを意図していたと考えたので，性的な関係を避けるようになりました。性に関する話題を口に出すことも困難になりました。デートについて話をするときには葛藤が生じました。

　セラピストは，2人の話が性的な内容に近づいたとき，ドロシーの覚醒状態が高まることに気づきました。彼女の肩や首が硬くなり，セラピストを見ることを避けていました。彼女は恐れているようにみえ，目はドアに釘づけになっていました。ドロシーは明らかに状況の評価にとらわれていました。定位反応のすべての段階を経過するのではなく，危険な状況や主題の評価が急増していました。セラピストはドロシーに部屋の中を見回して，今この瞬間の自分の周囲に注意を向けるように言いました。この介入によってドロシーはドアに釘付けになっていた視線を戻し，首と背骨を回しました。これは定位反応の第5段階である，「走査」の段階です。セラピストは，ドロシーに，セラピストの方に向きを変え，セラピストの顔を見るように指示しました。自分の身体に何がおこったのか気づいたドロシーは，セラピストを危険だと思い，避けようとする恐怖のわずかな感覚に気づきました。セラピストはドロシーに，自分の顔を見て，また目をそらす実験をくり返し，危険を確かめるよう促しました。この介入によりドロシーは，より多くの情報を収集できました。また最初の自分の感覚や感情によってただちに反応するのではなく，状況の危険や安全を確認する助けにもなりました。マインドフルネスの意識状態で定位反応の新しい方法を実験することはドロシーに有効でした。それにより，最初の感覚や感情に本能的に反応するのではなく，今おきている注意の状態にとどまって検討することを練習しました。ドロシーは認知能力を使って適切に現在の状況を評価するようになりました。

　(1)どのように，どこに注意を向けるかという自発的な意思，(2)環境から新しい情報を取り入れる，この2つの新たな体験は新しい定位反応を促進

します。ドロシーは事件の前には大学のパートタイムの仕事をうまくやっていました。上司の男性についても、とても安心と安全を感じていました。しかしどういうわけか、事件の後にはその上司の前ではパニックになることに気づきました。彼の温かい微笑に気づいたり、目を合わせたりできませんでした。彼女はトイレに逃げ、そこでどきどきする心臓と頭を落ち着けるために呼吸を整えようとしました。セラピーではトラウマに関連する信念、予測、上司の前にいることで誘発される習慣的な定位反応について扱いました。そして、自分の注意の向け方が友人と敵を区別することを妨げていることにドロシーは気づき始めました。まず自分の意識の引っ込み傾向に気づき、それを受け入れました。それから新しい刺激にとどまり、それをより長く見ることを練習しました。その次に上司と会ったとき、ドロシーは自分の防衛的な傾向と注意の方向づけについて検討することができました。まず部屋の中のさまざまなものへの方向づけを検討しました。（すなわち、再び自由に部屋の中を見回し走査できるようになる）。それから部屋の中で上司を遠くから見るようにしました。そして彼の表情や姿勢などを確かめました。そうすることで自分が過去の恐ろしい体験を今の出来事に重ねてしまう傾向があることに気づきました。ドロシーのこのような気づきは、恐れに閉じ込められていた彼女の意識を外界に広げることになりました。そうすると警戒意識の覚醒は通常意識の耐性領域にとどまることになりました。また外界の状況への評価もより現実的になってきました。

　要約すると、意識の方向づけのプロセスにおいて、私たちは環境から重要な情報を取得し、その後の知覚、動きおよび行動を組み立てています。トラウマに影響された意識の定位反応は、あまりにも多くの防衛反応によって覆われています。危険にさらされているときには、それが適切です。しかしそれによって、クライエントが、現在は脅威がないことを確認する追加情報を取得できなくなっている場合、その定位反応は適応不全となっています。これらの適応不全は、認知の傾向に大きな影響を与えます。トラウマを受けた人は注意の向け方が固着し、習慣化します。それとともに

トラウマに固着しやすい信念をもつようにもなります。例えば，自分には価値がないとか，自分はもはや安全ではないし，幸せになることはないなどです。そしてこのような信念を強める刺激にのみ注意が向かい，他の情報は取り入れようとしません。この一連の適応不全な対応はさらに身体的な変化と，認知と感情に影響を及ぼすボトムアップの情報処理を導きます。現実の生活に適応しないゆがめられた定位反応に影響されて，トラウマを受けた人は危険な状況の適切な判断が難しくなります。その結果危険な状況に陥ってしまったり，孤立を招いてしまったりします。日常生活を送るにはあまりにも恐れが強すぎるのです。

　ドロシーの例で見たように，セラピーではセラピストはクライエントの定位反応を観察し，以下の3つのことを行います。(1)クライエントの脅威の評価がどのように影響されているかを知る。(2)新旧の広い範囲の情報の統合。(3)古いトラウマにより引きおこされた，自分を苦しめる思い込み（信念）の改善。このようにしてセラピストはクライエントが自分の慢性化したトラウマ的な定位反応を解決できる方向へと援助します。そうすることで，より適応的な行動の基礎づくりをします。

　センサリーモーター・サイコセラピーのセラピストの援助により，クライエントはゆったりと落ち着き，マインドフルネスの意識になります。そのマインドフルネスの意識で，自己の定位反応の構成要素と，注意を向けるプロセスへの観察者となります。それによって，クライエントは注意をどのように何に向ければよいか，ということを習得します。クライエントは，しばしばトラウマの刺激に支配された定位反応や注意の向け方に固着しています。しかし，このように観察者となることにより，トラウマに固着した反応から離れやすくなります。そして定位反応や注意の向け方にどのような傾向があるかを意識しようとします。定位反応の諸段階をセラピーの中で観察することによって，クライエントは自分自身の問題に気づき，妥当な方法を学びます。そうすると，過去のトラウマの解決が促進されます。クライエントは一方で，定位反応の観察や注意深く行動することをしながら，同時にその行動が自分の考え，感情，身体にどのように影響して

いるかということを観察できるようになります。こうしてプロセスが「二重的処理」となるとき，最も効果があがります。二重的処理ができるようになると，トラウマの刺激は支配的ではなくなります。クライエントは定位反応の諸段階において，その進捗状況の観察に焦点を当てるようになります。定位反応をマインドフルネスで観察すると，刺激に自動的に反応するのではなく，刺激と反応の間に隙間ができます[207]。クライエントは，トラウマの刺激に無意識のうちにとらわれるのではなく，定位反応の過程を観察し，定位反応の諸段階の目撃者となります。習慣的な自動反応によって動かされるのではなく，好奇心をもつようになり，次第に注意深くなります。それはクライエントがトラウマへの反応傾向や固着した習慣的な防衛反応から脱却する第一歩です。

5

防衛サブシステム
動きをともなう反応と固まる反応

　世の中には、歴史的にいくつかの異なるタイプの脅威が存在します。その中で、防衛反応は、生存を確保するために発展してきました。脅威には、古くから捕食動物の危険、自然災害の脅威、他者による暴力があり、20世紀においては、乗り物や機械事故の危険性、人為災害、機械化された戦争などがあります。トラウマをもつ人の場合には、これらの危険に対する本能的な防衛と保護反応が、適応不全なものになってしまうのです。そしてその防衛反応は、そのもととなる脅威的な出来事が終わった後も、数十年続くこともあります。これらの人々は「ストレス要因に対処しようとする不適切な努力の悪循環にとらわれ、そうすることから逃れる能力を失い、すべての利用可能なリソースを活用することができなくなり、ますます困難が深まります」[353]。現状にふさわしくない防衛行動をくり返す傾向はその人を衰弱させ、日常生活の課題をうまく切り抜ける能力への自信を失くさせます。時間がたつにつれ、古い防衛傾向を呼びおこすような現在の状況に際して、よい結末をイメージすることもできなくなります。

再活性化する防衛反応

　定位反応は、刺激の潜在的な危険性について評価する手段です。刺激が脅威的と判断されると、危険を低減して生存の機会を最大化するために、

身体的，心理的防衛の両方がはたらきます。定位反応と同様に，これらの防衛反応は，比較的固定されている連続した感覚運動反応で構成されており，どのように発現するかは，刺激の性質，個々人の能力と体験，および外部環境により決まります。人間においては，防衛システムの構成要素に認知的および情動的要素がふくまれます。この組み合わせは，危険の特定要素に対して意識的に反応を調整する能力とともに，無意識の防衛反応を素早く行えるという利点を与えてくれます。例えば，ハイカーが山道でいきなりクマに遭遇したとしたら，認知以前の本能——呼びおこされた固定的な行動傾向——で防衛します。それは驚愕反応であり，急いで逃げるという行動となります。さらに，この行動傾向は体験の文脈によって構成されます。一瞬の後に，どうやったら自由になれるか，どの方向に逃げるか，どうやって迅速に逃げるか，逃げると同時に叫ぶかどうかなど，さらにその先のことについての認知的決定として，より多くの組織化された意識的反応がおきるでしょう[223, 242]。この意識的反応は，クマに遭遇したら，走るよりも，じっと立っている方が安全かもしれないという可能性のように，過去に学習した体験を組み入れるかもしれません。これらの適応的選択は，危険に直面したら逃げる，という本能的行動傾向に付加される修正と改善になります。固定的な行動傾向を改善する能力（ある行動傾向の影響下にありつつも，自主的で，トップダウン的で，意識的な決定ができる能力）は，ヒトにおける最もユニークな特性であり，より適切な適応をしている人の特性です[242]。

　もし，防衛行動が有効で，危険性が正常に回避されるなら，私たちは自然に脅威に打ち勝ち，安心感と克服（victory）の感覚を体験します。これらの統制感は，特にトラウマをもつ人では欠如しています。Janet は次のように述べました。「トラウマ記憶に影響を受けている患者は，成功と克服のステージ（stage of triumph）の行動特性のいずれも実行することができません」（文献 178 の p.669）。もっと口語的にいえば，トラウマをもった人は，かつてのトラウマで誘発された防衛行動を，元のトラウマを思い出させるような環境的な刺激をきっかけにして何度も何度もくり返すとい

う傾向にはまり込んでしまう，といえます[203]。そうした人は，その防衛行動が生存の方法としての価値を失っているにもかかわらず，その後，長期にわたってボトムアップのハイジャックにより，同じ防衛行動をくり返してしまうのです。そのようなクライエントは，トラウマ時に，安全確保に成功しなかった，あるいは部分的にしか成功しなかったにもかかわらず，そのときの防衛行動をくり返す傾向があることが臨床的に認められています。Janet が以前に気づいたように「〔トラウマをもつ〕患者は……行動というよりはむしろ，行動の試みを続けているのです。そして，それは事態がおこったときに始まり，永遠に続く再演のために彼ら自身をくたくたに疲れさせてしまいます」(文献 178 の p.663)。

　防衛反応を再演するこの傾向は多様な形であらわれます。例えば，子どもの頃に近親姦の被害を受けたサバイバーは，望まない性的強要を拒否できず，身体が凍りついて動けなくなるかもしれません。児童期の身体的虐待の被害者は，恐怖を感じたとき，自分の子どもたちに向かって制御不能の攻撃を向けてしまうかもしれません。退役軍人であれば，わずかな不安を感じるたびに走り去り撤退したい衝動に駆られるでしょう。トラウマをもつ人は，「過剰反応している」とわかっていますが，自分の反応を調節することができません。そのたびごとに反復的な防衛傾向が誘発されて，トラウマ的状況ではない現在においては利用可能な選択や解決を使うことができません。凍りつく，あるいは闘うというような防衛行動が，感知された脅威に対する日常的な反応となってしまいます。そしてトラウマをもつクライエントは，毎日の課題にうまく対処することができないと感じるようになります。

　「防衛反応」という用語はもともと Pavlov によって作られました[420]。Pavlov が観察した防衛反応の機能は，自己保護および生存指向の行動を即座に開始することです。トラウマをもつ人が，トラウマを再想起させるものに直面し防衛反応を体験するとき，その防衛反応の機能は，差し迫った脅威に対する反応から，予想される脅威に対する反応にシフトします[274]。現実の恐怖に直面し必要な防衛として始まったことが，生理的に

付随するすべての変化をともなって，脅威の「予期（anticipation）」への広範で弱まることのない反応になります[98, 396]。危険を予期して，古い防衛反応を再現するパターンにとらえられた人は，状況に応じて行動傾向を変更する能力が制限されます。そのため，防衛反応を抑制するためのトップダウン思考にアクセスすることができません。例えば，ヴェラは，子どもの頃に性的虐待を受けました。その虐待で彼女は，闘うにしても逃れるにしても，どんな試みも加害者によって圧倒される体験をしました。後に大人になって彼女は，威圧的な存在感のある男性の前では，くり返し凍りついてしまうようになりました。ヴェラは，凍りつくという防衛が，成人の職場関係においては適応的ではないことを知っていました。しかし，今や状況が違う，と自分自身に言い聞かせた（トップダウン）としても，彼女はそれを変えることができませんでした。彼女には洞察力，複雑な問題を解決するための知的能力，現在の安全性を認識する力，そして雇用された組織に役立ち貢献する能力があるにもかかわらず，上司に話しかけることを尻込みしていました。会議で意見をたずねられると，しばしば明確に主張することができなくなりました。彼女は，「麻痺した」，そして「息ができない」感覚を訴えました。あたかも，彼女の身体が何か他のことをしている間，こころは別のことを言っているかのようでした。ヴェラは，過去のトラウマに関連したボトムアップ的防衛行動傾向にはまりこんでいたのでした。

　治療においては，適応的で柔軟な機能を回復するために，防衛反応に取り組むことが不可欠です。定義によると，トラウマをもつ人は，安全を保証するための防衛反応で失敗を体験しているわけです。Herman は「トラウマ的反応は，有効な反応が活用できないときに発生します」と指摘しました（文献 157 の p.34）。トラウマをもつ人は，固まることによる防衛反応（凍りつくこと，あるいは「擬態死」）のために，動きをともなう防衛反応（闘争あるいは逃走）を放棄することを余儀なくされます。Levineは「トラウマをもつ人の身体は，脅威やケガに直面したときに自分を守ろうとして失敗に終わった行為の『スナップショット（訳注：動きの一部）』を

あらわしています」と指摘しました（文献229のp.2）。この失敗した防衛は，身体に注意を向けることで再発見し再活性化することができます。それによって，統制感と能力を再確立することができます。

　治療において，クライエントは，自分の防衛傾向を注意深く観察する方法を学びます。身体への気づきを通じて，引き金になるものと，防衛傾向との間に隙間を作ることができます。そして，防衛反応の身体的構成要素について，より詳しく知るのです[207]。クライエントは，トラウマを受けたときに効果がなかったために放棄された防衛を見いだします。例えば，ヴェラは凍りつく傾向について身体の部分に意識を向けると，身体全体，特に両足に緊張があることに気づきました。セラピストが，もしその緊張にともなう言葉があるとすれば何ですか，とたずねるとヴェラは，まず「私は動くことができません」と言いました。子ども時代の性的虐待への必要かつ適応的な反応が，凍りつくことだったのです。もしそのときに，彼女がもがいて闘っていたら，虐待はよりひどくなっていたでしょう。セラピストが両足の緊張に注意を向けるように促したとき，彼女は次のようにコメントしました。「私の足は逃げたがっています」。彼女は，虐待中には実行できなかった，本来は自分に力を与えてくれる防衛行動を発見したのです。この気づきで，ヴェラは，逃げるという衝動により意識的になり，足に「ちから」を体験しました。セラピストに励まされ，足に動く能力が備わっていると感じるために，セラピー中に立って室内を歩きまわりました。そしてその場で走りたいと言いました。彼女は深く息をし始め，顔に赤みがさし，目は輝きました。「ランニング」の後，ヴェラは身体におこったパワフルでエネルギッシュで，生きているというこれまでと違った感覚を，「体が気持ちに追いついて，体と心が1つになりました！」と言語化しました。凍りつくという身体的傾向に意識を向けることで，行動的な防衛反応の回復という体験がヴェラに自然におこったのでした。クライエントは，身体に意識を向けることで，かつて放棄したボトムアップ防衛の能力を発見するのです。そして，現在の適応不全なボトムアップ傾向を和らげることができるのです。かつては効果がないか，役に立たないとして

放棄された未完了の行動が，調和的（attuned）な治療関係の状況において行われます。それによって，かつて放棄された身体的能力の復元が完成されるのです。

防衛反応の構成要素

　すべての哺乳動物には，微弱な脅威と強い脅威の両方のレベルに対応することができる階層システムがあり，その中に防衛反応のカスケード（訳注：小さな刺激が段階的に次々と増幅して，大きな効果が引きおこされること）を備えています[68, 114]。系統発生学にならって，人の防衛反応を次の3つの一般的な防衛サブシステムに分けることができます。(1)直接的に人に助けを求める機能をもつサブシステム（愛着システムと社会的関わりシステム），(2)身体を活性化する動きをともなう防衛（闘争／逃走），(3)服従的で動きがなくなる，固まる防衛（凍りつく，虚脱する，擬態死〈feigned death〉など）。

　動物は特定の防衛を使用する際に，連続的なパターンに従うようです。それは，守りの利用可能性や，捕食動物と獲物の間の物理的距離，そして，ある特定の状況においてより重要な脅威がどの程度あるのかによって異なります[114]。脅威は捕食動物が致命的な攻撃をしかけてくるのか，そうではなくまったく安全なのか，その連続性に沿って位置づけられます[114, 283, 286]。そして「行動変化は連続する状況の中で，獲物が脅威の程度をいかに知覚するかによって生じる機能変化としておこるでしょう」（文献114のp.187）。動物は典型的には，捕食者が近くにいそうなときには，探索する，食料をとる，遊ぶ，という通常の活動を減少させます。「人間の場合には，虐待する父親が家にいるときに自分の行動を制限する（部屋の中に閉じこもる，家の外でぶらぶらするなど）子どもの例が該当するでしょう」（文献5のp.170）。行動上，生理学上の防衛における突然のはっきりとした変化は，切迫性の段階の違いに対応しておこります。それは，切迫性を減少させる，あるいは増大するのを阻止するための試みです[114]。

動物は，捕食者を発見した後に逃走を試みるかもしれません。動物の赤ちゃんや弱くて群れる動物は，ある状況下で危機にさらされたとき，最初は助けを求めて鳴きだすかもしれません。しかし，たとえ脱出ルートが利用可能な場合であっても，よく選ばれる防衛は凍りつき（freezing）防衛です[286]。特に，捕食者が獲物をまだ見つけていない場合にはそうです。なぜなら，動物においては，動くことは活動的な捕食者の行動を刺激する合図となり，動かないことは発見されることを防ぐので，捕食者が他の動いている獲物に向かうかもしれないからです。捕食者が獲物の近くに来た場合には，一般的に，逆上的で爆発的な闘争行動が誘発されます。この防衛に失敗した場合は，サバイバル反応の「最後の手段」として，ぐったりと動かなくなる「擬態死」が使われます。「擬態死」はくり返しの攻撃を防ぐでしょう。なぜなら，動かない，あるいは動けない動物は病気にかかっているかもしれないので，補食動物は動かない動物をむさぼらないようにプログラムされているからです[294, 349]。こうした動物の防衛反応と同じことが人間にもみられることに注意すべきです。

　これらの防衛は，常に連続的におきるわけではありません。脅威の切迫性と特性のほか，個人のリソースや，過去に「役立った」防衛というような重要な要因に応じてどのような防衛反応も誘発可能でしょう。それぞれの防衛反応は，一般的に，限定的で原始的で柔軟性に欠けるものです[286, 287]。しかし，別のものより「よりよい」防衛反応というものはありません。すべての防衛反応は特定の状況下で潜在的に適応力があり，効果的に脅威を低下させます。すなわち，トラウマ的出来事が終わった後に被害者の苦しみが続くのは，特定のサブシステムを使ったこと自体が影響しているのではありません。これらのサブシステムの「柔軟性の欠如（inflexibility）」と，過活動が影響しているのです。

関係性による防衛戦略：社会的関わり（social engagement）と愛着

　社会的関わりシステムは，交感神経系が介在する動きをともなう闘争／逃走防衛反応に先だつ最初の防衛線となるでしょう。それは，ときに他の

防衛サブシステムと同時に使用されることもあるようです。第2章で述べたように，このシステムは繊細かつ巧みにチューニングされ，関係性における脅威の正しい認識を可能にします。社会的状況の中でコミュニケーションは，微妙な合図（表情，声のトーン，ボディランゲージ，動作など）のやりとりに依存しています。そして，安全性の評価をふくむさまざまな機能をもっています。脅威と知覚された対人コミュニケーションは，社会的関わりシステムを使用することによって修正することができます。社会的関わりシステムは，他者からの脅威をコントロールし，調整し，最終的に敵意を和らげるか，無力化します。潜在的なレイプの危険を「暴漢を言いくるめて」防いだと感じたクライエントは，脅威を減らすために社会的関わりを活用した一例です。同時に，彼女は交感神経系の覚醒増大と逃走衝動の増加を体験していました。

　愛着システムは，子どもにおいては，危機に瀕したときに本能的に活性化されます。そして，大人の場合にも，特定の危機状況では愛着システムが，初期防衛として覚醒されます。子どもは泣いて親を呼びます。怯えた兵士が口に出す最も一般的な単語の1つは，「母親」を意味する言葉だといわれています。脅威にさらされたとき，大人たちは，主要な愛着関係にある相手に携帯電話をかけます。しかし，トラウマ状況では，愛着人物は応答できないかもしれません。さらに，特定の状況下では，社会的関わりによっても不十分な保護しか得られないか，あるいは脅威を増加することさえあるかもしれません。このような条件下では，他の防衛サブシステムがはたらきます。交感神経系が介在する闘争／逃走の防衛反応が，全身の大きな筋肉群に血流増加をもたらし，身体を動かします。大きな筋肉群は顕性の防衛や避難の動きに用いられます。固まる防衛では，完全にじっとする，身を潜める，凍りつく，あるいは言いなりになるというように身体の動きは欠如しています。

動きをともなう防衛

　動きをともなう闘争／逃走反応が活性化されると，同時に定位反応も高

められます。生存のための適切な環境の要素は，脅威と脱出ルートの可能性です。意識野は，そうした要素だけを取り入れ，生存に必須ではない合図を除くために，狭くなっています。より早くアセスメントし反応するための準備として，危険に対して臭覚，聴覚，視覚，味覚による警戒が非常に高まります[227, 434]。また，特定の防衛をサポートする情動の状態が，意識の最前線に出てくるかもしれません[128, 158, 325]。例えば，逃走反応においては，恐怖が支配的となり，闘争反応には怒りがつきものです。

闘争／逃走の動きをともなう防衛は，次のようなことを特徴とします。交感神経系の活動が増加し，行動の準備のために，呼吸数を高め，骨格の大きな筋肉に血液供給を増加させるなどの神経化学が介在する身体的反応がおこります。防衛システムは，効率的に，また，最も安全な，最も効果的な反応を私たちがうまく使えるようにするために設計されています。例えば，脱出に成功する可能性があり，脅威が正当な理由となるならば，逃走することが最も一般的な反応となります[114, 286, 287]。

固まる防衛は，逃げられることが明らかな状況では通常行われないでしょう。なぜなら，ヒトをふくめ動物というものは，試行錯誤を通して，脱出ルートを発見することを第一に行うからです[334]。大きな筋肉が逃走のためにしっかりと準備されたとき，神経化学物質の流れはあらゆる痛みの自覚を減少させます。そして，心身は，ただ逃走だけに集中されるようになります。FanselowとLesterによると，この痛覚の減少は，動きのある防衛反応がまだ可能であるとき，生存に有利な点をもっています。なぜなら，「痛みがおこると防衛行動が混乱してしまうから」です（文献114のp.203）。

逃走は，ときには危険から離れることだけではなく，安全を提供できる人や場所の方へ逃げることもふくみます（愛着行動の基本的前提[32]）。逃走衝動は，クライエントの足の動きや，身体をねじったり，回したり，後ろに下がったりする微細で多様な動きに観察することができます。

もし，脅威が近づいてきたときに，脱出のチャンスがほとんどなければ，逃走の試みは，ますます必死に行われるようになるでしょう。動物界では，

捕食者がまさに獲物を攻撃しようとしているとき，逃走が不可能となれば，劇的行動変化がおこり，通常獲物は，「攻撃に近い防衛行動（circa-strike defensive behavior）」に移ります。それは，攻撃の直前，攻撃中，そして攻撃の直後におこります（文献114のp.202）。動物は最後の手段として，爆発的な跳躍を試みるでしょう。しかし，逃げようとする必死の努力もまた失敗に終わると，闘争の防衛が刺激されるのです。獲物（被害者）は，捕食者（加害者）を撃退しようとして，ひっかいたり，噛んだり，叩いたり，蹴ったり，もがいたりという攻撃的行動を行います[114, 286, 287]。闘争反応は，獲物が追いつめられたと感じるとき，攻撃にさらされていると感じるとき，こちらからの反撃によって安全が確保されると知覚されたときに誘発されます。これらは，人間にも同じように当てはまります。闘争行動に向かう衝動は，クライエントにとって，しばしば手，腕，肩の緊張として身体的に経験されます。指に力が入り始めたり，曲げて拳にしたりします。手や腕を持ち上げます。険しい目つきになり，顎に力が入ります。あるいは蹴ったり暴れたりする衝動がおこります。

　また，動きをともなう防衛には，熟練した防衛反応の多くのパターンもふくまれています。それらは学んだり自然に得られた行動傾向で，機械を操作したり，自動車を運転したり，スポーツをしたり，などのような一連の身体活動を安全に行う中で自動的に身につきます。これらは，純粋な闘争／逃走反応ではありません。例えば，車を運転する能力は，複雑な動きを必要とします。運転はいちいち考えることなく実行できる学習された行動傾向となり，急ブレーキや急のハンドル操作で事故を回避しようとします。

　　　［ヒトは］ほとんどの状況で，逃走することも，攻撃の態度をとることもしないが，特殊な行動によって反応する。しばしば，それは非常に複雑で，それによって危険を回避したり，克服したりする。［ヒトは］社会の複雑な状況の中で多くの危険にさらされ，それを逃れる手段は複雑で，巧みに操られた行動に基づいている。狩猟者

は動きと一体化させながら武器を発砲しなければならない。そして，そのような行動のためには，自分を都合のよい状況におく必要がある。車の運転手や飛行機のパイロットは，衝突の危険を避けるために複雑な動きを実行しなければならない。(文献325)

　完全な闘争／逃走システムを起動せずに，予想される困難を予測し修正する防衛行動の他の例としては，次のようなものがあります。転びそうになったときの立ち直り反射，落下物から身を守るために腕を上げること，スキーの滑降で岩を避ける動きなどです。多くのスポーツでは，これらの種類の防衛が求められます。例えば，スキーとスケートボードでは，反射的防衛がスムーズにできるようになることが必要です。それは安全性の保障のためだけではなくこうした能力を習得する一部なのです。格闘技では，相手のバランスを崩し，前へ出るために相手の動きを止めることや，相手のエネルギーの流れを使った反撃をふくむ防衛反応を精確な方法で磨きます。実際に危険な状況にある人は，学習した行動を組み込むことで，自分自身を守るかもしれません。例えば，戦闘機のパイロットは，「捕食者（敵）」が自分を狙い撃ちにすることに注意を払うだけでなく，飛行機を上空に保ち，銃撃するために，たくさんの計器や機械に対応できるように注意を払います。

固まることによる防衛

　動きをともなう防衛がトラウマを防ぐことに完全に失敗したか，または部分的にしか成功をもたらさなかったとき，人はトラウマを受けるかもしれません。「トラウマをもつ人は，圧倒されて無力になってしまいます。そして，攻撃から守ること，逃げることができないために，トラウマを防ぐことができません」(文献5のp.169)。動きをともなう防衛が，生存を保障するために効果がないか，あるいは最善の戦略ではないときに，固まる防衛にとって代わられます[5, 274, 286, 287, 325, 345]。NijenhuisとVan der Hartは次のように記しました。「[闘うか逃げるかの試みは] 身体的，あ

るいは性的に虐待されたり，暴力を目撃した子どもにとって，必然的に思い通りにならず実りのないものになるでしょう。ある状況では，積極的な筋肉運動の防衛は，実際に危険を増加します。そのために，受動的で精神的な対処方法より適応性が劣るようになります」(文献283のp.50)。このような状況では，闘争反応は，捕食者からより多くの暴力やサディスティックな行動を引きおこすかもしれません。さらに，襲撃者より早く走ったり，家から逃げたりといった逃走反応は，子どもには不可能でしょう。代わりに，子ども時代のトラウマに慢性的に苦しんでいるクライエントは，固まる防衛に頼ることをずっと強いられてきているのです。特にトラウマを思い出させる状況においては，現在もそのような手段を使い続けています。

この固まる防衛は，さまざまな語彙で説明されています。それは，凍りつき (freezing)，擬態死 (feigned death)，芯から凍りつく (deep freezing)，動物催眠 (animal hypnosis)，緊張性硬直 (tonic immobility)，強硬症不動 (cataleptic lapse)，フクロネズミのような死んだふり (playing possum)，催眠術 (mesmerism)，降伏 (surrender)，服従 (submission)，虚脱 (collapse)，そしてぐったり動かないこと (floppy immobility) です。これらは，動きをともなう防衛に較べて，文献においてははっきりと説明されておらず，差異も明らかではありません。また，いくつかの論文では，これらの記述について混乱が見られます。私たちが臨床の現場で観察してきた主な2つの身体を固める防衛，つまり，凍りつき（2タイプ）と，気力の萎えた受け身，あるいは擬態死について説明します。

凍りつき反応：タイプ1とタイプ2

Misslin（文献274のp.58）は，凍りつくことを「警戒としての不動」と説明しました。そこでは，呼吸と目の動きを除くすべてのものは，完全に停止します。呼吸数は増加していますが，それは浅く[159]，ほとんど感知されることがなく，見つけ出される可能性を減らします。動物においては，ひとたび捕食者を見つけると，凍りつきは支配的な防衛反応になりま

す[114]）。人間においては，凍りつきでは，筋肉が固く張ったようになり，心拍数が上がり，感覚の鋭さが増加するような交感神経系の高度な関与がみられます。そして，非常に高い警戒態勢になります。凍りついて交感神経が高ぶることは，定位反応の停止（arrest）段階，つまり刺激が見つけられ，明確にされ，評価されるまで動きが一時的に停止される状態に似ているようにみえます。しかし，凍りつくことは定位反応の停止段階とは明らかに異なります。なぜなら，刺激がすでに危険と判断され，自律神経系の反応はすでにはっきりと動員されています。定位反応の停止段階にも身体的静止がおこりますが，刺激はまだ危険と評価されていません。それが脅威として評価された場合に，凍りつきが誘発されます。FanselowとLesterは，凍りつくことは，単純な運動の抑制ではないことを強調しました。「むしろそれは，統合された，機能的な行動パターンです。動くことは逃げることになるように，動きのなさは凍りつくことにつながるのです」（文献114のp.192）。ラットが壁ぎわや片隅，暗い部屋の中で，じっとして見つからないようにして生存の確率を最大にするように，凍りつくことは，組織化された対応なのです。

　クライエントは，動物においてみられる2つの凍りつきタイプと同じように，2つのタイプの凍りつきを語ります。タイプ1では，クライエントは環境に注意しています。特に脅威の手がかり，脱出ルートの可能性，保身的衝動，全身の力と緊張，必要なら動くこと，走ることの可能性を考え，用意することなどです。彼らは動かないでいること，パニックにおそわれ心臓がどきどきしていること，しかし，行動の準備ができていることについて言及します。危険性の評価の後におこる，このタイプの凍りつきの特徴的な要素は，自分が動くことができると感じていることです。FanselowとLesterは，動物における凍りつきタイプ1について，次のように説明しています。「凍りついている動物［または人］は緊張し，万一身体をじっと固定する反応が失敗した［そしてそれに気づかれた］ときに爆発的に行動するための準備をしているかのようです」（文献114のp.202）。タイプ1の凍りつきは，捕食者または加害者との距離があるときや，動きの

ないふるまいが発見されるのを防いでくれるときに頻繁におこります。その人は，行動をおこす前に危険の根拠について，より詳しい情報を待っています。これらのケースでは，動きをともなう防衛をする前に凍りつきがおこります。そして，危険が急に増加すれば闘争／逃走反応に向けた「爆発的行動」[114]に突入する準備ができているのです。トラウマ的な環境では，タイプ1の凍りつきは服従的行動と結びついているでしょう。「親の要求を用心深く待ち，迅速で従順な反応をし，そして以前の警戒状態に戻る」という「凍りついた用心深さ（frozen watchfulness）」[345]を示す子どもの例に示されているといえます。

クライエントは凍りつきの2番目のタイプについて，「麻痺している」感じと説明します。恐ろしくて動くことができず，息をすることもできません。このタイプ2の凍りつきは，脅威をうまく避ける行動の可能性がまったくないという，完全に行き詰まった感覚に関連づけられています。動物においては，同様の麻痺が，監禁，くつわ，罠，拘束などによって引きおこされ，抵抗し暴れた後におこります[130]。タイプ2の凍りつきは，Remarqueによって，次のように雄弁に記述されています[322]。

> 私の額は濡れ，眼窩は湿り，手は震えている。そして私はかすかに喘いでいる。それは，恐怖のひどい発作そのものだ。私は頭を突きだし，遠くまで這おうとする単純な動物的恐怖にとりつかれている。私のすべての努力は，ただそこに横たわっていたい1つの欲求に向かって泡のように静まっていく。私の手足は地面に張り付いたままだ。私は手足を動かそうという無駄な試みをする。しかし私は自分自身を地面に押しつけており，前進することができないのだ。(p.211)

Siegel[359]は，この種の凍りつきでは，交感神経系と副交感神経系の両方が同時に覚醒しており，筋肉収縮と感覚麻痺が同時に引きおこされると仮定しました。

擬態死:「全面的服従」

他のすべての防衛が失敗したとき,擬態死,気力の萎えた受動性,行動のシャットダウン,あるいは失神という固まる防衛が続けておこります[232, 286, 287, 307, 308, 334, 345]。「全面的服従」[413]とも呼ばれるこの状態は,極端な絶望という恐ろしい状況に際して生じます。Scaer[334]はこの状態について次のように説明します。

> 明らかに強化された植物状態を想定した結果として,心臓の拍動は減速して遅くなり,血圧は急激に低下し,筋肉の緊張は弱まり静止したようになる。集中し警戒した意識(mind)は,一部は少なくとも高レベルのエンドルフィンのために無感覚になり,解離する。記憶へのアクセスと記憶の貯蔵は損なわれ,記憶喪失がおこる可能性がある。(p.17)

一言でいえば,この反応は,交感神経がほとんど,あるいはまったく覚醒しないことと連動した,自発運動の重大な抑制によって特徴づけられます[274]。劇的な背側迷走神経の緊張,極度の覚醒低下,そして重大な無力状態が生じます[303, 334]。この固まる防衛反応の変形においては,凍りつきのように筋肉が緊張し固くなるのではなく,むしろ柔らかくなります[227, 286, 287, 334]。また,これは「ぐったり動かないこと(floppy immobility)」[232]と呼ばれ,この虚脱状態で「凍りつき反応でおこるアドレナリンの爆発とはちょうど反対に,筋肉は弱くなり,生気のない,とろんとした目つきになり,そして,心拍数はゆっくりと下降します」(文献232のp53)。呼吸は浅いかもしれません。クライエントは,「トランスのような」と,この状態を説明します。この反応は,人の痛みの感覚を鈍感にする内因性オピオイド(訳注:いわゆる脳内モルヒネ)のレベル増加が関連しているようです[232]。このあきらめの最後の段階では,無鎮痛は,傷による痛覚を抑制します。これは,多くのクライエントが,虐待を受けている間は痛みを感じないという報告をする事実の裏づけです[428]。Krystal(文献

203のp.116）は，擬態死の反応を「降伏の複雑なパターンであり，動物界全体において必要であり，広くいきわたっているものであり，慈悲深く痛みのない自らの死をもたらす手段」と説明しています。

　この完全な受動的状態は，凍りつきとは著しく異なっています。なぜなら，凍りつきのタイプの両方とも，非常警戒に付随した高度な活動状態ですが，一方，擬態死／服従は完全に活動から切り離された（detached）状態なのです[232]。通常，柔軟な定位反応は，感覚，スキャンニングシステム，評価能力の効果的使用をふくんでいます。凍りつきの間は定位反応が高まりますが，擬態死／服従の間は，定位反応は鈍く，あるいは著しく損なわれるようになります。損なわれた定位反応は，外部環境または内部現象への対応能力の低下をともないます。麻痺，無痛感覚，および筋肉／骨格反応の減速[227, 286, 287, 282]がおこる可能性があります。Darwin[102]は，動物が身体を固くする反応を「偽りの死」と呼び，捕食者が身近にいるときに生きのびることを可能にする，死のシミュレーション行動[274]であると説明しています。

服従的行動

　服従的行動は，擬態死／服従とは異なります。服従的行動は動きをともないますが，固まる防衛のカテゴリーに分類されます。なぜなら，特定の状況で生存を最適化する従属的で従順な性質がこの行動の特徴だからです。服従的行動は防衛機能に役立ちます。それは「攻撃的反応を防止すること，あるいは中断させること」（文献274のp.59）だからです。服従的な行動において，運動活動の総体にかかわっている筋肉組織は，自発的な，あるいは攻撃的な行動の準備をきっちりしているわけではありません。発生する行動は，活動的な防衛ではありません。身体的運動は非攻撃的で，自動的服従，無力な従順が特徴です。これらの行動はトラウマをもつ人に共通しており，加害者の前でしゃがみこむ，頭をひょいとひっこめる，視線を合わせないようにする，背中を丸める，などの行動があります。一般的には身体をより小さく見せ，その結果，目立つことや脅威に見えることが少な

くなります。この状態の別の例は「ロボット化（robotization）」[202]と説明されています。ナチスの死の収容所の生存者が述べたように，質問や考えはなしで，加害者の要求に対して機械的に行動し，自動的に従うという特徴のある状態です。さらに顕著な例が，強制収容所からの生存者数名に見られました。彼らは極端に完全な受け身で「もはや食べ物を見つけようとしたり，身体を温かくしようとしたりすることはありません。殴られるのを避けるような努力も，まったくなされませんでした」（文献157のp.85）とされています。

慢性的な虐待の結果として，トラウマをもつ人が機械的な従順さで，あるいはあきらめの従順さで，脅威の合図に反応することは珍しくありません。重要なことは，この従順さの傾向を，意識的な合意としてではなく防衛的行動として認識することです。例えば，また自分がレイプされるであろうとはっきりわかっているのに，相手の男性をマンションに入れることを機械的に許してしまう女性は，多くの脅威や危険のくり返しの後に学んだ従順な防衛を再演している可能性が高いのです。略奪者や虐待加害者は，しばしばこのような対人行動を相手から喚起しようとします。この本能的な防衛反応を利用して，虐待行為に対する自動的服従を引き出そうとするのです[157]。

トラウマ化における固まる反応のサブシステム

Porgesの多重迷走神経階層理論では，他のすべての防衛が安全性の確保に失敗したとき，背側迷走神経が活動を始めるとされています。子どものとき，特に発達途上の傷つきやすい期間に慢性的な虐待を受けた人，そして，生き残るために社会的関わり，愛着あるいは動きをともなう防衛をうまく利用することが許されなかった人は，一般的に，固まることによる防衛に頼るようになります。それは，子どもとして依存せざるを得ない状態や発達の脆弱性を考えれば，やむをえないことです。子どもたちは，少なくとも思春期までは虐待に服従するでしょう。幼児期の性的虐待の被害

者から，加害者に積極的に抵抗したと報告されることはめったにありません[286]。

凍りつき反応は生後半年までは利用できませんが[345]，新生児でさえ，背側迷走神経の緊張増加により低酸素症になることが観察されています[24, 345]。服従的な反応における低覚醒は，情動からの主観的分離をまねきます。それは，いわば情動的な体験からの避難と同じことです。「私はそこにはいませんでした」という発言にあるように，被虐待者の情動的な痛みや苦しみを減少し，一時的に中断することを示唆しているようです。クライエントは，頻繁に離人感の体験について語ります。あたかも誰か別の人であるかのように，自分の身体の外から自分自身を見ていると説明します。あるクライエントは次のように報告しました。「私は，身体から離れて天井の割れ目から彼女［クライエント自身］を見ていました。虐待中には，私は彼女がかわいそうに感じました。すべてが終わるまで，私はその身体に戻らないようにしていました」。他のケースでは，身体から離れていながら行為を続ける，次のような兵士の例があります。

> 私の心は私の身体を離れて，先に行って，丘の上に立っていた。そこから私はまったく客観的に，そしていくばくかの面白さを感じつつ，私自身の身体が踏み板の上をふらつき，そして泥の中をかきわけてもがくのを見ていた。ドイツ軍の砲弾の一斉射撃が行われたとき，私はそいつが屈んだのを見た。隠された自軍の砲台がその数ヤードのところで激しい轟音とともに砲撃を開始したとき，私の身体が顔面から突っ伏すのが見えた。私はその身体が砲兵隊員と話すのを見た。砲兵隊員は上半身裸で，弾を充填し銃の締め綱を引っ張り，砲撃の反動によって飛び上がっていた（文献84のp.242）。

物理的な脱出が不可能であると判明した場合，固まる防衛は，それ以上の苦しみからその人を守るであろう生理学的心理学的対応です。トラウマの侵入的再体験によって特徴づけられる過覚醒関連の解離状態と，意識の

麻痺（低覚醒）と服従をともなう解離状態との差異については先述しました。過覚醒関連のフラッシュバック（そこでは現在の体験は生々しい再体験によって切り離されています）もまた本質的に解離ですが，それらは服従的防衛の形をとった解離現象とは著しく異なっています。過覚醒関連のフラッシュバックでは，情動状態や体性感覚が意識できます。それとは対照的に，服従的で低覚醒関連の防衛では，しばしば情動状態や体性感覚意識は鈍化します[413]。

防衛反応の段階

防衛的なサブシステムが採用される段階の順序を記述する場合，複雑で，本能的で，素早いシステムを非常に単純化する必要があります。このような段階（stages）とそれらがはたらく順序（order）は，出来事や個人のリソースや環境などの個別の要因にしたがって変化する可能性があります。いくつかの段階が省略されることさえあるでしょう。

防衛システムの諸段階を，前章で取り上げた19歳の大学生ドロシーの場合にみることができます。ここでは彼女が侵入者を危険として評価したときの定位反応の時点から話を再開します。以下の順序表は，多くの資料[5, 114, 227, 274, 286, 287, 291, 305, 340, 359]と臨床経験からできあがったものです。

1．覚醒状態の著しい変化
2．定位反応の高まり
3．愛着システムと社会的関わりシステム
4．動きをともなう防衛戦略
5．固まることによる防衛戦略
6．回復
7．統合

1. 覚醒状態の著しい変化

　刺激が脅威と評価されたとき，覚醒状態は瞬時に自動的な変化をおこします。通常，覚醒の増加があらわれます。例えば，ドロシーは見知らぬ人が自分を脅そうとしていることを伝える視覚的刺激を知覚したとき，自分が危険な状況にあるとわかりました。それは，男が彼女の近くまで接近し，ナイフを取り出したときでした。彼女はまず侵入者の足音に注意を向け，それから好奇心と結びついたわずかな覚醒と軽い興奮を体験し，やがてそれは，恐れと覚醒の急激な上昇へと向かいました。さらにアドレナリンの奔出をともなう感覚が生じました。心拍数の増加，「逆立つ」髪の毛などです。すべては，闘争／逃走反応をふくむ活動に向けた交感神経系の防衛準備を示しています。ドロシーには子ども時代の虐待はありませんでした。虐待された経緯をもつ人であれば，ただちに覚醒低下になっているでしょう。特に過去の脅威に対して，服従が習慣的で支配的な防衛反応になっている場合，身体を固め不動にして，服従的な防衛を採用するでしょう。かつての虐待体験から，動きをともなう防衛は安全には役立たない，と思いこんでいるのです。

2. 定位反応の高まり

　脅威に直面すると，定位反応は防衛反応から切り離せなくなり，定位反応のさまざまな構成要素が強められます。脅威に関する刺激に対して，限定的で集中的な焦点づけをすると，その状況に無関係なものおよび内的経験に対する気づきは背景に消えてしまいます。Hobsonはこれを以下のように説明しました（文献158のp.161）。「警戒しているときには，より早く情報を処理し，より厳密に対象を評価できます。なぜなら，私たちの脳と心がより高度に活性化するからです。同時に，より正確に意識を方向づけられるようになります」。生理学的覚醒の高まりは，恐怖などの情動をともない生存のチャンスを最大にするために注意深くなることや，定位反応の傾向や情動との間で適応的な相互作用をおこします。この相互作用について，Mujica-Parodi, Greenberg, Kilpatrick[277]が次のように要約して

います。

> 情動的覚醒によって定位反応が増加し，有機体は差し迫った危険に備える。定位反応の増大により，危険の源が発見され焦点づけされる。ひとたび危険情報に方向づけられると，情動的覚醒は危険情報への注目を強め，その情報とは関連のない刺激への注目を減らす。同時に，周辺情報もターゲットに関係する情報へと絞り込んでいく。
> （文献277のp.1）

警戒感覚が増幅しおびえた状態になったとき，ドロシーのすべての感覚と注意は潜在的な脅威の対象に焦点づけられました。そうして彼女の意識野は狭くなり，意識レベルは高まりました。ドロシーは差し迫った危険の可能性と，防衛と生き残りのための見通しだけに意識を向け，その他のものには何も気づきませんでした。タイプ1の凍りつき反応の警戒状態として，ドロシーはじっと動かず，収縮した筋肉は行動への準備状態となり，男とナイフに目がくぎづけになったまま次の行動の選択肢を評価していました。彼女ははっきりと考えることができ，ドアに走る，あるいは電話に手を伸ばすことが実行可能かどうかを素早く判断しました。擬態死／服従的防衛の傾向がある人の場合は，まったく別の体験をしたかもしれません。すなわち方向づけの減少，低覚醒に関連した知覚の鈍化，意識レベルの低下です。

3．愛着システムと社会的関わりシステム

ひとたび定位反応システムが情報収集という役割を終え，危険の程度を判断すると，顕性の防衛と保身的行動が開始されます。すでに，脅威を取り扱う1つの防衛方法について説明しました。それは，助けを求めて泣き叫ぶような愛着システム，あるいは加害者と交渉する社会的関わりシステムを利用することについてでした。社会的関わりシステムの役割は，始めに保護を引き出すコミュニケーション行動をすることで，交感神経系の抑

制としてはたらくことです。しかし，状況によっては，害を加えそうな相手と交渉，あるいは交渉を企図し始める前に，すでに動きをともなう防衛の活性化がおこっています。(これは防衛システムの段階が，実生活の複雑な状況の文脈の中で，直線的なパターンにしたがっていない例です。むしろ必要に応じて，パターン通りではない防衛戦略が用意されていきます)。ドロシーは，最初加害者に対して，友達がすぐにも戻ってくるから，あなたは捕まる前に早く去るべきだと説得を試みました。

4．動きをともなう防衛戦略

Porgesの多重迷走神経階層理論によると，社会的関わりが失敗したとき，次の防衛方法は闘争／逃走反応を媒介する交感神経系です（ただし，前述したように，脅威と距離があるときは，交感神経系に媒介されたタイプ1の凍りつき反応が身体を動かす反応に先だっておこります）。ドロシーは，侵入者に社会的にかかわる試みをしましたが，男はナイフを振り回しながら，彼女に近づこうとしました。ドロシーは，侵入者と自分およびドアとの距離を見て，脱出は不可能だと気づきました。彼女は，どのように彼からナイフを取ることができるかを考え，助けを求めて泣き叫ぶことを考えました。それは瞬時におこった考えでした。侵入者が彼女に近づき，胸にナイフを突きつけたとき，ドロシーは闘うために身体を動かしました。彼女は自己防衛のため腕を振りあげて，男の腕を横に叩きつけたのです。ナイフは彼女の肩をかすめました。短い闘いの後，役割が逆転しました。ドロシーは取っ組み合いをして，なんとかナイフを奪い，男の首にナイフを突き刺そうとしました。それで彼は逃げたのです。

5．固まることによる防衛戦略

前述のように，ドロシーが使ったような動きをともなう防衛に効果がなさそうなとき，あるいは危険がさらに増大するときは，固まることによる防衛段階に変化します。一般に，固まる防衛は身体的行動の完全な，あるいは部分的な停止をともないますが，前述したようにタイプ1とタイプ2

の違いもまた重要です。ドロシーは，これまでにトラウマを受けたことがないので，この出来事に際して，行動選択の判断のときに，タイプ1凍りつき防衛以外の固まる防衛を用いませんでした。一方，ペトラは，子ども時代に長期間，兄からの性的虐待を体験していました。幼少期の虐待における彼女の唯一の防衛は，低覚醒をともなう服従だけでした。彼女は身体に「何も」感じないと報告しました。虐待の最中にはいかなる感情反応もなく，記憶もほとんどありませんでした。後年，ペトラはそれに続く厳しい状況の中で，本能的に同じ服従的防衛に頼っていました。避けられない長年のトラウマによって敏感になったペトラの身体を固める反応は，普通の生活上の課題（例えば職場で昇給を要求する）で引き金が引かれてしまいます。それは，ドロシーであれば些細なこととして，社会的関わりシステムで容易に対処できるようなことです。

6．回復（recuperation）

回復は脅威が終わり，加害者が近くにいなくなったときにおこります。このように，回復は本質的には防衛ではなく，通常の日常的活動の一部といえます[114]。生理学的，心理学的立ち直りの段階に入るのは，この時点です。生理的回復は覚醒が減少し，より適正な基本的状態に戻っていくことと，防衛反応により活性化した身体システムが不活性化することで始まります。服従，あるいは背側迷走神経の反応が優勢になっているときには，覚醒状態が低覚醒から許容領域におさまる適正レベルに上昇したときに回復がおこります。身体を固める反応をともなう過覚醒がトラウマへの反応になっているとき，身体活動によって可能となった発散や解消を通して，覚醒状態が基本状態に戻ることがよくみられます。非外傷性の体験に例えると，ホラー映画を見たときのような活動後，基本的覚醒レベルに戻るために，ジョギングしたり，踊ったり，ジムで身体を動かしたりすることが役立ちます。恐怖体験の最中に交感神経系を媒介した防衛が使用されているときには，このような「発散」が，コントロールできない震えを通して部分的におこるかもしれません。こうした震えは闘争あるいは逃走として

用いることができなかったエネルギーの放出であると考えられています[227]。身体的な身ぶるいや震えはサバイバーにとって，トラウマ的出来事の結果として一般的な反応なのです。Levine[227]は，危険から脱すれば，すべての動物において身ぶるいと震えが広く認められることを指摘しました。人間では，情動的カタルシスはよく身体的震えをともないます。このときにはしばしば泣くことも必要になります。社会的関わり，あるいは愛着システムも，トラウマの結果として刺激されます。多くの人が誰かに，特に愛着をもっている人にその体験を話したいという衝動にかりたてられます。

　動きをともなう防衛，あるいは交感神経系が介在する固まる反応をトラウマ時の手段にしたクライエントは，セラピーの中で，「後から激しい身ぶるいや震えがあった」と報告します。また，話しながら身ぶるいや震えがおこることもあります。ドロシーの場合にはうまく暴漢を撃退しましたが，警察に電話で暴行について報告し，そして後で姉と一緒にいるときに何がおこったかをより完全に説明したとき，彼女はまだ震え，断続的に叫ぶこともありました。他方，ペトラは，自分に何がおこったのかについて話すことができませんでした。なぜなら彼女は近親姦についてほとんど覚えておらず，思い出そうとすると低覚醒と結びついた防衛反応がまた喚起されたからです。初期の治療セッションでは，彼女がほとんど覚えていないことを思いおこしたとき，ぼんやりとなり「麻痺した感じがする」と，どうにか報告していました。ちょうど，暴行された後にいつもあきらめて，ぼんやりとしていたようにです。

　トラウマの出来事の後，心理学的生理学的回復の期間には，覚醒のレベルを適正に再調整し修復することが必要です。回復において，注意の対象は脅威から傷（injury）に変わります。一般的に，傷の回復と治癒をサポートする休養行動と活動が始まります[115]。ひとたび脅威が去ると，人は傷に反応します。なぜなら，鎮痛システムが活動停止し痛みが体験されるようになるからです。このように，知覚刺激の復活は，回復行動につながります[114]。動物の世界では，回復は通常，単独で行われます。しかし，

人間はしばしば信頼できる他者との接触を開始するか，あるいは医療的助けを求めます。注目すべきは，人は回復が完了するまで，通常の活動と能力を完全に再開することはないということです。この段階では，危険が増大するかもしれません[114]。慢性的なトラウマ状態では，加害者は被害者の増大する傷つきやすさを利用しながら，この段階でさらに虐待するか，さもなければつけこむ可能性があります。

　ドロシーは，すぐに姉に電話をして，来てくれるように頼みました。そして，彼女たちは一緒に警察を呼びました。ペトラの子ども時代の性的虐待事件からの回復段階は，明らかにそれとは違っていました。彼女は恥の意識をもち，誰もそう言わないのに虐待は自分の責任だと信じていました。そして自分が負った身体的外傷の助けを求めませんでした。地下室で兄と何もなかったふりをして，通常の活動を再開しました。性器に身体的な痛みは存在しないと自分自身に言いきかせていました。彼女は，自分の身体のことを考えることさえ愚かなことだと，自分自身に言っていました。回復段階を完了することが不可能なとき，慢性的に「傷をなめる」状態がおこります（極度の疲労を感じ，回復につながらない寝込み期間が長くなります）。あるいは，身体または自分をケアする能力の欠損が生じます。

7．統合

　慢性的または重篤なトラウマを受けた人は，しばしば回復段階を完了できないだけでなく，自分におこったことを，時間をかけて統合することにも失敗します。その代わり，彼らは傷つき，傷ついた自分の一部を壁で囲い，あたかも何もおこらなかったように日常活動を続けます。前述のように，この解離性の区画化は重篤なトラウマ関連障害の特徴であり，人の統合能力における重大な機能不全を表しています[174]。

　統合の段階は回復よりも長い期間にわたっておこり，個人の歴史，能力，サポートシステムと同じように，脅威の重大性，使用した防衛の種類，防衛の成功，回復段階の完成程度に応じて変わります。統合はトラウマ経験の身体的および精神的同化（assimiliation）をふくんだ，長期にわたる

再組織化の過程です。統合はトラウマの影響の「後処理 (postprocessing)」をふくみます。言いかえれば，生存と結びついた強力な「ストレス」対処装置[352]である防衛サブシステムについて，学び，精巧なものとし，統合し，そして最終的にそれらを停止させることです。すべての重要なイベント，特にトラウマ的出来事は，「私たちの1人ひとりが永続的に作り続け，パーソナリティの不可欠な要素となっている生活史の中に［それらの］場所を位置づけること」が必要です（文献178のp.662）。

　トラウマの体験は深いところで人を変えます[157, 188, 324, 422]。たとえ動きをともなう防衛システムが効果をあげ，トラウマ的出来事をうまく切り抜けても，その出来事以前に感じていたようには，もはや感じられません。自己防衛と危険回避のための防衛努力が成功したか，失敗したかに左右され，自分に能力があるのか，ないのかについて，感情的反応が増えるかもしれません。Van der Kolk は「回避可能なショックにおける行動上そして生化学上の後遺症は，回避不可能なショックのそれとちょうど反対です」（文献420のp.67）と指摘しました。回避できないトラウマが，回復力を阻害するのに対し，トラウマを回避できた状況では，動きをともなう防衛が有効でした。脅威の出来事をうまく切りぬけると，人はより強い回復力を得て統合能力も増加するようです。

　肯定的な情動（活力にあふれていること，感謝の気持ち，安堵感，喜び，うきうきした気分，楽観主義）が，脅威を打ち負かす反応の中に出現するでしょう。前述したように，Janet[177, 178]の「成功と克服の段階 (stage of triumph)」では，彼が「完了した行動」と呼ぶ行動（この場合では動きをともなう防衛を使って成功した「喜び」ですが）についての喜びの感覚をふくみます。さらに，動物の研究では回避可能なトラウマにさらされたとき，人間のようにより大きな回復力を示し，より強いストレス耐性が発達するという理論が確認されています。Janet[177, 178]は，「諦念 (resignation)」の必要性について次のように記しています。すなわち，トラウマの出来事それ自体の受容，それらの不可逆的影響，被ったかもしれない損失，それらすべてが統合のプロセスの一部である，と。諦念は，それに

よって人が過去と「和解する」ことになる重要な統合の要素なのです。

統合のプロセスはいくつかの段階で構成されています。ドロシーはうまく自分を防衛しました。それでも，その後にこの出来事についての悪夢やフラッシュバックを体験しました。彼女はまた，それ以前には何ともなかったことが，環境的な引き金となっているのに気づきました。それは，同じような暴行の場面がふくまれている映画，女性が暴行にあったというニュース番組，そして襲撃者が着ていたものと似た上着です。それらは彼女を急激に不安にしました。この症状はドロシーの機能している能力を中断させるほど厳しくはありませんでしたが，その出来事から数年後でも，彼女が体験したものと似た暴行をふくむ映画やニュースによってときどき動揺していたと報告しました。

ドロシーの体験したトラウマの統合は，「理性を失わない」という自分の能力に対する自尊心と，暴行への反撃によって促進されました。彼女は自己防衛のための自信と能力を高めるために，武道の教室に通うというチャレンジを決断しました。武道あるいは身体のエクササイズを通して身体的な防衛動作を練習するプロセスは，再構築や修復という内部感覚に役立ち，治癒を促進します。自己防衛トレーニングを通して，「サバイバーは危険に対して正常な生理的反応を再構築し，トラウマによって動揺しバラバラになった『行動システム』を再編することができるようになります」（文献157のp.198）。時間の経過とともにドロシーのトラウマ的出来事の再編成と統合が進行するにつれ，体験した恐ろしさよりも，加害者に対して形勢を逆転し，男が逃げるようにしむけたことに焦点を当てながら，彼女は大きな自己信頼と自信をもって事件について話せるようになりました。

対照的にペトラの近親姦の後遺症は，彼女をひどく衰弱させました。なぜなら彼女の服従的防衛は，積年の慣習的反応パターンに変わっていたからです。彼女は「虚脱する（collapse）」，比較的小さなストレスにも「ギブアップする」傾向，熱意の喪失，生活における喜びの欠如，自分の将来についての方向性の欠如という感覚などを頻繁に感じ続けました。彼女の低覚醒に向かう傾向は成人になっても続き，心理的，職業的，社会的な可

能性を実現することを潜在的に妨害しました。ペトラの反応は，ドロシーのものとは対照的でした。すなわち，より大きな自信と統制感の代わりに，ペトラは恥と無感覚を体験しました。体験を統合する活動的手段を得る代わりに，低覚醒にともなう服従的な，身体を固める防衛が継続して，回復と統合の能力を組織化することを妨げていました。

未完了な，あるいは効果のない防衛反応

　人の安全性と安心感についての主観的体験は，「自己の力の中にある一連の信念によって決まります」（文献203のp.157）。トラウマの状況において，このような力はその人をうまく守れませんでした[87, 157, 178, 227, 228, 292, 428]。トラウマ的出来事があまりに過酷すぎて，凍りつくか服従せざるを得ないとき，防衛システムはしだいに解体していきます。「抵抗も脱出も不可能なとき，人間の自己防衛システムは圧倒され破壊されます。危険に対する通常の反応のそれぞれの構成要素は，有用性を失い，実際の危険が去ったずっと後まで，変質し誇張された状態に固着する傾向があります」（文献157のp.34）。トラウマ関連の疾患の一般的な慢性化要因は，適応不全な定位反応だけでなく，数十年後にも続く変質した防衛反応の固着のように思われます。センサリーモーター・サイコセラピーの主要な論点は，こうした習慣的に妨げられ効果をそがれた一連の身体的防衛行動が，時を経て，トラウマ症状の維持に強力に寄与するようにはたらいて，解決を阻んでいるということです。固着した防衛反応は，自己の他の側面からは解離してしまい，その人の現在の生活と体験に統合されないままになるわけです。

　防衛サブシステムの構成要素の固着性は，さまざまな形でおこります。麻痺や痛覚の喪失のような多くの身体表現性の症状は，動物の防衛行動と関連しています[287]。Van der Hartら[419]によれば「第一次世界大戦の兵士に身体表現性解離症状の発生率が高いのは，少なくとも部分的には，脅威に直面しても体面を守るために動かないことを強制されたからです。そのため，身体表現性の徴候を随伴し，慢性的な動物的防衛状態，特に凍り

つきが誘発されます」。主として凍りつく傾向のあるトラウマをもった人は，容易に「追いつめられた」と感じやすく，潜在的な脅威のもとでは行動をすることができないようです。「避けることのできない危険に服従することとは対照的に，［凍りつき］は，……慢性的に過剰な警戒状態，驚愕傾向，そしてときおりおこるパニックに関連しています」(文献203のp.161)。凍りつきには，交感神経系が介在する過覚醒がともなうので，このような反応傾向のあるトラウマをもった人は，第2章で説明した過覚醒領域の特徴的な症状を示しながら，容易に過覚醒になるでしょう。

　副交感神経系が介在する服従的防衛で反応した人は，容易に低覚醒になる傾向があります。ペトラは不安に反応して，頻繁に筋肉緊張を失うことにともなっておこる「ゾーンアウト（意識がもうろうとする）」状態に陥りました。彼女は思春期から青年期にかけて，自分は男性に性的に「屈服していた」と説明しました。ボーイフレンドによって情動的，身体的虐待を受けている間，ペトラは闘争／逃走反応ができずに幼児期に「機能」していた服従的防衛を用いました。彼女の反応は，くり返し避けられない痛みに支配されている動物にみられるものに似ていました。この動物たちは痛みにさらされると，どうすることもできず服従して横たわり，活動的に抵抗する代わりに鳴くようになる傾向があります[349]。ペトラは，解離感を感じながら，虐待が終わるまで無言で耐えていたのです。

　凍りつき，服従，あるいは服従的行為などの固まる防衛のどれかに依存したクライエントにとって，コントロールの内的統制感（internal locus of control）が損なわれていることが一般的です。トラウマをもった人は，しばしば「以前のパーソナリティタイプに戻ることはできず，服従的な，奴隷のようなパーソナリティを身につけます。そして，自己主張的行動能力が多かれ少なかれ損なわれてしまいます」(文献203のp.157)。このような力の喪失は，ボトムアップ式の固まる防衛反応の一般的な結果としてもたらされたのだ，という理解がもてないと，恥と不十分さを感じ，自己主張できない自分を責めるかもしれません。自分の反応は本能に突き動かされた固まる防衛を反映していることに気づいていないので，ペトラのような

クライエントは自らの選択があたかも自発的で意図的であるように感じ，自分自身を非難してしまいます。そして自責と自己批判で，身体を固めるパターンを強固にしていきます。自分自身や身体は信頼できるという感覚がなく，クライエントは習慣的な反応と自分を同一視するようになります。身体を固める反応は，「まさにこれが私だ」として体験されるのです。

　トラウマをもった多くの人にとっては，身体を固める防衛が優勢となり，適応機能を奪うようになる一方で，一部の人にとっては動きをともなう防衛反応が，過剰に活性化した防衛反応となって固着するでしょう。Janetは，闘争反応の解消不全による極端な変化を明確に説明しました。「ある患者は，はっきりと怒りをあらわします。叩き，ひっかき，咬みつき，そして叫び声は恐ろしいです……身を守ろうとして前に伸ばす腕の動きと，丸くなった背中はかなり特徴的です」(文献174のp.102〜103)。クライエントのほとんどが，そのような極端な動きを示してはいないかもしれませんが，私たちは，Janetが説明したことについて，より控えめなさまざまな例を確かにみてきました。あるクライエントはすぐに情動的反応や怒りを示し，暴力的にさえなります。そして，ごくわずかな挑発で重大な激怒の発作を体験します。怒りに向かうこの傾向は，トラウマ状況下での統合されていない闘争反応と，怒りの抑圧の両方に起因しているのでしょう。それによって怒りは「地下に潜行するだけであり，［人の］将来的適応にとっての大きな課題として戻ってきます」(文献203のp.165)。逃げる，回避するというような逃走行動は，トラウマの出来事のずっと後まで使われ続けます。「戦争神経症」の退役軍人は，その後長年にわたり，頭をひょいと下げて想像上の飛ぶものをよけることで知られています。飛行機が世界貿易センタービルに突っ込んだときに近くにいた何人かのクライエントにも，事件後になって頭上を飛行機が過ぎるとき，避難場所を求めて走る行動がみられます。あるいは危険から逃げようとしている悪夢をくり返し見て苦しんでいます。このように，動きをともなう防衛もまた，元のトラウマ的出来事からずっと後まで持続します。

まとめ

　定位反応とまったく同様に，防衛反応は心理的生物学的行動システムによって支配されています。それらのシステムは環境的な危険を察知して作動し，反応の早さを利点としています。ヒトでは，特定の状況に合わせて，以前に学習したことと防衛反応を微調整することを可能にする認知的構成要素もあります。こうした応用的防衛は，車を運転したり，スケートボードをしたり，スキーをしたり，あるいは単に道を横切って歩いているときでさえ，私たちの安全を保障する身体的スキルの展開を可能にしています。安全性，バランス，方向性を確保するためには，目前の課題に方向づけし評価することを通して，動きの調整を頻繁に行う必要があります。残念なことには，トラウマをもったクライエントは，現在の小さなストレス刺激あるいはトラウマを思い出させるような環境刺激への反応において，トラウマ時に使った防衛を習慣的に乱用する傾向があります。センサリーモーター・サイコセラピーを通して，クライエントは自分の適応不全な防衛反応を単なる生理的で習慣化した現象としてとらえることを学びます。あるいはさらに積極的に，「生き残るためのリソース」として，つまり，危険な世界で生き残るための巧妙な進化上の遺産としてとらえることもできます。クライエントがマインドフルネスによってこのような防衛傾向を探索し始めると，しばしば自発的な現象がおこります。すなわち，動きをともなう防衛反応が身体にあらわれ始めるのです。例えば，顎や腕や握りこぶしに力が入ります。あるいは言いたい，叫びたいという感じにともなった感覚が喉にあらわれます（第11章参照）。トラウマを思い出したときに身体が何をやりたがっているのかを，ゆっくりと丹念に観察する作業を通して，元のトラウマ時にはまだ芽のようなものであった新しい反応の可能性があらわれます。それらは，今ではより柔軟に現在に適応できる防衛反応に発展していく準備ができているものです。

6

適応
行動システムと行動傾向の役割

　私たちの体験は，静かで深く瞑想的な瞬間から，最高に躍動的な瞬間まで，すべてにおいて，精神活動と身体行動の両方をともないます。日没を見るといったような簡単で明らかに受動的な体験であっても認知・情動・感覚的な出来事であり，運動システムの神経系を活性化します。私たちの認知・情動・感覚運動的な反応は組織化され，進化の過程で準備された心理生物学的な行動システム（action systems）によって行動傾向が形成されます。心理生物学的な行動システムは(1)後成的に身体的に実現され，(2)古典的条件づけの影響を受けやすく，(3)自己組織的であり，(4)自己安定的であり，(5)本質的に適応的です[74, 248, 290, 413]。

　幼児期から老年期まで，人生における課題は多様です。環境や外界からの要請に最適に適応するためには，多様な行動システムを使えるようになる必要があります。防衛の行動システムが恐怖への反応を組織化する一方で，他の行動システムは危険や恐怖と関係していない体験を組織化します。こういったシステムが刺激して，密接な愛着関係を築いたり，探索したり，遊んだり，社会的な関係に参加したり，（食べたり寝たりすることを通して）エネルギーを調整したり，生殖・出産し，子どもを養育したりします[4, 265, 290, 413]。

　行動システムと似た概念を記述するために，これまで別の言葉も使われてきました。Bowlby[31]やCassidyとShaver[74]などの愛着理論の研究者

は「行動システム（behavioral systems）」という語を使い，Gould[143]とLichtenberg[235, 236, 237]は「動機システム（motivational systems）」としました。FanselowとLester[114]は「機能システム」という言葉を使い，Panksepp[290]は「情動オペレーティングシステム（emotional operating systems）」といい，システムの情動的な動機や，生き残ることを保証するという進化のうえでの使命を強調しました。Van der Hartら[413]にしたがって，私たちは行動システム（action systems）という言葉を使います。なぜなら，それぞれのシステムに従事することは，特定の身体行動——身体感覚と動き——と，そのシステムと結びついた精神活動——思考と情動——を同じように刺激するからです。

　行動システムの理論の目的は，認知・情動・感覚の体験という内面的領域と身体行動を結びつけるパラダイムを提供することです。ここでいう行動システムは，他の著者たちのものとは少し違いがあります。いくつかの理論と私たちの臨床経験とを融合させています。それまでに研究されている心理身体行動（psychophysical action）のモデルの延長というよりも，幅広い情報から得られた洞察に基づいています。私たちの論点は，こうした身体的に組み込まれた行動システムが，身体行動や認知・情動・感覚をボトムアップによって決定しているのだろうということです。しかしながら，行動システムは特定のシステムのみがはたらくよう杓子定規に命令したり決めつけたりすることはありません。特定の状況下で特定の行動を選ぶよう，その傾向に影響を与えるのです（Steele, Van der Hart, & Nijenhuis, 2006）。センサリーモーター・サイコセラピーは，クライエントの身体にあらわれていて多くの行動システムと関わりのある，姿勢や動きやその抑圧を詳細に観察することに重きをおいています。

　行動システムは相互関係があり相互依存的です。それぞれ脳内に組み込まれており，神経回路により構成されます。活性化すると，いくぶん予測可能な反応をするように決定し指示を出し，そのシステム固有の目標を達成するよう動き出します（Nijenhuis, 2002）。行動システムは，個別の内的あるいは外的な刺激によって活性化され，次にシステムに関連した合図に

対してさらに方向づけし，行動を組織化して，そのシステムの目標を満たします。刺激が知覚されると，準備されていた運動性の反応をともなって，思考や感情がわき上がります。それはさらに，次の知覚の方向づけを呼びおこし，また別の思考や感情がわき上がります。こうした体験を構成する要素（思考，情動，身体感覚，五感，動き）の間には相互作用があり，従事している特定の行動システムの目標を満たすよう組織化されます。こういう目標は「長期にわたって存在し，その目標を達成するために必要な行動をともないます。その行動は，広範な環境と個人の発達成長段階に応じ，よく調整された柔軟性をもっており，偶発的なものではありません」（文献74のp.651；文献135も参照）。例えば，愛着システムの目標は——親近さ（proximity）や，安全や，他者を信頼するなどですが——人生全般にわたって相対的にあまり変化はありません。しかし，愛着システムの目標を達成するための個人の行動は，その人の成熟や環境が変わるにしたがって変化したり成長したりします。時間をかけて，目標を満たすための自分のやり方を築き，システムそれぞれの活性化への対応をまとめあげます——すなわち，人は，さまざまな程度の広大さ，豊かさ，成功，適応度合い，個人的な満足とともに，システムそれぞれとの関わりの中で，自分の行動傾向を育てます。

　特定の情動がそれぞれのシステムと関連しており，システムの目標を完遂するのにふさわしい行動と組み合わせられます。例えば，好奇心は探索行動の特質であり，喜びは遊ぶことによってわき上がり，怒りと恐れは防衛反応にともないます[290]。同様に，それぞれの情動は，固有の顔の表情，動き，感覚，行動に結びついています。感覚的な知覚は，特定の行動システムとその情動の質から刺激を受け，影響されるようになります。例えば探索と，それに結びついている好奇心が情動の基調として活性化すると，新しくて面白い刺激に対して感覚が高まります。動きや姿勢も，こうした刺激への知覚能力が高まるように組織化されます。思考も同様に，プロセスと探索の対象に適合するように変化します。すなわち，認知・情動・感覚運動のすべてのレベルで，特定の行動システムの目標を遂行するために，

情報処理のプロセスがいっせいに系統立ってはたらくのです。

　行動システムはそれぞれ独自性をもっていますが，相互依存し，相互接続しており，しばしば相補的です。通常，いくつかの行動システムが同時に活動を始め，相互関係のあるさまざまな目標を協力し合って達成します。例えば，配偶者との関わり合いでは，愛着・遊び・探索・性的システムを同時に誘発します。行動システムを組み合わせて活動するためには，高い次元の統合力が要求されます。トラウマをもつ人は，これを欠いていることがよくあります。例えば，仕事，遊び，休息，友人関係，配偶者との関係，子どもの養育のバランスは達成しがたく，柔軟性と協調性と行動システムを組み合わせる能力が必要となります[385]。人は成熟するにつれて，この相互関係を「構築」し，さまざまな行動システムの目標と課題に向き合いながら，統合力を育成します。不可欠で複雑な行動を実行してうまくやっていくのです。例えば，結婚生活において，仕事に関係したパーティに参加するといった行動は，同時に多様な行動システムの目標を達成する必要があります。すなわち，愛着システム（親近さ），探索システム（専門家としての努力），遊びシステム（レクリエーション），社会的関わりシステム（婚姻関係とは違う関係性を形成）などです。パーティにおいて，これらすべての行動システムの潜在的に競合する目標にうまく対応するためには，洗練されて込み入っている相互に共感的なコミュニケーションをパートナーととる必要があります。そのためには2人ともに十分な統合力が必要となります。

8つの行動システム

　Barkes, Cosmides, Tooby[17], Bowlby[31], CassidyとShaver[74], FanselowとLester[114], Gould[143], Lichtenberg[235, 236], Panksepp[290], Steeleら[389], Van der Hartら[413]の研究成果に基づいて，8つの基本的で相互に関係している行動システムが人間の行動を決定していることがはっきりしてきました。

1. 防衛（Defense）（前章で述べています）
2. 愛着（Attachment）
3. 探索（Exploration）
4. エネルギー調整（Energy regulation）
5. 養育・介護（Caregiving）
6. 社会性（Sociability）
7. 遊び（Play）
8. 性的（Sexuality）

　上記の行動システムは2つの主要なカテゴリーに分類されます。1つめは脅威下で防衛を促進するものであり，前章で述べた防衛サブシステムがあてはまります。2つめは日常生活（脅威にさらされていない）の機能性を高めるものです[389]。この2つのカテゴリーは互いに他を抑制する傾向にあります。防衛システムが覚醒状態（訳注：ここでは活性化と同じ意味）になると日常生活の行動システムに属するものは中断して，危険が過ぎ去れば日常活動が再開します。

　愛着システムは，生存を確保し，脳の最適な発達に必要な生物心理社会的な調整を行う（biopsychosocial regulation）という重要な役割を担っています。これは他のすべてのシステムの基盤となります。愛着関係を通じて，子どもは他のすべての行動システムの覚醒状態にどのように対応すればよいかを学習します。行動システムの究極的で個性的なあらわれと，行動システムの覚醒状態に対応する行動傾向の適応度合いは，人生の早期における主要な愛着対象によって形成される愛着システムの発達に，大きな基盤をもちます。

防衛行動システム

　愛着関係は，防衛システムに密接に結びついています。子どもが不安や不快感または危険を体験するたびに愛着システムが活性化するからです。

前章で述べたように、防衛行動システムは、生存目標を達成しようとします。入ってきた刺激が潜在的に危険であると知覚されるたびに活性化します。トラウマをもつ人は、無害な刺激を受けても恐怖をくり返し感じます。恐怖がない状況でも、防衛サブシステムが起動してしまうからです。ついには、これらの防衛行動傾向は無意識下で常に活性化され、日常的で恐怖とかかわりのない行動システムの目標を満たすことよりも、優先されるようになります。例えば、アニーは50歳の女性ですが、アルコール依存症の母親に身体的虐待を受けネグレクトされつらい思いをしてきました。それ以降の生活の中でも、傷つきやすさが残っていました。関係性が深まり、より家族的な感じになると、トラウマ的な活性化がおこりました。個人的な親密さを得ようとすると愛着システムが活性化されるのですが、そのたびに、随判する行動傾向とともに防衛システムが活性化したのです。時間がたつにつれて、この反応パターンは、永続的な関係性の中だけではなく、一般的な愛着行動システムをより成熟させていくうえでも問題として影響するようになりました。

　トラウマ関連障害をもつ人の防衛行動システムの優位性は、治療の中心的なテーマです。セラピストは、他の行動システムの機能を圧倒する防衛的な行動傾向が、クライエントの行動や動きに入りこんでいることを認識する必要があります。センサリーモーター・サイコセラピーでは、クライエントは防衛システムが覚醒した時の身体的な徴候（sign）に気づくことを学びます。覚醒亢進や覚醒低下の状態や、筋肉の緊張や弛緩などです。自分の対応が、現在の状況に対して適切かどうかを評価することを学び、防衛システムが覚醒することを防いだり鎮めたりすることも学び、日常生活の脅威的でない側面を受け持つ行動システムにも適切に対応できるようにします。

愛着行動システム

　前述のように、愛着システムは防衛システムと結びついています。生存を確保するために重要な役割を担っているからです。3つの重要な進化の

うえでの必要性が，子どもの愛着システムを活性化するためにはたらきます。親近さ（proximity）と安全な避難所（safe haven）と安全基地（secure base）[366]の必要性です。親近さの必要性は，愛着対象から分離され，時間や距離が，子どもの快適範囲を超えたときに誘発されます。進化の観点からは，親近さを維持するはたらきをもつ愛着機能は，危険や傷害のリスクを減少させるようにはたらきます。力強く有能な養育者との親近さを保つことによって，脆弱な幼児や子どもは守られるのです。愛着対象は，情動的な面において「安全な避難所」となり，必要なときにここちよさとサポートを提供します。「安全基地」という物質的環境の中で，子どもたちは必要な保護を体験します。これらが，他のすべての行動システムの発達を促進する調整能力の学びになります。これらの目標を達成するために，愛着対象は，快適さ，身体接触，コミュニケーション，必要な援助，生理的調整や相互調整，さらに帰属意識を提供します[2, 31, 71, 74]。

例えば母親はしっかりと子どもを抱きかかえ，「見てごらん」などと言いながら周囲の環境の中で面白く感じるものに注意を引いて，探索行動システムを促すかもしれません。あるいは「いないいないばあ」遊びを始めて，遊び行動システムを喚起させるかもしれません。時間を経て，成人になったときでも，愛着関係は他の行動システムがうまく機能することをサポートするうつわになります。愛着システムは，発達過程において身体的な生存よりも切実なものとはなりませんが，他の行動システムとの関係を通して，生涯にわたって日常生活に重要な役割を果たします。Bowlbyのいうように，「どのような年齢の人であろうとも，最高に幸せで，その才能を開花することができるのは，困ったときに助けてくれる信頼できる誰かが，必ず自分の後ろに立っていると確信がもてるときなのです」（文献29のp.359）。

多くの身体的な活動が，愛着行動を特徴づけます。親密さを求めたり引き出したりする行動には，笑顔など顔の表情や，母親の表現やアイ・コンタクトへの反応，泣いたり養育者に手を差し伸べたり，母親の身体の動きや声に合わせるように反応する[392]などがあります[1, 32, 251, 340, 343]。Schore[340]

は，発話のリズムや音程や音などの聴覚信号は，愛着に関連した一連の行動を多発させることを指摘しました。

　第2章で述べたように，トラウマ関連障害をもつ人は，こういう愛着行動が防衛行動傾向と共存しています。愛着システムと関連している親近さを求める行動傾向は，しばしば防衛傾向と同時に，あるいはそれに引き続いて，活性化されます。これは，無秩序-無方向型の愛着パターンをもつ子どもたちに顕著な動きです。セラピーにおいて，クライエントの一連の愛着行動は観察され探索されるのですが，それは多くの場合セラピストへの愛着が育っていく局面においてであり，愛着行動が防衛傾向に圧倒されたり乗っ取られたり混同されたりしないようにするためです。センサリーモーター・サイコセラピーのセラピストは，クライエントに，腕を伸ばすといったような愛着関連の動きを，マインドフルに観察してくり返し，ちょっと変えてみたり強めてみたりするように伝えます。例えば，カットというクライエントは続けたくもあり続けたくもなし，と感じている結婚生活への不満を訴えてセラピーにきました。セラピストに，部屋で夫と一緒にいるところを想像してみてください，といわれたとき，カットは夫に向かって手を伸ばす衝動を感じ，夫の手を取りました。しかし，同時に防衛傾向も体験して，胸に緊張感と夫から離れたいという衝動を感じました。この葛藤は愛着と防衛の身体行動の間でおきています。子どもの頃に関係性のトラウマを体験しているカットのようなクライエントに特徴的なものです。一連のセラピーの過程で，カットは，過去のトラウマに関連した防衛傾向を理解し，抑制することを学びました。そして，矛盾した衝動を感じることなく，親近さを求める愛着関連の動きができるようになりました。この変化により，愛着システムの葛藤がより少なくなり，ここちよさと安全が強まり，さらに相反する防衛的な衝動が低減しました。

探索行動システム

　探索システムは，安全が保証されなければ活性化されません。したがって，乳児期や小児期においては，探索システムも愛着システムにおおいに

依存しています。Ainsworth[1]は，愛着関係が安全基地を提供しているので，子どもが安心して探索することができるのだと示唆しました。そして「愛着と探索のバランス」の重要性を強調しました[3, 74]。この2つのシステムは互いに補完的でもあり抑制的でもあります。愛着システムが活性化していないとき，つまり子どもが安全に感じているときには，探索活動が増大します。しかし，潜在的な脅威が知覚され，愛着システムが活性化すると，脅威が過ぎ去るまで，あるいは誤警報だったと評価されるまで探索は停止します[4]。安全な愛着関係という状況の中で，子どもの探索行動は，安全な探索の体験を反映して習慣化されます[149]。愛着対象が来て子どもを助け，安心して気持ちが落ち着くと，また探索できるようになるのです。

Pankseppは探索行動システムを豊かに表現して，「採食／探索／研究／好奇心／興味／期待／探し求めるシステム」は，「興味をもって心を満たし，無理せずに身体を動かすよう有機体を動機づけて，必要なもの，切望するもの，なんであれ望むものを求めるのです」（文献290のp.145〜153）といっています。進化の観点からみると，探索行動システムがあったからこそ，長い歴史を人類は生き延びてきました。男性であれ女性であれ，自分のいる環境を調べて，最もよい狩猟場をみつけ，食べ物のありかを発見してきたのです。現代では，探索行動システムは，好奇心と学習の引き金となり，教育や職業行動の基盤を提供しています。Pankseppは，くり返し，探索システムは「多くの精神的な複合物を駆り立て，エネルギーを与えます。人類はそれを，興味，好奇心，刺激を求めるといった絶え間ない情動として体験します。探索システムは，より高度な意味を探そうとする複雑な脳の存在を前提としています」（文献290のp.145）と述べています。

探索は他の行動システムと密接に関係しています。どんな行動システムの目的をも満たすという独特な役割を果たす能力があるのです。例えば，エネルギー調整システムが覚醒しているとき，人の行動は，このシステムのニーズを満たすことを中心に構成されます。疲れたならば，寝るために暖かい場所を求めるでしょう。空腹であれば食べ物を探しにいきます。

探索システムに特徴的な身体的動きは，好奇心や心を開いた様子が，行

動や顔の表情にあらわれることです。新しいものや面白い刺激を発見したり調べたりするために，トラッキングし探索を方向づけます。手と目を連動させて，周囲の対象物を探索するために使います。行動や表現や生き生きとした手振りは，興味や好奇心の存在を示します。それはしばしば，抽象的なアイデアや概念を探索している証拠にもなります。臨床現場では，探索システムは，クライエントが好奇心をもつようサポートされたときに活性化されます。何かに当てはめようとしたり，決めつけようとしたりせず，今という瞬間に，どのように行動傾向があらわれているかに興味をもつのです。特に，セラピストは，害のない刺激でも覚醒してしまう防衛傾向を観察するよう，クライエントの好奇心と意欲を刺激します。それがトラウマの名残だからです。この探索行動は，セラピストの声のトーンやモデリングやマインドフルネスによって誘発されるでしょう。なによりもセラピスト自身の好奇心が目覚めて，探索システムが覚醒状態になることがクライエントへのサポートになります。クライエントとセラピストの相互作用は，愛着関係を修復しながら，探索行動システムの発達を促進します。

エネルギー調整行動システム

　第3章で説明したように，愛着システムは，子どもの自律神経の覚醒状態の調整に重要な役割を果たしています。相互作用による修復のニーズに応え，覚醒状態の混乱を耐性領域に戻します。それに加えて，行動と休息状態の最適なバランスを確保するために，エネルギー調整システムもまた，食べたり飲んだり寝たり，体温調節や排泄や呼吸，身体行動や怪我や痛みからくる欲求に応えます。エネルギー調整システムが覚醒したときに，愛着対象が時宜をのがさず対応することは，子どもの生理的情動的な幸福に必要不可欠です。こうした基本的な生存指向の機能の覚醒状態は，生涯を通して恒常性を維持し，即時的な満足を提供したり，時間を区切って特定の欲求に応じることを延期したりといった目的指向の行動をもたらします。

　エネルギー調整はさまざまなメカニズムによって維持されます。反射のメカニズムは，調整プロセスを即時に変えて，酸素の必要量に応じて呼吸

数を変化させたり，震えて体温を維持したりします。同様に生得的な行動傾向によって，動物は刺激を受け，温もりや食べものや水や守られた寝床といった長期的な生存のために必要となるものを探します[290]。このようにしてエネルギー調整行動と探索システムは関連しあっています。また，相互調整行動と自律調整行動は，情動的，生理的な覚醒状態を穏やかにします。愛情のこもったまなざしを交換すれば，10代の反抗期の子どもも親も両方が癒されます。これはエネルギー調整行動であり，養育・愛着・社会的関わり行動と関連しています。激しい運動や活力に満ちた遊びのような行動も，エネルギー調整行動です。一定のリズムでからだを揺らすことや，太極拳やヨガなどにも同様のはたらきがあります。内部の恒常性に不均衡が生じると，飢え，渇き，覚醒亢進や覚醒低下，疲労などが生じ，すべての信号が有機体に行動をおこしてこういった感覚を低減するようはたらきかけます。トラウマをもつ人は，自身のエネルギー調整のニーズを感じにくいところがあり，それに対応するために嗜癖的な傾向を形成していることがあります。治療ではクライエントが徐々に身体の感覚に気づいていくようにサポートします。身体感覚は調整のニーズからの合図なので，これに気づくようになれば，タイムリーに適切に自分を満たす行動ができるようになります。

養育行動システム

愛着は，養育システムとも密接に絡み合っています。Bowlby[31, 32]は，愛着対象の乳児への反応は，養育システムによって組織化されており，その主な目標は，子孫の保護であると示唆しました。養育行動システムは，子どもがストレスや恐怖を感じたり，危機にさらされていると愛着対象が知覚したとき活性化します[135]。あるいは，子どもが外界の刺激や内面の状態から，恐怖や，不快や，ストレスを知覚したときにも活性化します。そして，子どもが安心したり，満たされたり，やすらいだときに，親の養育行動システムは不活性になります。Schore[344]は，愛着と養育システムの相互関係を，「乳児の叫び声ほど養育者を調整不全にするものはありま

せん。必要なケアを与えることで応えているのです」と述べています。子どもの苦痛を和らげることは，とりもなおさず養育者自身の覚醒状態を調整することになります。これが，両親が子どもを守ったり世話しているときに楽しさを感じ，そうできなければ恐れや怒りや不安を感じるもとになっているメカニズムです。

養育システムが活性化したときに，養育者は，反応するかどうか，反応するとしたらどのように反応するのか決める必要があります（文献135のp.652）。養育者の行動は，養育対象からの合図への評価と，脅威への評価に依存します。母子間の相互作用を詳細に観察すると，幅広い養育パターンがみられます。母親は子どものエネルギーの状態に気を配り，気分や人とやり取りする様子を見守るばかりでなく，情動的にもなぐさめ，癒し満たします[409]。養育システムと結びついた，人を育てたいという情動は「繊細で，あたたかく，やわらかい」と表現されています（文献290のp. 247）。母親が自分の仕草や声や五感を，乳児の身体や情動に同調させている様子をみれば，明らかです。

養育行動は，個人の発達段階に応じて自然に変化します。乳児期，幼児期，思春期，成人期，老年期，すべての段階で，必要となる養育行動が変わります。誰との二者関係かということも，養育行動の形に影響を与えます。親子の間での養育行動は，友人間とは異なりますし，大人になった子どもと年老いた両親との間のものもまた異なります。クライエントは，しばしば，子どもや自分自身やパートナーや高齢者や友人との関わりにおいて，適切な養育行動傾向を育成するために，治療的な援助を必要とします。

セラピストは，臨床現場で各クライエントのニーズや治療目的に基づき，適切な養育行動を調整し（regulate），変化させ（vary），個性化し（individualize），実際にやってみせます。子どもを養育している人のように，セラピストは繊細にクライエントに気を配る必要があります。クライエントに共感に関する障害が避けがたく生じても，困難な嵐を乗り切り，関係性の中で修復を援助します[391, 408]。

社会性行動システム

　愛着関係は最初の社会関係であり，社会性行動システムの基盤となります。社会性行動システムは「帰属（affiliation）」[278]や「情緒（affectional）」システムともいわれます。社会性行動システムは，愛着システムよりもはるかに大きく，より広範なシステムであり，1人2人の重要な愛着対象にだけに向けられたものではなく，「部族」つまりコミュニティに対する行動がふくまれています[31]。人の体験はさまざまな関係性なくしては成り立ちません。友人関係，仲間関係，同僚関係，グループ同士の関係性などはみな，社会性システムに収斂します[74]。社会性行動システムは生存の基本です[74]。関係性による相互依存関係がなければ，種の生存にとって最適な「群れ」や集団やグループとして機能することができなかったでしょう。

　社会性は，心理的な健康に貢献しています。幼少期に十分に社会的な結びつきが確立されていなければ，その人は明らかにネガティブな結果に苦しむことになるでしょう。さらに，もし社会的なきずなが確立された後に失われた場合にも，ネガティブな結果が生じます（すなわち，抑うつ，見捨てられ恐怖，不安）[290]。社会性システムは他の行動システムと相互依存関係にあります。防衛的な選択肢が増えるにつれて，社会的グループは，(1)子どもと成人両方の養育やケアのための「ムラ」，つまり場を提供します。(2)食料と寝る場所の確保などエネルギー調整のニーズをサポートします。(3)探索と遊びシステムを育成し，(4)配偶者との関係性を深め，性や出産を通して愛着のきずなを育む機会を提供します。

　第2章で説明したように，社会的関わりシステム（social engagement system）は，顔の筋肉や喉頭や中耳の筋肉をつかさどり，効果的な社会的コミュニケーションを可能にする交感神経と背側迷走神経システムの両方を調整しています。愛着に始まるあらかじめ設定された一連の動きは，人類にみられる非常に多様な社会行動へと広がります。その中に情動表現があります（微笑む，泣く，笑うなど）。言語的，非言語的な発声と，身

振り，姿勢，顔の表情と身体表現は，対人関係のコミュニケーションを促進します。社会的行動は，その人の文化的背景を形成している特定の社会環境によって，育成され，定義されます。人は分化のスキル（differential skills）の幅広さと，他者との社会的なきずなを形成する能力を示します[140]。トラウマをもつ人は，損傷した社会的関わりシステムをもち，社会性システムの覚醒に対して種々の問題行動をもたらします。広場恐怖傾向や社会恐怖症，逆に1人でいることができないなど，深刻な社会スキルの不足や社会的なつながりを形成する困難さを抱えています。センサリーモーター・サイコセラピーではこういった傾向を，社会性システムを妨げている身体行動への気づきを通して探索します。例えば，あるクライエントは，社会的な関わりにおいて，ほとんど顔の表情や動きに感情をあらわしませんでした。その結果，周囲の人々は，そのクライエントと「つながりを断たれた」感じを感じていました。また別の例では，人と話すときに，ふんぞり返って胸の前で腕を組む習慣をもつ人がいました。その人のパートナーは，この身体傾向について，傲慢な態度だと憤慨していました。他にも凍りついてしまい社会的な関わりの中で話すのが困難な人もいます。こういった行動は，防衛行動システムと社会性システムが同時に刺激されていることを示しています。セラピストは，社会性システムが覚醒しているときの身体傾向を観察し，その目標を妨害する傾向に，クライエントが取り組めるようサポートします。

遊び行動システム

不快感や恐れなどの感情は，遊びの能力と競合し妨げとなります。遊びの能力は遊んでも大丈夫だ，安心して遊べるという主観的な体験に依存するからです。安全性が脅かされている場合は，遊びは即座に中断され，脅威が長引けば，遊ぶ能力は通常失われてしまいます。これは，ヒトでも動物の行動でも証明されています。虐待されたり檻に閉じ込められているチンパンジーは，遊ぼうという気持ちの欠如を示します。これはトラウマを抱えている人と似ています[141]。

探索と遊びは，たいてい同じ項目に入れて議論されます。しばしばともに生じたり，短い間にたて続けにおこったりするので，同時におこるように見えるのです。探索行動は多くの場合，遊びへとつながります。逆に，遊びは新たな動きやアイデアを引きおこし，さらなる探索行動を増やします。しかし，Pansepp[290]は，遊び行動は探索行動とは別の脳内の神経回路を活性化していると述べました。したがって遊び行動システムは，独自性をもっているのです。遊びは「従順さや素直」とは違います（文献446のp.68）。どちらかといえば，「自発的で，決まりきったものではなく，本質的に楽しい行動で，不安やネガティブな情動とは無縁です」（文献51のp.7～8）。遊び行動は乳児期に始まります。赤ちゃんが笑えばお母さんも笑うなどのように，上手にミラーリングされたり，おもちゃが与えられたり，時間の連続性の感覚を発達させるように養育される中で，遊びは始まります[65]。動物の仔や子どもたちがよくやるような，手荒い遊びもふくみます。身体や道具を使った遊びの変形です。「競技」的な行動，例えばスポーツ，テレビゲームなどの競争や大会は，多くの場合，遊びといわれています。興奮や喜びをともなうものであれば，遊びの質をもつといえるでしょう。しかし，不安からこういう行動を行うのであれば，遊びそのものの自発性と喜びを妨げ，防衛的な覚醒状態を示すようになります。大脳皮質が発達するにつれ，より複雑で多様な遊びがあらわれます。身体的ではなく，本質的に認知的な遊びです。例えばジョーク，駄洒落，精神的なユーモア，コメディー，エンターテイメントなどです。Pansepp[290]によると，遊び行動システムの特徴は，愛着や社会的なきずなを強める笑いです。遊びは高まった喜びの覚醒状態と結びついて，エンドルフィンの分泌に関連づけられています。普遍的な幸せと，身体的，精神的な健康の促進にも関係しています[343]。遊び行動システムも探索行動システムも，社会性システムと連携して，社会的なつながりや協力，コミュニケーション，社会ランクの決定，社会構造，リーダーシップスキルの育成に貢献しています[290]。

　セラピストは遊びに特徴的な動きをトラッキングし，クライエントが遊び行動に従事する能力が拡大するようサポートします。文化を超えた（種

も超えた），たくさんの特徴的な動きを使って，周囲にいる他のメンバーを遊びへと誘います。リラックスし身体を開いた姿勢や，面白い表情をして頭を傾けたりします[19,60,109]。遊び行動は，1つの行動から別のものへと急に変わることもあります。そういったことは，深刻だったり遊び心のない関わりの中からは生じません[20,51]。基本的で単純な遊びの動きはすぐに変化して，ランダムで型にはまらないものとなり，子どもや動物がするように，飛び跳ねたり，転げ回ったり，ぐるぐる回ったりします[141]。動揺や神経質な動きは，遊び行動を終了させるはたらきがあります。しかし，そういったものが遊びの一部であると体験され解釈されれば話は別です[51]。

遊ぶ能力の欠如は衰弱を意味します。「遊びの芽を摘むことは貧しく孤立した生活を意味し，つながりと正常な発達を文字通り抑制します」[65]。Winnicott[446]はセラピストの主な役割は，クライエントが遊びを学ぶサポートであると述べています。遊び行動システムを刺激して，楽しさと喜びの情動で応答することは，トラウマをもつクライエントとのセラピーでは特に重要です。そういうクライエントは，たいてい，遊び心にあふれた行動に夢中になることができません。楽しいときを過ごすのに十分リラックスするのが難しいという特徴をもっています。自発的で遊び心のあるからかいや，冗談や，素早い身体の動きの変化で，きまり悪く感じたり，恐怖を知覚したりします。遊び行動は，恐怖，動揺した動き，凍りつき，緊張，へたり込むなどの防衛傾向によって，しばしば奪われてしまいます。同様にクライエントは，他の人が脅威や不快と感じることを，自発的で遊び心のある行動とみなすかもしれません。クライエントの遊びに関して準備ができている部分をみつけ，つながりをもてるかどうかが，セラピー関係を育てていけるかどうかの重要な分かれ目になります。セラピストは細心の注意を払って遊び行動のきざしをトラッキングします。笑顔，冗談，自発的な行動などの瞬間に注目し，引き出して適切な遊びへと発展させます。探索とともに遊びの状態を織り込むことで，クライエントは癒しのプロセスを楽しめるようになり，トラウマと関連した事柄や感情ばかりに同一化しなくなり，新しい可能性の範囲に取り組むことができるようになり

ます。

性的行動システム

「進化は性的欲望の感情を徹底的に脳に組み込んでいます」(文献290のp.226)し,性的な感情は,カップルの結びつきやヒトの生殖の動機の一部になっています[22]。しかしながら,生殖年齢に達するまで子どもを育てることは,性的関係以上のものを親に要求します[31]。同じ家に住み子どもを養育する異性間や同性間のカップルの関係性は,さまざまな行動システムの絡み合った複合体を構成します。養育システムは,性的システムや愛着システムと結びつき,一体となって大人のペアの結びつきに関与します[31]。親密な友情(社会性)もまた,たくさんのペアの結びつきの1つの要素です[74, 290]。大人の愛着関係は,発達段階初期の愛着の結びつきと同じように,親近さの必要性と安全な避難所と安全基地という愛着の3つの基準を満たします[153]。違いは,これらの基準は,大人の愛着関係では相互に満たされるものだということです。大人のペアの結びつきの中での愛着は,「個人間の情動の結びつきを永続的なものとなるよう強化し……結果的に種の保存と生殖成功率の向上につながります」(文献153のp.348)。このように愛着行動システムは,性的行動システムのための基礎となるシステムなのです。

しかし性的システムには愛着システムにはみられない特定の行動,つまり求愛や誘惑やカップルの形成やセックス行為などの行動傾向があります。性的・生殖システムが覚醒状態になると,ほとんどすべての哺乳類にみられる固定的な行動パターンがあらわれます。性的システムは社会性システムと関係し,パートナーとの間の愛情に満ちた相互作用が存在すると思いがちですが,「人類という種において,セックスと社会的なあたたかさや養い行動は,必ずしも一致しません。脳の原始的な分野では,そういった情動がごちゃごちゃと渦巻いて,混乱しがちなこともわかっています」(文献290のp.226)。人間の性的行動には,複雑な求愛行動をともなわないこともあります。愛情のある関係でなかったり,生殖から完全に切り離さ

れた性的な関係さえありえます。つまり性的システムには，実際の生殖行為とは直接関係のないさまざまな行動がふくまれています。性的な快楽を求める行動，例えばマスターベーションやポルノやインターネットサイトの閲覧などは性的な関心の範囲であり，性的行動システムの行動の領域に分類されます。

　明示的な性的行動に加えて，一連の性的行動には，いわくありげな笑いや，アイ・コンタクトや高い大きい声で話す，生き生きした様子や，誇張された身振りや顔の表情など，気のあるそぶりを認識したり誘惑する行為があります[74]。しばしば，遊び行動システムの覚醒状態も同時におきているとわかるような行動をともないます。こうした異性の気を引こうとする行動は，性的行動システムの活性化に欠かせないものですが，関係性が深まるにつれ，愛着行動がより顕著になります[74]。身体接触によるここちよさには，お互いの身体に腕を絡めあったり，手を握ったり，やさしいトーンの声で頻繁に語りかけるなどがあり，セクシュアルな魅力を増大し，性的な関係を活性化します。出会ったときの特徴である，お互いの気を引くような接触が次第に増えてゆき，より純粋に性的なものへと変化していきます[74]。そして，新しい恋人が時間をかけて愛着関係を形成するにつれて，行動はより一層洗練されたいたわり（養育），愛着，および社会的関わり行動などへと変化します。パートナーは，「覚醒を促す役割から，覚醒を穏やかにする役割へと」互いに変化していきます（文献152のp.350）。

　トラウマを抱えるクライエント，特に性的虐待を受けた人の治療では，多くの場合，いかに楽しい性的な感情を取り戻したらよいか，または，それを体験できなかった人がいかに体験できるようになるか，見つけ出す必要があります。調整不全な性的覚醒状態／抑制状態や，見境のない性的行動に注意の焦点を当てることがセラピーには不可欠です。しばしばクライエントは，性的誘惑と欲望を，愛着や遊び行動と結びつける問題を抱えています。新たな関係性を始めたり，感覚や官能やそれらに結びついた行動に耐えようとすると，困難が生じることがあります。セラピーでは，クライエントは，習慣になっているセクシュアリティに関連した不適応的な行

動傾向を抑制するように学びます。そして、新しい行動を学習し、徐々に生殖的／性的行動システムを育成して、危険を感じたり過剰に巻き込まれたりせずに、体験できるようにします。例えば、アンは50歳のときにセクシュアリティに関する行動傾向に取り組むためにセラピーにくるようになりました。性的体験は身体的に楽しいものではなく、ただ権力と征服感を感じるだけであり、アンは永続的な性的パートナーシップを確立することができませんでした。このような傾向と兄の虐待とを結びつけることはできました。虐待により、自分は重要なのだ、特別なのだという感じをもつようになったのです。しかし、洞察も未婚であることへの不満も、彼女の行動を変化させませんでした。アンと男性セラピストは、セラピーの中でセラピストの存在とジェンダーをうまく使い、アンが、関わりをもちたいと思う男性とともにいる体験をどのように組織化しているか調べていきました。アンは「セクシュアルなモード」に入るのを避けるように緊張し（片側に頭を傾けて、まばたきをし、セラピストへのアイ・コンタクトと控えめにうつむくことをくり返し、足を組み換えたり、しきりに笑って、身を乗り出したりしました）、不安や不確かな感じに気づきました。アンは、「セクシュアルなパワーを使わずに、どのように動くのか、息をするのか、どのように『いれば』いいのか、まったくわかりません」、と教えてくれました。そして、（セクシュアルでない）覚醒状態が増加しました。セラピストは、性的に誘うような行動を抑制し続けることを勧めました。そして、気を惹くことなく、どうやって男性と関係性を保つのかわからないことと、不確かな感じをどうやって受け入れたらいいかわからないことは、いったいどんなことか探索することをサポートしました。アンはなじみのない不安と不確かな感じに気づき、とても不快であるにもかかわらず、身体的な感覚が落ち着きはじめるまでトラッキングし続けました。

　セラピストは時間をかけて、アンが今までとは違う種類の力を探索するのを手伝いました。他の人（男性）を支配する力を行使するのではなく、むしろ自分自身の状態を感じる力を探索しました。自己調整して身体的、情動的、認知的に「セクシュアル」な行動傾向を抑制することで、アンは

「成功」を感じ，セクシュアルな力に頼ることなく，自分には力があるのだと感じることができました。あるセッションで，セラピーの時間が終了するときに，アンとセラピストはお別れのしぐさとしての握手を探索してみることにしました。アンは，この動きがセクシュアルなものにならないようにするのに苦労しました。男性と性的でない関係をもつのはどんな感じがするのか試してみました。アンは「ほっとするわ」と教えてくれました。セッションの残りの時間で，新しい傾向が優勢になり古い傾向を書き換えてゆく体験をしました。

行動システム間の階層的相互作用

　ある瞬間に，ある行動システムが別の行動に変わるかどうか，変わるとしたらいつ変わるのか，どのように変わるのかには，さまざまな要因がかかわっています。Cassidyによれば，「行動システムは，行動の選択と活性化と終了を統御するルールをもっており，それは個人の内面の状態と外界の状況によって変化します」(文献74のp.4)。このようなルールには，個人の発達レベルや内面の状態が関係しますし，環境の刺激も直接かかわっています。例えば，ある人がお腹がすいたとすると（エネルギー調整が必要になります），あたりを探しまわって食べ物をみつけようとします。一方，同じ人が散歩の途中で偶然ケーキ屋さんに遭遇すれば，おいしそうなタルトを見たことでお腹がすくかもしれません。このケースでは，探索システムが覚醒することで，食欲を刺激する食べ物に気づきました。エネルギー調整システムは，ここでは，二次的な機能をもつ行動システムにすぎません。遊びシステムは，安全性とエネルギー調整のニーズが満たされている場合におこります。養育行動システムは，愛着行動システムや，ケアを必要としている他の人との社会的な関係性の中でおこります。ある行動システムの覚醒状態は，このように，他の行動システムと密接に連動しています。ある時点でどのような行動システムが覚醒状態になったとしても，そのシステムの目標を満たすような，環境から得られる選択肢を本能

的に選び出そうとします。

例えば，マリオは6歳児で，動物園につれてきてもらって初めてカバを見ているとします。最初はカバの大きな口と歯を怖がって，お父さんの足に腕をまわして，後ろに隠れようとするでしょう。お父さんがマリオを安心させ，カバは十分に離れているよ，見てごらん，と励まします。マリオはカバを見つめているうちに，大きな歯と大きな口がだんだん面白くなってきます。それから笑って，プールの中にいる赤ちゃんのカバを指して，まねして遊んで，しばらくすると，飽きてきてお父さんにアイスクリームをねだります。この例えで，いかに行動が「行動システム間の相互作用の産物であるか」がわかります（文献135のp.653）。まず，マリオは大きな動物という新しい刺激を見ました。しかも大きな口と大きな歯をもっています。そしてマリオは自分の内部から警告が発せられるのを体験しました。愛着と防衛行動システムが同時に活性化して，マリオはお父さんの足の後ろに隠れました。マリオのお父さんとの愛着関係が安全基地を提供して，防衛の必要性を軽減します。探索行動システムに従事できるくらい十分に安心したので，マリオは好奇心旺盛になります。マリオの探索行動は，愛着関係の安全性から始まります。お父さんの身体がカバから自分を隠してくれることを確認し，それから，ますますこの新しい刺激に興味をそそられ，遊び行動システムが活性化します。遊び行動システムは，一定期間すぎると終了します。マリオの探索システムは再び覚醒状態になり，辺りを見回します。アイスクリームスタンドをみつけ，エネルギー調整システムが刺激されるのを体験して，アイスクリームをねだります。

このように行動の決定には多くの要因があります。身体と五感からの情報，すぐに注意を払う必要がある対象物，思考や信念や情動的な反応，環境から個々の行動への反応とフィードバックなどです。各行動システムに関連した行動の範囲と様式は，年齢，性別，過去の体験，現在の状況によって異なりますし，反応の多様性に寄与しています。ホルモンと中枢神経系を介した生物学的フィードバックによって，各システムの活性の始まりと終了に先立ち，精神内面と環境からの合図をモニターします。行動によ

っては，1つの行動システムの目標が満たされると，上記の例のように，また別の行動システムをともなう新しい目標があらわれます。マリオは，カバについて安全性から好奇心へと目標が変化し，さらにアイスクリームを得る目標へと変化しました。この行動システムの「目標を修正する」機能──1つの目標が満たされると，別の目標があらわれる機能──は，反応の多様性と柔軟性を可能にし，適応的な行動を強化します。

行動システムには，出生時から活用できるものも，時間をかけて発達したり，成熟にともなってあらわれるものもあります。すなわち，行動も他の行動に影響されます。行動は行動システムに基礎をおいているからです[74, 266, 290]。Panksepp[290]は以下のように述べています。

> すべての哺乳類，実際すべての有機体は，事前の学習を必要としないさまざまな能力とともにこの世に生まれる。そして，それが学習が生じるための速やかな機会を提供する……情動的な能力は，最初に「本能的」な脳の基本システムからあらわれる。動物が生命を維持するために，食べ物や情報など必要な資源を集められるように……性的欲望や母親の献身的な愛情のようなものは，生殖の成功を促進するために後からあらわれる。遊びや支配を求めるなどの社会的なプロセスが加わると，差異を強化するようなコントロール行動が始まり，その後の人生でずっと続く。最も幸運で最も可能性のある安定した社会構造を確立し，繁栄を促すのだ。(p.26)

最初に発達するシステムはボトムアップとトップダウンのそれぞれのプロセスが「つながりをもつ」よう影響を与え，続いて次に発達する行動システムに強く影響を与えます。例えば，愛着関係は，調整能力を形成し，脳の発達を促します。それから大脳皮質によるトップダウンの調整が可能になります。幼児を観察するとわかるのですが，本能的に養育者を安全基地として活用し，探索行動を行います。これは，ボトムアップの戦略です。後に児童期になると，子どもは愛着システムをトップダウンの調整に活用

するようになるでしょう。例えば，不安のもとになっている科学の宿題に関してアドバイスや情報を求めたりするかもしれません。幼児は初歩的な性的システムをもっています。これは，乳児の自慰行動で明らかになっています。このシステムは，思春期に強化され，青年期に完全に行動期に入ります。性的／生殖システムが，ホルモンと生理的変化というボトムアップのプロセスを通じて完全にあらわれます。しかし，そのときには，性的システムは，さまざまな認知的熟考によって統御されます。洞察や解釈や内省といったトップダウンの調節が可能になる発達段階と同時期に性的システムが成熟するからです。

　行動システムの活性化とそれに対応する行動は，階層的な進化上の規範の影響を受けています。Janet[178]は，発達の初期の段階であらわれる行動システムには，後にあらわれるものより大きい「エネルギー」や「力」という特徴があり，後からあらわれたもので最初のものを調整するのは難しいと述べています。つまり，防衛行動システムと愛着行動システムは，生き延びるためにとても重要であり，強烈な激しさで活性化されます。発達の後の段階であらわれる行動システムや，生存にとってそれほど肝要ではないものの比ではありません。遊び・探索・社会性行動システムは，通常は，防衛や愛着行動システムほど，強烈な力やエネルギーをともないません。もし，今ある刺激が，生存と結びついていて，先行して組織化されたシステムの引き金を引くならば，「その反応傾向は，急速に活力エネルギーを蓄えるものとなるでしょう」（文献178のp.683）。言い換えれば，防衛システムと愛着システムは素早い行動によって，力やエネルギーを表現したり放出したりするように組織化されています。トラウマを抱えるクライエントは，しばしば覚醒状態を遅らせたり抑制したりできず，こういった即時性を示します。愛着システムや防衛システムによって誘発される行動の衝動をともない，さらに衝動的で破壊的な行動をおこします。覚醒状態が高くなると，エネルギー調整システムも大きなエネルギーをもち目標指向の行動と関連づけられる必要がでてくるでしょう。人間は，ある程度，食べ物やあたたかさや排泄や睡眠などのエネルギー調整のニーズを満たすの

を遅らせることができます。しかし最終的には，探索や遊びや社会性や性的システムよりも，ときには防衛システムや愛着システムよりも，エネルギー調整の必要性が優先されるでしょう。

また，後から組織化される行動システムは，以前に組織化されたものに容易に取って代わられ，その逆はおこりにくいものとなります。早期に組織化されたシステムが覚醒状態になったときに刺激を受ける反射的な行動を抑制するには，大きな統合力が必要となります。例えば，親は子どもたちがとても空腹なときでさえ，社会的にふさわしい，お行儀のよい食べ方を教えます。両親は，エネルギー調整の基本的な行動に影響を与えようと試みます。社会性システムにふさわしい行動（よいマナーなど）で，目標を満たすようにするのです。このトレーニングは通常何年もかかります。社会的に容認できない食行動の抑制は子どもの統合力にかかっており，その発達につれて社会性を身につけさせるしつけは減少します。トラウマを自覚したら，自律神経の「誤報」によって生じる逃走反応を抑止する必要があります。その代わりにボトムアップの定位反応と防衛傾向を抑制するなどの高い統合力を身につけて，探索や社会性が活性化するようにします。

防衛行動システムの過剰な活性化

行動システムが選択され，活性化し，終了するための「ルール」は，文化的に形成されるものですが，トラウマ体験によっても形作られます。トラウマ的な環境では，圧倒されるようなトラウマ的出来事に反応したり予期する形で，子どもの防衛行動システムが頻繁に刺激されます。愛着システムは「恐ろしがり」「恐ろしがらせる」養育の結果として，障害がおこる可能性があります。エネルギー調整は，防衛の犠牲になるかもしれません。子どもは夜眠る代わりに，恐怖を予想させる音に聞き耳を立てて，ずっと起きているかもしれません。探索・遊び・社会的行動が危険なものとして知覚されるかもしれません。大人になって，トラウマの出来事が終わってからずっと時間がたった後でも，心に傷を負った人は，防衛行動シス

テムと日常生活の（トラウマ的でない）行動システムの間の葛藤を体験し続けます。防衛システムは，先だって組織化され，生得的に大きな力をもち，未解決のトラウマによって苦しんでいる人を長い間刺激します。それゆえに，トラウマをもつクライエントは，防衛システムを書き換えたり抑制したりすることに困難を生じます。他の行動システムの目標を満たしづらいのです。対照的に，トラウマをもたない人が恐ろしい刺激にさらされた場合，脅威が過ぎ去ったり，脅威の知覚が間違っていたと修正されると，防衛システムは退きます。安全性が回復されると，その人は日常生活をつかさどる他のシステムに対応できるようになります。

つまり，心に傷を負った人にとって，防衛行動システムが過剰に活性化する傾向は，生活の中に織り込まれ無意識にくり返す習慣になっています。トラウマを抱えるクライエントの症状や問題の多様性は，さまざまな行動システムに効果的に対応できていないことを示しています。エネルギー調整の混乱は，睡眠や摂食の問題，不自然な呼吸，身体の痛みや傷を感じたり対応する能力の欠如とともに，覚醒状態に関する自律神経の慢性的な調整不全としても，あらわれます。たいていの場合，クライエントは遊ぶことができず，遊び心にあふれた相互関係や行動をやめてしまいます。トラウマの影響で，そういった能力を体験することが減少したり，なくなったりし，逆説的に危険や恐怖として，遊びを体験することもあります[248]。

同様に，社会性システムは多くの場合，社会的な刺激への耐性のなさによって損なわれています。自己調整のために社会的な関係を使うことができないのです。あるクライエントはトラウマに関連した症状をもち，孤立して完全に社会との接触を避けます。あるクライエントは，周囲がどうなっているか確めるために家を出ようと考えただけで，凍りついた反応を体験します（探索システムの妨害）。あるクライエントは，抑えきれずに自分の子どもに暴言を吐きます（養育システムの混乱）。あるクライエントは，誰も安心して頼れる人がいないと訴えます（不十分な愛着）。あるクライエントは子どもをもちたいと願うのに，性的な関係を考えると防衛からくる覚醒亢進を体験します。防衛システムへの依存は，子どもの頃は適

切だったのでしょうが、トラウマが終わった後も長く防衛システムが優位を保ち、大人としての人生に著しい制限を課す結果となっています。多くのトラウマをもつ人が、こうした制約の中で過ごしています。

行動システムと行動傾向

　行動システムは、固定的な行動パターンの傾向（例えば、動きのある防衛反応や凍りつきの防衛反応のような、ヒトという種に結びついたステレオタイプ化した動き）と、ステレオタイプではないが条件づけ学習にともなう自動的な傾向（例えば、虐待を避ける一番の方法は静かにして、話しかけられたとき以外は話さないことだと子どもが学習するなど）の両方をつかさどります。行動システムが機能するとき「感覚・知覚・認知の処理活動を変化させ、大規模な生理的変化がはじまります。そして本質的に［そのシステムを特徴づける］覚醒中の行動傾向に同調します」（文献290のp.49）。こうした変化には、定位反応や情報処理や行動など、独自の精神的身体的な活動がふくまれます。それは最終的にシステムの覚醒状態に応じた自動的な傾向となります。

　すべての行動システムは「多様な行動を組織化し、下位の身体運動（motor subroutines）を活性化したり抑制したり、自律神経-ホルモン系を変化させたりします。これは種の進化の歴史の中で、生命が危機的な状況に直面したときに適応的であったことを証明しているのです」（文献290のp.49）。しかし結果として、同じ行動システムが別の状況下で覚醒状態になっても、意識的な注意や意図がなければ、第一義的に以前に学んだ行動傾向で対応します。こうした行動傾向は身体的（習慣的な内受容性や姿勢や仕草や動きによる反応で観察される）でもあるし、精神的（認知と情動の反復的な反応から明らかになる）でもあります。

　ある時点での行動の選択肢の膨大さを考えると、行動傾向は制限という利点を提供しています。この広範囲な（そしておそらく圧倒するほどの）可能性の「メニュー」は、制約を受けてしぼられる必要があるのです[182]。

Llinas[242)]は次のように述べています。

> [運動] パターンは，外部世界の緊急事態にいくぶん選択的に反応する。明確に定義された明示的な [行動システムに基づいた] 戦略が必要となる。攻撃と防衛，食べ物を探す，生殖などの，その時々でふさわしいものである。はっきりとした制約が [運動] システムに織り込まれる必要がある。きわめて質が高く予測通りにはたらき，非常に強力でなければならない……運動システムは [このように] 制約され，過剰な完全性をそぐよう切り刻まれて，（多くの中から）特別に決められた，行動パターンになる。そうすることで，必要なときにすぐに完全に活性化するのである。(p.145)

したがって，ある行動システムが覚醒状態になると，それまでに形成された自動的な行動傾向によって，行動の無限の可能性は制限されます。その行動システムの目標達成を促進するようにデザインがなされるのです。どのような手続き学習でも効率をよくするために，選択肢を制限します。他の動きの選択肢としての有効性は減少します。いったん形作られると，こうした行動は比較的安定した傾向を維持します。その行動を引きおこし必要となった状況がもはや存在していないとしても，です[74)]。環境や内面的な状況が変化し長い時がたっても，過去において適応的だった精神的身体的な行動を，今も準備万端やってのける状態を保ちます。現在の状況や周囲の環境により適応的であることがはっきりしている別の行動のじゃまばかりするようになると，その行動傾向は不適応的だといえるでしょう。例えば，児童虐待の経歴をもつ若い女性が突然，最愛のボーイフレンドのキスから顔をそむけたとすれば，彼が急に近づいてきたことに対して防衛的な行動傾向をもって反応したのでしょう。しかし，むしろ彼が近づいてきたときに，安全な愛着対象や望ましい性的パートナーとして，歓迎することもできるのです。

結果の予測

　結果の予測は，行動傾向の発達の大きな要因となります。行動の効果を予測したり想像したりする能力は，どの行動をどのように行うのかに影響を与えます。例えば，性的虐待を受けた子どもで，静かにしていて「話しかけられたときだけ話す」傾向が残っていると，こうした行動傾向は虐待の治療を受ける機会を減らしてしまうだろうと「予測」できるでしょう。つまり行動傾向によって，特定の行動を実行する準備だけでなく，特定の結果の予測もできます[128, 413]。例えば，探索行動が効果がなかったり，屈辱的だったり，危険であると予測していれば，そうした行動を避けようとするでしょう。探索が満足につながると予測するならば，環境について興味をもち，探索行動に「取り組む」傾向を発達させるでしょう。

　「内的作業モデル」という言葉は，乳児や幼児から始まり，愛着対象との間でくり返される体験に応じて発達する，信念の複雑なシステムを指します[32]。こうした作業モデルは，将来を予測したり予見するのを助け，行動形成に役立ちますし（Bowlby, 1999, p.135），最終的に行動傾向の育成に貢献します。

　私たちは，最初は養育者との関係を通して，五感によって外界を知覚します。このような知覚は，その後（そして常に），過去の体験と今現在の瞬間の内面的な体験の両方を比較します。Llinasが述べたように，「内面と外界を［なんらかの矛盾がないかどうか］比較して，その解決方法が外在化されます。適切な行動を選び動くのです。このプロセスでは，驚くほどの転換が生じます。内面のイメージを『アップグレード』つまり，外界で何がおきようとしているのか，より高度なモデルで置き換えようとします」（文献242のp.38）。内的作業モデルによって行動の結果の継続的な予測が可能になりますが，予想がアップグレードされない場合には何がおきるでしょうか。トラウマの体験とそれにともなう神経心理学的な欠損は，トラウマをもつ人から「予想をアップグレードする」機能を奪います。その

結果，もはや適応的でないにもかかわらず，過去の行動をくり返すことになります。

作業モデルとそれにともなう予測が最も効果的にはたらくために，行動傾向は過去よりむしろ現在のニーズに合わせる必要があります。理想的には，作業モデルは柔軟で，外界と内面の要請に応じて変化できるものでなくてはなりません（文献265のp.48）。人の行動のレパートリーは，発達と成熟と，他者と環境との相互作用から得られた学習を通して広がります。行動傾向と予測による制約があるにもかかわらず，行動システムの覚醒状態への反応には，常に創造的な「アップグレード」が必要となります。それによって行動が次第により複雑で適応的で洗練されたものになるのです[178]。

例えば，親の養育行動システムは，子どもの発達レベルと愛着のニーズの変化に応じて継続的に適応し続けます。一般的に養育行動は，子どもの発達の過程の中で，その性質と色合いを劇的に変化させます。しかし，トラウマに結びついた覚醒状態と過剰に活性化した防衛サブシステムは，より柔軟で創造的な傾向の発達を阻害します。したがって，多くのクライエントが行動傾向をアップデートできずにいます。過去のトラウマ体験に基づいて活性化し解釈し予測して，現在の出来事に心と身体が反応します。セラピスト（と洞察力に富んだクライエント）が現在の状況に対して不適切であるとみなす行動は，しばしば以前の行動の「影」であって，幼い頃の状況では適切であったものが，アップグレードされていないのです。

行動システムと行動傾向と身体

行動システムは本質的に身体的な性質をもっています。エネルギー調整システムの覚醒状態を知らせる身体感覚が最も明らかな例です。膀胱がいっぱいになれば排尿する必要性を，お腹が鳴ればお腹がすいたことを，口の中が乾けばのどが渇いていることを，鳥肌が立てば寒さを示し，汗をかけば暑すぎることを示します[290]。身体感覚は他の行動システムの覚醒状

態にもともないます。腕や脚の緊張は，戦うか逃げるかの防衛的な反応の引き金になります。愛着対象がいるとわかればそちらに向かったり，手を伸ばそうとする衝動が生じるでしょうし，愛着対象と分離するときには胃が締めつけられます。子どもが新たな挑戦に挑んでいるのをみれば，両親は心が揺さぶられるでしょう。わくわくするような探索行動をすれば，身体に活力がみなぎる感じを感じるでしょう。これらの感覚がある一定の強さに到達すると，その要求を満たすことを他の行動システムへの対応よりも優先せざるをえなくなります。行動システムの覚醒状態の感覚に加えて，行動システムに基づいた目標を満たす可能性と，得られるであろう喜びへの期待が，その目標に高い優先順位を与えてやる気を引き出します。そして行動システムに固有の感覚を体験すると，しばしば情動や感情が引きおこされます。情動は今起きている活動や行動によって生じるからです[100]。そのため，トラウマをもつ人の身体の覚醒状態と緊張が高じて，その感じを体験すると（例えば，探索システムや性的システムの），しばしば，こうした感覚を防衛システムと結びつけて，危険にさらされているのだと感じます。

　行動システムは自らの目標を達成するために，身体能力を組み込んでいます。ある身体行動は，いくつものシステムと関連しています。歩行運動は，例えば，愛着システム（愛着対象に向かって歩くことを可能にする）とも，防衛システム（潜在的な危険性から逃げることを可能にする）とも，探索システム（好奇心の対象に近づくことを可能にする）とも関係しています[265]。しかし前に述べたように，それぞれの行動システムはまた，特定の信念や情動，つまり精神活動傾向によって組織化されています。同じ動きやある種の歩行運動は，どの行動システムや信念が発動するかによって，まったく異なった質をもつようになります。探索という状況の中での歩行運動は，逃避行動という状況の中での歩行運動とは異なる質をもちます。防衛システムが，愛着・性的・社会性・探索・遊び・養育・エネルギー調整の各行動システムと一緒に覚醒状態になると，歩行移動は，矛盾したパターンを同時に，あるいは，連続して示すようになるでしょう。例え

ば，体を緊張させながら歩いて近づく，歩いて近づきながら突然方向を変える，歩いて近づこうとすると動きが止まる，などです。

　いま説明した身体行動は，一般的には，意識的なコントロールのもとにあると考えられています。しかし，ほとんどの動きは，意識的な思考なしに，感覚刺激と意識外の内的なプロセスに応じて手続き記憶から生じています。運動はそれぞれ「感覚運動ループ」とよばれる順に循環するようつなぎ合わされた，一連の行動によって構成されています[86]。感覚的な情報は，初めに外界と内的経験から受け取られます。次に，この受け取った情報を，過去の体験と比較します。この比較によって，刺激を解釈し，さまざまな行動のおこりうる結果を予測し，運動反応を組織化します。この手順が完了した後で，やっと実際の動きが生じます。そしてループをまた起動します。認知と情動のプロセスは，身体で何がおこっているかという感覚の影響を受けます[100]。こうしたボトムアップの感覚運動ループは，精神的な体験と活動の背景となります。一方，精神活動とトップダウンのプロセスは，身体行動とボトムアップのプロセスに影響を与えます。

　行動傾向には，個々の動き（身体的であれ精神的であれ）の活性と抑制の両方の機能があります。そして一般的に以下の2つのカテゴリーのどちらかに分類されます。(1)受容し，受け入れ，近づくための準備，あるいは(2)防衛し，逃避し，回避するための準備[128]です。この2つは，身体の姿勢や動きに反映されます。笑ったり，くつろいだ姿勢や，何かに向かって移動することは，すべて，受容や受け入れや近づくことを示しています。不機嫌そうな顔であったり，引き下がる，距離をとる，ちぢこまるなどの防衛行動は，潜在的な脅威からの回避，防衛，逃避を示しています。くつろいでオープンな姿勢で近づくとき，ゆるんではいるけれど活力に満ち（そして楽しい）内的な身体感覚を感じます。興味と喜びに関する感覚的な知覚・情動・認知が高まります。逆に，顔の筋肉を固まらせて目を細めて（訳注：にらみながら）離れるとき，筋肉の緊張を感じ，自律神経の覚醒状態が高まり，危険と防衛に関連した認知や情動が増加します。子ども時代に適応的な行動であった防衛と回避行動は，トラウマをもつ多くのクライ

エントの習慣となっています。接近行動（例えば，探索や新しい体験を試みるなど）の完全な遂行を妨げます。そして，そうした人の行動傾向は，接近と回避・防衛行動を同時にあるいは順番に行うものとなります。

　私たちは，誰がどんなことを期待したり予測したりするのか，体験に基づいた仮説を立てることができます。その人の身体的な行動傾向がどのように組織化されているのかは，直接的な刺激に応じて自発的にあらわれるので，それを観察するのです。その際に，接近行動と回避行動の両方が観察される可能性があります。例えば，新しい行動への挑戦を試してみるのはどうか考えるよう求められたとき，大勢の前で何かしてみたり，デートに行ったり，などですが，人はそれぞれ，独特で自動的な身体行動と精神活動の傾向をもって反応するでしょう。そして，こうした行動や活動は異なる瞬間に異なる状況であらわれるでしょう。ある人は，わくわくし好奇心に満ちて，覚醒状態が高まり全体的な強健さが増します。開かれた「接近」的な態度で，コミュニケーションしようとするでしょう。別の人は，恐怖やイライラや嫌悪感を体験し，固まり縮こまる「回避」的で防衛的な態度を示すでしょう。また，ある人は息をひそめたり，逆に何かを期待して身を乗り出したりするでしょう。また別の人は，接近と回避の動きを同時に示し，身を乗り出すのと，腰が引けるのを同時に行うかもしれません。それぞれの反応は，特定の意味をもっています。今の場合ならば大勢の人の前で何かしたり，デートをするなどの行動から，どんな結果が得られそうなのか，無意識の予測についてのさまざまな事柄を，反応は物語ってくれます。

　慢性的なトラウマをもつ人にとって，行動は，多くの場合に矛盾していて，接近と回避・防衛の動きを同時に，または，連続する形でふくんでいます。これは，第3章で説明した無秩序-無方向型の愛着パターンの行動に似ています。子ども時代には活用できなかったまたは安全ではなかった行動システムが覚醒状態になると，クライエントは防衛的な行動傾向で反応し，相反する動きが顕著にみられます。

行動傾向レベル

　身体行動と精神活動の範囲は，最も原始的で反射的で基本的なものから，複雑で大きな統合力が要求される洗練された行動まで幅広いものとなっています[178, 184]。進化の観点からみた行動傾向の利点の1つは，エネルギーを節約することと，それにより，より新しくより複雑な行動発達を可能にすることです。いったん行動傾向が形成されると，すぐに特定の内的な刺激や外界からの刺激に対して活用できるようになります。例えば，幼い子どもたちが，初めてスプーンを使うことを学ぶときは，スプーンを口に運ぶことにすべてのエネルギーを注ぐでしょう。やがて，この行動は，手続き学習の傾向になります。つまり，十分に自動化されて，食事中に社会的な交流をするなど，より複雑な行動に自由に従事できるようになります。発達の過程で，行動はますます洗練され複雑になります。より高度なスキルを学び，より高次の精神的な能力を発達させるにつれて，体験を内省したり，行動の効果を推し量ったり，適応的でない行動を修正したり，どのように今と違った行動ができるか考えたりします。

　トラウマをもつ人は，これらの複雑な行動に従事する統合力を欠き，自律神経の活性化と防衛サブシステムに巻き込まれ，その代わりに使い古したような，以前からある，より反射的な行動傾向に戻っていこうとします。Janetにいわせれば，「特に新しい［より複雑な］行動は，［トラウマをもつ人には］困難になるでしょう。それは長い間，患者が古い行動で何とかやってきており，やめることができずにいたからです」（文献174のp.315）。トラウマを思い出させるソマティック感覚（somatosensory）に直面すると，より高いレベルの精神活動や，それに引き続くより効果的な身体行動が適応的な状況だとしても，下位レベルの反射的な精神傾向や身体傾向が引き金を引かれてしまいます。反射的な行動傾向は，非常に決まりきっていて即時的であり，基本的な生存に関連づけられています。それに付随して，より高いレベルの傾向を喪失します。トラウマをもつ人はくり返す傾

向があり，満足を得たりもたらしたりするのに失敗しがちで，他の人にとってみていられない感じになることもあります[62]。例えば，トラウマをもつクライエントには，叫んだり，引きこもったり，ぶったり，嫌なのに従ってしまったり，凍りついたり，戦ったり，逃げたりなどのような嗜癖的な行動の方がより「安全」と感じられるでしょう。反射的な行動傾向とは異なるような，あまりなじみがなく，より複雑な行動では，安心感を感じられないのです。一言でいえば，社会的関わり能力は，より原始的な防衛行動によって封じ込められているのです。

例えば，あるクライエントは，衝動的にたいへんな量の甘い食べ物を摂取していました。こうした食べ物は，慢性的な覚醒亢進を一時的に和らげるのを常に助けてくれていたと教えてくれました。覚醒亢進を和らげるために食べ物が最優先となる，この下位傾向によって，大量の食べ物を食べることの「コスト」，後々おこるであろう過敏症，血糖調節障害，体重増加，恥の感情などの側面を内省することができませんでした。これらの下位傾向は満たすのが簡単で修正は困難です。そして，より最近獲得した行動，例えば行動の影響を思慮深く配慮する能力などは，実行するのが難しいのです[185]。内省は，後から発達する能力であり，より複雑な行動です。これはセラピーの主要な目標になります。すなわち，クライエントの統合力を高め，より柔軟で洗練された行動によって，不適切で反射的な行動を置き換えることができるようにします。

精神活動と身体行動の複雑なプロセスには，はっきりと分かれた段階があり，迅速かつ継続的におこります。それは，計画（行動の組み立て），開始，実行，および完了です[173, 413]。いずれの段階においても，停止や再開，くり返しや継続，結果が満たされているか評価するなどの選択肢によって，流れを変えることができます。選択肢を認識し活用する能力は，次のような洗練された統合のスキルをふくみます。(1)行動の外界への影響を考慮し，(2)感覚・情動・認知を自己観察し，(3)目標が達成されているかどうかを評価し，(4)新たな目標を作成し，(5)新しい行動を計画します。こういった選択肢を得るためには，複雑な精神活動が必要となります。多くの

トラウマを抱えたクライエントに教えなければならないことです。適応的な行動では，クライエントは行動結果の予測の精度を内省し，結果と予想を比較し，完了した行動の，現在と後続する行動への効果を評価することが必要です。さらに，このプロセスでは，古い，反射的な，適応的でない行動傾向がおきたことに気づく必要があります。反射的な傾向を抑制し，より多くの適応的な可能性を考慮して，意思決定をします。そして，より適応的で複雑で創造的な代替行動を実行する方法をみつけます。適応的な行動をとる場合，クライエントは，どのように他の人々に，また自分自身にその行動が影響を及ぼしているか観察する必要があります。

　トラウマをもつ一部の人々は新しい行動を計画することができますが，実際にそれを開始するという次の段階に進むことができません。開始することはできても，新しい行動が完了するところまで実行できません。代わりに，不適応的な傾向に支配されてしまい，新しい行動を放棄するか，最初の行動が完了する前に別の行動を始めてしまいます。また別の人々は行動を完了しますが，充実した結果や満足がほとんど得られません。新しい体験から切り離され，行動に意味や行動を見出すことができずにいます[173]。残りの人々は，新しい行動の有効性を十分に内省できるほどには，反射的行動傾向から離れることができなかったり[413]，外界や自分自身への行動の効果を忘れがちであったりします。

　しかしながら行動は，それをするごとに，どのような形であれ人の統合力に影響を与えます。達成し完了した行動は統合力を生じさせ，完了せず，失敗し，尻すぼみになった行為は，統合力を低下させます[111, 178]。セラピーにおいてクライエントは，行動傾向を構成している個別の要素に気づくようサポートされます。行動傾向の要素が展開する様子を観察し，マインドフルネスの状態でそれが適応的かどうかを調べます。時間がたつにつれて，クライエントは不適応的な傾向を抑制する能力を発達させ，セラピーを通して，新しい，より現在にふさわしい傾向を発達させ，より創造的で新しく洗練された傾向を練習し，自分のものとし，活用しはじめます[178]。

行動システムと解離

　第1章で説明したように，トラウマ関連障害は，二相性のパターンによって特徴づけられます[78, 428]。それによって，人は，トラウマを再体験し防衛傾向に再び巻きこまれることと，日常生活を送るために潜在的な混乱と調整不全を回避することの2つに引き裂かれます。麻痺と回避症状は，極端な覚醒亢進状態や防衛行動を回避する本能的な試みの結果です。それによって，トラウマ刺激を避け，日常の行動システムに対応します。

　一部の研究者は，深刻なトラウマを抱える人の，恐怖状態と比較的穏やかな期間との分離や置き換えについて論じています[15, 240, 346]。Allen は，愛着理論の適用が，人格の区画化（compartmentalization）の形成と必要性の理解にどれほど役立つか指摘しました。「行動状態が不連続的に切り替わるのは，関係性における葛藤モデル（contradictory models）の本質的な部分です。ある状況下で長く続く矛盾した相互関係を経て，徐々にこの作業モデルは作られます。こうして，この作業モデルがアイデンティティの一部となります。そして解離したときには，分離していた幻のアイデンティティがあらわれます」(文献5のp.193)。

　この章で前述したように，防衛行動システムは，脅威にさらされたときの生存と適応をサポートしています。一方，他の行動システムは日常生活に従事することを促します。行動システムは，一般的に2つのタイプから構成されています。危険に対応する防衛システムと，日常生活での行動を促進する残りのすべてのシステムです[389]。こうした二相性の交代が，防衛行動システムと日常生活の行動システムの間で，長い間，くり返し生じると，人は，トラウマの再体験（防衛システムが覚醒状態になる）と，トラウマの思い出し回避（日常的な行動システムに従事できる）の区別を明確にしようと努力します。Steele らは，そのことを以下のように述べています。

例えていえば，日常生活の行動システムと防衛行動システムの間に亀裂が生じるのだ。自然に相互に抑制する傾向があるからである。例えば，差し迫った危険が知覚されれば，家の掃除をしたり読書に集中することはできない。警戒状態が高まり，防衛行動に備えるだろう。そして，危険が過ぎ去れば，人は自然に通常の行動に戻る。防衛的であり続けようとはしない。この2つのタイプの行動システムの統合は，トラウマのストレスで苦しんでいる間，さらに引き続く期間の間，難しいものとなる。（文献389のp.17）

防衛行動システムが他の行動システムと統合されないままだと，ある種の二相性の解離パターンが激化します。このことは，最初にJanetによって記述されました。彼はトラウマをもつ人の2つの「心理的な存在」が連続して交代することについて書いています。「ある［状態］では，その人は感覚や思い出や動きをもち，もう一方では感覚も思い出も動きもありませんでした。その結果，その人は，少なからずはっきりと……2つの性格というか，ある種の2つの人格をもって存在しました」（文献187のp. 491）。解離に関するJanetの先駆的な仕事は，人格の解離の構造を理論化する道を開きました[284, 387]。Janetは，トラウマの後，一方の自我状態（self-state）つまり人格の一部は，脅威に対する防衛行動に固着してしまい，もう一方の自我状態，人格の一部は，別の行動システムに専念しているのだといいました。愛着・エネルギー調整・探索・遊び・社会性・性的・養育の各行動システムに専念しているわけです[284]。解離の構造理論は，イギリス軍の精神科医で心理学者のCharles S. Myersの研究にも端を発しています。Myersは第一次世界大戦を戦った兵士たちのトラウマを研究しました。Myers[279]は（文献419も参照）Janetと同様，トラウマの後で観察される，区画化や体験やアイデンティティの分離にショックを受けました。「通常［の］……人格が停止して……直近の情動的な体験が優勢となって，個人の行動を決定します。通常人格は，「情動的」［な部分］人格とよぶものに置き換えられます」（文献279のp.67）。Myersの観察によ

れば，トラウマをもった兵士の情動的な人格は「精神的にはもちろんのこと，身体的な姿や立ち居ふるまいも，通常の人格から大きく異なっていました」（文献 279 の p.69）。統合されていないトラウマ的な記憶の断片に巻き込まれて，人格のある部分つまり自我状態は，トラウマとそれを生き延びることに固着してしまい，防衛行動システムがくり返し再燃されるのです。トラウマ的な過去を再経験し，巻き込まれ，「情動」的な人格が支配的になると，トラウマ記憶や防衛行動システムの覚醒状態が人を乗っ取ってしまいます。

　現在の生活の体験には，エネルギー調整や関係性や育児や専門家としての努めがあり，必然的に日常生活の行動システムを活性化します。例えば，トラウマ的な交通事故にあったら，私たちの中のある部分は，日常生活の行動システムにつながって，通常の生活行動を一刻も早く取り戻そうと試みるでしょう。一方，防衛行動システムは自動車に関連した光景や音によって活性化し，自動車にキーをさしただけで震え出すかもしれません。通常の行動を再開しようと試みる人格部分を，Myers は「あたかも正常」(apparently normal) の部分とよびました。「徐々にであれ突然であれ『あたかも正常』[の人格部分]は，戻ってきます。ショックに直接つながる出来事の記憶すべてを欠いているという点を除けば正常です。精神的な解離の兆候となるいくつかの（『ソマティックな』）ヒステリー障害を呈している点を除けば正常なのです」（文献 279 の p.67）。このように，通常の行動の再開を試みる自己の一部，日常生活を遂行する行動システムの必要性を知らせる外界の刺激に反応します（例えば，車を使って仕事に行ったり，サッカーの練習に子どもを送り迎えする必要があるなど）。「あたかも正常」の人格部分が，こうした目的をできるだけよく満たすよう対応するためにあらわれます。日常生活に従事することとトラウマを再体験することの区画化について，近親姦のサバイバーの手記の抜粋に，以下のように記述されています。

　　もう 1 人の私とは誰だったのか？　私という 1 つの人格は，2 つに

分かれていたが，「私」が大部分を占めていた。学校へ行き，友達を作り，さまざまな体験を得て［日常生活での行動システムに従事し］，「私」の側の人格を発達させていた。もう一方の人格［防衛行動システムに従事している人格］は，道徳的，情動的に子どものまま取り残され，知性的というよりも本能のままの機能をもっていた。この人格は私が創造した生き物のようになり，「私」は自分がやりたくないことを「彼女」に押しつけた。「私」は「彼女」の存在を無に帰したので，夢にあらわれる登場人物のように，「彼女」は完全に「私」のコントロールのもとを離れてしまっていた。（文献127のp.24）

つまり，一方の人格は，トラウマ記憶を寄せつけないようにして日常生活の行動を遂行し，通常の発達を続けようとします。しかし，その試みの成功の度合いには，ばらつきがあります。刺激によってトラウマ的な再活性化に直面すると，防衛行動システムが入り込み，日常生活にかかわる行動は中断し，完了できなくなります。行動システムは，防衛行動であろうと日常生活の行動であろうと，そのシステムに固有の行動傾向をもっており，それぞれ特別な形で組織化されています。その結果，

　　一定の状況下では，解離した人格の各部分は，行動，思考，感情，感覚，知覚について特定のパターンを示す傾向がある。影響されている行動システムに応じて，それらは他の人格部分とは大幅に異なるであろう。このように，さまざまな人格部分は，仲立ちとなっている特定の行動システムによってある程度制約を受ける。それにより比較的柔軟性を欠いた精神活動と身体行動をもたらすのだ。（文献389のp.17）

アニーは，第2章に登場しましたが，児童虐待のサバイバーです。子どもの頃には適応的に機能していた区画化の能力を今でも思い出すことがで

きます。そして，日常生活の行動をこなすために，心の中のある部分はトラウマの記憶を今も避けていることに気づいています。結婚し，家庭を築き，2人の子どもを育て，大学院に行くためには，今でも必要なことなのです。こういう時間の中では，アニーは解離的な区画化の傾向をもっていて，人格の一部から距離をとっています。その人格部分はトラウマに関連した覚醒状態や感情や防衛反応を，いまだに体験しているのです。しかし，夜寝ようとしたり，日中でもトラウマ的な記憶に引き金を引かれると，覚醒亢進の症状である，戦うか逃げるか服従するかという防衛サブシステムの活性化や，覚醒低下にともなう孤立して回避する反応などがあらわれて，「情動的な」人格部分が侵入していることがわかります。まだトラウマによる手続き学習が効力をもっていて，防衛行動傾向を機能させているのです。こういうときに，アニーが日常生活の行動システムに従事することは非常に困難になります。

　各人格部分間の構造的解離は，深刻な統合の失敗を表しています。行動システムが人格全体に統合されていません。例えば，各部分人格は，行動傾向をともなって異なる防衛サブシステムを中心に構成されるでしょう[284, 413]。人格部分のいくつかは，日常生活の行動システムの特性に基づいて，異なった身体的，精神的な傾向を反映しています。さらに別の人格部分は，防衛的なサブシステムに関係した傾向を示します。「闘争」の人格部分は全般に，覚醒状態や緊張や戦闘準備態勢が高いことを示すでしょう。とげとげしい社会的態度や，脅威への合図に備える警戒過多の方向づけは，怒りと侵入されるという思い込みをともなっています。この人格部分は，挑戦と要求を中心にしたシナリオをもっており，強く大きな声と一連の記憶をもっているかもしれません。「逃走」反応によって組織化される人格部分は，腰が引けるような身体的な姿勢，脚や足の衝動的な動きを示すでしょう。定位反応が高まり，恐怖と逃げなければという思い込みをともないます。「凍りつき」反応によって組織化される人格部分は，筋肉の緊張と一種の金縛り状態，例えば強い不安をともなう脚と腕の筋肉の収縮などを示すことがあります。「服従」の人格部分は，情動的，認知的能

力の減少をともなって，筋肉系の弛緩，麻痺，虚脱して動けなくなること，定位反応の鈍化などを示すかもしれません。さらに別の人格部分は，絶望と憧れの気持ち両方をともなって，人に向かって手を伸ばしたり，しがみついたりなどの誇張した動きを示す可能性があります。同様に，日常生活の行動に従事している個人の人格部分は，こういった各行動システムによって特徴づけられる，身体的，精神的な傾向を示します。

「人格の構造的解離（structural dissociation of personality）」は理論的な構築物であると強調しておく必要があります。神経生物学的に組織化されたトラウマへの適応反応として，行動システム理論に沿ってトラウマ性解離を概念化しているのです。この理論における用語は，人格の一部を個別の分離した実体だとほのめかすためではなく，むしろカプセル化した行動傾向同士の関係性の区画化を記述するためのものです。区画化とは，行動システムが二相性をもち交互にくり返し活性化することをあらわした用語です。「人格部分（part of personality）」などの用語は「統合に失敗した精神活動［とソマティック行動］システムを隠喩的に説明したもの」なのです（390 の p.39）。

防衛行動システムと日常的な行動システムの統合の失敗によって，クライエントはトラウマ関連の障害を，程度はどうあれ，不可避的にもつようになります。構造的解離と区画化の概念は，トラウマに対する感覚運動的理解と治療に不可欠ないくつもの重要な点を指摘しています。それらは，(1)防衛行動システムと通常の日常生活の行動システムの間にある重大な葛藤，(2)行動傾向がどのように自我状態や人格部分へとカプセル化していくか，(3)過去と現在の調和に欠かせない統合能力の役割，です。

まとめ

セラピストとクライエントは協同して各行動システムの覚醒状態に対応し，クライエントに固有の行動傾向を確かめながら，理解を新しい段階へと高めます。脅威のある状況への対応もさることながら，通常の（脅威の

ない）生活に対応した，より適応的な行動傾向を発達させるために，セラピーの自然な経過の中と日常生活の中，それぞれで喚起される行動システムの覚醒状態を同時に探索する必要があります。長期的なセラピーの状況では，クライエントは，セラピストとの愛着関係を発達させるために社会的関わりシステムを活用します。セラピストとの愛着関係は，愛着システムと社会的関わりシステムを発達させ，適切な養育行動のモデルとなり，行動傾向を探るうえで安全基地を提供します。そしてすべての行動システムの覚醒に応じて，習慣的で潜在的な行動傾向を探るのです。セラピストはどの行動が未完了であったり表現されていないままであるのか評価し，クライエントがこういった潜在的な行動を完了できるようサポートすることが重要です。それによってクライエントは新しい能力を生み出すのです。防衛傾向が誤って引き金を引かれたら，それを見直して，日常生活のシステムの機能を妨げないように援助します。クライエントが，身体的，精神的，情動的反応の根底にある，自分の行動傾向に興味をもつようにサポートします。つまり，探索システムが喚起されるようにするのです。何かを決めつけようとせず，好奇心をもって探索するのであれば，セラピストとクライエントの間でおきる，遊び心に満ちたすばらしい瞬間に，自発的に何かが展開します。治療の目標は，すべての行動システムの適応機能を改善することであり，見境なく覚醒状態になる防衛システムを緩和し，必要なときにのみ活性化されて，他のシステムの機能を混乱させずにすむようにすることです。

7

トラウマと脳
神経生物学的治療モデルに向けて

　ここまで，トラウマ体験が子どもの心と身体の発達にどのように影響を及ぼすかについてみてきました。すなわち体験の情報処理の諸階層や愛着や社会的関わりシステム，自律神経，自己調整能力，防衛システムや日常生活にもトラウマ体験の影響は及びます。神経生物学の研究によってトラウマの長期的な後遺症についての理解はいっそう深まりました。臨床介入は正確で専門性をともなう治療となりました。本章では，脳画像の研究成果により明らかになった，トラウマ性ストレス症候群の脳への影響を概観します。この研究は，トラウマを想起させるものに出会ったときの特異的な反応に焦点を当てています。また脳の異なる部分が，トラウマを巡って，同時に反応するメカニズムを明らかにしています。最後に神経科学文献を用いて体験が認知，情動，感覚運動レベルでどのように処理されるかを具体的に示します。またすべての情報処理において，未解決の感覚処理がどのように影響するかを神経科学文献により検討します。

　本章は，Ruth Lanius, Ulrich Lanius, Janina Fischer, Pat Ogden による。
　Ruth Lanius（MD, Ph.D., FRCPC）は，ウェスタンオンタリオ大学精神科準教授，ロンドン保健科学センター，ストレストラウマ部長。Ulrich Lanius（Ph.D.）は，ロイヤルコロンビア病院精神科医師（ブリティッシュコロンビア州ニューウェストミンスター）。Janina Fisher（Ph.D.）は，ボストンのトラウマセンター上級指導医。

トラウマ，情報処理のレベル，および三位一体の脳

　第1章で説明したように，階層的な情報処理[443]の概念は，情報処理の諸レベル間の機能的な関係が絡み合っていることを提起するものです。臨床の場では情報処理の3つの階層すべてを扱う必要があります。認知処理（思考，信念，解釈，およびその他の認知），情動処理（情動〈emotion〉と感情〈affect〉），感覚運動処理（身体的反応および感覚反応，感覚と動き）の3つです。同様に，Maclean[252]は「脳の中の脳の中の脳」という概念を提案しました。爬虫類脳は感覚覚醒の領域を支配しており，身体器官の恒常性維持と生殖本能のために最初に進化したといえます。大脳辺縁系は，すべての哺乳類にみられる脳です。このほ乳類脳は爬虫類脳を取り囲む形をしており，情動，記憶，ある種の社会行動と学習にかかわっています[95]。系統発生的に最後に進化した部分は大脳新皮質です。新皮質は自己認識，意識的な思考を可能にし，左半球と右半球をつなぐ橋の役割をする脳梁の大部分までをふくんでいます[252]。

　脳の3つのレベルの各々は，環境への独自の認識をもち，それにともなう独自の反応を行っています。それぞれのレベルは，特定の環境条件の下では，他のレベルよりも優れているでしょう。しかし特定のレベルが他のレベルより優れているとしても，認知，情動，感覚運動の処理は相互に依存し絡み合っています[100,223,340]。すなわち，脳の3つのレベルとそれぞれの情報処理は相互に反応し，影響し，全体としての脳はその統合力により，整合性をもった1つのまとまりを保っているのです。

視床

　脳の3つのレベル間で行われる相互作用的な情報処理は，視床が軸となっています。視床が大脳辺縁系および新皮質への感覚情報を中継するうえで重要な役割を果たし，最終的には感覚の統合が促進されています。すべ

ての感覚情報は，嗅覚を除いて，視床を介して大脳皮質へ伝えられるので，視床はしばしば大脳皮質への感覚の関門と呼ばれています。また，注意を向けることと覚醒状態の間の相互作用を調整することに視床が関与している可能性が示唆されています[309]。注意と覚醒は情報の統合とトラウマ性ストレス症候群の現象に関連しています。視床は，脳幹の上，つまり爬虫類の脳と哺乳類の脳の「交差点」に位置しています。そして大脳辺縁系および新皮質と脳幹とをつないでいます。視床に機能的な障害がおこると，大脳辺縁系および新皮質へ向かう感覚情報の神経伝達やその情報の統合が妨害される可能性があります。視床は，直接的または間接的に感覚情報が大脳皮質，扁桃体および海馬へ向かう過程を調整する関門として機能しています。Krystalら[204]は視床がこれらの脳領域への感覚情報伝達を促進しているとしました。ここで私たちは視床は，層を成す3つの脳の相互作用に重要な役割を果たしており，おそらく認知，情動，行動の相互作用に重要な機能的役割を果たしていると仮定しています。

　私たちの研究グループは最近，PTSD患者における視床障害を報告しました。いくつかの他の研究にも同様の報告があります[39, 234]。視床に機能的な障害がおこると，大脳辺縁系および新皮質へ向かう感覚情報の神経伝達やその情報の統合が妨害される可能性があります。すなわち，このような視床障害は，PTSDの患者が体験している感覚の断片化を説明しうる可能性を示しています。視床障害により，下位脳の情報が大脳辺縁系や新皮質に達することができなくなると，通常意識にはそれらの情報が統合されないままになります。1つの出来事を構成する思考，情動，および身体的な感覚が破片化し，それぞれが関わりをもたない表象にとどまります。そして全体として統合されないままになります。視床障害はPTSDのフラッシュバックにかかわっている可能性があります。フラッシュバックはしばしば時を越えて，元の体験の鮮やかな感覚が断片的によみがえるトラウマの記憶です。これらの解離記憶の断片は，しばしば顕著な情動的な障害，原因不明の身体症状，または負の自己評価と自己破壊的な行動に関連づけられています。この事実はPTSDの臨床像をより複雑にしていま

す[45, 428]。

したがって視床の障害は，現在の体験にトラウマ記憶を統合できないという多くのトラウマ疾患で観察されることの1つの要因といえます。トラウマの体験が現在の体験に統合されるためには視床-大脳皮質間の神経回路の共時的な活動により，視床に40ヘルツの振動が引きおこされている必要があります。言い換えれば，健康な人の警戒状態では，視床の神経細胞は40ヘルツの周波数を発信しているということです。大脳皮質細胞にも視床と同じ周波数が誘発されますが，これは大脳皮質神経細胞と視床神経細胞が接続していることによります。このように大脳皮質と視床を循環する回路が作られています。私たちが自己を認識できるのはこの視床-大脳皮質間の神経回路のはたらきによります。私たちが内的，外的な現実として体験するさまざまな情報は視床を通って大脳皮質に伝わり，統合されて，自己という感覚を作り上げるのです（文献191のp.126；文献242も参照）。視床-大脳皮質神経回路の障害とその結果は，トラウマのフラッシュバック体験における記憶の断片化につながっています[215]。視床-大脳皮質神経回路の不在により，人間はその場で体験していることを自分の記憶や自分のアイデンティティーとして統合することができなくなります。これらの断片化された記憶は通常意識からは乖離（isolated）した状態にとどまります。このように定義することにより，次のような疑問が生じます。視床と大脳皮質との結合回路の変化はPTSDに苦しむ人々にみられる記憶の断片化を生じている原因なのだろうか，あるいは「PTSDは視床と大脳皮質との結合回路の不調による神経精神医学的な障害」なのだろうか，という疑問です[243]。もしPTSDが視床における中継機能の障害によるものであれば，その中継機能の欠陥が，トラウマ関連の障害にみられる，記憶の感覚要素を中心とした侵入現象を引きおこしているといえるでしょう。視床の不調は大脳辺縁系と大脳の中継に混乱を生じ，感覚情報の統合を妨げます。つまり，トラウマの記憶が浮上したときには，脳内では上位脳と下位脳との間の神経網に不調がおきています。このときには下からのボトムアップ信号もまた上からのトップダウン信号も適切な処理を阻害されて

います。

トラウマと大脳の左右機能分化

　上位脳と下位脳の接続が切断されているようにみえることに加えて，PTSDの脳画像研究により，左右脳の機能分化に影響があることも示されています。トラウマ記憶がよみがえっているときには右脳が活性化し，左脳の活動は低下しています。このように異なった脳の活性化は，トラウマ記憶がもつ特異な性質に起因している可能性があります[218]。そして一般の記憶の想起に関係する回路とは異なる神経回路があるようです。例えば，フラッシュバックを体験するPTSDの被験者と，トラウマ的出来事をただ人生のつらい記憶として想起する一般の被験者が，トラウマ的な記憶を想起する場合に，脳内で活動する神経網には相違があります。これらの相違は，出来事の記憶を脳内で検索する際に，2つのグループ間に違いがあることを示唆しています（図7-1）。フラッシュバックというトラウマの再体験は，通常の人生におけるつらい体験の記憶の回想とは非常に異なっているのです[45,426]。フラッシュバックは，内外の出来事によりほとんど自動的に誘発され，通常はそれを制御することができません。フラッシュバックには時間の主観的なゆがみが介在しており，普通の記憶の回想よりもはるかに鮮明です。あたかもそれを再び現実として体験しているかのようです。フラッシュバックはある出来事がもつイメージや匂い，音，または動きのような感覚的な要素により構成された断片として体験されます[429]。通常の記憶はくり返し想起するとき変化しますが，フラッシュバックは時間の経過とともに変化しません[45]。全体的にみて，フラッシュバックは生々しい感覚的な体験なのです。他方，通常の自伝的な記憶は体験の感覚的な要素について記述する個人の物語です[45,429]。それらは再体験ではなく回想なのです。

　私たちの研究では，PTSDではない被験者の脳の活性化パターンは，口頭でのエピソード記憶が回想されるときと一致していることが明らかに

198 第Ⅰ部 理論

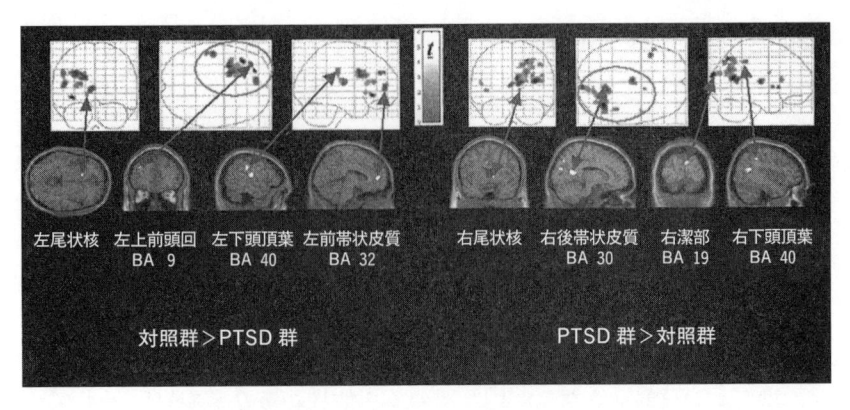

| 左尾状核 | 左上前頭回 BA 9 | 左下頭頂葉 BA 40 | 左前帯状皮質 BA 32 | 右尾状核 | 右後帯状皮質 BA 30 | 右楔部 BA 19 | 右下頭頂葉 BA 40 |

対照群＞PTSD群　　　　　　　　　PTSD群＞対照群

図7-1　トラウマ記憶を想起するときに，PTSD患者ではない人と比較して，PTSD群の被験者は帯状回の右前方領域の顕著な活性化を示しました。

なりました[218]。PTSDと非PTSDの被験者の脳のネットワークを比較すると，PTSD患者は右脳後方領域の活性化を示したのに対し，非PTSDの被験者は，左脳前頭領域で脳の活性化がより活発であったことが明らかになりました。左脳の前頭前野領域の活性化は言葉で語られる記憶想起をつかさどると考えられています（図7-2a，7-2b）。それに対して，PTSDの患者において活性化している脳神経回路は，言葉を使わない記憶想起に関連していることが示されています。PTSD患者とそうでない被験者の神経回路網の明確に異なる活性化は，PTSDの感覚的で非言語的なフラッシュバック現象の説明を脳科学的に支持するものとなるでしょう。これらの結果では，PTSDに関連する症状が脳の右半球と関わりが強いことが示されています。

　PTSDにおいては左右の脳が片側性の反応を示すという重要な事実は，脳波検査（EEG）によりすでに知られていました。Schiffer, Teicher, Papanicolaou[337]は幼少期にトラウマ体験のある被験者が中立的な記憶を回想しているときには左脳優位の反応が顕著であり，トラウマ体験を想起しているときには右脳が優位にはたらいているということを報告しています。さらに，心理的な虐待により左脳の脳波異常が増加し，左右の脳半球

第7章　トラウマと脳：神経生物学的治療モデルに向けて　199

視床

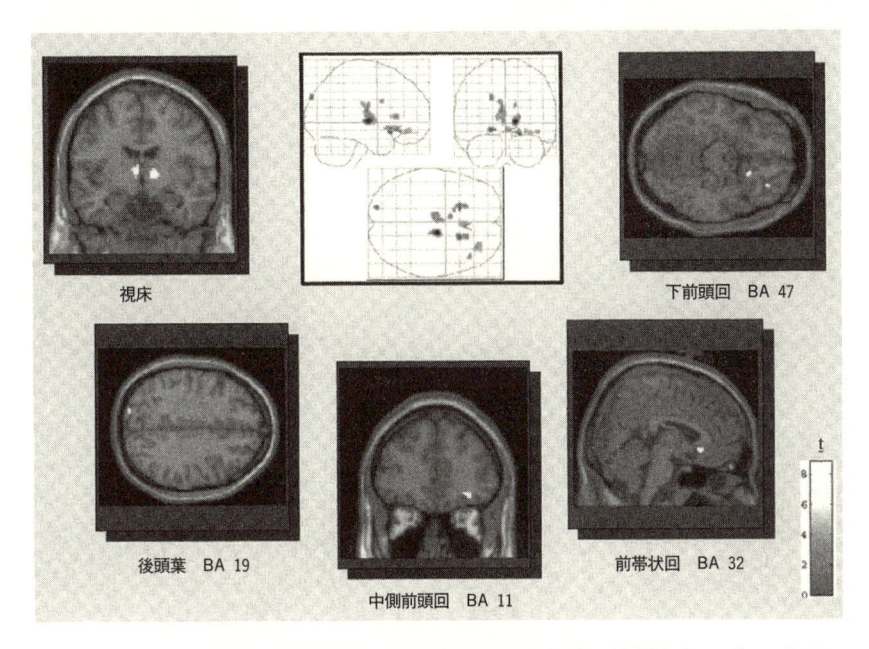

下前頭回　BA 47

後頭葉　BA 19

中側前頭回　BA 11

前帯状回　BA 32

図7-2a　トラウマ記憶を想起するときに活性化する脳領域。対照群（n=10）の方がフラッシュバック/再体験のPTSD群（n=11）よりも高い活性化を示しました。K>10

の非対称性が増加することが知られています[402]。虐待を受けた子どもと受けていない子どもの脳波コヒーレンス研究では，虐待された子ども，がそうでない対照群の子どもに比較して，左脳コヒーレンス値の割合が非常に大きいことが示されています。しかし，どちらのグループも右脳の方が左脳よりもコヒーレンスしていることは共通です。Teicherら[402]は，これらの発見は虐待を受けたグループで左脳の分化が不十分であることに関係しており，また幼児期の虐待が大脳新皮質の成長に強く影響するという証拠でもあると述べています。PTSDの脳画像研究で，以前にはシナリオによるイメージ法を使って左右脳の反応が異なることを示していました。またトラウマのシナリオによるイメージ法を使いながら，Rauchら[319]は中立的な条件を基準にして，トラウマ性疾患では右側の内側眼窩前頭皮質，島皮質，扁桃体と前側頭極で局所脳血流が増加することを発見しました。

200 第Ⅰ部 理論

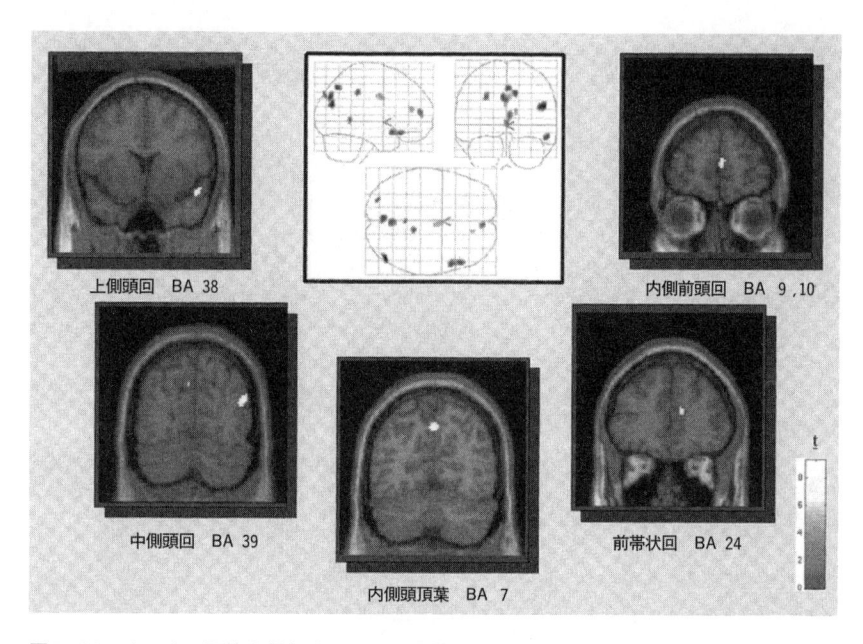

上側頭回 BA 38

内側前頭回 BA 9, 10

中側頭回 BA 39

内側頭頂葉 BA 7

前帯状回 BA 24

図7-2b　トラウマ記憶を想起するときに活性化する脳領域。解離症状をみせるPTSD群（n=10）が対照群（n=10）よりも高い活性化を示しました。k>10

　私たちはPTSDにおける脳の上部と下部の構造間の交流不全と，トラウマ記憶の想起においては右脳がより強く活性化するということの証拠を論じてきました。脳には右脳と左脳の間で，「皮質下橋」と呼ばれるもう1つの情報を交換するつながりがあります。臨床ではクライエントとセラピストはこの事実を取り入れることもできるでしょう[11]。大脳皮質の構造は左右半球に分かれていますが，下部の爬虫類脳のレベルでは分かれていません[377]。事実，分割脳（脳梁が切断されている）の患者であっても，日常活動に際しては1つの自己としてふるまうことができるという事実を，これらの皮質下接続の存在が説明しているかもしれません。
　通常，言語による情報は皮質下橋では交流しないようにみえます[131]。ところが，「無意識あるいは前意識の情報，私たちが名前を決してつけることができないニュアンス」などの非言語的な情報は容易に交流します

(文献11のp.348)。例えば，突然の動き，危険，差し迫る暴力などの情動的な刺激に関連する皮質下メッセージは，容易に皮質下橋を通過します。これらのメッセージが右脳から左脳へ入るとき，一種の適応のための「反応準備」をしている傾向があります。左脳は生き残りのための最初の反応として社会的関わりシステムに適合し，それと整合性を保つ傾向があります。そのために状況を言語的に理解し説明する準備をしています。

　治療の導入時に身体の経験を使い，マインドフルに身体を観察することは，左脳と右脳間での情報伝達を強化し，情報処理を促進するでしょう。トラウマを受けたクライエントは，耐性領域の中で情動と覚醒を調整するのにしばしば難渋します。身体にはたらきかけることは，扱いにくい自動的な活性化なしに，固着化された行動傾向を浮上させます。こうして深部からのハイジャックを減らすことができます。身体への気づきが，左右脳半球の間での，体性感覚や非言語的な情報交換を促進する，という考えは理にかなった仮説なのです。

PTSDの神経的相関

　トラウマ体験を神経学的なメカニズムで説明する研究は，主に脳画像診断技術の出現までは推測に頼っていました。1990年代後期～2000年代前半の脳画像診断技術の登場と神経科学研究に対する関心の高まりが，トラウマ治療に変化をもたらしました。脳画像診断は神経化学ならびに，多様な精神障害の脳における機能的な変化を理解する重要な技術になりました。陽電子放射断層撮影（PET）と磁気共鳴映像法（fMRI）を用いたPTSD被験者の研究は，トラウマ記憶を回想するときに脳のどの部分が活性化しているかを探究しました。これらの研究の目標は，トラウマ体験を想起したとき脳の特定部位の血流がどのように変化するかを調べるものでした。そのために以下の2つの方法のいずれかが試されました。1つはシナリオによって症状を誘発するイメージ法です。トラウマ体験の状況を説明する文章を読み上げて，被験者がそれを聞き，トラウマの記憶やイメージを呼

びおこすというものです。もう1つは，トラウマ体験を思い出させるような写真を見せたり，音を聞かせるという曝露的な方法です。これらに加えて，トラウマ関連障害の背景にある神経回路を調べるために，薬理学的挑戦，認知実験またはマスクをした顔による情動刺激実験のようないくつかの研究がなされました。これらの方法により，脳画像研究はPTSDに関連するとみなされるいくつかの脳の特定部位を明らかにしました。扁桃体，前頭前皮質内側部，前帯状回，海馬，島，眼窩前頭皮質などです[37, 163, 214, 233, 301, 397]。

扁桃体

　左右の側頭葉に位置している扁桃体は，脳の情動的処理システム（しばしば辺縁系と呼ばれる）の一部であると考えられます。扁桃体は外部の脅威が感知されたとき，警告を出し，恐怖に対処する役割を果たします[224]。そして，それは交感神経系の反応開始にかかわっています。いくつかの脳画像研究は，PTSDの場合は扁桃体がいっそう活性化することを示しました[37, 163, 214, 233, 301, 397]。PTSDにおいては扁桃体が過剰に活性化しており，恐怖反応が般化し増大していくと考えられています。

　しかし，PTSDならば必ず扁桃体活性化がみられるというわけではありません。例えば，Laniusはトラウマ被験者にトラウマ体験を読み聞かせる刺激を与え，その記憶を回想する実験をしました。その研究では扁桃体の活性化が認められませんでした（文献214でレビューされている）。Brittonら[47]やBremnerら[39, 40]などもトラウマ記憶の想起において，同様の観察を報告しています。Perryら[294]は，PTSDの一部の患者はトラウマ的刺激に対して扁桃体が過剰反応する傾向があり，いわゆる「辺縁系敏感感受性」をもち，一方扁桃体の低活性化の傾向がある患者もいるという説を提示しています。Chuganiら[80]はこの仮説を支持して，継続的なネグレクト体験と扁桃体の活動が不十分であることの間の関係性を報告しました。

　扁桃体の活性化が不十分であると，ある状況において動物はより適応しやすくなる，という仮説は動物の研究から生まれたものです。継続的に恐

怖にさらされている場合，扁桃体の活性化は不十分な状態になります。そして，扁桃体の活性不十分により，脅威を感じる状況下でも動物が活動できることを示唆しています。例えば，ラットが他のラットの領域に侵入し，戦って負けたとき，その負けたラットは隅で静かに，まるで死んだように動きを止めたままでした。そして，そこから立ち去ろうとも，もう一度，戦おうともしませんでした[11]。あたかも死んだように動かなくなることによる防衛は第5章でも記述されています。このように動物の固まる防衛と，人間が脅威状況の下で状況を打開しようとする能力を喪失することの類似性に注意してください。虐待的な環境に置かれている子どもは，その養育者が支配している脅威に適応しなければなりません。同様にラットの場合は，死んだように動かず，服従を示すことが他のラットの支配する環境で適応し，生き延びるために役立っています。負けたラットはその檻の中では勝者の近くにいますが，危険を避けて，安全を守るために，自動的に擬態死状態の戦略を用います。愛着不全な子どもたちのふるまいはそれに似ているでしょう。対照的に，皮質内側扁桃体が障害をおこしたラットは戦いに敗れた後の行動が著しく異なります。自由におりの中を動き回り，鼻づらを出すのです。そして，勝ったラットに向かってむこうみずに鼻をならします。これらのラットは，敗者は服従しなければならないという社会的通念にまるで気づかないかのようです。体験から何も学んでいません（文献11のp.176）。扁桃体を破壊された猿たちも同様にまったく恐れを欠いているようです。そのような猿たちは平気で蛇に近づいたり，触れたりし，本当に無邪気にみえます。正常な猿は決して蛇に近づこうとはしないものです[11, 161]。

　これらの動物の行動は慢性的に精神的トラウマを受けた個人の行動に著しく似ています。またこれはトラウマの再演やストックホルム症候群のような現象の説明となるでしょう。慢性的に虐待を受けたクライエントが，虐待的な関係の危険性に気づかずにそのような関係の再現を求め続けることは，まれではありません。したがって，将来の研究は扁桃体の臨床的な意味をさらに探究する必要があります。

前頭前皮質内側部

　前頭前皮質内側部は認識処理システムの一部と考えられています。また条件づけられた恐れ反応除去を行う部位でもあると考えられていました[275]。扁桃体をふくむ辺縁系の活動を抑制することによって，前頭前皮質内側部は恐れが般化しないように調整しています。また扁桃体が作用している恐怖行動が増加しすぎないように調整しています。例えば，PET研究は，左の前頭前皮質の血流が増加すると，扁桃体の血流は減少し，左の前頭前皮質の血流が減少すると，扁桃体の血流は増加するという負の相関を示しました[214, 301]。

　多数のPTSD脳画像診断研究によって，PTSD患者には前頭前皮質内側部機能不全が多く認められています。また前頭前皮質内側部機能不全は注意欠陥障害と関係しているとも考えられてきました。またこの部位はPTSDでときにみられる仮性認知症症候群とも関係しているようです[262]。前頭前皮質内側部は視床下部-下垂体-副腎軸（HPA軸）というストレス反応系を抑制し，またストレスホルモンであるコルチゾールそのものを調整する作用があります（文献214でレビューされている）。つまり前頭前皮質内側部は，情動を調整する役割があると確認されたわけです[213]。

　さらに，この部分は，エピソード記憶の検索において重要な役割をもっていると考えられます[410]。またそれぞれの短期記憶を時系列に区別することにかかわるとされています[339]。この脳機能により「今，体験している記憶が，かつて体験したけれども，もはや現実ではない過去の記憶と確実に区別されることができます」[276]。多くのPTSD患者が体験する，トラウマ記憶がもつ「時間を越えたような（timeless）」性質は，ある程度は前頭前皮質内側部の変性的活性化によるものである可能性があります。

　脳画像診断研究により，自己内省にかかわる脳神経活動（self-referential processing）についても研究がなされています。そして自己内省の機能にかかわる部位として，前頭前皮質内側部をふくむ脳神経のネットワークが明らかになっています[192]。現在の体験に意識を集中するセンサリ

ーモーター・サイコセラピーに，この自己内省的機能はとりわけ関係があります。例えば，センサリーモーター・サイコセラピーではクライエントはマインドフルに身体の感覚や内的な衝動を観察し，そこにおきていることに気づこうとします（感覚運動プロセス）。体から始めて，今，おきているけれどもまだ注意を払われていない情動と考えに気づき，そこにとどまり続け，最終的に身体がリラックスし，安らかになるまでのプロセスをたどります。通常，マインドフルネス（自分に今おきている体験を観察する能力）は前頭前皮質内側部のはたらきであると考えられています。

前帯状回皮質

　前帯状回皮質は多様な機能を果たしており，複雑な構造をしています。そして主観的な体験の表出において中心的な役割を果たしています。また行動における身体の反応の統合，さらに情動への気づきにおいても重要な役割を担っています[437]。Lane, Fink, Chau, Dolan[212]は情動認知尺度と，前帯状回皮質の第24野（ブロードマンの脳地図）での脳血流レベルと記憶の回想により誘発された情動において，正の相関があると述べています。これらの結果は，前帯状回皮質が情動を体験することだけではなく，情動と認識の統合機能にも作用していることを示しています。

　動物実験[436]から前帯状回皮質が扁桃体，視床下部，核側坐核，腹側被蓋野，黒質，縫線，青斑核，中脳水道周囲灰白質と脳幹自律神経核をふくむ複数の脳領域と広範囲な神経網で結ばれていることが明らかになりました。前帯状回皮質は，このように，自律神経系，神経内分泌系そして，情動の身体的表現を組織化する体系の一部であり，情動の身体的側面に鍵となる役割を果たしています（文献214でレビューされている）。以上のように，前帯状回は情動の体験的側面または表現という側面のみならず，情動の自律神経系的側面においても，情動調節するという重要な役割をもっています。このことから，前帯状回の機能不全は，PTSDで観察されるように，激しい情動を再体験したり，情動的に悲惨な記憶を回避したり，さらに生理学的な過覚醒や情動の麻痺など，広範囲な情動調整不全を生じます。

これらの機能に加えて，前帯状回は痛み，反応選択，母性行動，発声と骨格運動系の統制をふくむトラウマを予防したり，トラウマに打ち勝つために重要な役割を果たしています。

ゼロ歳児が生後9カ月の間までにトラウマ（愛着の形成不全をふくむ）を受けると，体験依存的な前帯状辺縁回路の成熟に否定的な影響を与えることは興味深いものがあります[341, 342?]。前帯状回の機能はいくつかの行動システムが適切に機能するために重要です。例えば探索という行動システムが動くためには，何かに注意を向け，反応を選択し，自律神経を調整し，骨格運動系を動かす必要があります。前帯状回が体験により成熟するということから，幼児期の慢性的なトラウマやネグレクトが，日常生活の行動システムにネガティブな影響を与えることは想像に難くありません。社会生活を営み，人とかかわるための行動システムには，発声とともに反応選択と体の動きを必要とします。前帯状回が正常の状態ではない場合には，これらの探索と社会生活の営みのような重要な行動システム（他のシステムはそれらの適切な発展に依存しています）の双方が，制約を受けるかもしれません。

クライエントが自発的に注意を正しい位置に向けて集中し，認識，情動，感覚運動分野で自己表現するのを援助することは，前帯状回の機能の最適化を助けることになるでしょう。その上，運動を用いることは，かつてのトラウマによって妨げられた骨格運動反応を引きおこすことになるので，前帯状回の機能を正常化するかもしれません。幼児期に性的虐待を受けていたとき，リサは逃げたいと思いました。しかしそうできなくて，凍りついたようになり，動くことができませんでした。そしてそれ以降，自分でも望んでいない性的接触の間には，凍りついたように動かなくなる傾向をくり返していました。セラピーでトラウマとなった記憶を扱っているとき，彼女は動けなくなる感覚を感じました。しかしまた，走って逃げたい衝動もあると言いました。リサのセラピストは，立って自分の足で動き，動けることを感じながらオフィスを歩き回ってみるように伝えました。リサは，そのような行動を通して，凍りつくのではなく行動できる力を自分で得る

ことができました。このように，リサは自分が凍りつく感覚を体験したとき，運動反応（脚部の運動）を実行できました。以前であれば，このような反応は，トラウマの支配のためにできないことだったのです。しかしながら，このような行動が前帯状回機能に影響を及ぼすであろう，という仮説はまだ推論でしかなく，さらなる研究を待たなければなりません。

海馬

　海馬は脳の記憶機能に最も関連した部位であり，側頭葉に位置し，扁桃体と大脳皮質から信号を授受しています。海馬は宣言的記憶（declarative memory）において重要な役割をもっています。そして，おそらくそれゆえに周囲のさまざまな手がかりに対して，すでに学習された反応を調節するようになっているのです。さらにまた，動物実験では慢性のストレスを動物に与えると，海馬のニューロンの死滅と海馬の縮小が認められるという報告があります。この反応は，部分的には，ストレスホルモンであるコルチゾールが海馬グルココルチコイド受容体に及ぼすはたらきによって調節されていると考えられています[75]。

　トラウマ記憶を鮮明に再体験すること，および記憶喪失をふくむトラウマの多くの徴候に海馬がかかわっていることは驚くことではありません。多くの研究が海馬はPTSDにかかわっていると報告しています[41, 138, 356]。

　MRIによる研究から，戦争を体験した男性の退役軍人と，幼少時の性的虐待によるPTSDの女性被害者のどちらも海馬が縮小していることが示されました（文献138でレビューされている）。これらの研究の一部は，トラウマにさらされること，または記憶欠損と，海馬の縮小に相関関係があることを示しました。この反応は，海馬グルココルチコイド受容体に対するコルチゾールの結合に関係があり，これにより細胞の分解が行われます。同時に，一部の研究者は微少な海馬の縮小は慢性的にストレスを受け続けた結果ではなく，むしろ既存の海馬縮小があり，それがPTSD症状を激しくする要因となっていると主張しています（文献138でレビューされている）。

　既存の海馬縮小であっても，トラウマの結果としての海馬縮小であって

も，あるいは両方であるとしても，海馬は新しい細胞を生み出す能力を与えられており，治療により，海馬縮小が改善される可能性があります。抗うつ薬のパロキセチンの投与により海馬の萎縮が改善されたという研究報告もあります（文献138でレビューされている）。

島

　これまでの章では，トラウマとなる体験が認知，感覚，情動という3領域のすべての情報処理に影響を及ぼすことを示しました。自律神経系の反応は，習慣的傾向をくり返させます。トラウマとかかわる認知のゆがみ，感覚と情動は，トラウマ状況下で一度適合してしまった学習過程を永続化させます。島は大脳皮質内に位置し，苦しみの認知的刺激，内受容性感覚刺激と体感覚に対する情動的な反応に優先的に関与しているようです。このように島は3つのレベルの情報処理に関与しています。島は(1)認知的な刺激に対する反応を調整し，(2)体感覚認知（内部感覚受容）で鍵となる役割を演じ，(3)情動の認知に影響を及ぼします。Craig[96]は，自分自身の状態を主観的に評価する（つまりどのように自分が感じているかを知る）ことの脳神経的な基礎は，（非優位の）右半球の島であると仮定しました。島は，痛み，体温と内臓感覚，また血管と他の内臓の平滑筋の状態に関する信号を受けていることも示されました[96]。

　Reimanら[321]は，島が情動の基礎となる苦しみの体感覚を査定すると仮定し，その信号を扁桃体と授受し，それによって「体内の警報中枢(internal alarm center)」[284]として機能すると推測しています。

　Damasio[100]も，身体状態に関する信号処理において，島と体性感覚皮質の役割を強調しました。そして，これらの信号が人間の情動の基礎を作ると述べています。情動が自然に発生しているとき，島が活性化していることを，PET研究においてDamasioら[101]は発見しました。具体的には，悲しみと怒りの情動を引きおこす記憶を回想すると，両側（左右）の島が活性化され，幸せと恐れの場合には右脳の島が活性化されることが観察されました。トラウマ体験の記憶の回想においても類似した研究結果が報告

されています。例えば、Rauchら[319]は1996年の研究において、PTSDの被験者たちが、その記憶を読み聞かされてトラウマ体験時の感覚がよみがえっているとき、右半球の島で代謝が活性化することを明らかにしました。Lanius, Bluhmら[214]は、脳画像研究から、トラウマ体験の回想で解離体験をしているPTSD患者たちとPTSD体験をもたない人を被験者として比較すると、それぞれ島をふくむ脳の異なる部位が活性化することを示しました。この研究によると、PTSDの患者は自分の身体から、またトラウマ記憶の情動的な側面から、分離した感覚になるときがあります。この研究はPTSDの治療のために重要な意味を与えています。すなわち、トラウマを受けたクライエントは治療において、徐々に身体感覚やからだの動き、衝動などについて気づくことを学び、また自分で許容できる感覚や情動的覚醒も覚えていきます。そうすることで、おそらく島や前頭前皮質が活性化し、その結果、自分の身体や情動におきている内的経験に気づく能力を獲得していく、ということです。私たちは臨床現場で、今ここでの内的経験をマインドフルに観察する能力が、防衛的な行動システムを減らし、愛着、探究、社交活動のような日常生活の行動システムへの関わりを増やすことを観察してきました。

眼窩前頭皮質

神経科学の分野で、特にトラウマや愛着に関連した研究において、眼窩前頭皮質の役割についての関心が高まっています。眼窩前頭皮質は、ちょうど眼窩の上に位置する前頭葉の一部です。ここには隣接する皮質と皮質下脳域――視床背内側核、側頭皮質、腹側被蓋野、嗅覚系と扁桃体――からの直接の入力が多くあります。その出力も、前帯状皮質、海馬体、側頭皮質、外側視床下部と扁桃体をふくむ皮質と皮質下脳域に及びます。入力の複雑なシステムは、眼窩前頭皮質に、現在置かれている環境のもとでおこっていることや、また他の皮質脳領域で組織化されたプランについての豊かな情報を提供します。次に、そこからのコミュニケーション出力は、扁桃体による情動的で自動的な反応をふくめた、さまざまな行動と生理的

反応に影響を及ぼします。また，眼窩前頭皮質は，前帯状皮質との関係を通して自動的かつ行動的な反応を調停する役割を果たします。要するに，眼窩前頭皮質は皮質と皮質下のシステムの間のコミュニケーションの調節というユニークなはたらきをします。

眼窩前頭皮質のシステムは「身体の状態の調整と，身体におきている変化を反映すること」にも関係しているかもしれません（文献247のp.262, 343）。そしてその変化を耐性領域内に留める調整をしているようです。愛着行動システムの一部として機能している眼窩前頭皮質は，相手の表情から発せられる視覚，聴覚刺激などの環境情報が皮質で処理されて，皮質下で処理された内部の内臓情報と統合させる役割を果たしていると考えられています。すなわち，外部から入ってくる情報と内部の自発的で情動的な状態との結合を促進しています。母親と幼児の2者関係において，表情の認識が最適な体感覚と統合されるという体験は，安全な愛着の根拠になり，眼窩前頭皮質の最適な発達を促進します[343]。

これは誕生から2歳までの虐待やネグレクトが，眼窩前頭辺縁系の成熟に悪影響を与えることを示しています[340, 343, 344]。このプロセスに関して，他の研究者たちは異なる行動メカニズムを提案しています。Martin, Spicer, Lewis, Gluck, Cork[264]らは人生の初期には，子どもが受けるスキンシップと情動的な交流には必要不可欠な臨界レベルがあり，それを維持することが通常の脳成熟にとって重要であることを示唆しました。一方，GreenoughとBlack[146]は，食べさせる，世話をするという育児行為の間の母親と子どものふれ合いに由来する，さまざまな感覚が入力されることが，眼窩前頭皮質の発達に重要であると，提唱しました。Schore[343]は，最適なシナプス結合に関与する安全な愛着形成という観点からみて，感覚の入力は，覚醒と情動という2者間の規制の大規模なプロセスの1つの面でしかないと主張しました。

　　主要な養育者による生後初期の社会的環境は，子どもが将来，一個人として社会的，情動的に対処していく能力をつかさどる脳回路の

最終形成に直接影響を与える。この社会的, 情動的な成長の最終的な成果は, 右脳の眼窩前頭皮質に形成される独特なシステムである。この部位は社会的, 情動的な情報の無意識的処理, 身体の状態の調整, 情動的なストレスに対処する能力と肉体的で情動的な自己の調整を行う。(文献 343 の p.219)

このように, 眼窩前頭皮質は自己の拡大, つまり調整能力, 社会的関わりシステムの洗練度, 愛着システムの成長と, それによる探索システムの成熟などに中心的な役割を果たしていると考えられます。右脳の眼窩前頭皮質の成長や活性化が妨害を受けると, トラウマを受けたクライエントに観察されるような自律神経と, 情動, 認知における調整不全が認められます。

情動と皮質下プロセス（情報処理）の重要性

Panksepp[290]やDamasioら[101]は, 情動は主に皮質下のプロセスであると説得力をもって主張します。そして, 情動の現象論的な脳画像研究において, 被験者たちは怒り, 恐れ, 悲しみと幸せなど過去に体験した強い情動を呼びおこす個人的な回想を述べるように求められました[101]。被験者がそれらの情動を体験しているときのPET画像を得るためにトレーサが注射されました。結果は, 皮質下脳領域で著しく増加した覚醒を示しました。そして高次脳領域では相当な血流の低下もおきていました。これは, 強い情動を体験しているとき, 皮質下脳活動の増加とともに, 新皮質脳での情報処理が減少していることを示しています。とりわけトラウマ性ストレス症候群に関して, Pissiotaら[297]は, PTSDの症状喚起は情動により準備された反応であると示唆しました。これは皮質よりもむしろ, 皮質下の脳が主導していると考えられています。

激しい情動の表出に焦点を当てるトラウマ治療の場合は, 自律神経の活性化により皮質下脳が活性化され, クライエントを過覚醒もしくは低覚醒

に陥らせる危険があります。センサリーモーター・サイコセラピーでは，情報処理の各レベルに対応して，統合を妨げる調整不全の徴候を見出すことによって，統合能力を促進します。マインドフルネスにとどまり，身体感覚だけに集中することによって，クライエントは情動のさきがけとなる感覚に気づいていきます。そうすると感覚と情動の耐性領域を拡大することができます。感覚と情動の耐性領域が拡大するにともない，クライエントは徐々に情動および認知処理における統合力を再建することができます。つまり，トラウマ体験のすべてにアクセスしなくても，まずは感覚にのみ焦点を当てることは，逆説的にも，より統合された脳機能の回復を促します。そしてクライエントは，統合・変容されないままくり返される活性化の苦しみに耐えなくても済むようになります。

トラウマを想起させるものへの多様な反応

　トラウマ関連障害において，トラウマ的記憶の断片は，本人の認識能力をはるかに越える過覚醒もしくは低覚醒状態を煽りながら，時を選ばず侵入してきます。調整不全の側面からトラウマをみると，情動をともなう体験は扁桃体と島を活性化させながら，人を圧倒します。人はこの嵐を通常のコントロールできる耐性領域におさめるために，さらなる努力を要求されます。

　脳画像研究は，トラウマ体験を想起させて，被験者がフラッシュバックを体験しているときの脳活動を調査してきました。その結果，PTSDに苦しむ人とそうでない人，またトラウマ的体験を過去の通常の個人的記憶としてみなしている人との間に，脳活動の顕著な違いがあることが示されました[214]。PTSD被験者は記憶回想時に後頭葉，右頭頂葉と後方前帯状皮質，回など脳の非言語的な部分の活性化パターンを一般的に示します。他方，対照群被験者は記憶回想時に左の前頭葉前部皮質と前帯状皮質など脳の言語分野の神経ネットワークが活性化します（図7-3）。これらの脳画像から明らかになったことは，私たちが臨床現場でしばしば観察するも

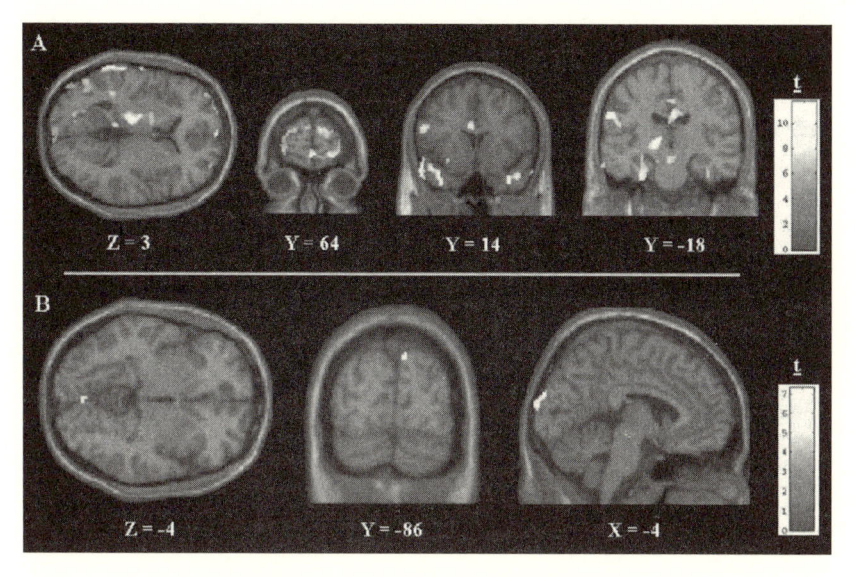

図7-3 トラウマ記憶の想起にともない著しく活性化する脳の領域。A＝男性；B＝女性

のと一致しています。すなわち，PTSD患者はトラウマ記憶を，時間を超越した，侵入的で断片的感覚として体験します。そして，それを過去の物語として語ることができません。ところがトラウマを負っても通常PTSDで苦しまない人は，それらの記憶を物語として簡単に語ることのできる統合された全体として思い出します。この観察から，主として感覚レベルで体験されている情報を処理する方法として，文字通り言葉だけを使う治療法への疑問が生じます。むしろ，身体の感覚を中心に探索する方法が必要だと思われます。センサリーモーター・サイコセラピーでは，クライエントの記憶の感覚的断片の処理をテーマとして扱います。具体的には，クライエントがトラウマ記憶に関係した感覚を注意深く観察できるように援助します。その結果クライエントは感覚をもはや断片的でなくて，統合された全体として体験できるようになります。記憶の断片化は情報処理の3つのレベルに生じるので，センサリーモーター・サイコセラピーのセラピストは現在の体験を構成しているすべての要素に注意を払います。

具体的には認知，情動，感覚，感覚の入力，身体の内部感覚と運動または運動衝動などです。例えば，断片化した感覚の体験は，特定の動きに対する衝動と関係していることがあります。特に自分ができなかった，あるいは，トラウマ体験の結果として完了することができなかった動きに関係していることがあります。

　ドメスティック・バイオレンスで虐待を受けた女性は，虐待的なパートナーを押しのけたかったかもしれません。しかし，その場からすぐ逃げることも，上手に身を守ることもできない状況の中で，ただうずくまり，身を守ることになったのでしょう。怒り狂ったパートナーが自分を窮地に追い込んだことを思い出したとき，彼女の体で何がおこるかをセラピストとクライエントは観察します。クライエントは相手を押しのけたいという衝動と関連した，特定の感覚断片を体験するかもしれません。例えば顎の緊張，または上腕のこわばり，あるいは拳をにぎることなどです。センサリーモーター・サイコセラピーのセッションで，クライエントは動きをともなう防衛のような行動傾向を学ぶように励まされます。その結果，彼女は押しのける動きを完了することができて，自分を防衛し，保護できるという自信に裏打ちされた身体感覚を回復します。動きをともなう防衛行動を完了させると，さまざまな感覚断片が統合されます。例えば高揚感または達成感なども，感じられるようになります。また「私は，今，自分の身を守ることができる」という新しい信念のような認知的意味を構築することができ，威圧され支配された身体感覚に対処できるようになります。私たちはこの種の身体指向の感覚統合においては，脳活動パターンの変化がおきていると推測しています。その変化とは，記憶の回想に関連した脳神経回路活性化のパターンが，主に右脳と後頭葉活性化から，左脳と前頭葉前部活性化パターンへ修正されるということです。

　症状誘発についての研究の多くが，患者の過覚醒やトラウマ再体験反応に注目してきました[214]。最近私たちの研究チームは，過覚醒や再体験反応を示す患者と，解離反応を示すトラウマ患者との脳活動を比較する研究を始めました。例えば，Lanius ら[217]は，トラウマ経験を想起させる状況

や出来事に対して，自律神経の低覚醒をともない，古典的な解離症状を示す患者がいることを見出しています。多数ではありませんが，意味のある比率になっています。トラウマ記憶に対するシナリオによるイメージ法の際に，患者は麻痺した感覚，身体から離れる感覚，または「少し離れていた」ところからトラウマ記憶を体験するような感覚を報告しました。このようなパターンは，フラッシュバックや再体験がおこるときとは明確に異なった脳活動の活性化を示しています（図7-2aおよび7-2b）。

　感覚運動的な技法は，トラウマ記憶の想起時に主として解離性反応をおこすクライエントに効果的です。低覚醒をともなう解離性反応を扱う場合，セラピーの目標は身体感覚への気づきを増やすことにより，低覚醒状態を耐性領域におさめることになります。例えば，麻痺した感覚やあるいは離人感を訴えるクライエントにゆっくりと身体感覚を探索するように指示します。方法としては，マインドフルになり，身体に注意を向けて，ゆっくりとそこでおきている感覚と情動に気づくようにします。身体の中でその感覚や情動がどのようにおきてくるかに関心を向けると，前頭前皮質のような高次脳の領域を活性化させることになります。そして，それによって，クライエントは自己の感覚の覚醒を適正状態に維持する力と，外部と内部の環境に適応する力を増やすことになります。すなわち自力で，また支えられて立つ，背すじを伸ばすなどの動きのような，麻痺を打ち消すための身体への気づきを資源として利用することができます。そしてこれにより解離，もしくは低覚醒に向かおうとする自動的な傾向を改善し，統合能力を増やすことができます。

反応の多様さ：事例

　一緒に交通事故にあった夫と妻のケースによって，同じトラウマに対する2つの非常に異なる反応戦略の例を解説します。この異なる行動傾向が生み出した，異なる苦しみをみていきましょう。Lanius, Hopper, Menon[215]は，この2つのケースの，シナリオによるイメージ法に対する

大幅に異なる主観的経験，心拍数，脳活性化反応などを観察しました。この夫妻は，100台以上の車両を巻き込み，多数の死者と重傷者を出した自動車事故の被害者でした。前の車に衝突した後，2人は車内でしばらく身動きが取れないまま，すぐ隣の車の子どもが焼死するのを目撃しながら，自分たちにも死が迫っているという恐怖にさらされたのです。2人は幸運にも身体的な怪我はありませんでした。

2人は事故の4週後にセラピーのためのアセスメントを受けました。夫（48歳，専門職）は，事故以前には完全に健康だったと報告しました。事故の間にとても興奮していたこと，それから自分自身と妻を救い出すために懸命に考え，フロントガラスを割って脱出したことを覚えていました。しかし，その翌日から，彼はフラッシュバックと悪夢を体験し始めました。まるで事故が実際にくり返されているような再体験症状がおきました。彼はまた，事故について考えたり話したりすると，心理的にも身体的にも過覚醒になりました。その後，彼は事故のあった高速道路での運転や，事故について考えたり話したりすることを避けるようになりました。不眠，集中力の低下に悩まされ，そして職場での仕事の能率も低下しました。他の過覚醒症状としてイライラ感と驚愕反応がありました。彼には，状況を悪化させるような過去の要素はありませんでした。過去や現在の薬物乱用も，精神科の既往歴もなく，または現在の医学的な問題もありませんでした。また，幼児期の特記事項はなく，両親との関係も良好で，ネグレクトまたは心理的，身体的，性的な虐待はなかったと報告しました。子どものときも若いころも社交的で，大学の会計学科を卒業し，その後会計士としてはたらいていました。

妻（55才，専門職）も，交通事故でトラウマを受けるまでは健康でした。彼女は事故の最中は「ショック状態」で，車の中では「ピンでとめられてはいないけれど，追いつめられたようで」，「完全に固まってしまい，ほとんど動くことができませんでした」と述べました。2人が車から出られたのは，夫がフロントガラスを割って，彼女を車から引き出したからでした。彼女も夫のように事故の翌日，体が麻痺して凍りついた感じになり，

フラッシュバックと悪夢に襲われるようになりました。まるで事故が再現されているようでした。彼女は運転をやめ，事故に関するニュース記事も読まないようにしました。ひどい不眠になり，集中力も著しく低下しました。彼女は非常にイライラして，簡単に怒りました。何よりも困ったことは，仕事ができなくなったことでした。（事故の数カ月後には自分のビジネスを売却しました）。彼女は過去にも現在も薬物乱用はしていないと言いました。ただ，第一子の出産後に産後うつ病にかかったことがありました。また軽いパニック障害の既往歴がありました。彼女には医学的問題はなく，内服中の薬もありませんでした。精神科的な家族歴もありませんでしたが，幼児期は少々トラウマ的だったと述べました。身体的あるいは性的な虐待はありませんでしたが，9歳のときに父が亡くなりました。その後彼女を育てた母について，冷たくて，情動的な距離を感じさせる人で，安全感はなかったと語りました。それにもかかわらず，成長期の彼女は社交的で学校の成績も平均以上でした。彼女はビジネス・スクールを卒業して，事故までの数年間ビジネスを営んでいました。

　事故のシナリオによるイメージ法において，夫は逃げる方法を考えていたこと，フロントガラスを割らなくてはという身体的な衝動，不安な感じが高まり，「跳び上がりそう」な感覚の鮮明な記憶を報告しました。心拍数は基準値よりも毎分13回高く，前頭前皮質と扁桃体（図7-3参照）をふくむ領域の脳活性化と，この体験は一致していました。彼自身と彼の妻が車から脱出できる方法を考えたことは，計画を立てて問題を解決する機能にかかわる前頭前皮質の活性化に影響したかもしれません。扁桃体は恐れの条件付けとPTSDの鍵となる役割をすることから，シナリオによるイメージ法における扁桃体の活性化は，彼の過覚醒（「不安で跳び上がりそう」と感じる）とPTSD症状の一因となったかもしれません。

　トラウマとなる記憶を回想している間の夫妻の体験には，著しい対照がありました。トラウマ体験の最中および直後におこる解離反応では，妻はとても「麻痺して」「動けない」と感じると報告しました，そして，彼女の心拍数は基準値から変化しませんでした。脳の活性化は，視覚による情

報の処理と関係している領域である後頭部だけで認められました。これは脳画像撮影中にクライエントが報告する事故の鮮明な視覚映像の基礎をなすメカニズムである可能性があります。(図7-3参照)

　トラウマを思い出させるものによる主観的な体験,心拍数,脳神経活性化反応が,同じ事故を体験した2人の生存者間でまったく異なっていました。またトラウマ体験の最中および直後におこる解離反応とそれ以降の病理学的反応に関しても,この違いは一貫性がありました。生理的な過覚醒をともなう認知的,行動的な活性化についての夫の報告は,心拍数,前頭前皮質と扁桃体で観察される活性化に一致していました。対照的に,妻の「麻痺して」「凍りついた」傾向,心拍数上昇が認められないこと,および脳活性化の異なるパターンは,低覚醒反応も等しくトラウマに対する反応であることを示しています。つまり,耐性領域を超えた領域における自律神経の調整不全こそトラウマ症状の共通因子であるといえます。

まとめ

　センサリーモーター・サイコセラピーは臨床現場から経験的に発達しました。今はまだ,その技法の基礎をなしているメカニズムは知られていません。これらのメカニズムは,将来の探究課題としてとても魅力のある領域です。しかし,クライエントとセラピストからの経験的な報告は,身体感覚に介入する技法の有効性を証明しています。センサリーモーター・サイコセラピーを学んだセラピストは,この技法によってクライエントの悪夢,パニック発作,怒りの爆発と一般的な過覚醒症状が改善したと報告しています。そしてクライエントが自己の身体感覚を観察し,それに気づくことができるようになると,トラウマ体験の再現にとらわれることが減り,現実の体験を生きる程度が増えます。センサリーモーター・サイコセラピーは,クライエントに身体反応の不調に対処するための方法を提供しています。クライエントは,動きと感覚に注意を集中させることによって,与えられた瞬間に処理すべき情報の量を制限する方法を学びます。そうする

と，今・ここにとどまっている感じが次第に増える，と多くのクライエントが報告しています。また攻撃されたときに押しのける，などの自己防衛の行動を練習することも安全感覚を強化します。

センサリーモーター・サイコセラピーは，ボトムアップによって，皮質下または右脳領域にとどまっているトラウマとなる材料の統合を容易にするかもしれません。具体的には，皮質の活性化を促すとされるマインドフルネスを深めて，固着化した行動傾向とかかわるトラウマを喚起し，よく観察し，実験を通して新しい行動を実行したりします。覚醒状態の程度を調整し，耐性領域を拡大することを強調するために，センサリーモーター・サイコセラピーは，過度の自律神経の覚醒と情動の興奮を避けるようにしています。これらが過剰になると現在体験されている情報の統合を妨げます。身体に対してはっきりした意識を向けると，情動体験が過度にならないで，耐性領域にとどまることが容易になります。このとき，クライエントは，かすかな生理的感覚と動きを観察し，それに気づくように奨励され，今この瞬間の体験を捉えるマインドフルネス状態は強化されます。今・ここでの身体と自己に注意を向けることは，前頭葉前部と前頭前皮質内側部の活動を増やします。それはトラウマとなる出来事が現在はおこっていない，という認識を調整するようです。内外の刺激に応じる覚醒レベルを観察（トラッキング）して，トラウマと身体的な資源の双方に注意を割り当て，調整していきます。そして新しい，より適応可能な行動が獲得され，脳と身体との統合力と機能が改善されます。この改善はトラウマ症状を終わらせ，新しい自己の体験を可能にします。

しかし，あまりに早く，あまりに多くの感覚にアクセスすることは実際には解離を増やし，症状を悪化させます。クライエントはまず自分の体験を観察して，その内容と情動を脇に置くことができるようになる必要があります。したがって，セラピストは各々のクライエントのペースと統合能力にそって進まなければなりません。また，センサリーモーター・サイコセラピーを使うセラピストは身体感覚を使うことに関心を示さないクライエントに出会うことがあります。そのようなクライエントは，時間をかけ，

苦労しつつ自分の身体的経験に気づくことを学び，その結果，身体への気づきの有効性を認識してくれるでしょう。ときには，クライエントが身体を使うセラピーを望まない，あるいはできないということがあります。身体感覚に近づくと，あまりにも悲惨で苦しいことがおきる，あるいは身体へのアプローチはつまらない，関心がもてない，あるいは役に立たないなどと考えている場合です。そのような場合にセンサリーモーター・サイコセラピーは使えません。セラピストは他の技法を使用しなければなりません。

　私たちはクライエントがトラウマの症状を克服し，日常生活を満足して送れるように助けます。そのためには，まずクライエント固有の必要性と能力を理解します。さらに，さまざまな脳領域，およびトップダウンとボトムアップの処理システムに関する知識が役立ちます。それらの知識と情報の理解によって，セラピストはクライエントのために最適な技法を選ぶことができます。本章では，トラウマ関連の障害に関係することが知られている，もしくはそう仮定されている脳領域を概観し，トラウマ関連の障害における脳の役割を理解しようと試みました。また神経生物学的情報に基づいた治療モデル形成のために，1つの思考材料を提供しようとしています。

第Ⅱ部

治　療

8

治療の原理
理論を実践の場へ

　これまでの章で学んできたように，トラウマ的出来事の重要な構成要素は皮質下でコード化され，処理されます。過去・現在・未来を区別できず，過去のトラウマ的な局面が現在の現実と混同されてしまいます。トラウマ的な出来事を想起し，認識しようとするクライエントは，身体感覚，自律神経系の反応，無意識的な動きを通して急速な「回想」におちいってしまうこともあります。そして恐怖・畏怖・無力感・絶望が，こうした身体反応で再燃します。さらに，トラウマ関連の認知のゆがみが何度も再現されます。例えば「世界は危険だ。私は決して安全ではないだろう」など。認知，情動，感覚運動の各レベルでの有効な情報処理が重度な障害を受けてしまうのです。

　すべてのセラピストは，クライエントがトラウマ後の混乱・絶望・自己嫌悪・自律調整不全に直面したとき，心理的にも情動的にも機能的にも，より安定するようサポートします。遅かれ早かれ，いったん状態が安定すれば，ほとんどのクライエントはトラウマの体験を終結するためにトラウマに直接向かい合う必要があるということに，多くのセラピストが同意しています[85, 139]。セラピーのアプローチの大半は，クライエントが受けている恐ろしい体験を語る言葉をみつけ，なぜそれらの体験が内面の心理風景に非常な苦痛をともなって記憶されているかを理解し，現実に適応した新しい心身の行動を身につけるように援助します。しかし，身体をトラウ

マ処理の主たる道筋とすることで、セラピストは症状に影響を及ぼす感覚と動きに直接はたらきかけることができるようになり、クライエントの認知、情動、信念体系、関係性の能力の変化を促進できるのです（8, 14, 196, 197, 207, Kurtz August 14, 2005 私信, 209, 227, 289, 330）。この章では、身体的なテクニックと伝統的なトップダウンの認知的アプローチを統合させるセラピーの基本的な原理について述べます。クライエントが症状を緩和させトラウマを解決するだけではなく、まとまりを取り戻した自己感覚を体験できるよう手助けするものです。

トップダウンおよびボトムアップの介入

クライエントは、セラピーのセッションで、自分の習慣的行動傾向を先入見をもたず好奇心をもって観察することを学びます。こうして、より適応的で新しい行動傾向を試すことができるようになります。この変化を効果的なものとするためにクライエントを支援する技法として、トップダウンのアプローチとボトムアップの治療的アプローチの区別と統合が必要となります。

皮質レベルで入念に準備されたトップダウンのアプローチは、意味の創造や理解に焦点を当てながら、感情や感覚運動体験を調整するために、主に認知を使います。語りが入り口であり、首尾一貫した語りの形成が最も重要です。言葉の上での自分という認識はこのプロセスにより成長し、体験は理解を通して変わります。ボトムアップのアプローチにおいては、身体の感覚と動きが入り口となり、感覚運動の体験が変わると、自己調整、記憶処理、日常生活がよりよくなります。意味の創造や理解から新たな体験が生まれるというよりは、意味および理解が新しい体験から生まれてくるのです。ボトムアップの介入を通して、身体的自己感覚の変化が、言語的自己感覚に影響を及ぼします。センサリーモーター・セラピーは、動きおよび感覚的体験と身体感覚に直接はたらきかけるボトムアップ介入を、トップダウンの認知的アプローチと対話に融合させます。

トップダウンの介入は，感覚運動処理を観察しサポートすることです。クライエントは身体的な感覚や動きや衝動の相互作用（感覚運動的プロセス）をマインドフルにトラッキング（トップダウンの認知処理）することを学びます。そして，新しい身体的動きの「実験的な試み」に対する内的な反応に気づくことも学びます。ボトムアップの介入とトップダウンの介入を統合することは，クライエントが感覚と運動レベルの体験に優先的に気づき，それらと情動的・認知的レベルの情報処理の相互作用を観察することが必要です。クライエントは，思考と情動がどのように身体に影響を与えるか，逆に，異なる身体的感覚と動きがどのように認知や情動のプロセスに影響を与えるかを学びます。トラウマ的な体験を探索するための入口や通路として身体を使うことによって（単に認知や情動だけでなく），身体や手続き学習におけるトラウマの影響を直接的に扱えるようになります。

　セッションにおいては，会話的に語られる「ストーリー」は，なされるべき取り組みへの言葉による導入となります。クライエントが体験を語り問題について述べているときに，セラピストはクライエントの今この瞬間の体験の組織化を観察します。それはボディーランゲージであったり，情動であったり，思考や動きであったりしますが，トラウマに関連した傾向の「指標（indicators）」[208]なのです。過去のトラウマや現在の問題について話しているときに，クライエントがどのように体験を組織化しているかをセラピストが深く観察することによって，より深い探索への入口が見つかります。

　セッションの初期段階であっても，個別の要素に注意深く焦点を当て（mindful focus），ゆっくりしたペースで，トラウマに関連した傾向に取り組むことができます。クライエントの注意集中を，「出来事の語り」から，「話している自分自身に生起している内的経験」の観察へと変えるようにしていくわけです。セラピストは，現在生起している思考・情動・外受容の情報（五感）・内受容の情報（身体感覚）および行動についてたずねて，クライエントの好奇心を現在の体験の構成要素へと向け，クライエ

ントはそれをマインドフルに観察していくのです。

今この瞬間

多くのサイコセラピーのアプローチは,「『今ここ』でのセラピーのはたらきかけが,変化をもたらす最大の力をもっていることを認めています」(文献394のp.3)。しかし,会話によるセラピーでは,今この瞬間に生じている適応不全な無意識による行動傾向に直接アプローチすることはほとんどできません。「ストーリー」を語ることは,クライエントの過去および現在の生活体験についての重要な情報を提供します。しかし,無意識的な手続き学習に取り組みそれを変容するためには,話そのものや話の内容より,トラウマ的な過去の「今この瞬間での体験」に手をつけなければなりません。なぜならば,手続き学習の心身の傾向は今この瞬間にあらわれており,トラウマ関連の情動反応・思考・イメージ・身体感覚・動きは,セラピーの時間内にも自然にあらわれて探索と変化の焦点となるからです。

従来の方法の教育を受けたセラピストは,過去の体験の言語的な側面に注意を払い,広汎な範囲にはたらきかけることに慣れています。しかしながら,今この瞬間の体験と取り組むためには「ほんの短い間に生起することがいかに体験されているのか」についての,より狭い範囲での焦点づけが必要なのです(文献394のp.32)。セラピー的な介入の焦点は,クライエントのトラウマ的な過去や,現在の困難についての通常モードの会話から,クライエントの行動や内的な体験で毎瞬毎瞬何がおきているのかに移ります[76]。Kurtz[207]は次のように述べています。

> クライエントの現在の体験[体の感覚・動き・感覚知覚・情動・認知]は,すべての体験がどのように組織化されているかの鮮やかな例であり,どのように,またなぜそのような組織化がなされたのかを探索する機会ともなる。[現在の]体験こそが豊かな情報をふくんでおり,体験を探索することと体験について話したり,あるいは

それらに巻き込まれることとは大きな違いがある。(p.11)

　セラピーにおいて，重大な出来事が生じたり，あるいはクライエントが重大な過去の出来事を話しているときは，今この瞬間に取り組むことで，セラピストとクライエントは協力して，これらの出来事にともなう行動傾向や無意識的な反応を見出していくことができます。今この瞬間における体験の組織化がどのように展開するかは予測できません。「今この瞬間という小さな世界は2つと同じものはないのです。時間や空間，過去の体験という狭い範囲に条件づけられており，体験の組織化がどのような形をとるのかは絶え間なく変化する条件によって決まります。したがって，前もって知ることはできません」(文献394のp.38〜39)。今この瞬間を「自己研究（self study）」[207]することは，身体的な行動傾向と精神的な活動傾向への知識と理解を増し，それらの行動傾向を変えるための選択の幅を広げます。

探索：今この瞬間における体験の組織化をマインドフルに観察する

　第6章で指摘したように，探索システムは，「人間が体験する数多くの精神的な複合体を動かしエネルギーを与えます。例えば，長く続く興味[や]好奇心といった感情です」(文献290のp.145)。今この瞬間にあらわれている行動傾向に興味をもつようにクライエントの探索システムを刺激することは，手続き的傾向（procedural tendencies）に変化をもたらすために重要です。例えば，セラピーでクライエントがトラウマとなる交通事故を話題にしているときに，セラピストはクライエントに，あなたが事故について話し始めるとき，あるいは，ただ単に考え始めたときに，思考・感情・感覚・動きがどのように組織化されるのか——内部で何がおこっているのか——に，関心をもってみませんか，と伝えます。

　　[セラピストとクライエントは]生起していることを，病気あるいは取り除かなければならない何かとしてではなく，クライエントが

> 体験をどのように扱い，体験を受け入れる幅がどのように広げられるかを自覚できるようになるために調べ（study）ていく。すべての試みは取り組み（work）というよりも楽しみであり遊びで，恐れ（fear）よりも好奇心（curiosity）をもって行われる。（文献207のp.111）

今この瞬間における体験の組織化をマインドフルに観察することで，クライエントは出来事（story）にとらわれ，自分の反応に困惑することから，それらに興味をもつように変化します[363]。クライエントは事故の話をするときに，「死んでしまう」という考えがあることに気づきます。次に，その考えに反応して身体が緊張し，少しパニックを感じると話します。もしセラピストが，今この瞬間の体験の組織化の観察にクライエントの注意を向けなければ，クライエントはかつてのように，この体験を再体験していたでしょう。その代わりに今やクライエントは，体験から一歩引いて，観察し報告することを学んでいます。クライエントは，体験に「巻き込まれる」ことと，出来事から数日後，数週間後，数年後の，そして今ここでの体験の組織化を探索することとの違いを発見するのです。

今ここでの体験をマインドフルに観察すると，情報処理の仕方が変わります。認知をボトムアップにハイジャックする引き金を引いたり，差し迫った危険についてのトラウマ関連の信念と感情を増幅させることなく，マインドフルネスによる探索は二重的処理を促してくれます。クライエントはトラウマ関連の信念や覚醒状態に巻き込まれることなく，むしろ内的な体験，特に身体の反応を少しずつ様子をみながら学んでいきます。覚醒状態は耐性領域内にとどまり，トラウマ記憶は無意識的で過剰な反応から，調整されて観察可能な反応へと変化していきます。

マインドフルネスの活用によって，脳機能が変化することが示されています。肯定的な情動と関係した脳の領域の活動が増すのです[103]。マインドフルネスによる今この瞬間の体験の探索は，前頭前野の実行機能と観察機能にかかわっていると考えられています。前頭前野皮質と認知機能は，

未解決の過去のトラウマがあると，本能的な防衛行動の再燃化を停止することができません[421]。そして自己観察能力が損なわれてしまいます。前頭前野皮質を活性化すると，クライエントは観察的な態度を維持することができるようになります。セラピストの仕事は，前頭前野皮質をマインドフルネスによって「目覚めさせる」ことです。探索活動システムの特徴である好奇心を刺激して，体験の組織化を見出していきます。内面の体験を観察し続ける能力によって，クライエントが過去のトラウマ反応の刺激に圧倒されるのを防ぎ，「精神的な一貫性（mental coherence）」を育てます[362]。

社会的関わり（social engagement）：協力的セラピー関係の構築

好奇心は探索のはっきりとした特徴であり，混乱や嘘や安全でない環境にいる子どもにとって，本質的に葛藤を引きおこすものとして認識されています[25, 48]。好奇心は，魅力と探索を引きおこす一方，他方では，探索が潜在的に危険だと気づいたときには，好奇心は恐怖と警戒を呼びおこすのです。子どもにとっての「ほどよい」養育者に相当するセラピストは，内的経験の組織化の探索ニーズと安全ニーズの両方に気を配る必要があります。クライエントが探索するときに直面する困難さを認めることで，セラピストはクライエントが耐性領域内にとどまることをサポートし，相互調整によって不安を静め，目標である探索が維持できるようにフォーカスを当てます[74]。言い換えれば，クライエントが探索を試みているときに，苦しみや欲求不満，防衛を感じるようなら，セラピストは探索を慎重に継続するように彼らを勇気づけると同時に，クライエントの苦しみを緩和させる手助けをするのです。「探索中の繊細な支援は，幼児［クライエント］の欲求不満に気づき，幼児［クライエント］の発達レベルに応じた妥当な解決策へのヒントを与えるという特徴があります」（文献149のp.763）。

セラピーではしばしば，この繊細なサポートはトラウマ関連の防衛的な

傾向を観察し，それらがクライエントの思考や情動や身体の感覚および，行動にどのような影響を与えているかを調べる形をとります。好奇心と恐れや欲求不満の間の避けられない葛藤は，クライエントが耐性領域を拡大できるように，熟練したセラピストが声の調子や速さやマインドフルネスや覚醒状態の調整によって関係性（social engagement）を維持することで，徐々に解決できます。増えていく課題や活性化に直面して，関係性を維持し，覚醒状態を調整するという新しい体験をするたびに，クライエントは内的な発見が肯定的な結果を生み出すことへの確信を深めます。それはさらに，内面世界への探索を続けるための力になります。

例：ジェニファーのセラピーは，数年うまくいっていました。あるときセラピストの相談室に入ったときに，「凍りつき」というサブシステムを引きおこすわけのわからない刺激を体験しました。ジェニファーの身体は硬くなり，眼は下を向き，腕は前で交差し，そしてセラピストが自分を傷つけようとしていると思いました。関係性を維持する試みをしつつ，ジェニファーのセラピスト（男性）は，彼女の感情に共感し，彼女を安心させ，セラピストが彼女を傷つけるかもしれないと思ったことについて心配していることと，彼女がそう感じたこと自体に関心（curiosity）があるということを説明しました。彼女の防衛システムはまだはたらいていましたので，セラピストは優しくゆっくりと彼女の探索システムが活性化するように勇気づけました。セラピストは，ジェニファーに「私と向き合うとあなたの身体に何がおきるのかを報告できますか？」とたずねました。ジェニファーはゆっくり視線をセラピストに向け始め，すぐさま，もっと怖くなるし麻痺する感じであると報告しました。ほとんど同時に，彼女は自分の身体感覚を感じなくなることにも気づきました。この探索でジェニファーの注意は体験に「巻き込まれる」ことから，それを観察することに移りました。セラピストは，数年間一緒に取り組みをしてきた彼女のこの反応に対する興味と驚きを示しましたが，それ以外は何も彼女に伝えようとはしませんでした。そのようにして，恐怖や評価的判断ではなく，好奇心や興味をもつという探索的行動のモデルとなりました。セラピストは，彼が部

屋のどこにいるのがジェニファーにとって「適切な」あるいは安全な距離かを教えてくれないかとたずねました。再度，セラピストはペースをおとし，マインドフルネスと好奇心を呼びおこしつつ，ジェニファーの防衛傾向がどのように組織化されているかについてさらによく観察するように勇気づけました。さらに，2人の間の距離をジェニファーに決めてもらうことで，社会的関わりシステムを刺激しました。ジェニファーはセラピストに部屋の反対側に移動するように頼み，セラピストがそうすると，彼女は落ち着きを感じました。

セラピストの方を向く身体的経験を通し，また，自分が望むように2人の間の物理的距離をコントロールすることにより，ジェニファーは今の現実を査定する能力を高めました。彼女はもはやセラピストが自分を傷つけるとは感じませんでした。そうしてやっと，引き金になったのはセラピストのセーターだとわかりました。第3章で述べたように，ジェニファーをレイプした犯人は独特なセーターを着ていて，その日セラピストはそれによく似たセーターを着ていたのです。トラウマ関連の刺激に反応し，すべての注意の焦点がその刺激に向けられたときに，防衛傾向が引き出されたのです。

セラピストとの間の距離を自分でコントロールする体験をして，なぜセーターが自分を脅かしたのかがわかったことで，ジェニファーは再び身体感覚を感じられると報告し，凍りつきに関連する身体の緊張が大変な苦痛であることに初めて気づきました。セラピストの指導でジェニファーが緊張を探索すると，彼女の覚醒状態は再び高まりました。凍りつき反応による緊張と苦痛は，防衛のために動けない感覚と関係していると報告しました。そして過去のトラウマについて考えただけでも凍りつきがおこると言いました。ジェニファーのセラピストは，凍りつきの感覚を探索することを手助けし続けました。そして身体の緊張にとって「ふさわしい」身体的な動きを感じられるかどうかたずねました。身体の感覚と衝動にとどまることで，ジェニファーは腕を大きく弧をかくように動かしたい身体的な衝動に気づき，「ここは私のスペース。あなたは出ていって」という言葉が

浮かびあがりました。セラピストは，ジェニファーにこれらの動作をしてみるように勧め，この動きが内的な経験の組織化をいかに変えるか気づくように励ましました。ジェニファーは緊張が減り，満足感に気づきました。セラピーの場での探索によって，ジェニファーはより現実に適応的な行動を自分が成し遂げられることを発見しました。ジェニファーは凍りつき反応は，自分にとって個人的な境界線が必要だと伝える身体からのコミュニケーションであったと理解したのです。

　腕を使って弧をえがく動作をすることで，ジェニファーは落ち着いてリラックスしました。彼女が意識的にふさわしい個人的な境界線を設定しようと取り組むと，覚醒状態はより耐性領域にとどまり，社会的関わりシステムはより信頼できるものになりました。このシステムによって，彼女は脅威に直面したときの習慣的な凍りつき傾向を低減できるようになりました。

　多くのトラウマを抱えた人々と同様に，ジェニファーはトラウマ的な出来事と関係している未統合の要素に向き合うと，耐性領域内にとどまることができなかったのです。彼女の場合，その未統合の要素とはセーターでした。彼女がセーターに注意を向けてしまうと，セラピストのサポートといったような，トラウマ的でない刺激や知覚に意識を向ける能力は著しく損なわれました。トラウマ的でない刺激を受け入れるように意識の領域を広げることも，トラウマを思い出させるものに強く集中せずにすませることもできませんでした。一般的にクライエントはトラウマを思い出すことを恐怖症的に避けているのです。これらの場合，現在の刺激を直接に「見る」ように探索を促すことで，過去と現在の現実の違いを認識できるようになります。

　ジェニファーの凍りつきの防衛サブシステムが，偶然にもセラピーの中で活性化したとき，セラピストは今ここでの機会を最大限に活用して，固着した行動傾向を調べ，ついには，代わりとなるような行動を見出しました。セラピストは，社会的関わりシステムと防衛システムと探索システムが同時に覚醒状態になることに取り組み，好奇心とマインドフルネスを用

いて，ジェニファーが防衛傾向について学び，何が覚醒状態を静めうるかを見出しました。注意深く社会的関わりシステムを維持しながら，セラピストはジェニファーの注意を外側の刺激から内面的体験の組織化に向かうよう促しました。セラピストは，ジェニファー自身の中に統制感（internal locus of control）があるのだ，とはっきりと言葉にして伝えるようにしました。セラピストは，彼女が望む通りに焦点づけを変えたり止めたりすることをサポートしました。こうした協力と内的統制感の回復によって，必要な安心感を得て，彼女は今この瞬間の体験に気づくことができるようになり，今までとは違った行動を試してみることができました。

　この探索は，クライエントとセラピストの協力なしにはおこりえませんでした。セラピストは，ジェニファーの協力者として，また，彼女の内的な経験の観察者およびレポーターとして，また，何を探索するのか決めてゆく共同クリエーターとして取り組みました。そして，クライエントとセラピストは，一緒に同じように注意を傾け集中しつつ，凍りつきの行動傾向について，気づき，トラッキングし，観察し，熟慮し，解釈し，実験しました。そしてついには，凍りつきに対して，クライエントとセラピストが同じように協力しあって，より適切な行動を見出しました。このプロセスを通して，セラピストはジェニファーを励まし，セラピストやセラピストの提案に対しジェニファーが受け身になるのではなく，意識的な選択ができるようにしていきました。

遊びの行動システム

　探索と遊びには密接な関係があります。遊びは新しい洞察をもたらし，探索を促します。そして探索は遊び心をもたらします。遊び心と遊びの活動は，環境ストレスへの順応性を高め，学習や創造性を促進するとされています[368]。情報の統合も遊びの行動を通して強化されると考えられています[20]。クライエントの遊びの行動システムを活性化させることは，トラウマに巻き込まれがちな傾向の変容に有効です。特に，凍りつきの抵抗や，危険と無価値観の認知スキーマや，楽しみの感覚や肯定的な情動に対する

恐怖症的な反応に対して有効です。遊びは，しばしば特徴のある「遊びのシグナル」をともないます。すなわち目配せが増えたり，顔の独特な表情があったり，自然に身体を近づけたり，社会的関わりが増したりなどの非言語的な仕草や姿勢のシグナルです[20]。通常は，笑いやクスクス笑い，大声で笑うなどの，楽しさ，愉快さやお互いのつながりの表現によって示されます[290]。自己感覚や自律性や幸福感における安らぎがあるときに，遊びは自発的に生じてきます。また，第6章で述べたように，遊びは危険の脅威や恐怖によって即座に抑制されてしまいます。したがって，遊びシステムの出現によって，恐怖と防衛のサブシステムが比較的少ないということがわかります。

セラピーの実践によって，クライエントは「遊ぶことのできない状態から遊ぶことのできる状態」へ変化せねばなりません（文献446のp.50）。しかしながら，セラピストはクライエントのもつ症状や困難を解決することにのみフォーカスしなければならないと感じてしまうものです。したがって，セラピー関係の中で面白さやユーモア，喜びの瞬間に立ち会うことの健康さや活力を認識できないのです。遊びシステムにかかわることは，しばしばトラウマセラピーの困難さへの反撃となり，苦悩一色になりがちな場面にユーモアや活気や回復力（resilience）といったものをもたらし，ほんの一瞬だとしても，全体的な幸福の感覚を大きくしてくれます。

遊び心は，安全感を揺るがすものとして体験されるかもしれません。Winnicott[446]は，「遊びのなかみでもある，型通りではない体験や，創造的な動きの衝動や感覚」の機会をセラピストが提供する必要があると力説しています（p.86）。しかし，クライエントは差し迫った危険を慢性的に感じており，日常生活への順応性が減り，防衛行動システムへの方向づけを増しています。探索の場合と同様に，遊びの「危険水域」に入っていけるようになるためには，クライエントが自分の参加の仕方を自己決定できるという体験をすることが必要です。そうでなければ，遊びは不可能です[117, 231]。セラピストは，セラピーをするうえでの緊密な協力関係を築きます。それによってクライエントが内面的な統制感を体験します。探索と

同様，遊び心のある行為にかかわるには，社会的関わりシステムとセラピーにおける同盟関係が必要になります。それはクライエントがここちよく試すことのできる安心感のある基地になるのです。

　セラピーの中で遊びを促していくことは，クライエントの癒しを支える楽しい状態や肯定的な情動をもたらします[60]。セラピーで一緒に取り組みを始める比較的初期の段階であっても，セラピストとクライエントの間に，遊び心と首尾よくできたという瞬間がいくつもあります。セラピストは，こうした瞬間に気づき，それらが長く続くように優しく促します。クライエントと一緒に一息つき，一緒にこの時を楽しむことは，喜びや関係性やより多くの遊びの楽しさを可能にして，古いトラウマ関連の行動傾向を手放す作業の強力な同盟関係を作ってくれます。軽やかな心を伝えたり，ユーモアを見出すという日常生活における適切な能力の涵養を通して，セラピストはセラピーにおいても遊び心を用いるようにするのです。

　Cannon[65]は書いています。「セラピストは，喜んで一緒に遊ばなければなりません。そうすることで今ここでの体験を通して，クライエントの日常世界に今までとは違ったものをもたらします。それは，クライエントの昔の体験やより近い過去の体験とは違うのです」。ここで実例を示します。ケイトのセッションの最後の部分を紹介しましょう。ケイトは十代のときに姉を殺されました。セッションの最初では，セラピストの主な目標は，トラウマの覚醒亢進を穏やかにすることでした。彼女はトラウマの出来事を語るたびにイライラしていたからです。しかしながら，覚醒状態が耐性領域内に維持されるようになり，記憶が効果的に処理されるようになると，楽しい遊びの時が浮上してきました。セラピストは向かい合って座っているケイトの足が少し動き始めたのに気づきました。セラピストは，楽しそうに彼女の足の動きを真似してみせました。ケイトは笑い，驚きと嬉しそうな口調で「気分がいいわ。ダンスしているみたい！」と声を上げました。セラピストはケイトの嬉しそうな調子に合わせ，座ったままで足と同様に腕や手も動かすことで面白さを際立たせると，ケイトは楽しそうに「気分がいい」ダンスを真似しました。それからセラピストは，違った

「気分がいい」動きと言葉を試すようにさせながら、ケイトの動きを見て、それを誇張してみせました。ケイトは、悲劇の体験を「自分の身体の外に」出し、姉が殺されたために失われていた喜びや活気や面白さを取り戻したと述べて、セッションを締めくくったのです。

定位反応の傾向を変える

　センサリーモーター・セラピーにおいて、トラウマをもつクライエントはトラウマに関連した定位反応の傾向に気づくよう促され、過去に向けられた注意を今この瞬間に引き戻すようにと教えられます。くり返し「クライエントの注意を会話の流れの外でおきているさまざまなことに向けることで、有益で情動的に意味のある体験を［喚起する］ことができます」（文献208のp.40）。会話から今この瞬間の体験に定位と注意を再び向けることは——言いかえれば、外界に向けられた注意を内界へと向け直すこと、そして、過去に向けられた注意を現在へと向け直すことは——好奇心と探究心をもたらします。クライエントは以前には知りえなかった自分自身についての発見ができるようになるのです[208]。

　クライエントが覚醒亢進状態になり、感情の渦に巻き込まれたときには、あえて意識野を狭めることで、入ってくる情報の量を制限して吸収できるようにします。それによって、統合のチャンスを増やすことになります。例えば、あるクライエントがトラウマの体験を語るにつれて、覚醒状態は次第に高くなっていきました。心拍は早くなり、心配と不安を感じ、落ち着いた考えができなくなりました。セラピストは、彼女がトラウマについて話したり、考えたりするのをやめ、さらに、わき上がってくるイメージや考えや感情を抑えるようにいって、代わりに身体感覚に注意を傾け、覚醒状態が耐性領域内に戻るようにしました。セラピストの助けを得て、彼女は自分の身体に焦点を当て、足がどのように感じているか、また、胸の身体的不安の感覚や心臓の鼓動について述べました。これらの身体的な体験が徐々に収まってから、トラウマ的体験の語りに戻ってみるようにと励

まされました。

　意識野を狭めるようにクライエントに介入することで，無理なく扱える量の情報に注意を向けられるようにします。クライエントが受け入れられない程の刺激や，過去のトラウマに関連した反応を処理することに困難を生じるたびに，この介入をくり返していきます。

　逆に，内面の気づきが小さなものであっても，クライエントを圧倒するようであるならば，クライエントの気づきの外側まで意識野を拡大してみることができます。そうすることで安定性を探るのです。例えば，心拍数の速さを慢性的に心配して，困惑しているクライエントには，足に生じた動きに注意を払うことにより，意識の領域を広げてみる提案がなされます。このクライエントは子ども時代に父親に殴られ，逃げようとすると，さらに父親を怒らせるだけでした。その結果，彼は逃げるという防衛をあきらめていました。セッションの中で彼は，足の動きに意識を向けるにつれて，走って逃げたいという身体の衝動があることにゆっくりと気づきました。長年の不安と凍りつきの中で「忘れ去られていた」この走りたいという衝動を感じていると，速い心臓の鼓動が穏やかになることに気づきました。彼は長年の不安と凍りつきを速い心臓の鼓動と結びつけていたのです。心臓の鼓動がより穏やかなリズムに整うことで，彼にとって，自分が今ここにいるという感覚が増すようになりました。

　定位と注意の方向性を変化させるのは，クライエントが身体的な痛みや，速い心拍数に焦点を当てる代わりに，身体の「よい」感じや「安全な」感じに気づくように伝えるなどの単純なことです。また，セラピストはクライエントに，身体の中でおこるトラウマ的な活性化から注意の焦点をずらして，仕事などについての肯定的な体験や能力について考えたり，イメージしてみるように言ってもいいでしょう。しかし，トラウマ的体験の最も否定的な身体感覚（somatic reminder）にくり返し引き戻されてしまうクライエントにとっては，こうした変化は容易ではありません。とはいえ，もしセラピストがクライエントに肯定的な身体的経験（すなわち，自分の能力を思い出したときの姿勢の変化・呼吸・筋肉の様子に気づいてみる，

など）に深く浸ることを実践するように指導すれば，クライエントは自分はできるのだという感覚に再び向かい合う能力を獲得していくでしょう。彼らは何に注意を払うかを選択する能力を体験し，過去の出来事に対する身体反応（somatic claims of the past）に抵抗することが実際に可能なのだということを発見します。例えば，もしクライエントが胸をそらし背すじを伸ばすことで，自分はできるのだという感覚を体験するのであれば，この感覚運動体験に注意を向けてもらうことで彼女が自分の身体に対して抱いていた否定的連想の影響が弱まり，自分はできるという感覚がはっきりし，確信をもつ助けとなるでしょう。

　この注意の向け直しには，クライエントの痛みや進行中の苦しみを避けたり，軽んじたりする意図はありません。むしろこれは，過去を思い出しがちな長年の傾向が，どのようにトラウマに関連した危険や無力感を何度もくり返し生み出しているか，直接的に観察するための手段なのです。いい感覚に向かう選択は，安全感と，自分はできるという体験を生み出すでしょう。クライエントがそうできるようになると，意識を向ける新しい対象がより鮮明になります[293]。くり返し思い出す身体的苦痛，あるいはトラウマ的活性化に注意を払うより，クライエントの意識の中で心地よい感じがより顕著になります。肯定的な刺激に再び向きあう体験は，クライエントにとって驚きとなり，自分がいつまでもトラウマの再体験という内的な世界に閉じ込められているわけではなく，これまで考えていた以上の可能性とコントロールをもっているのだと確信させてくれます。こうした意識の方向づけはくり返し練習することで身についていきます。

　反対に，クライエントのこだわりとなっている刺激そのものに意識を方向づけてもらうことで，クライエントが意識的，直接的にトラウマ体験の残余に取り組むのを援助できます。このことはトラウマ関連刺激への反応を，不随意で反射的なものから，注意深く同化できるものへと変える機会を作ります。クライエントのコントロール感と有能感が強化されるのです。ただ単に新しく無害で，楽しい刺激に意識を向けるだけでは，これは達成できないでしょう（Ford, August 12, 2005, 私信）。例えば，自動車事故のト

ラウマをもつジェイソンは，自分の車の運転席につくといつも恐怖を感じるので，運転を避けていました。彼はセラピーで，高速道路を運転するというトラウマ関連刺激に直接向き合うことを学びました。セラピストは今の身体の感覚にも同時に焦点を当てるように伝えました。身体の感覚に注意を払いながら運転をイメージする練習をすることで，ついに，恐怖は減っていきました。そして，実際に自動車の運転をしているときにも，身体の感覚に意識を向ける練習をして，運転席にいても自信と有能さの感覚を体験できるようになりました。

Perlsらは，注意が直接的にある対象に向けられているとき――ジェイソンの場合は身体感覚が対象ですが――それは「図として際立ち，地は暗くなる。対象は，より全体的になると同時により詳細になる。細部がより詳しくわかり，1つひとつが分析され，同時に，それぞれがどのように関係して組織化されているかが一層はっきりする」と述べています（文献293のp.63）。定位の方向づけが変化することで，刺激――高速道路での運転など――は，もはや条件反射的な恐怖を引きおこしません。刺激に対する異なった反応と新しい意味が生じてきます。この例では，これまではトラウマ的であった状況における有能さと自信の感覚です。

身体的転移と逆転移の概説

センサリーモーター・サイコセラピーの取り組みは，すべてのサイコセラピー同様に，セラピストとクライエント間の転移関係によって，強化されるし妨害もされます[292]。すべてのセラピー的介入と同様に，転移の強力な力の複雑性への理解が，身体的な介入（somatic intervention）をするときにも必要となります。セラピストとの結びつきが確立されると，セラピー関係は，クライエントに安全な愛着の体験の機会を今この瞬間に与えます。またそれは過去の愛着関係をともなう転移傾向をももたらします[331]。対人関係のトラウマや裏切りの体験にさらされると，トラウマ後の転移関係が非常に強力で不安定なものになりえます。セラピストへの反

応として，希望・飾らない心の傷つきやすさ・願望と同時に，クライエントは恐怖・怒り・不信・疑念を体験しています。それらは無関心と関心，共感と決めつけ，見放しと安定性などの微小な兆候に対する敏感な反応としてあらわれるのです[157, 292]。

難しい転移を扱うことが可能になった例があります。トラウマを抱えたクライエントがカップルセラピーにやってきたのですが，妻の方が，セラピストが自分の父親に似ていると感じ始めました。父親は彼女を虐待しネグレクトしていました。また，彼女はしょっちゅう姉と比べられていました。父親は姉の方を好み，ひいきしていたのです。クライエントは恐怖と怒りと不満の混ざった感情を感じ，セラピストが自分をけなして夫の味方をしていると不満を言い始めました。このとき，セラピストは彼女の言い分をそのまま受けとめ，セッションの中でクライエントが中傷されたと感じたすべての理由を幅広く探索しました。いろいろ調べた後，セラピストはクライエントの視点を理解し，自分がひいきしたと思われるようなことを言ったということを認めました。この発言によって，クライエントの感情は妥当性を認められてある程度和らぎました。そこでセラピストは次のようにつけ加えました。「トラウマセラピーでは，感情がおこったときや関係の中でひっかかりが生じるときには，過去の関係性が現在の関係性のやりとりの中で再現されている可能性を確かめてみることもまた役立つようです。あなたの中で生じた身体の状態を詳細に探索してみませんか。そして，その身体の状態がいくつかの層をもっているという可能性に対して開かれた態度をもってみましょう。もしかしたら，この部屋の中でのあなたとご主人と私の間の現在の関係性のやりとりが，身体感覚と反応を呼びおこしているかもしれませんし，それはまた，あなたとあなたの両親にかかわる実家での虐待の苦しみに関係しているかもしれません」。それとともに，セラピストはクライエントに身体的経験（somatic experience）を考慮し，再びその体験を感じてみるように言いました。それは，さきほど3人の間でおき，認知的に探索したばかりの出来事にともなっていた身体的経験のことです。セラピストは，彼女が右側にいる夫（自分をのけ者で

あり，取るに足らないと感じさせる人）とセラピスト（夫の方をひいきしていると「感じさせた」人）に注意を向け始めたときに，身体に何がおこるか留意してみましょうと言いました。彼女は緊張，覚醒状態の高まり，恐怖と不安を合わせた「迷子になったような」感覚が混ざり合うような身体状態を感じました。彼女は姉の方を理想化してひいきし，自分のことは虐待し無視していた父親と関連する，昔からの失敗感を再度感じていたのです。この洞察を得て，セラピストは，彼女がセラピストと虐待していた父親をもっと区別するようにサポートしました。そして父親を表すためのクッションをもってきました。ひきつづきの探索として，彼女はある程度の長さのロープで自分の周りに円を描いて，自分の境界線をはっきりさせるように励まされました。それからカードを作って，1つは父親に，2つはセラピストに，1つは夫に向けました。彼女は，父親に向けた，つまりクッションに向けたカードには「私から離れていなさい」「私が許可したときだけ私のスペースに入ってきてよい」と書きました。セラピストに向けたカードには「私の言い分も聞きなさい」と書きました。夫に向けたカードには「私の気持ちを真剣に受けとめてください」と書きました。この探索を通して，彼女にとって，過去からの何が刺激を受けていたのか，そして，過去と現在の人たちに対する自分の欲求がはっきりしたのです。

「転移」とは，無意識的な連想と予測に関する現象のことです。セラピストやセラピー関係の目立った特徴が，情動的，認知的[385]，感覚運動的な連想のネットワークを呼びおこします。それは，生育歴における情動的で重要な人間関係と関連しています。セラピーは否定的な転移反応に大きく影響されます。多くの場合，それは自律神経系の覚醒亢進や覚醒低下，過度の身体的緊張，反発，疑い，怒り，恐れ，服従，回避などとして表現されます。また，セラピーは肯定的な転移の表出によっても影響を受けます。セラピストを理想化したり，過度に親密になろうとしたり，信じ込んだり，従順であろうとすることです。クライエントがもっているさまざまな発達段階での未解決な課題が，いろいろな形で転移に影響を与えます。ネグレクトに関連する早期の課題は，セラピストを養育者とみなすといっ

たことをふくむ，肯定的な感情転移の反応をもたらすかもしれません。思春期の課題があると，恋愛対象としてセラピストに「夢中に」なり，性的行動システムの特徴である異性の気をひくような行動をあらわします[165]。さらに，対人関係でのトラウマ体験は，助けてほしいという願いと裏切られるに違いないという確信の両方を，転移の遺産として残します[104, 157]。クライエントはセラピストを加害者や救済者として体験するかもしれませんし，セラピストの中立性を冷たい第三者であるかのように受け取って，反応してくるかもしれません。こういった反応はネグレクトやトラウマの体験の症状として治療の対象であり，きちんと対応する必要があります[261, 381]。

通常，未分化の思考や感情をクライエントがはっきりと表現できるようになるずっと以前に，クライエントの身体表現（body language）はこうした強力なテーマを伝えてくれます[201]。動きや緊張や仕草の傾向は，しばしば転移現象の最初の指標になります。救い出してほしいという願いは，例えば，子どもっぽい身体的な組織化にあらわれることがあります。頭を一方に傾けて，無力な姿勢でうつむいたり，セラピストを理想化して「見上げ」たりするでしょう。

セラピストは防衛サブシステムの微細なサインをトラッキングしていきます。それが，転移を示しているからです。「目線を下げ，何も言わずに従って，筋肉を弛緩させる」などの服従のサインや，「全身が緊張し，まったく動かない」硬直のサイン，「身を引くような」逃げ出す衝動のサイン，「肩や腕に力を入れる」闘争の衝動のサインなどがあります。セラピーが進むにつれ，クライエントは自分の感情をトラッキングし，理解し，はっきりと把握し表現するようになりますが，それは，しばしばセラピストに対する怖さ，傷つきやすさ，不安や，怒りの表出をもたらします。感情を体験することは恐怖と結びついているという内的な信念をクライエントがもっているからです。身体の傾向（somatic tendencies）と，関係性のダイナミクスの双方を探索しなければなりません。病的なトラウマの再演と手に負えないトラウマによる転移を避けるために，クライエントがセ

ラピー関係と過去の関係を区別できるよう手助けしていくのです。そして，クライエントが過去の関係性とセラピストとの関係性を区別することを助けます。例えば，セラピストに向けられた怒りや不信は，活発で動きのある防衛反応が失われたり，芽を摘まれたりしたことが刺激されていることを表している可能性があります。それは，ただ単にセラピストへの転移だと解釈されるよりも，むしろ，身体的なもの（somatically）として扱う方がよいのです。セラピストはこれらの現象に気づいたならば，自分へのクライエントの感情の強さを小さくしようとしてはいけません。これにも注意する必要があります。

　未解決の発達課題は，ごく自然に無意識的に転移という状況において刺激を受けます。多くの場合，「早期の身体的自己にかかわる転移は，幼少期の母親との身体接触（physical contact）に関する，あるいは，満たされなかった感覚的な接触欲求と一体感（attunement）についての身体的（somatic）で感覚的な記憶です。こうした早期の感覚的で身体的な愛着体験が……クライエントの転移体験において活性化し，人生の初期段階で何がおきて何がおきなかったのかに関する手続き記憶（訳注：言葉にならない記憶）も活性化します」（文献201のp.181）。こうした関係性のダイナミクスは，子どもっぽい姿勢や親密さへの憧れ，抱きしめられる夢などで表現されます。それは「（セラピストの）身体に触れたい，性的な体験をともなわずに感覚的に身体をくっつけていたい，ときには（セラピストの方から）身体的な反応がほしい，というファンタジーや衝動といったものです」（文献201のp.181～182）。

　ほとんどのアプローチと同様に，センサリーモーター・サイコセラピーのセラピストは，無意識的な転移を意識に浮上させるようにします。セラピーは関係性という文脈の中で，転移の問題に取り組むようにします。今ここでの認知的で情動的で転移にともなった身体的傾向を，探索し明らかにしていきます。セラピーの中で，転移現象が自律神経系の覚醒状態を不用意に刺激することなく，セラピーにおける関係性を壊してしまうことなく，探索できるようにするのです。クライエントの成熟，自律，および内

的統制感にかかわる能力が育成され，それと同時にセラピストに適切に依存することができるようになります[387]。

　転移の問題を明らかにするために必要なことは，1つひとつのセラピー的な介入や，セラピストの物理的（physical）な動きに対するクライエントの身体的（somatic）で情動的な反応を，セラピストが観察することです。そういった反応にこたえる中で，セラピストは可能性のある意味を探り，より適切な介入をします。例えば，セラピストが座ったまま前に身を乗り出すと，クライエントのジムは身体的に後ろに引きました。このダイナミックスは言葉にされ探索されました。もしセラピストが後ろへ少し引いたとしたら何がおこるでしょう？（ジムはリラックスして深く息をしました）。もしセラピストがもう一度前に身を乗り出すと，何がおこるでしょうか？（ジムはまた後ろに引き，身体が硬くなり呼吸が浅くなりました）。前に身を乗り出すことでジムに伝えている「メッセージ」，つまり，セラピストの行動をジムが無意識的にどのように解釈しているかに好奇心をもちながら，セラピストはゆっくりとこの動きをくり返しました。ジムの体を後退させるこの動きは，ジムに何と言っているか，気づいてみるようにセラピストは言いました。「この動きを言葉にするとどのようなものになりますか？　もし，前に身を乗り出すという私の動きがしゃべるとしたら，何と言っているでしょう？」。ジムは即座に「あなたの身を乗り出す動きは，あなたが私から何かを求めていると言っている」と答えました。この探索はジムの転移を明るみに出しました。すなわち，彼の母親は子ども時代ずっと彼に性的にみだらな行為をしていたのです。彼の考えは，セラピストも母親と同様に自分から何かを求めているというものでした。ジムとセラピストは，この問題を引き続き探索しました。身体がどのようにこの反応を維持しているかに取り組みつつ，記憶や感情があらわれるたびにプロセスしていきました。ジムは過去を現在から切り離すことができたので，セラピストが前に身を乗り出してもリラックスしていられるようになりました。すなわち，ソマティックなアプローチでは，「体と体（body to body）」の間におこる身体的（somatic）なコミュニケーションをトラ

ッキングし，その意味を見出していくのです。これは，転移のダイナミクスを明らかにし，取り組むために不可欠なことです。

　逆転移反応は，多くの場合クライエントを理解するうえでの貴重な道具だと考えられています。「クライエントへの個人的な反応をまったく絶ってしまうことは，可能でもなければ，好ましくもありません。クライエントに対して何の感情ももたないような人は，その人の役にたつことはできません。また，感情を抑制しても盲点を作るだけです」(文献205のp.179)。クライエントの痛みや怒りや恐怖を傾聴することは，セラピストに共感だけでなく同じような感情を引きおこし，セラピスト自身の未解決の問題を活性化させるかもしれません[116)]。そのままでは，これらの反応は，セラピーを妨げて混乱させ，捻じ曲げ，崩壊へと導きます。例えば，セラピストの前に身を乗り出す行動が，ジムを「母親」のように保護したいという無意識の試みであるならば，この身体的な行動は逆転移であり，セラピストには慎重な認知や熟慮が求められます。もし確かめないままにしておくと，それは間違いなくセラピーに悪影響を与えるでしょう。セラピストは，自分自身の身体的（somataic）な反応に十分に気づいていることが求められます。それは，逆転移傾向を示している可能性があり，「眠さや覚醒状態や，落ち着きのなさや退屈さといった気持ちの変化や，抱きしめたい，揺さぶりたい，あやしたいといった欲求や，さまざまな行動をクライエントに指示したいという思い」(文献201のp.186)として表現されたりします。

　身体的逆転移（somatic countertransference）は，セラピストが無意識に身体的な姿勢や動きをクライエントに「合わせ」たりするときには，特に複雑になります。マインドフルな気づきがないままミラーリング（訳注：クライエントの仕草・動作や姿勢と同じような動きをすること；mirroring）を行うと，セラピストは，クライエントの緊張や覚醒状態や動きや姿勢を気づかないまま「引き受ける」ことになり，認知や情動レベルの処理に影響を与えます。一方，慎重なミラーリングは，セラピストにクライエントの身体的な傾向についての有益な情報をもたらし，クライエントにとってはセラピストとの間に共感的なラポールを感じる助けになります。

ピーターとセラピストの間におきた転移と逆転移によって，複雑なダイナミックスが，身体的（somatic）にどのように扱われるかを示します。ピーターは若い男性で，自分のことを「遺伝的に失敗しやすい体質なのです」と言っていました。セラピーにやってきたのは，またもやとても愛していたガールフレンドに失恋した後でした。別れた後の落胆や自己嫌悪にもかかわらず，ピーターは，自分が彼女を愛していると今でも信じていました。彼女が自分を捨て去ったわけではないことを強く願っていましたし，彼女を取り戻そうとやっきになっていました。ピーターはひとりっ子で，放任されて育ちました。ピーターの幼少期の家庭環境の記憶といえば，暗く落ち込んでいる母親のことばかりでした。母親は何度か精神病院に入院したことがあり，慢性的うつ病のようでした。父親はエネルギッシュな人でいつも働いていました。

　従来のサイコセラピーではうまくいかないことがわかっていたので，ピーターは懐疑的ではありましたが，センサリーモーター・サイコセラピーを試してみることにしました。しかしながら，若い女性のセラピストに会った途端，希望がもてるようになり，思ったよりもうまくいくかもしれないと思うようになりました。セラピーが始まってじきに，転移と逆転移の深刻な問題がセラピーの中にあらわれてきました。

　セラピストは，ピーターのふるまいに嫌悪している自分に気づき，さらにピーターを批判的にみるようになり，彼がいると緊張するようになりました。それにもかかわらず，彼の熱心さ――セラピーの当初における絶望感ですが――によって，セラピストはピーターをサポートしたい，という気持ちになっていました。セラピストはピーターへの反応の激しさを理解しようとスーパービジョンを受けました。そしてこの問題のために，逆転移と関連しているであろう過去の課題を探索しました。身体が緊張しピーターから離れようとする傾向は，子どものときに身につけた，要求がましい母親への反応と同じパターンであることを発見しました。母親は娘である彼女から世話されることを求めていたのです。こうした洞察によって，必要な情報を得て自分の逆転移を理解し，闇雲に反応せずにすむようにな

りました。次にピーターがセラピーにきたときに、セラピストは母親とピーターは別の人間なのだと自分に言い聞かせ、意識して、緊張したり引いたりという動作を修正し、代わりに、深く呼吸をして少し前傾して、身体をリラックスさせるようにしました。

ピーターの陽性転移は、セッションが進むにつれて深まっていきました。愛情や覚醒状態の高まりや性的欲求が顕著になりました。彼は身体を開いた姿勢をとり、セラピストの方へ腕を伸ばしたり、頭をかしげたり、いつもより長いアイ・コンタクトをしたりといった誘うようなしぐさをし、性的に誘惑するような行動が増えていることは明らかでした。セラピストは穏やかにこういった行動をピーターに気づかせ、ピーターはセラピストに魅力を感じていることを認めました。適切な治療同盟の下、つまり、安全で明確な境界線があり、充分にサポートがある中で、ピーターの感情は妥当なものとみなされ、肯定的に受容されました。それと同時にセラピストは、専門家として明確な境界線を引き、彼の感情は行動化されるものではないことをはっきりさせていきました[104]。

ピーターの転移反応について伝統的な治療的解釈を伝える代わりに、セラピストは彼に身体の姿勢について探索してみたいかどうかたずねました。ピーターが同意したので、セラピストは、首をかしげた、開いた身体姿勢に気づくように言いました。自分の中で何がおきているかマインドフルに観察するようにたずねました。やってみると、ピーターは悲しくなり、父親がいなかったときの記憶と、小さな子どもの頃の自分の望みは、大好きな母親の傍にいて母親を助けたいというものであったと言いました。ピーターは贈り物をすることで母親を励まし、楽しませて、父親の役割に取って代わろうとしていたのです。ピーターは、自分の愛や助けたいという気持ちが本当の意味では受け取ってもらえないにもかかわらず、誘惑するような行動をくり返していたわけです。それはセラピーのセッションでも類似していました。ピーターは、セラピストに魅力を感じたのは、母親との関係を連想させたからであると自ずと気づきました。この認識は、自分は役立たずだ、という子ども時代からの感情を探索するための足がかりにな

りました。それは今でもピーターに影響を与え、身体的傾向（somatic tendencies）にあらわれ、不満足で行き詰まった関係をくり返させていたのです。

　セラピストの逆転移は、通常、クライエントの転移に呼応します。陰性転移が存在すれば、おそらくセラピストは怒りや葛藤への恐怖で動けなくなります。陽性転移は、能力、全能感、あるいはクライエントを救済できることを示したいというセラピストのニーズを呼び覚ますでしょう。転移／逆転移の心理的力動を「再演すること」が、クライエントとセラピストが信頼のおける関係性を築くきっかけになる可能性があるのです。そこでは、対人関係の問題が取り組まれるからです。この機会をとらえて問題を解決することができれば、クライエントの癒しは大きなものとなります[385]。しかしながら、転移も逆転移も、ほとんど無意識的におこるものです。もし、逆転移やその身体的傾向に気づかないままセラピーが進んでいけば、セラピストはこれらの傾向に振り回されたままになるリスクを抱えることになります。セラピストには、自己認識やスーパービジョンによって逆転移に気づき、それらを扱っていく責任があります。そうすることで、逆転移はセラピーの障害とはならず、むしろ資産となるのです。転移反応はまた以下の点で歓迎され、望ましいものです。すなわち、転移反応にともなってあらわれる身体的、精神的活動傾向は、これらの反応の力動について気づきを深めるとともに、クライエントの情動と発達過程の体験を修正する機会をもたらすということです。

統合能力と身体

　Janetは、トラウマをきっかけになった出来事の重大さによって定義するのではなく、統合能力の障害によって定義しました[170]。適切な統合能力がなければ、クライエントは調整された覚醒状態を維持できず、記憶を解消し、生産的な生活を送り、人生で満足を得ることはできません。つまり、セラピーの第一目標はクライエントの統合能力を増大することです。

姿勢や動きやしぐさは統合能力を高めもすれば損ないもします。

統合能力には，内的経験と外界での出来事のバラバラな要素を区別したり，関連づけたりすることが必要です。そして要素どうしの意味あるつながりを作り出します[413]。内的な経験に気づき，それに関連した外界からの感覚刺激を関係づけることで，私たちは環境からの意味を見出し，それがどのように私たちに関連しているか理解するようになります。もし，私たちの解釈や理解が比較的正確であれば，適応的な行動がとれます。正確に解釈するためには，思考や感情やイメージや身体感覚や動きといった内的経験を認識する能力が必要です。センサリーモーター・サイコセラピーは，この能力を高めることにとても重きをおいています。

Janet[173]は，身体感覚や行動や思考や感情といったその人個人の体験と他の人の体験を区別する能力を「個人化（personification）」と呼びました。同様に，Schnarch[338]は，自分の内的な経験と他の人のそれを区別する能力を「分化（differentiation）」と呼びました。この能力は身体や感情や思考をコントロールする内的統制感の維持を促進します。

セラピーでは個人化と分化の能力を培うために，身体がどのように組織化されているかをみていきます。例えば，ビルは周期的にうつになる女性と結婚したのですが，妻がうつ期になると，ビルの身体は萎え，呼吸は浅くなり，引きずった足取りになったのです。知らぬうちに，ビルは妻の身体的傾向を真似て，その結果ビルも落ち込みを感じていました。自分自身の姿勢と動きを妻のそれと分化できなかったために，ビルの統合力は低下していました。ビルはこの傾向を認識するようになり，背すじを伸ばし深く呼吸する「自分自身」の身体的な組織化を取り戻すことを学ぶにつれ，ビルの統合能力は改善し，妻との関係性において適切に反応できるようになりました。

個人化とともに，適切な統合能力には，(1)現在の内的，外的な現実と過去の体験を区別すること，(2)内的経験と外的出来事の将来に及ぼす影響を正確に予測すること[180, 417]が必要となります。例えば，パニック障害のあるクライエントが，男性の乗っているエレベーターに乗り合わせたとき，

内的経験（ドキドキした心臓や圧迫感のある呼吸や恐怖の感情）を，現在の外界の現実（乗り合わせている男性はよく知っているよい同僚で，エレベーターには他の人も乗っていて，意に反して近づいてこられたら抵抗することもできる）と区別することをわかっている必要があります。Janet[180]は，この能力を「現在化（presentification）」と呼び，関連する過去と予想される未来を認識しつつ，現在の瞬間に気づいていること，と定義しました。

現在化は時間の連続性の感覚を与え，安定した自己感覚に寄与します[413]。今この瞬間に留まるためには，現在の状況でどんな姿勢や動きが適切か気づいたり，どんなものが非適応的な身体傾向で，過去の影響を受けたものかに気づく必要があります。例えば，同僚が親切心から注意をしたときに，ミーガンは無意識に萎縮しました。彼女はこのふるまいが幼少時の虐待の遺物だとは気づいていませんでした。ミーガンはこの出来事を怒りからの攻撃だと解釈したと言いました。しかし，頭ではそうではないとわかってもいたのです。縮こまった姿勢では現在の状況を適切に解釈したり対応したりすることはできずに，統合能力は損なわれていました。もう危険ではないのだと自分に言い聞かせても駄目でした。過去と現在が不適切に混ざり合い，ゆがみをもたらしていることに打ち勝つために，ミーガンは，トラウマ関連の刺激（否定的反応をされること）に注意を傾けず，感覚運動的体験に意識を向ける練習をしました。そして，身体を萎縮させずに，批判を受けたときでも文字通り「背すじを伸ばしている（standing still）」ことを訓練しました。

統合能力は，このように，情報処理の3つのレベルにおける諸要素の総合（synthesis）を必要としています。それらは認知，情動，感覚知覚，身体感覚，動き，および自己感覚の統合です[386]。ミーガンの場合には，身体の動きと感覚と認知は調和していませんでした。ミーガンは，自分は危険ではないと「知って」はいましたが，身体は危険だと訴えていました。もし，感覚運動の習慣がしっかりと身についていれば，正しい認知的な解釈がなされ，身体の組織化や覚醒状態の反応を変化させるほどに大きな影

響を与えなかったかもしれません。実際にトラウマをもつ人は，理性（mind）ではなく身体のリアリティーを体験する可能性があります。センサリーモーター・サイコセラピーのセラピストは，最も効果的であるために認知レベルと感覚運動レベルの双方にはたらきかけます。ミーガンの場合には，単に認知的なアプローチだけでは，統合能力にある程度の変化をもたらすでしょうが，仕事で注意されるたびに萎縮する反応が再活性化するならば，変化はその場限りのものになります。萎縮した姿勢は，ミーガンの自己イメージを損ない，また，かつてのトラウマ的な関係と現在の関係を異なるものとして正しく区別する能力にも影響を与えるでしょう。しかしながら，批判に向き合ったときに「背すじを伸ばしている」ことを思い出すように促されれば，ミーガンの身体と理性は互いに調和し，現在のリアリティーとも一致するものとなるでしょう。

　セラピーの最終結果としてより高いレベルの統合能力がもたらされます。すなわち「現実化（realization）」です[182, 183, 418]。現在化と個人化という重なり合う2つの能力は，「現実化」へと向かいます。クライエントが現実化を達成したときには，過去のトラウマは過去におきたこととして受容され，この認識によって現在の生活での課題に対して適応的に反応できるようになるのです[413]。しばしば，現実化のためにはトラウマ体験を言葉にする必要があると言われています[418]。しかし，何がおきたか思い出せなかったとしても，現実化は身体（もはや戦ったり，逃げたり，凍りついたり，服従したりといった防衛システムに乗っ取られなくなっている身体）に表現されるようになります。思い出さなくても，現在のリアリティーに適した新しい身体的傾向を発達させているのです。現実化は古い傾向を再組織化し，新しい認知的，情動的，身体的活動を発達させます。それはすべての行動システムの覚醒状態にとって，より適応的な反応を促進します[171]。

段階的治療

　段階的な治療アプローチは，Janet によって 1898 年に初めて概念化され，トラウマ治療に関するさまざまなガイドラインの中で推奨されています[49, 50, 69, 79, 85, 90, 91, 93, 157, 281, 389, 428]。センサリーモーター・サイコセラピーは，段階的治療というガイドラインを厳密に遵守しています。治療的介入はそれぞれの段階の治療目標に照らし合わせて評価されます。この治療モデルは 3 つの段階からなり，それぞれ固有の目標や介入や技術を高めるための必要事項があります。Janet[172] の原論文では，治療の最初の段階は症状の軽減と安定化が中心です。治療の第 2 段階では，トラウマ記憶を扱います。治療の第 3 段階は，人格的統合とリハビリテーションです。3 つの段階は順序立てられて概念化されていますが，臨床の場では，らせん状に生じる傾向があります[50, 93, 157, 172, cited in 425, 387, 389, 425]。例えば，治療の第 1 段階で安定したクライエントが，治療の第 2 段階でトラウマ記憶を扱う課題に取り組む中で，不安定になることはよくあります。その場合には，治療の第 1 段階に戻るような介入が必要になります。

　これまでの章で述べてきたように，トラウマはもともとの状況下では適応的であった行動を，活性化したままで残してしまいます。それらは，深刻な自律神経系の覚醒状態の調整不全，緊張と虚脱の身体的パターン，情動に対する低い耐性，および，主観的にはもとの出来事とは結びつかなくなっている多数の非言語的記憶などです。セラピーの最初の段階では，症状の軽減と安定化に焦点を当て，調整不全となっている感覚運動，情動，認知というトラウマの残余と取り組み，クライエントを安定化させます。クライエントやセラピストは，出来事の記憶に焦点を当てたり，そのことを話したりしたいと望むかもしれませんが，耐性領域を充分に広げるまでそうした取り組みは脇におきます。そうすることで，さらなる調整不全や不適切な代償行為や解離を引きおこさずに，トラウマ記憶に触れることができるのです。介入は，自己調整能力を回復させ，クライエントを不安定

にしているトラウマがらみの行動傾向の修正を提供するのが目的です。クライエントは自己調整の能力を増して，セラピーの次の段階に進みます。すなわち，トラウマ記憶と取り組めるようになるのです。

治療の第2段階での取り組みは，トラウマ記憶を思い出させることではなく，トラウマ記憶を恐怖症のように回避することに打ち勝ち[430]，トラウマ体験の初期に切り離された，または未完の防衛行動に集中することです。この段階の目標はトラウマ記憶の統合と現実化を成し遂げることです[413, 418]。セラピストとクライエントは，治療の第1段階で調整不全の覚醒状態を統御するスキルを培い身につけます。そして，耐性領域内でトラウマ記憶を扱えるようになります。すなわち，トラウマ的な活性化をマインドフルネスの状態で再体験していきます。それは，身体をゆらすことや，震えや，麻痺などの衝動的な動きです。そして，もともとの力のある行動を発見し，実際にやってみます。社会的関わりを保ちながら，適応不全の防衛的な行動傾向を変容していくと，日常生活の行動システムへのクライエントの応答性が増大します。そして，治療の第3段階への取り組みへの道が開きます。すなわち，日常生活での統合と成功体験です。

セラピーの最終段階では，人生に十分に関与することの邪魔となっている，トラウマがらみの障害を克服することへと取り組みが変化します。セラピーの目標は，クライエントが，(1)大人としての成長課題を取り上げ，(2)挑戦や変化への恐れを克服し，(3)仕事と関係性（特に親密な関係）に十分に取り組み，(4)肯定的な情動への耐性を増すように援助することです。日常生活での覚醒状態システムに応答するクライエントの能力は，最終的に防衛反応に取って代わり，今まで無視してきた生活の諸領域と取り組むことを学びます。他者に向けてつながりを求めるなどの新たな行動につながるような，身体の新しい使い方を学ぶわけです。

セラピーの期間は人によってさまざまです。統合能力の大きなクライエントは，そうした能力をもたない人（例えば，生育歴での複雑性トラウマをもつクライエント）よりも早く終結するでしょう。不安定さが最大の問題となったままのクライエントは，第2段階や第3段階の課題に取り組む

ための統合能力を持ち合わせていないであろうことを認識することは重要です。こうしたクライエントは，治療の第1段階における継続的安定化のためのリソースから最大の収穫を得ることができます。

治療の3段階における身体の活用

　セラピーの3段階において身体はそれぞれ異なる方法でかかわってきます。第1段階ではクライエントは，覚醒状態を耐性領域内に保つことを学びます。過活性のきっかけに気をつけ，定位反応の傾向を変え，刺激過多の状況に立ち入らないことを学ぶのです。他の行動システムの機能を侵害する防衛反応の不必要な活性化は，ソマティック・リソースを使うことで緩和されます。身体への気づきを強調することで，クライエントは覚醒亢進や覚醒低下の身体的な兆候を認識することを学び，ソマティック・リソースを使って覚醒状態を耐性領域内に戻します。すなわち，クライエントは身体の動きと感覚を変化させて最適の覚醒状態を促進するために，身体の中心部と周縁部について学びます。そして，主に身体の中心部にかかわる自律調整的リソースと，周縁部に関連している相互調整的リソースを利用するようになります。睡眠や食習慣の調整などのセルフケア・スキルは，エネルギー調整システムを安定させます。これはやはり第1段階で確立されます。

　第2段階では，身体的感覚や侵入的感覚刺激，感情や活動などの未統合の記憶断片を扱います。クライエントは過去のトラウマ的出来事の助けになったリソースを発見し，それらを身体的に経験（embody）します。そして，トラウマ記憶に対する統御感覚をもたらすような行動を，身体を使って見出していくことを学びます。トラウマ記憶が生じたときにあらわれる身体的衝動に気づくことで，クライエントはもともともっている「成功・克服行動（acts of triumph）」を見出し完了できます。それはもとものトラウマ時には発揮されなかった動的防衛です。こうした力のある防衛行動を練習すると，無力感や恥の感覚が低減します。動きのある行動が凍りついた防衛にとって代わり，トラウマ記憶と新しく関連づけられると，

トラウマ的な過去を統御する感覚が確かなものとなります。

　第3段階においては，覚醒状態を耐性レベルに保つための身体的スキルと，トラウマ記憶に対して力強い行動を具体化する経験と，身体は敵ではなく味方なのだという気づきの深まりと自信に支えられて，クライエントは精神的および身体的に強化され，日常生活を豊かにする方向に意識を向けていきます。それまでのセラピーの段階で学んだリソースを再び使い，健康的なリスクを負い，より活動的に世界とかかわるようにサポートします。クライエントは身体の中心部と周縁部のダイナミックな関係を学び，中心部と周縁部の統合が，どのように適応的な活動と新しい意味を援助するかを見出します。認知のゆがみと身体がそれをどのように永続させるかが探索されます。それによって，クライエントが否定的な信念を変化させ，日常生活がより満足できるような行動システムに取り組めるように援助していくのです。

まとめ

　本章では，以降の章で述べる治療の各段階にそって，センサリーモーター・サイコセラピーのテクニックと取り組みについて述べました。治療原理は以下の通りです。

- 「今ここ」での経験の組織化と取り組む。
- トップダウンとボトムアップの介入を統合する。
- 社会的関わりシステムや探索や遊びの行動システムを呼びおこす。
- 耐性領域を拡大し総合的に統合能力を伸ばす。
- 過去のトラウマから現在の経験に注意を向け直すようにはたらきかける。
- 身体的経験から意味づけが有機的にあらわれるようにする。
- 身体的な転移と逆転移に取り組む。
- 統合能力を高める。

9

体験の組織化
現在の身体にはたらきかける技法

　センサリーモーター・サイコセラピーの実践では，認知療法と力動的セラピーの両方のテクニック（認知的スキーマに注意を向けること，感じられた経験を言葉にすること）とソマティックな介入（身体感覚をトラッキングし，体の動きに取り組むなど）が一体となっています。この組み合わせは，クライエントが前頭葉を使う能力を育成すると考えられます。マインドフルに自己観察したり，新しい行動を練習したりすることは前頭葉に関連しており，自信をつけ成功を作り出すのです。クライエントが情報処理の認知・情動・感覚運動レベルを学び，それらの相互作用に気づいていくように，治療的介入によって援助していきます。マインドフルネスの技法は，クライエントがどのように自分を認知しているか（例えば「私は悪い人間だ」）や，トラウマに関連した情動（パニックなど）や，身体の組織化の影響に気づくことを助けます。このような介入は，クライエントが体験（認知・情動・感覚運動）の1つの層から別の層へ容易に動けるようになることを助け，次第に統合能力を増やしていきます。その結果，トラウマとなった出来事の身体的・精神的要素の両方を1つのまとまりとしてとらえるための基礎が作られます。身体は，トラウマ後の影響を克服する

　体験の組織化の概念と，トラッキング，コンタクト，マインドフルネスでの質問，実験などの技法は，Ron Kurtz[207]のハコミメソッドによる身体中心のセラピー（Hakomi method of body-centered psychotherapy, 邦訳『ハコミセラピー』高尾威広他訳, 1996, 星和書店）の応用です。

作業の協力者となるのです。身体はもはや傷つきやすさや屈辱の原因として体験されることはないし，セラピーの注目対象から除外されるものでもありません[227, 289, 330, 424]。

トラッキングとボディリーディング

センサリーモーター・サイコセラピーの基礎となるスキルは，現在の体験を「トラッキング」することです。特に身体にコード化されたもの（訳注：パターン化された身体の動きや感覚のこと；encoded in the body）には注意します[207]。トラッキングとは，ていねいかつ緻密に観察するセラピストの能力を意味しています。非言語的要素としてあらわれているクライエントの現在の体験（動きや自律神経の覚醒状態の身体的サイン，または身体感覚の変化）を観察することなのです。情動のソマティックな兆候（例えば，潤んだ目，表情や声のトーンの変化）や，どのような信念があるか，そしてまたクライエントの話にあらわれる認知のゆがみと，クライエントの生育歴が及ぼした身体への影響（例えば，「私が悪い」という考えは肩の緊張や伏せた目と関連する）などもトラッキングします。

多くのセラピストはクライエントの感情，思考，および語りをトラッキングしていくスキルをもっています。センサリーモーター・サイコセラピーにおいては，瞬間ごとのクライエントの身体的経験の組織化に対する詳細なトラッキングが必要です。かすかな変化（皮膚が赤らんだり青ざめたりする，鼻孔や瞳孔が拡張する，わずかな緊張または震えなど）と，明白なはっきりした変化（背骨の屈曲あるいは「へたりこみ」，首のねじれ，手が上がる，腕で押す，または他の筋肉の動きなど）の両方をトラッキングするのです。一瞬目を細めるなどの瞬間のしぐさや，小さなため息などのように，すぐに過ぎ去るものもあります。もう少し持続するものとしては，例えば「戦う」動きをともなう防衛行動で，腕の筋肉やこぶしを握りしめる，あるいはトラウマを語るときに同時におこる，肩全体の緊張という表現かもしれません。セラピストは特にクライエントの情動や思考に対

応しておこる身体の変化をトラッキングしていきます。例えば，ジェニファーの身体は彼女が親密な関係について話しているときには緊張しており，仕事の話題になるとリラックスしていました。

「トラッキング」が，毎瞬ごとの身体変化の観察であると定義されるのに対して，「ボディリーディング」は，持続的な行動傾向の観察です。例えば習慣的な釣り上げられたような姿勢，肩の緊張などです。ボディリーディングは，クライエントの習慣的な身体の構え，動きそして姿勢のパターンに気づくことに役立ちます。長年一貫して続く姿勢というのは，ずっと昔からの信念や情動傾向と関連しているのです。例えば，慢性的に肩を上げているのは，「私はいつも危険の中にいる」という信念と永続的な恐れの感覚に対応しているかもしれません。

セラピストが，クライエントの長年の身体的傾向をボディリーディングできるようになれば，変えるべき動きを教えるために必要な情報を集めることができるでしょう。永続的な身体傾向はクライエントの長年にわたる信念や調整能力を示しており，そうした動きは身体レベルだけではなく，認知や情動レベルでの処理に影響を与えるのです。Janet は「[ソマティックな]学びによる動きの変容は，[クライエントの]行動の全体性に影響を与えるであろうし，そのようにして精神的な問題の防止や除去に有効であろう，ということはかなりありうることではないだろうか？」（文献178のp.725）としています。さまざまな動きや姿勢に，治療の各段階で取り組みます。そしてセラピストは，治療の段階に応じてさまざまな身体的能力の有無をボディリーディングします。治療の第1段階では，ボディリーディングはソマティックな能力を評価するために用いられ，安定性（脊柱の調整，足のグラウンディング，また十分な呼吸）を高めます。そこでセラピストは，クライエントのどの能力が失われており，学ぶ必要があるのかを確認します。治療の第2段階では，ボディリーディングは，クライエントが潜在的にもっている，動きをともなう防衛反応の評価に使用されます。それはトラウマを負ったときには実行されなかった反応なのです。例えば肩や腕，または手の緊張（未完了の「闘争」反応を示している可能

性があります），または脚の緊張（中断された「逃走」反応を示している可能性があります）などです．このようにして，治療の第2段階の目標を達成するために必要な行動についての情報を提供していきます．治療の第3段階では，ボディリーディングを用いて，長年にわたる信念が身体にどのように影響しているかを評価します．それらの信念は，日常生活を十全に行うという目標を達成するためのクライエントの能力を阻害します．例えば「愛されるためには優秀でなければならない」という信念は，全体的な緊張として反映されているかもしれません．素早い，的確な動き，直立して硬直した姿勢，こうしたことすべてが，一生懸命はたらくことをサポートしている身体傾向なのです．

センサリーモーター・サイコセラピーのトレーニングを受けたセラピストは，控えめながら常に身体のコミュニケーションに同調し，セッションの間中ボディリーディングを行います．クライエントが立っていようが，歩いていようが，座っていようが，話していようが，何らかの身振りをしていようが，セラピストは，どの動きが習慣的で容易な慣れたものであり，どの動きがやりづらく明らかになじみがないのか，注意を払います．そしてこうした傾向は何を意味しているのかという仮説をたてるのです．

トラウマ反応としての身体的組織化（例：過覚醒，息をとめる，収縮，胸や肩がおちこむ，震え）だけでなく，能力や健康な状態としての身体的兆候（例：深い普通の呼吸，整った姿勢つまり背すじが伸びていること，柔軟性と弛緩）にもセラピストは必ず注意しておく必要があります[110, 227, 289]．例えばジェニファーの例では，上司がどのように自分を誉めていたかを話すときは，背すじは伸びて顎も上がっていました．しかし子ども時代の話題では，肩は前屈みに沈み，頭はうなだれていました．そのときに，セラピストは，誉められたときの記憶をとりあげて，背すじが伸びていることに気づき，背すじを伸ばしたままで困難にも対処できるようになるための取り組みをすることができます．

コンタクトの言葉

　トラッキングとボディリーディングによってセラピストは情報を集め，そこからの情報をクライエントに「コンタクトの言葉」の形で表現します[207]。よくあることですが，身体的経験は，セラピストが「何に気づきましたか？」というシンプルな質問をしてその体験にクライエントの注意を向けさせるまで，意識されないままになっているのです。問いかけの言葉としては，例えば「あなたの体は緊張しているようですね」または「それらについて話すとき，あなたの手はこぶしを握るようになりますね」とか，または「足が揺れ始めたみたいですね」などの例があります。たいていのセラピストは，クライエントの認知や感情の状態を言葉で返すことには慣れているし，余裕をもって行うことができます。例えば「そう，それは恐ろしかったのですね？」や「人があなたをそのように扱うと，役立たずになった気分になるのですね」などのような言葉をかけたりします。しかし，センサリーモーター・サイコセラピーでは，セラピストはクライエントの感覚運動の反応に特別に注意を払いトラッキングし，それらを言葉にして返していくのです。

　情報処理のすべてのレベルに十分な注意を確実に向けていくために，セラピストは，クライエントの話の情動や認知の側面についていきます。そして同時に，話の内容が今の身体経験にどのように影響しているかにも気づいていくことが重要なのです。換言すると，セラピストは，内容によって引きおこされる情動や意味づけと同様に，同時的に身体によって表現されている身体的プロセスに対してもトラッキングとコンタクトをする必要があるわけです[207]。ジェニファーの例では，自分が上司に誉められたことを話したときに，それが上司は自分を評価しないという信念の見直しになったので，彼女の背すじはしっかりと伸びました。身体についてのコンタクトの言葉は「背すじが伸びて座っている感じですね」，情動についてのコンタクトは「それを思い出すといい気分になるんですね！」，認知に

ついてのコンタクトの言葉は「自分に提供できるものがあると気がついたようですね」などのようになるでしょう。

　身体の刻々の変化をトラッキングして，それをクライエントに述べることによって，セラピストはクライエントの注意を現在の身体経験に向けて，その体験が心と身体の両方でどのように組織化されているかにクライエントが興味をもつようにします。もしセラピストがクライエントの話の内容のみを取り上げるならば，あるいはそこに付随する感情にのみ言及するならば，クライエントも話の内容と感情に注意を向けるでしょう。セラピストの関心がそこにあるので，セラピーにおいてはそれが最も大切だと思うからです。もしセラピストがクライエントの話や感情のみではなく，身体的経験にもトラッキングしコンタクトするならば，クライエントは身体経験に大きな関心を向けるでしょうし，それに好奇心をもつようになるでしょう。

　セラピストが，トラウマ反応だけでなく，統制感・満足感の身体的なサインにも関心を向けるとき，クライエントがもっている内的経験に対する「恐怖症」[389]は減少し，クライエントは自らの内面に「友好的に」向かいやすくなっていきます。セラピストのコンタクトの言葉は，「[クライエントの]状態の相互調整[と]自らの感情[および感覚運動]体験に言葉でのラベルづけをする」助けとなります（文献342のp.76）。クライエントがトラッキングするのに必要なスキルを獲得し，自分の身体・情動・認知的な体験に名前をつけられるようになると，内的統制感が強化されるのです。

　コンタクトの言葉は，短めでシンプルに，分析よりは自己観察を促すようなものが望まれます[207, 280]。クライエントは，「手がきつく握りしめられているようですね」のような，短くて複雑でない言葉なら，考えたり解釈したりする必要はありません。明確ではっきりした言葉でクライエントの変化を表現すれば，クライエントを現在の体験に気づきとどまらせることができ，セラピストの言葉について考えさせてしまうことが最小限ですみます。現在の体験の組織化に焦点を当てるわけですから，セラピストは，クライエントの身体的経験について解釈することや意味づけを試みませ

ん[133]）。むしろ感覚運動的な構成要素をただ観察して，可能な限り単純で具体的な言葉で伝えます。

　コンタクトの言葉は，社会的関わり（social engagement）を想起させて維持します。Kurtz は「コンタクトの言葉かけ自体は必須なものではありません。選択自由なものです。しかし，つながりを作ること（creating a connection）は必須のことです」（文献 207 の p.77）と述べています。よいコンタクトの言葉は数少なくとも，的確にクライエントに響けば，社会的関わりと調和が喚起され，維持され，増えていきます。その理由から，クライエントの身体だけでなく，今この瞬間に生起している感情や認知にも同調したコンタクトをすることが大切です。「今，強い感情がおきてきているようですね」とか「考えが混乱しているようですね」というのは情動的体験または精神的体験にコンタクトしており，行動について「考えること」を促進するのではなく，同調していることを示しているのです。

　社会的関わりや同調そして協力を維持するために，クライエントはセラピストのコンタクトの言葉に同意せず，もっとぴったりした言葉にするチャンスを常に与えられています。それゆえにコンタクトの言葉は，微妙に疑問形のようなニュアンスを帯び，クライエントによる修正を歓迎し引き出すようなトーンであるべきです。言葉をかけるときには，付加節（例，「〜のような感じみたいですね」〈sounds like〉，「〜のようですね」〈seems as if〉，「〜みたいですね」〈looks like〉）をつけると，コンタクトの言葉は，より適切に変更可能なものであるという意味をもちます。発言の終わりに，付加表現をつけることもあります。例えば，「リラックスし始めてるみたい，ね（？）」と言えば，この「ね？」は答えを必要としない問いかけ（修辞疑問文）になるでしょう。そのときセラピストが観察していれば「腰が引けちゃうみたいね」なども言えますが，クライエントの反応は，眉間にしわを寄せながら「いいえ，そんなことはないです」と言うかもしれません。そういう場合でもセラピストは，常にクライエントの体験に反論することはしません。もし現在の体験を確認することが，誰が「正しい」のかという争いになっていくならば，ラポールと社会的関わり

はその犠牲になってしまうでしょう。セラピストの言葉は正しい（accurate）かもしれません。しかしクライエントの異議を受け入れ，むしろ自信を与えることで2人の社会的関わりは保たれます。クライエント以外の誰もクライエントの内的経験を知ることはできない，という妥当性とともに，敬意，忍耐，そして協同する意志をセラピストが示すことによって関わりが保たれるのです。

　セラピストの言葉を修正する機会によって，クライエントが自分の身体におこっていることにていねいに同調し，身体にどのような感覚が生じているのか，よりよい言葉を自分で見つけていくようになるでしょう。例えばセラピストが「肩が緊張していますね？」と言ったとして，クライエントはこのように反応するかもしれません「いいえ，これはもっと引っ張り込むような感じで，……自分が小さくなっていくような感じです……」。このようなやりとりの中でセラピストは拒絶されているわけではありません。それどころかクライエントがこの「修正」を告げた後にラポールは強化されるのです。

　セラピストのコンタクトの言葉をクライエントが受け入れるだけでなく，異議を唱えたり，修正したり，改良するなどしていけるように誘うことで，権限と内的統制感はセラピストではなくクライエントにこそあるのだとはっきりさせることができます。そうすることで，センサリーモーター・サイコセラピーにとって必要な，セラピストとクライエントの協同創造感覚（the sense of collaboration）を強めます。さらにいうなら，クライエントによるセラピストの言葉の調整は，クライエントにとって情動的なリスクであり，そのリスクをとることはセラピストから自身を分化させる機会を与えることになります。

マインドフルネス

　トラッキングとコンタクトの言葉は，クライエントがマインドフルネスで今ここの体験を探索する準備となります。Kabat-Zinn はマインドフル

ネスを「注意を払う独特なやり方で，現在の瞬間に批判なく注意を向けることが目的」(文献194のp.4)であると定義しています。Linehan[238]はマインドフルネスを，「何を」観察し，表現し，かかわるかというスキルと，「どのように」批判しない態度で，1つのことに集中し，効果的でありうるかというスキルとの組み合わせであると定義しています。センサリーモーター・サイコセラピーのアプローチでは，マインドフルネスによって，今ここで生起している内的経験に方向づけ，ともにいることが必要です。気づきと注意を，現在の体験の構成要素へと向けていきます。それらは思考，感情，感覚知覚，身体内部の感覚，筋肉の変化，動きへの衝動など，今，ここに生じているものです。通常の生活では，信念や習慣は，私たちの知覚や行動に影響を及ぼしていますが，それはおおむね意識されないままになっています。「セラピーの主たるゴールの1つは，こうした組織化をつかさどっている素材を意識化し，学び理解することです。意識状態としてのマインドフルネスこそ，私たちが使うツールなのです」(文献207のp.27)。議論や会話するときには，自分自身の内的経験を探索するよりも「〜について話す」ことになります。普通の意識状態では，私たちはストーリーを語ります。マインドフルで気づいている状態のときは，今この瞬間に展開しているストーリーの体験を見守ります。身体感覚の変化，動き，知覚，感情，思考の変化を通して見守るのです。

　トラッキングとコンタクトを通して，セラピストはクライエントの定位を現在の体験へと向け直していきます。そしてマインドフルネスを通して，クライエントの今の体験にとどまる能力は，維持され拡張していきます。マインドフルネスは外的環境への気づきを除外してはいません，内側へ向かわせて，内側の刺激（例：トラウマの出来事を思い出す）や，外側の刺激（例：コンタクトの言葉）が，感覚，知覚，動き，感情，思考にどう影響しているかに意識が向くようになります。

　セラピストは，質問をすることによってマインドフルネスを教えるのですが，その質問とは，答えるためには今の瞬間の体験に気づくことを必要とするような質問です。例えば次のような質問ができるでしょう。

「今のあなたの身体は何を感じていますか？」
「あなたの緊張は正確にはどのへんにありますか？」
「その緊張の大きさはゴルフボールくらい？　それともオレンジくらい？」
「あなたが受けた虐待について話していると，どんな感覚があなたの足に感じられますか？」
「あなたが怒りを感じるとき，あなたの身体には何がおきていますか？」

　的確な疑問であればあるほど，クライエントはより深く「調律の合った」状態になるでしょう。そして身体に注意深く気を配るようになっていくでしょう。
　マインドフルネスの目的は，受け入れがたい思考や感覚［そして身体感覚や動き］をただそこにあるものとして「認める」こと，優しい気づきをそこにもたらすこと，それらを「解決する必要がある」という心構えより「歓迎する」というやり方を選ぶことにあります（文献348のp.55）。この批判的ではないマインドフルの観察は，脳機能にもよい影響を与えます[103]。前頭前野が感覚運動を観察するようサポートし，ボトムアップのトラウマ関連の処理過程が加速してより高次の情報処理を「ハイジャックする」のを防ぎます。考えや感情が浮かび上がってくるとき，マインドフルネスによる観察は，解釈には向かいません。しかし好奇心と自己観察（self study）には向かいます。例えば，セラピストは，「その考えが浮かんできたとき，あなたの肩の緊張には何がおこりますか？」と質問するかもしれません。または「そんな気分を感じるとき，あなたの身体に何がおきていますか？」などの質問をしてもよいでしょう。
　マインドフルネスでの質問は，内側でおこる議論も，普通の会話も，そして過去や未来の体験についてくよくよ悩むことをも減らしてくれます。「会話」や議論や「物語」を話すとき，マインドフルネスでいる必要はあ

りません。そうしたときに内的経験に対するストーリーの影響を観察してもしかたありません。この場合，私たちは，まさに「〜について話している」からです。マインドフルネスの状態になることを手助けするために，クライエントが最近または過去の重要な出来事について話しているときに，セラピストはクライエントが自身の内側の体験に戻るように優しくガイドします。すなわち，クライエントが過去を思い出したり未来について考えたりするときの，感情，思考，身体感覚，動きなどに注意を向けてもらうのです。こうして，心と身体の行動傾向を探索の対象にします。行動傾向はクライエントの過去の遺物である手続き記憶を露呈しています。それは手続き記憶を生じさせた出来事を探るより大事な探索の対象なのです[147]。

　マインドフルネスでの質問は「観察自我（observing ego）」を必要とするので，クライエントはマインドフルネスでの答えを見出すために，トラウマから生じた習慣的なソマティックな体験や情動的体験から離れることを「余儀なく」されます。クライエントは，このような質問に答えるよう努めることで，深いマインドフルネス状態を作っていき，もはやトラウマ体験そのものに「なる」ことがないのです。むしろ観察自我が，進行中の体験を観察し報告することで，クライエントは，その体験に「なる」というより，体験を「もつ」のです[289]。したがって再トラウマ化は最小限に抑えられます。なぜならば，前頭前野は内なる体験の観察に「接続（on-line）」し続けるので，皮質下の活性化の激化は抑制されるからです。

　クライエントの今ここにある症状や兆候に，今ここでの注意を向ける質問を使うことで，内在しているトラウマ傾向や原因に意識的にアクセスできるようにします[110, 207, 227, 289, 330]。例えば，マインドフルネスでの注意は，身体の緊張を感じてすぐにリラックスしようと試みるというよりも，緊張を観察して，それについてもっと知るのを助けるでしょう――どのように引っ張られているか，どのくらいの強さか，目立つ特徴は何か，緊張の感じは何に似ているか，その緊張は特別な身体行動の前兆かどうか，そこにどんな感情や考えがともなっているかなどについて知ろうとするのです。

実験 (experiments) と探索 (exploration)

　マインドフルネスの状態で，行動傾向は観察され検討され，それから新しい行動を練習することを通して変容していきます[178]。セラピストは「実験的な態度」に導きます。「実験的な態度」とは，努力や怖れより，好奇心と遊び心という特性をもった率直で受容力に富んだあり方です[207]。実験的な態度は，特定の結果を期待することなく，新しい体験の探索へ招きます。この態度は「正しい」答えであるとか「間違った」答えであるということとは無関係な状態であり，コンタクトの言葉やマインドフルネスでの質問の表現の中に反映されています。ジェニファーのセラピストは，ジェニファーの言葉をそのまま返して，実験的な態度を引き出しました。「ちょっと面白くありませんか？　今日，自分が傷つくかもしれない感じを感じているなんて。それについてもっと知っていきましょう。そうですね，最初の実験をこんなふうに始めるのはどうでしょう？　もし私を見たら，何がおこってくるでしょうか？　そして身体に何がおきてくるか，ただそれに気づいてみるというのはどうでしょう？」。この最初の実験は，ジェニファーに安全を感じさせることはできませんでした。むしろ，怖い感じと緊張の感じを報告しました。セラピストは驚きましたが，ジェニファーが実験にどのように反応するか中立を保った好奇心をもち続けました。そして次にやさしく他の実験の提案をしました。つまり「あなたがもっと安全を感じられるような実験ができないかな，と思っているのですが……。たった今の私たちの間の，『安全』または『ちょうどよい』距離感というのはどのようなものなのか確かめてみるというのはどうでしょう？　私が椅子を後ろにずらすなんてどうでしょう？　何がおこるかみてみましょうか？」のようにです。この実験によって転移による防衛反応が課題となり，恐れが減少したのをマインドフルに感じて，ジェニファーは自分が今までどのように感じていたのか，認識することができました。そしてセラピーは，新しい，もっと適応的な行動の獲得へと進みました。

セラピーでの実験は，常に体験がどのように組織化されているかという発見へと導き[207]，トラウマの影響への気づきと，次の行動傾向への気づきをもたらします。こうした発見は，マインドフルネスでの実験から自発的におこってきて，「力づくではなく，自動的で自発的なものです。それゆえに習慣と，核となって体験を組織化しているもの（core organizer）を反映しているのです」（文献207のp.69）。ジェニファーの例でも示されたようにセラピストとクライエントの両方が，予期せぬ体験の結果にしばしば驚かされます。ジェニファーは，自分の周りに「自分のスペース」という円を描いてみたとき，リラックスして自然に「私には価値がある」と考えていたことに気づき，驚きました。

　協同的な実験を通して，セラピストとクライエントの両方の好奇心が満たされ，探索行動システムが作動し，同時に防衛行動システムが停止します。防衛行動システムが支配的でないときは，予測ができないことは望ましく，歓迎されます。クライエントの体験が出来事から分けられ，内的経験にのみ込まれてしまうのではなく，それを観察する能力が，二重の気づきへと深化を進めていきます。「私は脅かされている」は「私は，手足に激しい震えを体験している」になります。クライエントとセラピストのどちらもが，体験を構成しているもの（elements of experience）がどのように変化するのかに興味をもつようになります。「あなたが私（セラピスト）に向かって歩いてくるとき，あなたの身体にどんなことがおこりましたか？　どんな考えが浮かんできましたか？　その体験によってどんな感情や映像が自然に浮かび上がってきましたか？」などとセラピストは質問します。実験的な態度は，セラピストには，なんらかの隠れた意図や結果をもたないままでいることと，クライエントの体験が組織化されたものからどんなものがあらわれようとも取り組む意志が求められます。また，どんなときも覚醒状態が耐性領域内になるように相互調整をする必要があります。

　実験は，協力関係や社会的関わりの中で生じます。クライエントは，提案された実験に「望んで」参加するかどうかをたずねられますが，その質

問には，ノーという返事はイエスという返事と同じように歓迎されるというニュアンスが表現されます。クライエントのやる気も抵抗も，どちらもセラピストの興味の対象であり，さらなる好奇心と学習の利点となるのです。もしクライエントが否定的な返答をしたなら，協力してセッションの次の段階を決めることができますし，クライエントの返答が肯定的であるなら，次にマインドフルネスを促進するような言葉をかけます。「〜のときに，何がおきるか気づいてみましょう」というようなものです（そして実験が提案されます。考えうる実験を以下にいくつか列挙しています）。このような言葉かけで，クライエントに身体と心におこる実験の結果を自ら観察するよう強制的でなく誘います。実験に反応する中で，どのように体験を組織化していくのか自分でみてもらうのです。

　実験的な態度で，今までの適応的でない傾向にとって代わる新しい反応という，よく配慮された「試み」を促進します。そしてその影響を偏りなく観察してみることを強調します。自動的な行動に対して挑んでいく課題として，新しい情報を収集し好奇心を高めるために，小さな，的を射た実験を行うのです。例を挙げると，クライエントは，穏やかで落ち着いたグラウンディングの感覚のエクササイズを試してみることができます。床にしっかりと足をつけて立ち，膝をゆるめた状態で，自分に何がおこるかに気づきます。「実験」とは「変化への試み」です。言葉の使い方を変えたり，姿勢を変えたり，動いてみたりまたは動かなくなってみたり，注意の向きを変えたり，感覚の様相を変えたりします。実験は，次の説明のように身体でも言葉でも行うことができます（文献207より引用）。

1. あるタイプの実験では，クライエントが身体的な何かを感じたり，行ったりしたときに何がおこるかを，セラピストとクライエントがともに調べます。例えば，クライエントが自分の腕にチリチリ感を感じるようになったときに，セラピストは，次のようにたずねて実験を提案します。「腕のチリチリ感だけに集中すると何がおきるでしょうか。何に気づくみたいですか？」。クライエントが腕で押すようなしぐさ

をしたときにはセラピストはたずねます。「腕でやっているそのしぐさをくり返してみたときに何がおきるか, 一緒に確かめてみるというのはどうでしょう？　それをくり返したときに何がおきるかやってみましょう」もしくはセラピストはこのように言ってもよいでしょう。「もし, しっかりと立ってそのしぐさをやってみたら, 何がおきるのかみてみましょうか」。

2. また別のタイプの実験は, クライエントの独特な言葉や言い回しや表現など言語化にかかわるものです。例えば, クライエントがくじけやすく服従してしまう傾向があり, 「『いやだ』と言えたらなぁ」と言ったならば, セラピストはクライエントが, 「私は今,『いやだ』と言える」とくり返して言ったときに何がおきるか一緒にやってみるよう提案します。あるいは, クライエントは自発的に「私のせいじゃない」というかもしれません。すると, セラピストは「いま言ったことをくり返し言ってみたら身体に何がおきるでしょう？　どんな気持ちになるでしょう？」と提案します。

3. さらに別の実験の方法は, セラピストが身体的な行動をしたときに何がおこるのかを, セラピストとクライエントが一緒に探索するというやり方です。例えば, セラピストが体の向きを変えると同時にどのようにクライエントが目をそらしているか, セラピストが気づいて, クライエントに確かめてみるよう伝えます。あるケースでは, クライエントは「見られることは安全ではない」という信念を報告しました。同時に心拍数が増加し呼吸が抑えられるという身体反応がおきました。信念とそれが生じた出来事について話すことは, なにがしかの洞察をもたらすでしょう。しかし実験は, そういう反応の中の信念に対して, 何らかの形で見直しをするよい機会を提供することになります。セラピストはいろいろな実験を試みようとするかもしれません。「もし私が目を閉じて, あなたは目を開き続けていると, あなたの中で何がおこるかを確かめてみることができますが？」「もし私が自分の椅子を少し後ろにひいてみたら, 何がおこるでしょう？」「私が椅子を後ろ

にひいて，頭をあなたからそらす方向にずらすというのをしてみたらどうでしょうか？」。どの実験もクライエントとセラピストによって確かめられ，結果が見直されます。例えば，セラピストが椅子を後ろにひき，顔をそらしてみたときに，クライエントの心拍と呼吸が安定するのがわかったりします。そしてクライエントはコントロールできている感覚をより大きく感じていると報告したりします。身体反応の探索によって，ある種のソマティックな洞察がおきたのです。感じ方が変わることによって，身体に基づく理解がもたらされたわけです。

4. また別の実験のバリエーションは，セラピストがある特定の言葉を言ったり，あるフレーズをくり返すときにおこることを，セラピストとクライエントが観察するという方法です。例えば，クライエントが「私は，自分が怒る権利があるとわかっています。でも自分を怒らせてあげることができないのです」と言うのであれば，セラピストは，次のように言って，その困難な状況を確かめる機会を提供します。「あなたが言った『あなたには怒る権利があります』という言葉を私がくり返して言ってみるので，そのときに身体に何がおこるのか確かめてみましょう。何回かくり返してみるので，あなたの内側で何がおこっているか気づいてみてください」。

実験の多様性とその潜在的な活用法は，ほとんど無限といってよいでしょう。実験は，クライエントが覚醒亢進や覚醒低下した場合にも，トラウマ的な活性化を調整するのに役立ちます。クライエントが麻痺して覚醒低下している場合には能動的な戦略が提示されます[91]。セラピストは，立ちあがり，ドアまで意識的に歩くという実験を提案します。または，クライエントが自分の環境に意識を向けるために，身体の向きを変えたり，首を回したりすると何がおきるでしょうか，と提案できます。一方で，もしクライエントが覚醒亢進して，圧倒された気分だったら「包み込み（containment）」戦略が有効かもしれません[91]。一緒に立って，グラウンディングして，足の裏と脚を感じてみると自分の内側で何がおこるかという実

験を提案するかもしれません。どの実験でも，反応は注意深く確かめられ，先の実験で学んだことは次の実験に反映されていきます。

スキルを組み合わせる

　セラピー中のどの瞬間にも非常に多くの選択肢があります。すべて，トラッキング，コンタクトの言葉を作る，マインドフルネスを使う，実験などに役立ちます。ボディリーディングやトラッキングを通して，セラピストは，今この瞬間の体験の構成要素のどれかを選んで，コンタクトの言葉で確認します。セラピストは，任意の瞬間における無数の感覚運動，情動現象，認知現象の内から注意深く識別して，セラピーのプロセス全体と個々のセッションの目的に合った体験の構成要素を選びます。個々のセッションの目的とは，例えば，リソースの強化，覚醒状態の調整，未完了の防衛反応や他の適応的行動を完了することなどです。コンタクトの言葉は体験の特定の側面に注意を向けるものなので，セラピーの方向性に影響を与えます。マインドフルネスでの質問と実験を選べば，クライエントの体験のある側面に注意を集中するのをより強化しますので，習慣的な不適応反応の変容を促すことに最も役立つでしょう。

リソースを統合する

　クライエントのリソース――すなわち，強さや能力や技能――の指標をトラッキングすることは，トラウマの素材を扱うのと同じ重要さがあります[110, 227, 295, 330]。実際，トラウマの素材を扱う介入と，素材を統合するためにクライエントのリソースをサポートする介入を，慎重にバランスをとって行う必要があります。セラピストは，有能さや，統合力や，肯定的な体験や，自信があったり遊び心にあふれた行動の兆候を探します。潜在的なものであれ，一目でわかるようなものであれ，リソースは情報処理の3つのレベルすべてで注目されるでしょう。感覚運動つまりソマティック・リソースには筋緊張がふくまれています。リラックスしすぎるのでもなく，

緊張しすぎるのでもありません。バランスをとる，まっすぐに立つ，リラックスした姿勢をする，適切な覚醒状態，そして優雅で無駄のない動きなどです。セラピストは，ほんの一瞬だけあらわれたものであっても，クライエントが表出した感情的リソースや認知的リソースをトラッキングします。例えば，ポジティブな感情（例：喜び，落ち着き，楽しみ）や新しい言語表現や，よりポジティブな思考（例：「私には『いや』という権利がある」）などです。すべての瞬間に，セラピストはクライエントの覚醒状態のレベルを評価するために観察を続けます。「最適だろうか？」「低すぎはしないか？」「高すぎはしないか？」というように。もし，覚醒状態が耐性領域の外であるなら，リソースに取り組むことで，耐性領域内に戻します。

現在の体験の構成要素を分化する

　心に傷を負った人には，身体の気づきは多様な問題となりうるでしょう。第一に自分の身体感覚に気づくようになると動揺したり，怖くなりさえするでしょう。ときにはコントロールできない感覚を引きおこします。恐怖に襲われたり，激情や，パニックや，弱くて無力な感じを感じます。第二にトラウマをもつクライエントは，多くの場合，無感覚あるいは麻痺したようなものとして身体を経験します。トラウマ体験によって，過剰に活性化されるのではなく，むしろ，身体への感受性を下げる覚醒低下レベルによって悩まされているのです。第三の問題点は，身体への気づきが次のような考えを刺激したときに浮上します。例えば「私の身体は最低だ」「自分の身体が大嫌いだ」「身体が私を落ち込ませる」「私は身体をもっていない」「私の身体は死んでいる」などです。

　クライエントは，現在の身体感覚や行動と，トラウマによる情動や認知との違いを区別することを教わります。それは感覚や動きに気づき，深く集中していくことを通してなされます。あるクライエントは，身体に気づくようになってきたときにパニックをおこしました。そこで，そのクライエントはパニックを「横におく」ことを学びました。つまり身体感覚にた

だついていくのです。動揺しているときの感覚の質感や強さを，落ち着くまでたどります。別のクライエントは「自分の身体が嫌い」と述べましたが，身体行動にともなっておきる実際の感覚から，この思考を分化することを促されました。すると，胎児のように丸まって横になり，筋肉をリラックスさせ，心地よさを感じることができました。また別のクライエントは，虐待から自分を守ってくれなかったと，身体に裏切られた感じを感じていました。このクライエントは腕と手を使って「やめろ」というジェスチャーをしたときの動きと感覚を探索しました。考えと感情は脇において，この動作が身体的にはどんな感じなのかだけに注目していきます。

　セラピストはクライエントに，統合のために情報量を制限するように求めます。身体感覚と動きにのみ注意を払い，感情とも思考とも違うものとして体験していくように伝えます[289]。こうして，クライエントは心をかき乱す身体知覚や感覚に取り組む効果的なツールを獲得します。トラウマと関連した感情や認知の歪みから，感覚と動きを切り離すことを学んでいくのです。

構成要素（building blocks）をつなぐ

　クライエントの今この瞬間のソマティックな経験をトラッキングする能力が高まると，思考や気分，動きへの衝動，感覚知覚（イメージ，匂い，音，味，触感），身体感覚の相互作用を確かめる準備となります。セラピストは，こうして高まった気づきを基盤にして，セッションを進めます。セラピストはクライエントの注意を，思考と情動がどのように今この瞬間の身体経験に影響しているかに向かわせます。そのために次のようなコンタクトの言葉をかけます。「怒りについて話すと，顎がこわばるようですね」。このコンタクトによって，緊張と情動のつながりに気づいてもらいます。マインドフルネスでの質問は，体験の構成要素をさらに「まとめあげる」ためになされます。「怒りの気持ちと顎がこわばる感じの両方に気づくと何がおこりますか？」「『私は負け犬だ』と考えているときの身体や気持ちには何がおこりますか？」「幸せを感じているとき，身体の反応は

どんなでしょうか？　どんなイメージが浮かんでくるでしょう？」などです。セラピストは，こうした構成要素をつなげることが，どのようにクライエントの覚醒状態や統制感に影響を与えるかに，周到に注意を払います。一般的には，セラピストは，クライエントの覚醒状態が耐性領域から出ることなく，クライエントの統合力がさらなる情報に耐え活用できるほど十分であるときに，体験の構成要素がつながるようはたらきかけることを選択します。さらに，クライエントが統制感や楽しさなどの肯定的な感情を感じながら記憶や体験を探索する場合にも，体験の構成要素がつながっていくようにします。こうすることで，統制感や楽しさを強化し拡大し，クライエントがしばしば体験する痛みや有能さの欠如を埋め合わせるのを助けます（これについては第11章で述べます）。

セラピーにおける身体接触による介入

　従来のセラピーでは，身体接触（touch）の使用は，一般的に避けられていました。クライエントが性的なものとして誤解したり，誤解に基づいて体験するおそれがある，転移への影響によって退行が促進され，洞察の代わりに満足を与えるかもしれない，あるいはセラピストが自分の心理的，性的ニーズのために誤用する可能性がある，といった懸念からです。センサリーモーター・サイコセラピーにも，同じ懸念が存在します。身体接触は癒しにもなりえますが，潜在的な危険があるので，できる限り用心深く思慮をもって使われなければなりません。もしセラピストが臨床場面で身体接触を使うならば，身体接触そのものだけでなく，身体接触をセラピーと組み合わせることについて，しっかりトレーニングを受けている必要があります。該当するセラピスト免許の認可団体の規約において，臨床実践における身体接触の使用が認められている必要があります。その場合，セラピストの損害賠償保険が身体接触の使用をカバーしていなければなりません。セラピストは，書面による同意書を使うのが望ましいでしょう。身体接触を使用することが記述され，治療の枠組みの中での身体接触である

こと，クライエントは常にその適用をコントロールできることが明示的に記入されているものです。「今までの身体接触の履歴」(touch history)の聞きとり，クライエントにとっての身体接触の体験，目撃の体験の聞き取りがふくまれます。これは身体接触に関する過去の問題を明らかにする効果的な方法です[63]。クライエントが，過去を現在から分化したり，治療的な身体接触の適用からそうでない身体接触を分化する能力をしっかりもつことは，治療に身体接触を組み込むうえで，どのような配慮にも先行する不可欠な要素です。

セラピスト自身の潜在的な身体接触への逆転移反応と，身体接触への信念や態度を検討することは，とても重要です。また，セラピスト，クライエントおよびセラピー関係が本質的にもつ力の差に対して，身体接触の影響がどのようなものになるかをよく考慮することが重要です[165]。身体接触を効果的なものとするために，セラピストは，自身の心理的，性的境界線をかなり明確に保つことができなければなりませんし，専門的な状況の中で，治療的な身体接触の適用を落ち着いてできる必要があります。セラピストは，身体接触の適用の妥当性をケースごと，セッションごとに評価しなくてはなりません。そのために，クライエントの自我の強さ，境界線の感覚，診断，全般的な機能性を評価するほか，セラピスト自身の，引き続いておこるであろう性的なものをふくめたクライエントへの転移反応を管理する能力も評価します。身体接触の適用に対する，セラピストの動機もクライエントの動機も熟慮されます。例えばクライエントであってもセラピストであっても，不快な感情を解消するために使われる身体接触は避けるべきです[63]。目的が妥当で境界線をわきまえたセラピー的な身体接触でさえ，役に立たない転移を生じさせるかもしれません。例えば，もしセラピストが落ち着いていなかったり能力が足りない場合，クライエントが自我が弱い場合，治療同盟が弱い場合，身体接触の結果のつながりがセラピー関係の中で機能している親密さを超える場合などです。

クライエントとセラピストの間の直接的な身体接触の適用は，センサリーモーター・サイコセラピーのゴールを達成するために必ずしも必要では

ないということもまた，記しておくべきでしょう。ある種の身体接触はセラピーの効果を高めるかもしれませんが，直接的な接触は軽率です。ある事例においては，クッションやボールなどの物をクライエントとセラピストの身体接触の緩衝材として使うことができます。クライエント自身が自分で触れるということもまた効果的です（例：腕を体に回すなど）。

　セラピーにおける介入としての身体接触は，適用への警告はありますが，それでも有用で，実用的で，効果的な介入になりえます。賢明な適用には特別な臨床目的があります[59, 165]。身体接触は，肌の表面の活性化にとどまらず，知覚の鋭敏さが増し，身体感覚の認識を取り戻したり高めたりすることに特に役立ちます。もしクライエントが身体とのつながりを失いがちな傾向があるなら，または身体感覚への気づきが少ない場合には，クライエント自身で特定の場所に触れてもらうと（例：首，肩，お腹），身体への気づきを回復することができます。

　このような身体接触の適用の効能は，クライエントが特定の部位の感覚を際立たせ，的確な強さ，触れる場所やそのやり方（手のひらを使うのか，指先を使うのかなど）に気づけるようになるのを助けるという意味もあります。例えば，失感情症に苦しむクライエントが胸のあたり，特に心臓の周辺の無感覚を訴えたとき，セラピストはクライエントに自分の手をその場所に当ててみるように提案しました。最初，クライエントは「何も感じない」と言いました。しかしセラピストが，身体のその部分を感じるのをサポートするような，ぴったりなやり方を自分で発見するまで，違った手の当て方を試してみるように提案すると，クライエントは的確な強さと自身の指の動きによって，本当に胸の感覚を促進させたのです。クライエントは次のようにコメントしました。「自分の心臓を感じます。自分の心臓なのだ，と感じるのは初めてです」。

　身体接触はまた，新しいソマティック・リソースを作り，既存のリソースへの気づきも助けます。もしクライエントがグラウンディングを感じるのが難しいならば，感覚が増すように自分の足に触れれば，しっかり地に足がつく感じという体験を促進するでしょう。クライエントがマインドフ

ルになって，手と腕でセラピストの手か，セラピストに支えられたクッションを押し返すという防衛の動きをすれば，待ち望んでいた強さと有能さの感じを体験するでしょう。クライエントは，クッションを使うのであれ手を使うのであれ「これでいい」と感じるまで，ぴったりとした触り方や触る強さを見つけるよう励まされます。片手なのか両手なのか，押すのにしっかりと抵抗してほしいのか，「譲歩する」感じがいいのか，他にもいろいろバリエーションがありうるでしょう。性的虐待を体験したクライエントは，父親の接近を拒むことは許されていませんでした，と報告しました。そして押すなんてゾッとすると考えていたと言いました。セラピストの励ましによって，クライエントが最初に選んだのは，壁の前に立ち，押すことでした。これはセラピストを押すより，「ずっと安全」に思えると言いました。この行動に自信を感じると，次にセラピストが持っているクッションを押すという体験を選びました。セラピストの援助によって，クライエントは以下のようなことを発見しました。つまり，セラピストに押す強さ（クライエントはセラピストが強く押すことを要請し，その結果，自分も強く押し返すことを学びました）をクライエントが指示することで，自分にはコントロールする力があるのだと感じ，身体は強さと有能さを感じました。この有能さの感覚は，以前，自分を守るために腕を使うことと関連づけていた，無能感とは異なるものでした。

　身体接触の適用は新しい行動と姿勢のパターンを学ぶことを手助けします。例えば，へたりこんだり，猫背で脊柱湾曲症のような様子のクライエントに対して，「腰のあたりをそっと押すので，押している手に逆らうよう背中で押し返してみながら，自然にまっすぐになる感じとか背骨が自然になる姿勢を探してみませんか」などと指示します。そのようなまっすぐな姿勢をとっていると，クライエントは，力強くなる体験をし始め，環境に圧倒される関係は減っていくのです。

　身体接触は，いつも協同実験として適用されるので，身体接触に先立ち，クライエントが自分の内的経験を観察したり言語化したりするのに時間をかけられるように留意する必要があります（クライエント自身による接触

であろうと，セラピストの手を押すのであろうと一緒です)。それから，実験後の，クライエントの体験の組織化への身体接触の影響を観察して言語化してもらいます。身体接触がなされる直前の身体の感覚に気づいてもらうようにたずねることは，マインドフルネスを増し，身体接触の後の影響への気づきを高めることになります。そのような気づきは，以前述べたような潜在的な危険を防ぎます。なぜならばクライエントは，身体接触がおきる前に境界線の交差を予想するソマティックな合図に気づくからです。あるクライエントは身体接触に先んじて，身体が身構えるのに気づきました。クライエントが身体接触の可能性を認めたときの身体の反応は，転移も明らかにするでしょう。例を挙げると，先ほどの身体を身構えたクライエントは，セラピストを加害者とみなしていることに気づきました。

　身体接触がなされると，反応がおこります。クライエントは逃げ出したい衝動を感じるかもしれないし，何らかの動きを身体に感じるかもしれないし，解放のため息をつくかもしれません。特別な考えが浮かぶかもしれないし，情動反応が出るかもしれないし，記憶が浮上してくるかもしれません。こういう反応のすべては，セラピー的な質問の豊かな出発点となりえます。身体接触の何があなたをリラックスさせる（または逃げ出したくさせる）のでしょうか？　それは安全な感じですか？　どんな種類の身体接触でも，自分に主導権があるように感じますか？　あなたをリラックスさせる（あるいは逃げ出したくさせる）身体接触の非言語的なメッセージは何なのでしょう？　接触はあなたに何を伝えているのでしょう？　接触による実験の効果は，セラピストの意図やクライエントの期待と正反対になるかもしれません。したがって，セラピストがクライエントの反応をトラッキングすることは絶対に必要なことであり，身体接触が実行されたときに「クライエントの中で何がおきたか」というフィードバックも絶対に必要なことなのです。

　セラピストの身体接触が専門家として適切に行われた場合，クライエントの反応は，過去の身体接触にまつわる体験で感じた感覚が自動的に焼き直されて，反映される傾向があります。身体のある部分に特別な感覚を覚

える場合，それは傷つけられた，虐待を受けたなどの過去のトラウマをクライエントに思い出させるかもしれません[178]。例えば，政治犯として拷問を受けたクライエントは，背中に優しく触れてみてくれと言いましたが，セラピストが背中に最初に触れたときに，身を縮めて拷問を思い出しました。最終的には，優れたセラピー的介入によって，クライエントは，セラピストの身体接触は違うものなのだ，という体験をすることができ，少しずつ身体的な感覚は肯定的なものへと変わっていきました。

　マインドフルネスでの身体接触の協同実験は，クライエントがどのようにセッション外で接触を使うかということを知る助けにもなるでしょう。たくさんのクライエントが，日常的になされるさまざまな接触を発見しました（脚に触れることがグラウンディングの感覚を増進する，お腹や心臓に自身の手を置く，など）。性的虐待を受けていた多数のクライエントは，セラピストの誘導で，自分の腕と手に触れることを探索し，ゆっくりと官能的な身体接触の心地よさを認めることができるようになっていきました。ようやくパートナーとの身体接触を楽しむことができるようにもなっていったのです。主導権を十分に感じ，身体接触の種類，触る場所，タイミング，状況をコントロールできるという条件の下に次第に変化できました。

　身体的接触の意味は，過去のネガティブなあるいはトラウマ的な体験を引き出すこともあります。例えば，あるクライエントは，境界線の感覚を経験するためにセラピストの手を押すことを望みました。しかしクライエントは，セラピストが手を押そうとする体勢をとった時点で，身体を緊張させ引き離しました。実際の身体接触はまだ行われていませんでしたが，クライエントは押す前に緊張の反応をおこしたのです。クライエントは「そうじゃないとはわかっているのですが，でも，あなたの手が恐ろしくみえるのです」と言いました。過去の虐待によって，自分に向けられるどんな接触であっても，それは自分を傷つけるものだと解釈する偏見を抱いていたのです。別なケースでは，ポジティブな意味が探索されました。例えば，ある別のクライエントは，身体接触されたときにリラックスし，深い呼吸をしました。この接触は過去のものとは違うとセラピストに言い，

さらに「この手は，私を助けたがっている。私を傷つけることはない」とセラピストに話したのです。セラピストが身体接触に関する言葉や意味をたずねるのが最も効果的なのは，マインドフルネスでの実験のお膳立てが整ったときです。この例でいえば，セラピストは，クライエントが「ちょうどいい」と感じるような的確な種類の身体接触を提供しました。適切な接触はどんなものかについてやりとりをしたとき，セラピストはゆっくりとしたマインドフルネスの声で，「この身体接触の質を感じてみてください。もし私の手が何かを言うとしたら，あなたに何と言っているでしょうか？ あなたが考えていることではなく，私の手が言っていることは何なのでしょう？」とたずねました。クライエントの身体接触に対する習慣的な反応が探索され，その反応の意味をセラピストとクライエントがマインドフルに探索するならば，新しい体験が促進され，習慣的な反応は変容していきます。

　クライエントの身体の状態や心理状態は，常に変動しています。したがって効果的であるためには，身体接触は，瞬間瞬間のクライエントのプロセスと境界線の求めに応じていく必要があります。もっと強く押すのか，そっとなのか，肩の横側なのか後ろ側なのか，身体接触の圧力を弱めるのか，強めるのかなど実験して，どの程度が適切で十分なのか決定するのです。セラピストは「境界線のしっかりした」身体接触の体験を提供します。すなわち，節度があり，非侵襲的で，いつでもクライエントが自由に微調整することができるような形です。その結果として，クライエントは，自分が身体接触の主導権を完全に握っていることがわかります。いつでも身体接触を終わらせたり修正したりできることがわかります。こういう体験は，過去のトラウマの状況下では，いつどのように触れられるか主導権をもたなかった人に対して，新しい学習効果を発揮します。セラピー中の効果的な身体接触の適用は，クライエントを今ここに，そして，セラピストとの関係性の中につなぎとめます。それはクライエントを，トラウマに関連した潜在的記憶の中に急に戻すことではありません。

まとめ

　センサリーモーター・サイコセラピーのトレーニングを受けたセラピストは，特別な技能をもって以下のような段階的なトラウマセラピーを行います。

- トラッキングとボディリーディングで，トラウマに関連する行動傾向や調整能力に関する情報を集める。
- 適切なコンタクトの言葉を使うことによって，社会的関わりシステムを呼びおこす。
- クライエントのマインドフルネスと自己学習を深めて，探索システムを活用する。
- 実験を使うことで習慣的な反応に取り組み，新しいパターンの習得を進める。

　異なるレベルの情報処理を分化させ，または関連づけ統合すること，クライエントのリソースを活用すること，セラピストの身体接触やクライエント自身による接触を賢明に使うことはすべて，治療の各段階の目標の達成に役立ちます。治療の各段階においては，次の章で記述するように，これらのテクニックは，多様な治療的介入ができる素地を提供してくれます。治療の第1段階では，防衛反応の過剰活性化を抑制するリソースを学ぶことで，クライエントは自分の覚醒状態を調整する能力を高められるようになります。治療の第2段階では，トラッキングし，コンタクトの言葉をかけ，マインドフルネスを適用し，実験をすることで，トラウマ記憶の解消を援助します。クライエントの耐性能力を促進し，クライエントがトラウマの影響による感覚の亢進をトラッキングできるようにします。それらの感覚が体内でおさまるまでトラッキングして，中断されていた動きをともなう防衛反応が完了できるように援助するのです。そして最後の第3段階

では，これらのまったく同じ技法によって，クライエントが日常の行動システムを活用し，親密な関係性を作りだし，新しい意味を創造し，そして肯定的情動への耐性を高めていく能力を増大するように援助します。

10

治療の第1段階
安定化のためのソマティック・リソースの育成

　トラウマをもつクライエントには，治療の際に次のような症状がよくみられます。覚醒状態の調整不全や過剰な防衛サブシステム，機能障害や，心理的・身体的な安全を実際にあるいは感覚的に失っているなど，です。つまり，身体的（somatically）・情動的・認知的に，過去と現在が混乱しているのです。再活性化されたトラウマにかかわる記憶が感情と身体感覚に侵入して，今はもう危険はなくなっているのに危険だと主張し続けるのです。自分の内側からくる調整不全や，外界からくる否定的なことばかりに注意の焦点が当たり，日常生活が困難になります。

　症状の原因となった出来事の記憶を掘りおこして治療しようとすると，ただでさえ不安定なクライエントをいっそう不安定にします。クライエントの安定化を助けるために，治療の第1段階での介入は次のようなものがよいでしょう。すなわち，生理学的・精神的な恒常性を促進し，覚醒状態を耐性領域の中に保てるよう自己調整能力の獲得に重点をおき，自己破壊傾向を減らす，あるいはなくします。第1段階の介入では，クライエントの統合能力と，日常生活に適応する機能を高めます。クライエントは，現状のままでは調整不全になりがちな情動と覚醒状態を，自己破壊的な反応（例えば，自傷行為や危険な行動，暴力，自殺企図など）に結びつけることなく体験できるようになる必要があります。そうでなければ，適応は難しくなります（Steele et al., 2006）。

セラピーが進行するにつれ，セラピストは関係性の中で心理生物学的な調整を促す役割を果たし，クライエントの調整不全な神経系に負担がかからないようにしていきます。クライエントの身体をトラッキングして，防衛サブシステムが刺激されていないか，限度を超えた覚醒状態となっていないか判断します。セラピーのペースとプロセスを調節しながら，クライエントが自己調整に必要なリソースを育成するのを助けます。セラピストは「補佐的な皮質（auxiliary cortex）」[108]（訳注：外部から補佐する知恵という意味)，そして「患者の未成熟な感情調整構造の成長を促進するための環境を提供する外部的な感情調整役（affect regulator）」（文献342のp.264）となります。セラピストとの相互調整を通して，心理教育とも組み合わせながら，クライエントは次第に何が引き金となるのかに気づき，自分の覚醒状態と防衛機制をマインドフルネスな状態で観察するようになります。そして，いつ覚醒状態が耐性領域を超えるのかに気づいたり，覚醒状態を安定させるために役立つリソースを学び，組み入れたりできるようになります。

トラウマ治療の第1段階では，失われたリソースの回復，新しいリソースの学習，そして今あるリソースの強化が必要です。「リソース」とは，すべての人間的なスキルと能力，もの，関係性，外部から提供されるサービスなどで，トラウマから回復するための「資源」です。リソースによって，クライエントは自己調整を促進し，自分は適応しているのだという感覚をもつことができます。それによって元気が回復するのです。例えば治療に取り組むクライエントに必要なリソースには，安定化を目的とした薬物治療，十分な経済的裏づけと，セラピーに通うための運転技能や駐車場やガソリン代を払ったりできること，セラピーに参加するために休暇を会社に交渉する対人関係スキルなどがあります。注意してほしいのは，個人にかかわるリソース（対人スキルや運転能力）と環境にかかわるリソース（薬物治療や経済的裏づけ）の両方が必要なことです。この2つは，クライエントがセラピストを訪れるための，いわば車の両輪です。

リソースの育成は，すでにあるリソースは何なのか認識し「それがあっ

てよかった」と認めるところから始まります。すでにあるリソースとは，クライエントの可能性や，今大人としてもっている能力や，過去のトラウマ的な問題に対処してきたサバイバーとしてのリソースです。こうした確認の基本的な方向性にそって，今あるリソースは認められ拡張され，まだ育成されていなかったり欠乏しているリソースに気づきます。治療の第1段階では，リソースを育成してクライエントの安定を助けます。第2段階では，トラウマ的な記憶に向き合い，統合するための援助を提供します。第3段階では，能力と創造性を養い，人生で進行中の問題に対処します。治療の段階すべてを通して，努力と練習時間を費やして，セラピストの援助を得ながら，クライエントは効果的なリソースを育成します。

ソマティック・リソース

　精神的な能力と信念は，身体の構造や動きに深く結びついています。力なく脇に垂れた腕は，人との境界線を設定していたり，自分の気持ちを主張するようなふるまいが難しいことを反映している可能性があります。また常にせかせかと目的に向かうような歩きぶりは，「たえず活動して」自己調整を試みているのかもしれません。つまり，速いペースで人生を生きることによってトラウマを思い出させるものが浮上してこないようにしているかもしれないのです。ソマティック・リソースは，身体的な経験から発現する能力により構成されています。身体的な範疇であるにもかかわらず，精神的な健康にも影響を及ぼします。つまり，ソマティック・リソースは自己調整をサポートするための身体的な機能と能力からなり，身体的，精神的に幸福で健康な状態と，自分には能力があるという感覚を提供します。例えば，腕で何かを押しやる動きが内的経験と結びつき，個人的な境界線を築き自分を守る権利をもっていると感じられれば，エンパワメントされた動きと適応的な信念が統合します。センサリーモーター・サイコセラピーは身体の動きと意味の境界面を探索します。しかしながらトップダウンなセラピーとは対照的に，意味は身体的な経験に先行するのではな

その後にやってきます。認知的な内省は動きそのものの体験によって刺激を受けます。押しやるという動きを通して，クライエントは自分自身を守る権利をもっていることに気がつくし，手を伸ばすという動きを通して，助けを求めることができるのだ，と理解します。

　治療の第1段階では，安全感とセルフケアの感覚を確立する必要があります。これは「身体のコントロールに焦点を当てることから始まり」ます（文献157のp.160）。この目標を達成するのに役立つリソースには，トップダウンのリソースと，ボトムアップのリソースがあります。トップダウンのリソースは，問題に対処すること（coping）や安全のための計画（safety plan）や，差し迫った危険はもうないのだと自分に思い出させるために認知を用いること（using cognition）などです。ボトムアップのソマティック・リソースは身体的な能力や動きなどで，最適な覚醒状態へと戻ることを促進します。クライエントは動きや感覚や身体の姿勢を学んで自分自身を安定させ，日常生活をより円滑にします。セルフケアのリソース，例えば規則的な睡眠や食習慣などエネルギー調節システムを安定化させるものも，第1段階で確立します。

　文字通り，無数のソマティック・リソースが存在します。基本的な生理学上の機能（例えば消化など）から，知覚能力（例えば，視覚，聴覚，嗅覚，味覚など）や自己調整の能力（例えば，グラウンディングやセンタリングなど）に至るまでのすべてがソマティック・リソースです。本章では，身体的な能力と動きに焦点を当てます。セッションのごく初期からクライエントにこれを教えて，安定化という目標を達成できるようにします。

　最初のインテーク面接で，トラウマ的な出来事の記憶を呼び出さずに身体と取り組むことがどれだけ自分の安定に役立つかを，クライエントは学びます。クライエントの中には，記憶を話すことは求められていないのだとわかると安心する人がいる一方で，「安定した後ならば，記憶とたっぷり取り組めますよ」と保証する必要がある人もいます。

　クライエントが自分には何のリソースもないと感じているとしても，最も深刻な調整不全を抱えているクライエントさえも，サバイバーとしての

リソースを使ってきていたことを私たちは発見してきました。セラピストが注意を向けるよう導くまでは，気づくことなく使ってきたのでしょう。あなたはセラピーに来るのにいくつかのソマティック・リソースを使っていますよ，と伝えることそのものがクライエントを安定させます。長期にわたってトラウマを抱えてきたクライエントにとって，これは今までとはまったく異なる考え方で，驚きとともに勇気づけになります。今あるリソースと失われたリソースの確認は，セラピーの進行中，高い優先順位をもちます。リソースの評価は，トラッキングやボディリーディングや対話や質問や生育歴を聞くことで行います。

　セラピストはアセスメントの段階で，クライエントに自分のソマティック・リソースをどのように価値づけるか教えます。緊張やリラックス，動き，痛み，居心地の悪さ，身体構造，姿勢などの身体の感覚に気づくよう，促します。クライエントはそれによって，どの身体能力が有益なリソースで，どれが問題なもの，変わる必要があるものなのか理解します。セラピストはまた，クライエントやときにはクライエントの友人や家族から，情報を集め，過去と現在の体験やパターン，適応性，限界について質問します。例えば今あるリソースについて知るために「あの体験から得たことは何でしょう？」「どうやってサバイバルしたのですか？」「何があなたの助けになりましたか？」などと質問します。さらに，身体と精神の問題のつながりについても質問します。「その首のつまりを最初に感じ始めたのは，いつ頃なのか思い出せますか？」「レイプの後から今まで続いている身体の変化はありましたか？　例えば緊張や痛みや麻痺のような？」「心地よかったり，いいなと身体で感じたときは，いつ頃でしたか？」などです。

　セラピストはいつでもクライエントの身体をトラッキングしています。過去や現在の体験について話しているときも，いわゆるセラピストとクライエントらしいやり取りをして，セラピー関係が形成されているときもです。握手をするときのやり方からでさえ，クライエントのソマティック・リソースの情報が得られます。握手は，弱々しいのか過剰に力強いのか，短いのか長いのか，アイ・コンタクトがあるかないか，腕がしっかり伸ば

されているか否か，しっかり手が握られているか指先だけのものなのか。それぞれのパターンが，存在するリソースや欠乏しているリソースについて重要なデータをふくんでいます。

　セラピストはボディリーディングをして，つまり目立たないようにそのクライエントの全般的な身体傾向を心にとどめることによって，すでにクライエントがもっているソマティック・リソースを評価します。例えば，深い規則的な呼吸や背すじが伸びている様子，柔軟な動き，頑健な脚，アイ・コンタクトする能力などです。

　エイミーの長年にわたる覚醒低下や追従性，いいなりになりがちな傾向は，彼女の姿勢を見事なほど「押しつぶして」いました。頭は垂れ，肩は丸まり，継続的な身体傾向を作り出して，自己調整能力を妨げていました。これらの傾向は認知のゆがみをともない，自尊心を低め，深刻な結果を引きおこしました。エイミーは日常的にボーイフレンドから身体的な虐待を受けるがままになっていたのです。この関係から離れたいと望み，そう言ってもいたのに，ずっと離れられずにいました。第1段階では安全を取り戻すことが優先されます。セラピストは最初の課題として，ソマティック・リソースに焦点を当て，次に覚醒低下と追従的な傾向を再編することにしました。

　クライエントはたいてい，動かなくなることで防衛したり，言いなりになるような防衛をしたりすることは自分自身の欠点であると思っています。だから，それはサバイバル・リソースなのだととらえ直す（reframe）ことが重要になります。それが逃れられないトラウマを生きぬく助けになったのです。セラピストがクライエントの防衛サブシステムを，そうせざるを得なかった対処戦略だと評価するとき，クライエントは自分は弱いだけではない，能力があるのだと自分を見直し，勇気づけられます。そして慢性的な膠着状態を解体することに，より効果的に取り組みます。クライエントが自分のサバイバル・リソースを承認し始めるにつれ，力がないと感じていた感覚や犠牲者なのだというアイデンティティに変化が出はじめます。例えばエイミーはセラピーの中で，子どものときに自分が加害者と戦

ったり逃げ出そうとすれば，どれだけひどい結果となりえたのか，むしろ彼女の「サバイバル・リソース」である自動的な追従や服従がどれだけ，そのときのトラウマのひどさを抑えてくれていたのか，認識しました。

　クライエントのリソースに「多すぎる」ということはありません。ソマティック・リソースを構築する場合には，常に今ある動きや感覚のレパートリーの延長上になるよう念頭におく必要があります。たとえそれが，適応的でないようにみえるものが多かったとしても，今ある対処戦略を取り除こうとするよりずっといいのです。第１段階でのリソースの取り組みの目標は，ソマティック・リソースの幅を十分に広く育成し，覚醒状態を穏やかにすることです。エイミーのセラピストは，どのように個人的な境界線を設定するか教えました。言いなりになるふるまいの代替です。自分自身の身体を使ってセラピストは実際にやってみせ，より身体的に心理学的にまとまりをもって自己主張ができるようにエイミーに説明しました。つまり，背すじを伸ばしてよりまっすぐに立つような動きと，姿勢と仕草によって非言語的に「イヤ」ということで，服従的な傾向に立ち向かうことを提案したのです。セラピストはここで機転を利かせて，自分の提案した動きとエイミーのうちひしがれた姿勢を比べました。そして，エイミーが自分で両方を十分に試してみるよう言い，どちらが個人的な境界線をサポートするかエイミー自身が体験できるようにしました。エイミーは試してみた後，新しい動きを選びました。そしてより心地よくなり，しっかりと身につくまで練習しました。「イヤ！」という動きと感情と認知がエイミーの中で結びついたのです。セラピストが２つの動きを快く自分でやってみせることで，セラピストは動きをリソースへと還元し，エイミーは自分の動きを鏡にうつすように見ることができました。

身体を探索するために安全を作り出す

　複雑性トラウマを抱えたクライエントは，身体に関する介入を性急に行うと簡単に引き金を引かれるでしょう。ペーシングや境界線の保持，安全，

自覚的でいること，マインドフルネスに注意を払う必要があります。また身体との結びつきは，急がず徐々にしていくようにしなければなりません。多くのクライエントが身体に否定的な感覚をもってセラピーにやってきます。感覚を体験することを恐れたり，麻痺や身体がバラバラになる感覚を感じたり，望んだように身体が動かないので身体は自分を裏切ると怒っていたりします。あるクライエントは，身体は「悪魔のエサだ」とさえ感じると言いました。トラウマをもつ人は，しばしば身体の感覚を，怖くて，異質で，ぞっとする，つまらない，退屈な体験で，ありえないなどとみなしています。未消化なトラウマの体験が調整不全をもたらすため，通常の感覚を意識的に気づくことさえ，トラウマの活性化を引きおこすことがあります。例えば，心拍数が上昇してドキドキする，それが身体的なエクササイズによるものだとしても，無力感やパニックを引きおこします。なぜなら，正常な身体的活動の反応としてではなく，恐ろしいものと戦ったり逃げたりすべきだという兆候として体験するからです。

　身体の感覚への気づきや，身体と自己調整とのつながりの程度には，クライエントによって幅広い多様性があります。あるクライエントは，身体のある部分の感覚にだけ気づき，他の部分については気がつきません。別のクライエントは身体の緊張に気がつかなかったり，あるいは，身体の感覚にまるで気がつかないこともあります。あるクライエントは，最初のセッションに来たときから，身体的な傾向と心理学的な問題の関係について気づいていて取り組みたいと望んでいます。他方，そのような関係があるとは気づいてもいないクライエントもいます。例えば，肩から腕，背中にかけて非常に緊張したクライエントが，怒りをコントロールしたいからとセラピーにやってきました。しかし，その緊張が怒りに対応しているとは実感していませんでした。実感を得るために身体的な気づきに介入するセッションを数回体験する必要がありました。

　リソースの評価の段階ではセラピストは，クライエントにとって身体とのつながりが快適であるかどうか確かめます。クライエントが主観的で具体的な体験を内省できるかどうか，それが自己調整に影響するかどうかも

確かめます。もし，この気づきがないならば，セラピストはその気づきを阻んでいる理由を知るよう努めます。クライエントは身体についての気づきを病的に回避しているか？　クライエントは麻痺や，身体とのつながりのなさを体験していないか？　身体につながることが恥ずかしさや警戒への引き金となっていないか？　障害に応じて，セラピストはクライエントが快適に身体と取り組めるような方法を見いだします。あるクライエントが「身体」という言葉に居心地の悪さを感じるならば，セラピーの初期にはこの言葉を避けて心地よさを保つようにします。また別の人には，言葉のメニューを用意して身体の感覚にラベル付けできるようにします。「見られている」感じを減らして自分自身を観察することを学ぶためです。心理教育を通して身体的経験を正常化することもあります。短いたとえ話をして，感覚運動を練習し，それが快適になるまではあなたと同じように不快を感じる人もいると説明します。

有能さと楽しさ（pleasure）の体験

　自分に能力があるという感覚と肯定的な感情との間に身体的相互関連があるとわかると，これが安全な枠組みとなり，身体に気づきはじめる準備となります。この焦点づけに適さないクライエントもいるかもしれません。しかしながら鋭敏なセラピストであれば，最も高度にトラウマに脅かされている人をも助け，ついには身体的に，有能感とはいかないまでも，中立的な領域を見出します。セラピストは，クライエントの職業は何か，あるいは，かつて何をしていたのか，クライエントに質問するかもしれません。クライエントが自分の強みを話しているときにクライエントの身体に何がおきているかトラッキングするためです。例えば，クライエントがサッカーが得意だったと報告し，そして，サッカーの腕前を話すにつれて，背すじがまっすぐに伸び，顎がほんのわずかに上がったとします。セラピストは，身体的な相互作用に気づいていたので，クライエントの注意を身体の変化へと促し，やってみせ，何度か，サッカーの腕前を自慢してみる

よう励ましました。この無意識に背すじを伸ばし顎を上げることは，結果的に彼が有能さを感じるための身体的なアンカーになりました。「自分はダメだ」という感じが浮上してきたときに，自発的にやってみることができるようになったのです。このように，いったんあるソマティック・リソースが発見されると，セラピストはクライエントにこのリソースに気づいてみるよう言います。さらに少し大げさにやってみて，マインドフルネスの状態で微細な感覚を感じ，動きの効果を確かめてもらいます。リソースはその後，日常生活の必要に応じて，好んで使われるようになります。

　身体の中でおこっている肯定的な体験への質問は，トラウマに関する身体の経験への質問と同じくらい，セラピストにとって重要です。身体の内部の経験について質問したとき，解離性同一性障害と診断されていたあるクライエントは激しい調子で，身体は汚いとさかんに腕や足をこすりながら答えました。単に身体について質問したのでは覚醒亢進するとわかったので，セラピストは彼女に，現在であれ過去であれ身体の中にいい感じを感じたときを思い出せますか，と聞いてみました。クライエントはすぐにブランコに乗っておじいちゃんに背中を押してもらったのを思い出しました，といいました。この記憶は肯定的な身体の経験を取り戻す出発点となりました。セラピストはセッションで彼女にその記憶と関わりのある感覚を存分に感じてみるようにいいました——胸の内で笑いがこみ上げる感じ，「サーッ」と肌で空気を感じる感覚，足に力のある感覚——これらはみな，トラウマ後に感じている汚い感じを打ち消すはたらきをしました。さらにセラピストは彼女に「汚い」感じと，肯定的な感覚を交互にいったりきたりしてもらいました。ブランコに乗っていたときの記憶による胸や，肌や，足の筋肉で感じていた肯定的な感覚です。その数分後，クライエントは，驚いたように「私，汚くない！」と声を上げました。

ソマティック・リソースを形成するための実験

　ソマティック・リソースを形成するうえで，実行するのが大変で心身の

どこかに痛みも感じる体験，おまけに成果が出なかったり成果を否定されたりする体験と再び結びつくことほど有害なことはありません。クライエントが，すでに身体を感じることができているかに注意し強化する――身体とどれほどつながっていないかではなく――ならば，クライエントの自分自身への信頼を強化します。そして，今ある力を利用することは，さらなる身体的な探索への情熱を高めます。肯定的な強化，つまりクライエントが身体と接触する努力を賞賛すること（例えば，「あなたが実際にその緊張を感じることができるのはすばらしい――気づかない人もいるのですよ」）は，クライエントが耳を傾ける気持ちを勇気づけます。

　今あるリソースを承認しながら，セラピストはクライエントと適切な身体的経験を作りだすための共同作業をします。今の能力を伸ばす挑戦はしますが，あまりに難しいことをして過剰な欲求不満を生まない[54, 178]ようにします。共同作業は面白さや好奇心，何よりも希望を生みます。お互いに納得できる身体的な介入を計画し，明確なゴールをもつことは，成功へのステップとなります。セラピストは，今できないことへ介入をしたら，「クライエントのふるまいがどのように変化するか，クライエントは何ができるようになりたいと思っているかを確かめる」（文献53のp.212）よう努めます。今までの習慣的な反応と比べて，どう変わるか想像すると，選んだソマティック・リソースの育成は意味をもち価値があるのだとクライエントが確信できます。もし魔法の杖をもっていたらどのように自分の内的な経験が変わるか想像するよう求められると，エイミーは「強いと感じたいです。感覚を取り戻してこの関係から離れたい」と答えました。彼女のゴールを達成するためにはソマティック・リソースが必要ですが，この望みは，ソマティック・リソースを根気強く探索するよいお膳立てとなりました。永続的な覚醒低下や押しつぶされた姿勢，服従的な態度など長期にわたる傾向を和らげて，すべてのリソースを形成するには，集中と動機が必要です。エイミーのインスピレーションは，現在や過去とは違う未来のビジョンによって生み出されました。これがなければ，彼女が集中と動機を維持するのは難しかったかもしれません。

身体的な気づきが不足している多くのクライエントは，自分の身体からのフィードバックを利用できずにいます。姿勢や動きや身体的な介入の後で何を成し遂げたか感じるには，フィードバックが必要です。これを補うために，セラピストはクライエントの「鏡」となりモデルとなります。ソマティック・リソースが失われた状態と，それと対照的にソマティック・リソースがあり自己調整力が増した状態をセラピスト自身の身体で示します（例えば，くずれた姿勢と整った姿勢の違いを示します）。

「誰も私を絶対，支えてくれない（サポートしてくれない）」という信念を述べていたベティは，ゆっくりと満足を感じながら，この信念を強化している姿勢と方向づけの傾向を変える援助を受けました。セラピストは最初，支えられたいというベティの望みに共感的なコンタクトをしました。それからベティの，こわばって肩を丸めてうつむき，アイ・コンタクトを避けている姿勢をまねして，「この姿勢だと，あなたが私に笑ってくれているのか，しかめっ面なのかよくわかりません」とベティに言いました。セラピストがこのようにやってみせることで，ベティは自分の身体傾向に気づきました。そしてこの身体傾向が，サポートに気づいて受けとる能力にどのような影響をおよぼしているか理解しました。

続いてセラピストはソマティック・リソースを実演してみせ，そのとき，彼自身が何を体験しているか伝えました。「うつむいて下ばかり見ている代わりに背すじを伸ばして座ると，胸が広がる感じがします——なかなかいいですね。そしてあなたと目を合わせると，私たちがもっとつながっている感じがします」。それからベティに，このリソースをまねるよう誘いました。最初，彼女が視線を数センチ上に上げてみるとコーヒーテーブルの脚が見えました。それから，しばらく時間をとって覚醒状態を落ち着かせて先に進む準備をしました。次にセラピストは「テーブルの上まで目の位置を上げてみることはできますか？　テーブルにのっているものを見ることはできるでしょうか？」とたずねました。この一連の試みで彼女は次第に視線と注意の方向を上へと動かし，肩がまっすぐになりました。彼女は今やセラピストとの視覚的なコンタクトによっても支えられて（サポー

トされて）いましたし，自分のまっすぐな背すじと張りのある肩によっても支えられていました。この身体的な変化は，セラピストとの共同作業である活発な会話を通してもたらされました。ベティはセラピストが支援してくれていると気づくようになり，それがトラウマと関係している信念の反証になりました。

　ソマティック・リソースを実際にやってみせることは，非常に効果的です。動きを見ている観察者の「ミラーニューロン」という神経細胞が活性化して，詳細なパターンを複写し，あたかも観察者自身がその動きをしていたかのようになるからです[326, 327]。視覚的入力は，見ている人の動きがたとえわずかなものであったとしても「私たち自身の脳内の同等の運動表現に対応づけられます。このミラーニューロンのはたらきがあるからです」（文献394のp.79）。セラピストがソマティック・リソースを実演しているのを観察すると，クライエントは脳内でこの効果を体験します。あたかも，同じ動きを実行し同じ情動的効果を体験しているかのように，本質的にその動きを「リハーサル」します。

　ソマティック・リソースは個人的なものです。クライエントの固有のニーズとセラピー上の目標のために，オーダーメードでぴったりと目的にかなったものである必要があります。ある人にとってのリソースは，他の人にとっては障害として体験されるかもしれません。あるクライエントは穏やかな活性化のためにグラウンディングを必要とするかもしれないし，一方，他のクライエントにとってグラウンディングは調整不全なものとみなされる可能性があります。迅速な反応と競合し，動くことに努力が必要となるからです。

　覚醒亢進反応や覚醒低下反応の観察は，第1段階で探索するあらゆるソマティック・リソースの効果を評価するバロメーターとなります。もしリソースが覚醒状態にはたらきかけ耐性領域にとどまるならば，「有効なリソース」となります。もし，そのリソースが覚醒亢進や覚醒低下を刺激するならば，それは「無効なリソース」です。同様にソマティック・リソースはセラピー上のある特定の時点において役に立ち，別の時点においては

そうでないかもしれません。治療の第1段階で，あるクライエントは侵入的な情動に圧倒されており，「私には『イヤ』という権利がない」という信念をもっていました。押し返す動きによって境界線を設定することが有効にはたらき，覚醒状態を落ち着かせました。治療の第3段階では，この同じクライエントが親密さの能力を育成するために手を伸ばす動きを練習します。境界線の設定という動きのリソースとしてはあまり使わなくなりました。

相互的で心理生物学的な調整役としてのセラピスト

大きなトラウマをもつクライエントは，対人関係の侵害を人生の広範囲にわたって受けてきています。その影響で，セラピー関係の形成を妨げるような過剰な困難をしばしば体験します。Courtois[93]が次のように述べています。

> クライエントは恥ずかしさや不安に悩み，セラピストに批判されたり「見られ」たりすることで恐怖を味わうだろう。セラピストは，あるときは信頼できない，虐待的な権威の誰かの代理とみなされる。恐ろしくて，理解がなく，難題をふっかけ，試したがり，けむたくって，しかってばかり，人を性的な対象とする，などなどといった誰かである。またあるときは，思い焦がれていたよい親や救済者の代理とみなされることもある。しがみつき，従い，養育してくれるはずの誰かだ。あるいは，この2つが，万華鏡のようにがらりと，予測できない調子で，交互におきる可能性もある。(p.190)

Steeleら[388]は，このトラウマによる負の遺産を「触れ合うことへの恐怖症」として概念化しました。いいかえれば，セラピーとセラピストへの恐怖症です。Steelらは，治療の第1段階における中心的な目標を，セラピー的な関係を病的に回避するのを克服することと論じています。この過

程はセラピーへの恐怖症を，トラウマ状況を生きぬくためのリソースで正常なものなのだと妥当性を認め（normalizing），承認することから始まります。次にセラピストはクライエントに，過剰に活性化した防衛システムが，セラピー関係の形成をどのように損なうか観察することを教えます。そして，このパターンに，少しずつ段階的に取り組みます。この恐怖症は当然，身体にあらわれています。ベティは助けてもらいたくてしかたがないと打ち明けたとき，身体と視線をそらしました。身体は固まってよろいを着たようになり，拒否と危険を予期してセラピストの声の調子と言葉の選び方に非常に敏感になりました。恐怖症は解釈されるかわりに，注意の方向づけと身体的な傾向がゆっくりと変化していくように，身体的に取り組まれました。それによって周囲から得ているセラピーに関する新しい情報を統合することができるようになりました。手助けがまったく得られてこなかった，というベティの信念を取り上げることなく，また言語的な取り組みもなく，セラピストは触れ合うことへの恐れを扱いました。安全でサポーティブなふれあいが今度こそ体験できるような方法でした。もしこのことを扱わなければベティやベティと同じような傾向をもつ他のクライエントは，トラウマを生き延びてきたことに基づいた関係性のパターンを何度もくり返し再演することを続けてしまうでしょう。

　長期的な対人関係のトラウマによって，身体内部の信号を認識する能力が著しく欠乏します。この信号はセラピー関係もふくむ関係性の中で，何が必要で何が必要でないかを示しています。セラピストは，よく観察して，クライエントの苦痛の兆候を見逃さないようにします。セラピーの技術やセラピー関係への反応の中にある，しがみつき（セラピストからの分離不安のサインかもしれません[387, 386]）や攻撃性や引きこもりなどのクライエントの衝動を心にとめます。これらの衝動に対する感受性によって，セラピストは個人的な境界線と組み合わせた，選択とフィードバックの機会を提供します[444]）。

　リタの治療の初期段階で，セラピストが彼女の方に身を乗り出すと，彼女は少し固くなりました。セラピストが緊張に気づき言葉にしたときに

(「私が前に乗り出すと，あなたの身体は緊張するみたいですね」)，リタは自分がそれを感じたことを認めましたが，彼が身を乗り出したのは自分にとって「大丈夫よ」とあわてて言いました。セラピストには，リタの身体が表現していることと言葉で表現していることが矛盾しているとわかったので，何がおきているか確かめるために少し時間をとることを提案し，彼女の意識と身体の両方にとって，最良の距離があるかもしれないと伝えました。リタに意識と身体にとって「ほどよい」距離を見つけてみましょう，というと彼女はまたセラピストが座っている位置は「そのままで大丈夫」と言いました。セラピストは，言葉と身体の反応の間にある矛盾についての奇妙さが相変わらず残っていたので，「どの位置がよりよいかなあ」と引き続き疑問を声に出しました。最初セラピストは椅子を遠くに動かし，次に近くに寄せ，リタに自分の反応のわずかな違いに何か気がつきますかと聞きました。リタはすぐに，遠くにいったときによりよい感じがすると気がつきました。リタが身体の感じに気がつくように手助けするにつれ，セラピストが近づくと，胃のあたりが固くなる感じがすると報告しました。この感覚は，恐怖の感じを感じ始めているという「警告」になりました。そして，この感覚がセラピー中に浮上したときはいつでも知らせることに彼女は同意しました。それによって，何が彼女を怖がらせたか探索したり，もし必要なら，彼女の個人的な境界線を身体的にも精神的にも再調整することができるようになりました。

　効果的な心理生物学的な相互調整では，クライエントが語った内容よりも，介入がどのように自律神経系の覚醒状態に影響したかということに注意を払います。セラピストはクライエントの動きの傾向や，どのように体験を組織化するかに興味をもち続けます。ただ会話にコンタクトするだけではなく，クライエントの今の体験に気づき，コンタクトします。「物語 (story)」や出来事はそれほど重要ではありません。覚醒の傾向や，耐性領域内に適合するレベルにどのように戻ってくるか習得することが，重要なのです。心理生物学的な調整役として，セラピストは常にクライエントの好奇心を育てるよう努力します。覚醒亢進や覚醒低下を保ちがちな身体

的傾向を発見しやすくしたり，必要なソマティック・リソースを育成することにつながるからです。

　実験は自己調整のためのソマティック・リソースを見つけるための，いい手段になります。クライエントとセラピストは，一緒になって好奇心をもちます。「いや」という言葉を発するときに何がおきるのでしょう？　呼吸をするときに，何がおきますか？　ある仕草をするときには？　方向を変えるときは？　接近するときには？　もろいタイプのクライエントは，最初に感覚（sensation）を扱うときに混乱が生じやすいので注意が必要です。内部に焦点を当てるには，グラウンディングしてマインドフルネスの状態を保つ必要があります。調整不全の強いクライエントはしばしば自身の身体的反応を調べるときに引き金を引かれます。こうしたクライエントは最初にソマティック・リソースに基づいた動きを学ぶ必要があります（例えばグラウンディングです）。その後で，身体の内部の感覚を扱います。

覚醒亢進と覚醒低下を効果的に扱う

　覚醒亢進と覚醒低下の兆候に気づいたら，クライエントがまさに適切な身体的行動を見つけられるように，セラピストは手助けに努めます。もし，セラピストが覚醒亢進のサイン（例えば緊張や浅い呼吸や早口など）に気づいたら，覚醒状態がエスカレートする前にそっとクライエントの話に割って入ります。セラピストがクライエントの注意を，語りによる説明から現在のソマティック・リソースや動きに移すことで，クライエントの気づきの中にある情報量は，身体的経験へと――解釈抜きの感覚と動きへの気づきへと――絞られ削減されます。セラピストはトラウマと関係のある方向に注意が向きがちなクライエントの傾向をさえぎり，それ以上調整不全となることを防ぎます。恐怖や戦慄や無力感などのトラウマ的な反応をクライエントがくり返しても，セラピー的な利点はほとんどありません。たいていはクライエントを耐性領域から引き離すだけです。その代わりに，セラピストはクライエントがトラウマについて話し始めたとき，身体が固

くなり呼吸が浅くなる様子に気づきます。セラピストは，その場合，トラウマ的なパターンが全面的にあらわれる前に，話の内容をさえぎり，クライエントの注意の向きがトラウマ的な記憶から離れて，現在の身体感覚や身体の動きへ移るようにします。例えば，セラピストがクライエントの苦悩の様子や口ぶりを見てとり，覚醒状態が耐性領域の上限に近いと気づいたなら，「どれだけこれが大変か，どれほどの苦しみをもたらしたか，よくわかります。そして，少しの間，語ることから離れてみませんか？　出来事について語るのはやめて，ただ，あなたの身体の中で何がおきているかに焦点を当てて，どんな動きがあなたに穏やかさをもたらすか，一緒にみつけてみましょう。それから，何がおきたか私に教えてもらえませんか？」と言うでしょう。自動的で習慣的な反応をさえぎることによって，プロセスのペースを落とし，観察することが可能になります。それによって自動的で習慣的な反応を変容させるリソースを育成する機会を作ります。

　覚醒低下のクライエントと取り組むとき，最初のステップで，セラピストは過去のものではなく，現在の環境の中にある対象にだけクライエントの注意が向くよう導きます。セラピストはクライエントに「あなたの過去がどれだけ困難だったか考えるのはちょっとだけ休んで，この部屋を見回して，赤いものを4つ見つけて私に教えてくださいませんか？」というかもしれません。このテクニックは能動指向の反応を喚起し，覚醒低下と覚醒亢進どちらのクライエントも助け，覚醒状態が耐性領域の枠内に戻ります。もし，調整不全の覚醒状態が続くならば，クライエントに立つようにいい，セラピーオフィス内を歩いてもらいます。足の動きに意識を向け，物や人の間を行ったり来たりできるのだ（逃走反応を起動させるような人や物であっても），という能力を感じてもらいます。こうすると，たいてい耐性領域の中に覚醒状態が戻ります。立ったり歩いたりすることは，クライエントが「リソース的なやり方で」身体を感じるのを助けます。動くことは一般的に，覚醒亢進，覚醒低下どちらのクライエントと取り組むときにも役に立つようです。

振り子的テクニック

　振り子的テクニックでは，マインドフルネスの状態でくり返し注意の方向を変えます。穏やかで「リソース」となるような身体領域や経験や感覚と，痛みをともない不快な身体領域や体験や感覚を，行ったり来たりするよう指示します。このような交互変化は，覚醒低下，覚醒亢進，いずれの覚醒状態のクライエントも助けます。トラウマ的な活性化から，リソースとなる現在の体験へと焦点をシフトする効果があります。クライエントは指示に応じて，肯定的な感じを喚起したり否定的な感じを喚起したりするイメージや感覚や体験を行ったり来たりします。例えば，あるクライエントがひどい頭痛をともなう覚醒亢進に悩まされていると訴えたとき，セラピストは痛みをあらわすような視覚的なイメージと，それとは反対の状態を表すイメージを想像するようにいいました。クライエントはすぐに，心の中に痛みをあらわすゴルフボールを思い浮かべ，反対な状態としてマシュマロを思い浮かべました。この2つのイメージを行き来しつつ，そのときの身体の反応に気づくようにすると，覚醒亢進と頭痛は消えていきました。

内受容性の気づき（interoceptive awareness）：身体感覚

　内受容性とは身体内部に由来する感覚です。内受容性の気づきはトラウマの後，損なわれている可能性があります。それゆえセラピストは，セラピーの早い段階で，クライエントの身体感覚に対する反応についてたずねることが肝要です。特に感覚的な刺激による反応と，それにともなう覚醒状態の変動については重要です。多くのクライエントが自分が動くときの感覚について否定的な反応をもっている一方で，静かに座っている感覚に否定的なクライエントもいます。こうした反応をトラッキングし，クライエントがそれを理解し，順応するよう手助けします。これはソマティッ

ク・リソースを形成するうえで大切な要素になります。

　学習困難になりつつあると気がついてセラピーにやってきた大学生は，勉強しようと座ったとたん，すぐに「ボーッとして」集中できなくなると訴えました。セラピーで，このパターンを観察すると，長い間静かに座っているときに彼女が体験している身体感覚は，固まってやり過ごす防衛反応に似ていると気がつきました。小さい頃，性的ないたずらをされたときの残骸だったのです。彼女の感覚と過去のトラウマとの相互関係を理解し，勉強するときにしょっちゅう「動く」休憩をとるようにすると，彼女の覚醒状態レベルは耐性領域の中にとどまるようになり，より効果的に学習できるようになりました。

　調整不全の覚醒状態と，特有の身体感覚と情動との関連性から，トラウマをもったクライエントは翻弄され居心地が悪いのは現在の人間関係における緊張のせいだと考えがちです。Van der Kolk が述べるように，「クライエントは，不快な感覚は現在の出来事が想起させた記憶にすぎないと理解するよりも，現在の環境の中で修復的な行動をとれば感じ方を変えられるかのようにふるまうのです」（文献 424 の p.14）。セラピーにおいて，クライエントは，調整不全の覚醒状態に先立つ不快な感覚を「あ，きたな」と認識するよう学びます。麻痺させたり，行動化したり，避けたりするのではありません。覚醒亢進や覚醒低下の身体的な前兆を早期に見きわめることを学びます。そしてトラウマを思い出し引き金を引く感覚と，トラウマ的でない今ここでの体験に結びついた感覚を区別します。

　感覚への気づきと新しい身体的動きへの学びを通して，覚醒状態の調整と反射的で自己破壊的な行動のコントロールを育成します。激怒して子どもを叩いてしまったと，あるクライエントが動揺してセラピーにやってきました。そして，攻撃の前に先立つ身体感覚を見きわめることを学びました。その感覚がおきたら，呼吸してセンタリングし，散歩することを練習しました。緊張や寒気，重さ，しびれや，ぞくぞくするなどの身体内部の感覚をキャッチし，どのように見きわめるかを学び，クライエントはトラウマ的な覚醒状態の前兆を認識し，代替的な対処戦略を計画できるように

なります。

身体感覚を見きわめ言語化する

　治療の最初の段階で，身体の状態を見きわめ言語化します[428]。セラピストたちはおよそ100年かけて，トラウマをもつクライエントを助けるという課題に挑戦し格闘してきました。クライエントが身体感覚を経験して，その体験を適切に言語化するという課題です。多くのクライエントが失体感症，つまり，身体感覚を言葉であらわせないことに苦しんでいます[14]。1800年代にPaul Sollierは，身体感覚を再び確立することが治療の一番重要な部分だと確信しました。Sollierは，クライエントに「動きましょう。こうした動きに注意深くしたがって，動きがしていることを正確に認識して……動きのすべての感覚に注意を払い，練習を積んで身体のすみずみまでていねいに感じるように」と言いました（文献375；文献178 p.806からの引用による）。Sollierは，クライエントが身体の感覚に適切な言葉をみつけられるよう援助しなさい，と強調しています。「ピンや針で刺すようなピリピリ感，焼けるような暑い感覚，ねじれる感じとゆるんだ感じ，手足が伸び伸びする感じと縮こまる感じ」などです。治療の第1段階において，もし感覚への気づきが安定していないならば，感覚に関する語彙の「メニュー」を用意します。クライエントが表現を洗練させ，学びをサポートするためです。クライエントは，Sollierがしたように，「じとじとする」，「電気みたい」，「固い」，「麻痺する」，「ヒリヒリする」，「振動する」などの，身体感覚の語彙を教えてもらいます。例えば，クライエントは身体の痛みを，ただ「痛むんです」とだけ言うかもしれません。でも，それでは，その特定の痛みを他の痛みと区別できていません。セラピストは次のように聞いてもよいでしょう。「その痛みがどのようなものかと思っているのですが……鈍いのかもしれないし，鋭いのかもしれないし，刺すような感じか，しびれているのかヒリヒリなのか。あるいは，内側か，外側に向かって押されている感じでしょうか？」。セラピストは言語的な選択肢を提供して，クライエントがそこから選べるようにします。また，この選択肢

は，身体感覚言語へのクライエント自身の鋭敏さを刺激します。感覚のための詳細な語彙が育成されると，クライエントの身体感覚の知覚と処理が広がります。感情を記述するさまざまな言葉になじむと，感情の知覚と処理が拡大するのと同じです[289]。

クライエントが自分の感覚に意識を傾けるようになると，かすかな身震いのような極小の動きから，腕を上げるなどの大きな動きまで，身体の中に動きがおこるのを感じ始めます。しかしながら，クライエントが非常に不安定であれば，感覚を扱うよりも，単に動きだけについて扱う方が効果的かもしれません。立つ，押す，のような，クライエントが「いい感じ」を感じる動き方を見つけるのを手伝います。あるいはまた，クライエントを今ここでの純粋な感覚的体験とともにいるように促します。例えば，今この瞬間，どんな香りがしていますか，何が見えますか，何が聞こえますか，ソファの肘掛けにおいた手や腕がそこに触れていると何を体験しますか，などです。

情動や認知と身体感覚を分化する

クライエントは，情動と身体感覚を分化することと，情動の身体的経験について確かめることを学びます。感覚について説明するよう求められたとき，クライエントはしばしば，「悲しみ」とか「怒り」などという，身体感覚というより感情についての言葉を使います。クライエントは感覚を説明することと，感情と身体の相互関係を学びます。感情の言葉ではなく身体的な言葉で表現できると学ぶのです。あるクライエントはこの方法で感情の身体的経験を言葉に置き換えることができました。「私は，胸がつぶれるような悲しみを感じます。心臓のあたりに痛みを感じます。左肩に緊張を感じ，腕はグニャグニャとして重たいです。目の後ろあたりが涙が出そうで重たく感じました」。この説明は悲しみの感情に対応する感覚を明確に表現しています。

単なる感覚なのか情動なのか，よく混同されます。また，感覚は意味や，解釈や，認知的なゆがみと混同される可能性があります。例えば，日常的

な些細な刺激により，たえずトラウマ的な記憶に苦しめられるクライエントは，その些細な刺激による自動的な警告を「世界は決して安全ではない」という信念として解釈しているかもしれません。それでも，実際の身体感覚には気づかないままなのです。この信念が身体の中でどのように経験されているかたずねると，信念の身体的な構成要素が自覚されはじめます。クライエントは信念と身体の相互作用を確かめるよう励まされます。例えば，胸が固くなり，身体の芯が震え，心臓が早く打ち，手足がしびれる，あるいは，身体中に大きなエネルギーが感じられるなどと，描写するかもしれません。このような表現は，クライエントが一致しているとみなしている，身体的な感覚と信念を明確に区別します。

感覚を強める

身体感覚を感じることや理解することが難しいクライエントにとっては，自分をさわったり，動いたりすることが感覚を強めるために役立つでしょう。身体的な接触は感覚を局所化し，皮膚にある神経細胞の末端を活性化して感覚を増幅します。クライエントは，身体の特定の領域の感覚を強めるために，自分でさわるように指導されます。例えば「麻痺しているみたいだ」と訴えるクライエントは，感覚を生じるために，一方の手でもう一方の腕を上下にさするよう促されます。こすられた方の腕を，こすられていない方の腕と比較すると，身体感覚が増しています（Bentzen, June 14, 1992, 私信）。

動きもまた，感覚の質を変え，感覚を増す手段です。多くのクライエントは動いているときは，身体に集中し感じやすくなると気づきます（Segal et al., 1992）。クライエントは歩いたり，腕を上げたり，何らかの方法で身体を伸ばすようにいわれるでしょう。そうすると関節や筋肉にさまざまな感覚が生じることがわかります。セラピストは，また，クライエントの手本となり，自分自身の腕を上げ，その様子をレポートし「腕の前の方の全体に緊張を感じ，肩に鋭さを増した固い感じを感じます。感覚のほとんどを腕のごく表面に感じます。表面より下の方にはあまり感じはあり

ません。腕が高く上がるにつれ，別の種類の固さを感じます。肩が動きはじめるときです。腕を伸ばしきれば，感覚はもっと増すと思います」などといいます。

ソマティック・リソースの対応関係

　個人の心理と，身体の構造，姿勢，動きとの関係は複雑です。ソマティック・リソースを評価し育成するために，この関係を調べ対応づけることは挑戦しがいがある課題です。効果的な対応づけは，この関係を反映できるくらい十分に複雑でなくてはなりませんが，セラピストがクライエントの基調となる身体的なテーマをすぐに理解できるくらいには簡単である必要があります。自己調整能力を，自律調整と相互調整に分ける Schore[340]の分類方法は，使いやすいフレームワークを提供します。これは身体構造と姿勢と動きに応じて，ソマティック・リソースを対応づけるためのものです。第2章で論じたように，自律調整は，耐性領域の上限を超えて覚醒状態が上昇し覚醒亢進となったときに，他の人の助けなく落ち着きを取り戻したり，覚醒状態が低くなりすぎて覚醒低下になった場合に自分で自分を鼓舞できるように調整する能力です。相互調整は，他の人とのやり取りを通じて，落ち着いたり落ち込みから抜け出る能力です。自律調整であれ，相互調整であれ，この能力は幼少期の愛着関係の中で言語の獲得以前に育まれます。幼児が育む最初のリソースは，言語的なものではなくソマティック・リソースなのです。

自律調整と相互調整：身体の中心部と周縁部

　ソマティック・リソースの対応関係をみていくために極端に単純化するならば，リソースを身体の中心部に関係するものと周縁部に関係するものに分け (Melchior, June 5, 1995,私信；Bowen, November 10, 2000, 私信)，それらと自律調整と相互調整の関わりを考えます。身体の物理的な中心は，骨盤や脊椎，胸郭であり，周縁部は腕，脚です。中心部は全体の構造を支え，

安定化し，脚の内部を通してしっかりとグラウンディングします。周縁部は機動性と，環境との相互作用を提供します。この枠組みでは，首，頭，顔は，身体の中心部にも周縁部にも属します。首，顔，頭は脊椎の一部，あるいは延長なので，中心部に属します。また，社会的関わりと環境との相互作用を促進するので，周縁部にも属します。幼児の最初の動きは身体の中心部から始まり，周縁部へと広がります。それから，中心部へと縮み込むように戻ります[8, 86]。これらの伸張と収縮の動きは，中心部——首をふくむ脊柱——に，それから周縁部——腕，脚，首——にも，ある種の基調（tone）を生み出します。中心部から始まっていたり，中心部と結びついていたりする動きは安定して協調性があり，努力がいらない傾向があります[8, 86, 209]。

　KurtzとPresteraは，中心部とは「内なる場所（place inside）」という心理的な意味をもち，そこに「行って滋養を得る（go for sustenance）」ような場所であると記しています（文献209のp.33）。脊柱は手足の大きな動きの軸であり，頭部が環境と相互にかかわることを可能にします。頭と手足の筋肉は，移動や表現や動きに組み込まれています。周縁部の常態は，幼児が周縁部の筋肉を使うにつれ，さらに形成されていきます。手を伸ばしたり，はいはいしたり，立ったり，歩いたり，走ったりという動きは，発育のマイルストーンですが，これを達成するために周縁部の筋肉を使います。これらの動きは互恵的に中心部が強まることに貢献します。

　一般的にいえば，身体の中心部の気づきや動き（センタリング，グラウンディング，呼吸，姿勢を伸ばすこと）に関するソマティック・リソースは，内的な身体的，精神的安定性の感覚を提供します。これにより自律調整を助けます。周縁部の気づきと動き（押しやる，手を伸ばす，歩行運動など）を発達させるソマティック・リソースは，社会的スキルや自由に世界とかかわり合うことを促進する傾向にあります。これにより他者との相互調整を助けます。このように簡略化したスキーマの中で，中心部は手足が動く際の「支柱」となり[209]，一方，環境との肯定的な相互作用は，中心部をサポートし発育を促し，「中心がある」という感覚を提供します。

幼少時のネグレクトや虐待の結果として，トラウマを生き延びた人は「四六時中人々と一緒にすごすことを望むか，逆に完全に自分を孤立させるでしょう」(文献157のp.162)。前者の相互調整パターンは，調整のために周縁部により依存し，身体の中心部や自分自身とのつながりが欠乏していることを示唆しています。後者の自律調整の戦略は中心部に偏った信頼をおいており，他の人に手を伸ばしたり，個人的な境界線を設定したり，対象や，周囲にいる人に近づいたり離れたりする能力の欠乏をともないます。よって，身体の中心部と周縁部は，自律調整と相互調整の能力と相互関係をもっていると概念化できます。

メアリーを例に考えてみましょう。メアリーは，姿勢はよいのですが，身体，特に首，腕，肩が固まっています。顎と胸は上がっています。しかし，首はまったく動いていませんでした。歩くときに腕は硬直したままで，座ったときには胸の前で腕を組む習慣をもっていました。胴の厚みに比べて，脚はひょろ長く，膝は硬直していました。結果的に，彼女の動きはとても重く，未分化で，優雅さとなめらかさを欠いていました。手足が動くとき，脊柱と胴は固さを残したままでした。メアリーには緊張し硬直することを通して自分を安定化させる傾向があり，脚によってよく支えられた統合した身体からはほど遠いものでした。彼女はまるで「生きているふりをしている」(going through the motions of living) ような感覚に本当に困っていると言いました。それは，突然おこる覚醒亢進が内部に広がる感覚で，いったんそうなってしまうと回復に時間がかかりました。彼女はうつの期間も体験していて，その間は部屋から出ることが困難でした。

ソマティック・リソースの評価を通して，セラピストはメアリーの第一のソマティック・リソースは中心部だと見て取りました。まっすぐな姿勢，さらに胸を張り顎を上げることは，いずれも彼女には「簡単な」動きでした。彼女によれば，自分自身であるという確信を深め，力と決断力を感じるとのことでした。胸の前で腕を組む習慣もやはりソマティック・リソースで，腕という身体の周縁部をふくんでいます。この位置にある腕は安全を感じるのを助け，虐待を受けていた幼少時に生き延びるために必要なリ

ソースだったと彼女は教えてくれました。しかし、動きを制限し緊張することで安定を得ようとしており、身体の中心部と周縁部両方同時の動きはみられませんでした。脚が身体を支えていることを感じながらグラウンディングすることや、腕や脚の動きを使い自分自身を守る能力を発揮するのは困難でした。

　治療の初期段階で、セラピストはメアリーのまっすぐな姿勢を共感的にうけとめました。よりはっきりと感じることをサポートし、心理学的にそれが何を意味しているのか見出しました。メアリーは、この姿勢は自分が自分である感覚、決断力、力の感じを与えると報告しました。もう1つのソマティック・リソース、つまり組んだ腕についても検討して介入がなされ、彼女は身体の内にある確信の感覚を体験しました。こうして失われたリソースに取り組む準備ができました。すでにある今のリソースを確認した後、失われた身体リソースが評価され、治療の初期段階の期間中、育まれていきました。メアリーの「するのが難しい」動きは、次のようなものです。脚に活力を感じること（これがないので、グラウンディングしていない感覚が残っています）、押す動きのとき腕に活力を与えること（これがないので、凍りついて力のない感じを感じています）です。こういう動きは、最初はメアリーになじみのないものでしたが、次第にリソースになっていきました。押す動きを練習することで、凍りついた防衛サブシステムを緩和し、自分を守っている感覚と自分を守る動きの可能性をもたらしました。さらに、メアリーは、身体の中心部の動きを感じる体験をし始め、あまり固さを感じずに、自分自身とつながる感じをよりいっそうもつようになりました。

自律調整のための中心部のリソース

　自律調整のリソースは基本的に身体の中心部にあり、安定感の感覚、自分とつながっている感覚、内的統制感を与えます。この能力を確立することは、気づきを保って自分に焦点を当てる、つまり「自分の中心にいる」ことを必然的にともないます。また、脊柱の様子に気づくことによって促

進されます。身体的なコアである脊柱は頑健さを体験しているのでしょうか？　やわらかさ，つぶれた感じ，動く感じ，柔軟さ，それとも固さでしょうか？　セラピストはクライエントが身体中心部の感覚を，強く，しかししなやかに育成するようサポートします。もし，脊柱が固まっているようであれば，センタリングや脊柱を動かすことが有用でしょう。もし，脊柱が前に曲がっていたり，屈曲していれば，垂直方向のアラインメントが役にたちます。

「垂直方向のアラインメント」とは，筋肉にかかる負担が少なくなるように姿勢を立てることです。頭は肩の真ん中に位置し，胸は胴体によってここちよく支えられ，骨盤は胴を支え，脚と足は胴体の下にあります[8, 196, 209]。人が立っているところを横から観察してみましょう。仮想の垂線を頭頂部から地面に下ろし，それが耳，肩を通り，股関節，膝，かかとの各ポイントを通っていれば，まっすぐに立っているとみなすことができます。逆に各ポイントを線で結んでみて，全体が一直線になっていれば，身体の各部分が上の部分を支えており，身体は重力に対してバランスがとれているとわかります。しかし，しばしばこの仮想の線は，身体の各部分で折れ曲がり，最適な位置からずれています。ある人の身体は，前にお辞儀をし，別の人は後ろにそり，頭は突き出し，腰は引っ込んでいるかもしれません。身体がまっすぐでなければ，筋肉の緊張は増し，立っているのにエネルギーが必要となります。姿勢が整えば整うほど，努力がいらなくなります。

アラインメントに取り組んでゆくために，クライエントに身体がまっすぐになっていないところを誇張して立つようにいいます。こうすると自分の傾向をはっきり体験でき，姿勢と心の相互関係を発見しやすくなります。ほんの少し身体に変更を加えただけでアラインメントがよくなるのだと，理解します。筋肉で無理に矯正することなく，姿勢を整えるよう励ますことは重要です。なぜなら，無理な矯正は，別の姿勢のゆがみとりきみを生じるからです[196]。頭頂部が上に引っ張られ足がしっかりと地に根付いています，などと視覚化すると，脊柱を伸ばし胸を張りやすくなります。ひ

いては呼吸を増進します。この姿勢は，強く姿勢が逸脱している人には，最初はやりにくい感じがしますが，練習を積めば，ここちよさが増すでしょう。

　一般的に，身体の背面の気づきを増す簡単な運動をすると，アラインメントが整い，中心部のリソースが促進されます。覚醒亢進に傾きやすい，あるクライエントは，背中を全く意識できないと気づきました。彼女は，背中を壁に押しつける実験をしてみるようにいわれました。その部分に感覚をもたらすためです。彼女はまた「背中で見ながら」実験的に後ろに歩いてみました。これらのエクササイズによって，背中に「意識をおいて」，「背骨に支えられている」感覚をもたらし，覚醒状態が耐性領域内に戻るようになりました。

　イライラする感覚と戦っているクライエントにとって，攻撃性の衝動を抑えるにはセンタリングのエクササイズが特に有効です。Sinclair[367]は，暴力癖のある受刑中の男性たちと取り組んでいるのですが，暴力に先立つ覚醒状態の身体感覚に気づくよう教えました。さらに，とても簡単なセンタリングのリソースも教えました。一方の手をおなかに置き，もう一方の手を胸に置き，感覚の変化に，ただ注意を払うというものです。この介入は，反応のペースを落とすチャンスを与え，暴力の代わりになる別の動き——落ち着いて，センタリングできるソマティック・リソースを提供しました。

　グラウンディングでは，自分を支える感覚統合された感覚を脊柱を通して得られます。中心部のソマティック・リソースとしてのグラウンディングは，気づきの身体的プロセスであり，脚と足，体重，地面との接触に関係しています。グラウンディングのエクササイズを通して，大地からのサポートを体験し，身体的，精神的両面において，独立と安定の感覚を得るのです。脚と足の緊張と過度な弛緩，硬直した膝，脚と足を感じる能力がないこと，身体の上部を支える基礎として実感できないことは，すべて，グラウンディングの感覚を損ないます。

　脚と足への気づきを高め，クライエントがグラウンディングを感じるの

を助けるエクササイズには次のようなものがあります。立つ，つま先やかかとや足裏の側面への体重の移動，足裏全体への体重のバランス，床にそっと足をつける，膝をゆるめる，一方の足からもう一方の足へ体重を移動させ左右の足の間に体重が自然にバランスするに任せる，などです。これらのエクササイズを通して，クライエントは自分の体重と，重力が身体を下方向に引っ張る力を感じます。座っているときに足を床に押しつけたり，マインドフルネスで骨盤の「座骨」で体重がバランスしているのに注意を傾けたり，さらに骨盤底をリラックスさせると，座っている間のグラウンディングを助けます。

　足を感じることが難しいクライエントの場合，地面を足で踏み鳴らしたり，手で脚や足をもんだりさすったりすると，感覚が鋭敏になり，脚の感覚が得られるようになります。グラウンディングを補強したり支持したりするために，身体全体を通して垂直方向のアラインメントを整えます。身体の構造の各部分は，それより下にある部分によって支えられ，その上にグラウンディングします。

　呼吸は，直接的にエネルギーと覚醒状態の調整に関係します。激しく運動しているときには呼吸が早く激しくなり，リラックスしているときにはゆっくりと深い呼吸になります。脅威下では，動きを止めようとして息を殺します[88]。西洋医学では，1800年代以来，呼吸法がトラウマ治療に有効だと認識されています[178]。おそらく，自律的な覚醒状態は，常に呼吸の変化に帰着するからでしょう。呼吸の「正しい」方法はないのだと認識するのは重要です。異なる状況下では，異なる呼吸の方法が適切です[7]。しかしながら，次の2つの呼吸パターンは問題となりがちで，トラウマをもったクライエントによく観察されます。呼吸し過ぎ（過換気に向かう傾向にある）と呼吸しなさすぎ（低換気に向かう傾向にある）です[230]。クライエントは呼吸の傾向と，呼吸にともなって生じる感覚とに気づくように促されます。その後，呼吸方法を変え，感覚と覚醒状態にどんな違いが生じるのか検討します。クライエントに，自分の呼吸が浅いか深いか，胸を中心に行っているか，腹を中心に行っているか，早いか，遅いか，など

について，気づくようにいいます。呼吸の実験のあいだ，胸郭に手を置くようクライエントに伝えておくと，自分の呼吸は胸で行われているのか，横隔膜で行われているのか，気づくのに役立ちます。

　呼吸の傾向に気づき，呼吸が深まるように取り組むと，もともと備わっている中心部の動きを刺激します。一般的に，吸気を強調すると覚醒状態が上昇し，呼気を強調すると覚醒状態が減少しリラックスするのがわかります。この気づきは，覚醒亢進と覚醒低下の両方の覚醒状態を安定させるのに有効です。呼吸のエクササイズは，効果があると同時に，トラウマをもつクライエントを急速に不安定にもするので，使用するときには注意が必要です。呼吸のエクササイズの結果として得られる感覚に気づき，それを統合する能力の重要性を強調しておく必要があります[228]。

相互調整のための周縁部のリソース

　対人関係は，手足の動きを通して身体的に調整できます。顔の表情に加えて，見つめたり声を発したり，手を伸ばしたり抱えたりすることは，乳児の最初のリソースで，養育者との親近さ（proxity）を可能にします。次第に，はいはいや，よちよち歩きが親近さの手段になります。腕で押しやったり，足を動かすことは，安全の感覚をもたらします。自己と他者との距離を作るからです。また，芽を摘まれてしまった闘争／逃避という動きのある防衛反応を活性化できます。

　トラウマは，対人関係の境界線を破壊します。守ってくれるものが何もないと感じている人や，非常に傷つきやすくなっている人を放置すると，身体的，精神的能力が著しく損なわれます。境界線が破壊されると，結果的に対人関係で不適切な防衛の感覚が生じます。治療の第1段階での重要な強調点は，クライエントの境界線の育成を助け，安全だと確信をもてるようにすることです[196, 197, 227, 272, 328, 330, 334]。

　従来の洞察指向とプロセス指向の治療や，治療の解釈の枠組みでは，基本的に情動的認知的に，あるいはその両方のアプローチを通して，境界線を設定します。境界線にまつわる問題の治療で今まで見過ごされていた，

とても重要な要素は,「境界線のソマティック感覚」です。境界線のソマティック感覚と,認知的情動的な理解とでは,何を感じるかというその要素が異なります。つまり,安全と保護と防衛する能力を体験するときの境界線の「フェルトセンス」に基づいているのです。伝統的なセラピストは,しばしば,クライエントに安全を感じていますかと,たずねます。認知的なプロセスに基づいて,クライエントが「はい」と言えば,それは知的にそのように信じられていることを意味します。しかし,もし,セラピストが緊張を見てとり,深い呼吸の欠如や,とても速い呼吸や,覚醒亢進や覚醒低下のいろいろな兆候があるならば,クライエントはおそらく適切な安心感や境界線のソマティック感覚をもってはいないでしょう。

　境界線のソマティック感覚の回復は,手足をふくむ動きを探索することで促進されます。手で押しやったり,足で蹴って向こうへやったり,立ち去るなどの動きです。対人的な距離は,このようなはっきりとした大きな動きによっても設定できますし,後ろにそる,身体を固くする,顔をそむけるなどの,より間接的で微細な動きによっても設定できます。さまざまなエクササイズを通して,クライエントは,適正な個人的な距離がどれほど役立つか身をもって体験し,安全を感じます。例えば,セラピストが部屋の一方に立ち,クライエントに向かってゆっくりと歩きます。セラピストがどこで止まるのがふさわしいのか,クライエントは身体感覚で実感します。まさにそのとき,クライエントは「ストップ」とジェスチャーで示したり(手を挙げ,手のひらを外に向けます),セラピストに止まるよう指示する言葉を言ったりします。親近さに際しての身体反応を確かめることは,境界線に関する言葉を使ったり,声に出せない,つまり,「いや」ということのできないクライエントには特に重要です。

　実験(クライエントに近づいたり離れたり,あるいは,クッションなどの対象物を近づけたり離したり)を,親近さへの自動的な反応を評価するために導入します。倒れないように支えたり,後ろにさがる,息を止める,方向や注意を変化させる,などです。さらに腕を使って押しやる,言葉を付け加えて適切な身体距離を設ける,立ち去る,などの動きも試され,評

価されます。トラウマを抱えた多くのクライエントにとって，このようなやり取りを通してセラピストとの身体的な距離を設定するのが，毎回のセッションの最初の構成要素となります。上のようなエクササイズは刺激が強すぎると感じるクライエントには，より簡単なエクササイズ――セラピーボールをクライエントの方に転がしたり，クッションをそっと投げ，腕を動かしはねのけてもらう――を導入して，ものを押しやる能力を向上させ，他のエクササイズを導入するための基礎を作ります。

　トラウマをもつ人は，受け身の傾向をもち防衛や自分自身の保護に失敗しているか，攻撃的な傾向をもち怒りの感情の調整に失敗しているか，どちらかです[27]。調整不全の覚醒状態をもつクライエントが，爆発するような怒りで困っていると訴えているならば，以下のような取り組みが役立つでしょう。ゆっくりと統合的にマインドフルネスで，激怒しているときをまねて腕や手を動かすのです。ボブはセラピーにきて，情動的身体的な激怒を調整することを学んでいました。セラピストは，ボブが個人的な境界線の感じを実感できるよう取り組みました。まず，ボブが自分の身体的な反応を感じられるまで，彼に向かって歩きました。ボブは，境界線が脅かされ，入り込まれていると自分に知らせる感覚を確かめ始めました。このエクササイズは何度かくり返され，ボブは自分の内的な経験をトラッキングし，言葉と身体で「ストップ」といいました。自分の顔の前に両手を上げ，セラピストに手のひらを向けたのです。今までなら恐れを知覚したときは，いつもこぶしを握りしめる反応をしていました。ボブは，個人的な境界線を超えて入ってこられたとき，すぐに侵害を知覚し怒りを感じたと報告しました。それから，クッションを使って自分のまわりに丸く並べて，自分自身の領域だと感じられるようにしました。セラピストとボブは一緒に協力して，境界線が侵害された状況に関する多数のエクササイズを生み出しました。例えば，セラピストが彼の領域に対象物を移動させたら，ボブはゆっくりと注意深く自制したやり方で押しやります。怒りを爆発させるのではありません。また，壁を押す練習もしました。怒りのエネルギーが足から手へとゆっくりと移動する様子を感じるためです。これらのエ

ササイズを何度もくり返して，ボブは自分の境界線を再構築する能力を体験し，自制的で，自己調整的な行動を通して，日常生活で怒りを爆発させることは減っていきました。

　視覚的境界線は，アイ・コンタクトや，見られることに関して危険や恐怖を感じているクライエントの場合に探索します。セラピストとクライエントは，1人が遠くを見つめる，目を閉じる，あるいは，もう1人を横目で見るように座る，などの実験をします。そして，クライエントにとって何が一番快適さを感じる身体的なサインなのかに気づきます。

　歩行運動は，空間の中を前方に移動する行動ですが，文字通り「進行中のアイデンティティを創出するような，くり返しのある移動パターンを内にふくんで」(文献61のp.44) います。歩行の移動パターンは，トラウマと関係したアイデンティティと関係しています。これを探索し変えることは，クライエントの環境との相互作用を改善する手助けとなります。例えば，あるクライエントは，1歩歩くごとに，背骨がぐにゃりとくずれ，背中の下の方に痛みの感覚をおこし，無力感が生じているのに気づきました。このパターンは，人の言いなりになりがちで受け身な態度をともなっていました。まず彼女は，歩行の中にこのパターンがあるのに気づき，次に別のより適切な歩き方──1歩ごとに，しっかりと足裏で地面を踏むという歩き方──に取り組み始めました。彼女は，この小さな変化によって公共の場所に出ているときにより安全を感じ，人に近づくのがより快適になったことに気づきました。

　クライエントが恐怖をもたらす刺激から逃れられずにいるならば，足には，望まない状況から自身を逃してくれる能力があるというフェルトセンスを実感できずにいるのかもしれません。つまり，しょっちゅう閉じこめられたように感じているのかもしれません。リサは，何組もの養父母から受けた児童虐待のサバイバーですが，身体を感じようとすると，ボーッとして朦朧とすると報告しました。セラピーの最初の段階で，セラピストは，立って，セラピールームを一緒に歩き回ることを提案しました。リサの足がどのように身体を支えているか気づき，足がどのように自分を運んでく

れるのか注意を傾けるためです。それは，望まないものから離れ，望むものに近づくために必要なことでした。身体を感じようとするときに，耐性領域の中にとどまるのが難しいというリサの気づきがあったので，セラピストは意識して，このときは，身体の感覚を報告するよう求めたり，子どものときのリサの深刻な虐待に言及したりしませんでした。リサとセラピストがオフィスを歩き回るにつれ，リサは今にいる感じが増したと報告し，足に気づくのはよい感じがすると自己観察しました。動き回る体験は，リサがその後もくり返し立ち戻って使うことになる簡単なリソースとなりました。凍りつき，閉じ込められているかのような反応をする身体の内にあるパターンを和らげ，また，椅子に静かに座っていると覚醒低下がおこってボーッとしてしまうのを防ぎました。

身体の中心部と周縁部を使う

今まで述べてきたように，自律調整のリソースと相互調整のリソースは，基本的に身体の中心部か周縁部のどちらか一方に関係しています。しかしながら，あるソマティック・リソースは脊柱と足に同じように関係しています。つまり，その実行に際して，周縁部と同様に中心部も必要としているリソースもあります。

定位反応の傾向を変える

定位反応する能力は，中心部と周縁部の両方が同じようにかかわっているソマティック・リソースです。また，自律調整と相互調整が両方とも関係しています。定位反応の傾向は，身体の中心部と首をふくめた脊柱の回転が必要なので，中心部のリソースです。さらに，周縁部――頭と顔――の動きによって環境からの刺激に反応しています。すなわち，身体の向きは，相互調整をする周縁部のリソースです。適切に定位反応する能力を形成すると，クライエントが目標を達成するのを助け，ストレスフルな状況において安定を保てます。大学2年生のラッセルは，クリスマス休暇に実家に帰ろうと思っていましたが，父親の顔を見なければならないことが心

配になり気になって仕方なくなりました。父親は子ども時代にくり返し彼を殴っていたのです。セラピストはラッセルに，立って，セラピーのオフィスにあるものの中から父親をあらわすものを選ぶようにいいました。ラッセルが対象物を選んだときに，セラピストは実験してみようといい，最初はその対象を避けるようにして，次にゆっくりと向きを変え対象に向き合い，身体の内で何がおきるか気づくよう言いました。ラッセルの動きはぎくしゃくしだしました。背骨はたわみ，身体の上部はねじれて，あらぬ方向を向きました。向きを変えて，「父」に顔を合わせようとしていたのに，です。彼の動きは無力な，打ち負かされた姿勢の典型でした。セラピストとの協同作業で，ラッセルは次にソマティック・リソースに取り組みだしました。打ち負かされた姿勢ではなく，力強さをもって父の方に向く可能性を助けるリソースです。彼は訓練と指導によって父の方に向くことを習得し，背骨をまっすぐに立て，地に足をつけて，中心にいる完全さを保つことができるようになりました。休暇の後の最初のセッションで，ラッセルは，父の前ではじめて「自分を失わずに（つまり負けの姿勢をとらずに）」いたと，報告しました。まっすぐ立って，背骨をたわませる服従の姿勢はとりませんでした。

身体の「容れ物（container）」

　トラウマの体験とその再活性化は，情動的および生理的覚醒不全による，激しく，不快で混乱させるような身体感覚を生じさせます。そのため，しばしば調整不全の行動的発散やカタルシスに至ります。これらの感覚とトラウマに関係する情動をしまっておける（contain）ようになると，治療の第1段階における大切なリソースとなります。ときにクライエントは，情動をしまっておくことを望みません。感情的放出により短期的な安らぎが得られるからです。しかしながら，感情を収めること（コンテインメント；containment）を学ぶと，長期的な安定が得られるようになります。侵入的再体験症状に苦しんでいるクライエントには，コンテインメントの介入が必要となります[91, 92]。

クライエントは，マインドフルネスで「気持ちを収める器」としての肉体的な身体を経験し，ソマティック・リソースとしてコンテインメントを学びます。ここでいう肉体的な身体とは，皮膚と表層筋です[196, 330]。文字通り身体の境界線として皮膚を感じることは，クライエントに身体の表面をさするようにいえば，すぐに体験できます。もし，クライエントが自分の身体に触れると調整不全に落ち入るならば，環境の中にあるもの，例えば，椅子の肘かけや床や壁などと皮膚が触れるのを感じるようにすれば調整不全に落ち入りにくいかもしれません。

　コンテインメントは，大きな筋肉を緊張させることでも探索可能です[196, 330]。この収縮は，文字通り，身体の表層の筋肉を固くして，浸透的な感じを少なくし，気づきの能力を高め「内にあるべきものを内に置き」「外にあるべきものを外に保ち」ます。またクライエントに「いやだ(No)」と身体で言うようにいって（セラピストが「いやだ」と言って身体も動かすモデルになったりして一緒に協力します），コンテインメントを教えます。なぜなら，表層筋が緊張する代表的な例が，身体で「いやだ」というときだからです。逆に，クライエントは表層筋をゆるめる探索もできます。身体がより活用できるようになり，環境に対してオープンになって（これは身体で「いいよ」と言うことに通じます），「いいよ」と「いやだ」の違いに自覚的になります。

自分をいたわる (self-soothing)

　自分をいたわるためのソマティック・リソースは，自律調整のリソースです。身体の中心部だけのこともあり，周縁部だけのこともあり，両方のこともあります。セラピストがクライエントをトラッキングしているときに，自分をいたわるリソースがみつかります。クライエントは自発的に自分をいたわろうと試み，身体の動きを通して覚醒状態が耐性領域の限界を超えようとするのを防ぎます。クライエントは無自覚に行っていますが，これらの動きは意識へともたらされ，認識され育成されます。あるクライエントは左右に揺れ，退役軍人は自動的に胃をおおうように手を置き，い

じめにあった少女は大腿部を手でさすり，性的虐待のサバイバーは自分のほほをなで，また別のクライエントは椅子に背中を押しつけました。これらのすべての動きはクライエントにとって自発的に無意識的におこり，セラピストによってすかさず詳細にトラッキングされます。どのように自分でいたわればいいか，クライエントは本能的に知っているのです。この自動的な方法は，後でクライエントとセラピスト両方によって確認されます。

　センサリーモーター・サイコセラピーでは，セラピストはクライエントに，自分でいたわるリソースの体験を十分に探索してもらいます。クライエントは動きをくり返したり，今この瞬間に何がおきるか観察したり，セラピーの時間外に練習して，自分でいたわるリソースを探索します。セラピストが，どんな動きや身体の位置であればいたわりの感じがするか聞くと，クライエントがその動きを練習するのに役立ちます。あるクライエントは，仮にアンとしましょう，自分の腕でそっと身体をつつんで自分をハグしたときになぐさめられた感じがすることを発見しました。この動きを行うとき，セラピストは内的な経験にもたらされる効果に気づくよう言いました。アンは，こうすると落ち着いて，安らぎを感じると報告しました。自分を抱きしめると，叔母といた記憶を呼びおこしました。叔母は子どものときに親しくて，小さい頃，彼女をしょっちゅう抱きしめてくれました。この動きを探索することで，アンは，叔母と一緒にいたときの心地よい感じを内面に取り込んでいたのだと認識し，そのことに感謝しました。自分でいたわる必要があるときに意識的にこの動きを使うための道が開きました。

　いたわりのために，外部的なソマティック・リソースも導入できます。あたたかなお風呂，やさしくブラッシングしたり，肌に触れたり，深いところに届くマッサージ，気持ちのよい香り，好きな食べ物，柔らかい布の肌触りなどです。また，「感覚の食べ物」をデザインする，つまり，クライエントが自分をいたわるために，どんな感覚刺激を減らしたり増やしたりできるか計画を立てます。「感覚の食べ物」には，例えば，暗くした部屋に座る，聴覚刺激を減らすために耳栓をする，覚醒低下を軽減するため

に活気のある音楽を聴くなどがあります。これは治療の第1段階において重要な活動になります（Aubrey Lande, June 25, 2003, 私信；文献442）。

高度な統合能力を育成する

　ソマティック・リソースは，長期間にわたって徐々に継続的に形成されます。Steeleらは，トラウマ治療は「精神的にも身体的にも，目的をもち，高い質で適応的に行動する能力を，ゆっくりと育成していくための特別な順序」に従う必要があると主張しています（文献389のp.14）。最初に，すでに存在しているリソースは「それがあってよかった」と共感的に承認され，すぐに呼びおこせるようになるまで十分に体験されます。クライエントは，次に新しいリソースを学ぶよう要請されます。覚醒亢進，覚醒低下のいずれの改善を目的としても，容易にできるようになるまで新しいリソースを練習します。治療の第1段階の一連の流れを通して，より高度な統合能力が必要となり，より複雑なリソース的な行動を試みるよう，クライエントは励まされます。

　キムのプロセスは，この典型的な例です。キムは多くのセッションを通じて，自分の統合的な能力を刺激し，複雑さがさらに増えていく行動をだんだんと学びました。性的虐待のサバイバーであったキムは，自分を守れないと感じていました。セラピーで，押しやる仕草をしたとき，キムは驚くほど落ち着きがなくなりました。それは，ぎこちなく，なじんでいませんでした。腕で押すといった動きを試みると，解離（「今ここ」にいなくなる状態）し始めました。頸椎と脊柱は縮こまり，動きの幅が制限され，膝はすでに固まっていましたが，さらに張りつめだしました。最初に押そうと試みた後で，腕はぐにゃりと，脇にくずれました。彼女は「できないわ」と言いました。彼女の最初の身体的な課題は，固まった膝をゆるめるよう実験してみることでした。それは，よりグラウンディングした感じを与え，自律調整リソースを提供し，圧倒されている感じを減らしました。この簡単な動きになじんでくるまで，数セッションにわたって取り組みま

した。

　そしてキムは，センタリングのリソースを学び，身体の中心部にある感覚に焦点を当てました。グラウンディングとセンタリングというソマティック・リソースを達成した後で，より高度なレベルの課題を探索しました。離れたり，走る動きに焦点をおくよう励まされました。これらの身体的動きとそれにともなう感覚に注目すると，キムの中の逃げ去る反応を目覚めさせました。子どもの頃の虐待のときには抑圧され不可能だった反応です。マインドフルにセラピーオフィスを歩き回り，セッションの終わり近くには，走り出しました。彼女は，望まない恐ろしい状況から逃げるのを，今はどのように自分の足が助けてくれているか感じてみるよう促されました。小さい頃は使うことができなかった能力でした。逃げるための身体的な能力とそれにともなう精神的な能力は，相互調整のリソースを強化します。彼女は，「今ここにいる」とより感じ始めるようになりました。

　数週間にわたる治療の後，キムは，腕で押し返す動きに成功するようになりました。解離という覚醒低下の妨害にあうことなく，自分を主張したのです。このときまでに，キムは下半身と脊柱が自分を支えていると気づくようになりました。そして，彼女とセラピストは，セラピーセッションの間，今にとどまる可能性についてトラッキングし焦点を当てるワークをしました。つまり，グラウンディングし，「今ここ」に方向づけました。以前の信念である「私はどんな権利ももつ価値がない」から，どのように「私には自分を守る権利がある」を育成していったか考察できるようになりました。「自分を守る」権利を侵害されたときに，いかに怒りを感じていたか認識できるようになりました。セラピーの中で，新しい身体的精神的な行動の練習を積むにつれ，キムはさらに集中し，すばらしい能力をみせ，対人関係の中で耐性領域の中にとどまりました。

ソマティック・リソースの練習

　セラピーで新しいソマティック・リソースを教えられ練習するにつれ，

クライエントは徐々にそれぞれの動きのメカニズムを学びます。さらに，新しい学習につきものの不快な状況に，感覚的，情動的，認知的にどのように耐えるのかも学びます。クライエントは時間をかけて，ソマティック・リソースを再編成すると過去を現在から区別するのに役立つのだと発見します。さらに覚醒状態や調整不全の防衛反応による混乱が減るのだと理解します。リソースの増えた身体を通して，トラウマを抱えたクライエントは，安定化と調整の，よりゆたかな能力を体験します。Janet[178]は，クライエントがソマティック・リソースを学ぶうえでの初期的な困難さと，それを克服するために，セラピストの「補助的な皮質」としての役割の必要性を指摘しました。

> 最初はこれらの作業は集中した意識的な努力を必要とするが，くり返すことで，習慣化のメカニズムがはたらいて，より簡単に早くできるようになる。それゆえ，最後には，注意を要さずにほとんど無意識のうちに正確に行うことができる。教育は，新しい動きの創出とくり返しによって成り立つ。機知に富んだ有能な人物のもとで，指導し，訂正し，くり返され，その動きが滅多にできない状態から自動的にできるようになるのである（文献178のp.736）。

ソマティック・リソースを形成することは，セラピストがクライエントの病理的な部分だけではなく，クライエントの健康を認識する能力から始まります。明白なトラウマ的体験にもかかわらず，それぞれのクライエントは，すでに多彩で無傷なリソースをもっているのだ，ということをセラピストが認めることです。この基本的な方向づけにより，クライエントのすでにある強みを確認し磨きをかけていきます。そして欠けていたり洗練されていないリソースは教わります。クライエントは，課される宿題がだんだんと増え，自分の生活環境で練習し，次のセラピーセッションで報告します。寄りかかるにふさわしいもの（例えば，クッションとか，壁とか，押す対象としてドアの枠とか）は，セラピーでも使うことができるし，セ

ッションとセッションの間には家でも使えます。多くの種類のものが，動きを習得するために，恐れを喚起させないよう，また創造的に使われます。押すためにセラピーボールを使い，足首用のおもりやおもりのついたベストを用いてグラウンディングのエクササイズの効果を高めます。押し上げたり，重量挙げをすることもできますし，そのために誰かの腕や大腿部を押すことでも十分役立ちます。日記をつけると動機が強化され，自動的な考えと反応を検討するための枠組みを提供します。自動的な考えや反応には，古い身体的な傾向と新しい動きの両方が混在しているからです。

　最終的にクライエントは身につけたソマティック・リソースを深め，「未来の鋳型（future template）」を活用し，リソースを幅広く育成することでしょう。「未来の鋳型」とは，実際の生活での状況を予想してイメージを呼び出し，将来おこるであろう問題をリハーサルすることです。クライエントが克服すべき状況のイメージを持ち出したとき，かつての傾向がたびたび喚起されます。状況を設定してレパートリー全体を使って練習し，問題への解答となるソマティック・リソースを見つけます。これらのリハーサルは非常に効果のあるエクササイズとなり，最終的な段階で，新しいソマティック・リソースがうまく組み入れられたことを意味します。

まとめ

　否定的な体験，記憶，クライエントにとって問題だらけの現在の生活状況に焦点を当て，肯定的な側面をはぶいてしまうようなセラピーは，クライエントに安定をもたらすことはできないし，セラピーそのものも安定しません。クライエントは，過去の体験を現在と区別し，自分をよいと感じるのが困難です。その理由の一部は，調整不全の状態が習慣化し，トラウマ的な警告が引き金を引くからです。野放しのままの防衛システムはクライエントの日常生活の機能と，適切に応じる行動システムの能力を損ないます。セラピーという環境のもとで，クライエントはソマティック・リソースを学び，調整不全の覚醒状態を扱います。クライエントは自らを力づ

け，新しくより肯定的に身体とかかわる方法を生み出す体験をします。注意深く観察することで耐性領域内にとどまり，調整不全の防衛システムを抑制することを学びます。マインドフルネスの状態で，古いリソースを検証し，新しいリソースを学ぶのです。これらのソマティック・リソースを練習することは，覚醒状態を安定化し，症状を緩和するのに役立ちます。日常生活が行いやすくなり，トラウマ記憶を扱う道のりが準備されます。

11

治療の第2段階
トラウマ記憶の処理と成功・克服行動（acts of triumph）の回復

　トラウマのあるクライエントは，しばしば，まとまりと一貫性のある話はできずに，むしろさまざまな症状を訴えます。トラウマ的「記憶」は，主に再活性化した非言語的記憶であり，ときには未完了のストーリーと組み合わさっているものです。Janet[177, 178, 430]は，それらの記憶は意識的な気づきから分離して感覚的知覚，強迫観念，行動的再演として残ると示唆しました。過去におきたトラウマ的出来事の非言語的なくり返しの再現を通し，または，有機的な根拠をもたないようにみえる不可解な身体症状を通して，クライエントはおきたことを表面的には「記憶して」います。これらの非言語的なトラウマ性記憶は，「一般的な自伝的知識とは必ずしも関わりのない，自己完結型の記憶です」（文献44のp.376）。言語的に想起することは無理であり，通常は統合されないまま残り，時の経過によって変化しません[431]。

　統合が欠如しているので，トラウマ記憶が体性感覚の断片（somato-sensory fragments）となってよみがえります。それは興奮を調整するクライエントの能力や日常生活の機能に対して有害な影響を与えます。トラウマは完全に回想された首尾一貫した自伝的な物語にならないので，クライエントは，それらの記憶による影響と結果について省察し，話し合い，考察することで対処することができません。記憶は統合されないまま残り，

クライエントはしばしば，記憶の内容に対して恐怖症的になります[389]。その結果，トラウマ記憶についての第2段階の取り組みは，多くのクライエントの気を重くさせ，セラピストを不安にさせます。そして，セラピストは，クライエントが圧倒され，過去の泥沼にさらに陥るようになるのを恐れてしまいます。

　記憶への取り組みが成功すると，トラウマ的出来事とその結果についての想起と省察が生じます[83, 93, 418]。クライエントは概して，なじみのある認知的処理と情動的処理をすることで過去を変化させたいという期待を抱いて，心理療法を受けにきます。セラピストとクライエントはどちらもトラウマの解離された断片が，柔軟で言語的な記憶へと統合されるならば症状は軽減または消失するであろう，と想定しています。それにもかかわらず，記憶をこうした方法を通して解消しようとする最善の努力が失敗することがあるのです。クライエントは，日常的刺激がボトムアップによるハイジャックをしばしば引きおこすので，コントロールできない感覚が続いてしまいます。そして，クライエントがトラウマに関連した，比較的首尾一貫した物語をつくった後でさえ，生理的症状は残り，ときに悪化することもあるでしょう。さらに，関連づけることを必要としている他の記憶が言語的には利用できないので，過去のトラウマを言葉で表現することは必ずしも可能とはなりません。

　物語記憶が的確であろうがなかろうが，利用可能なものは，視覚映像，嗅覚的・聴覚的侵入，激しい感情，感覚および不適応的な身体的動きなどです。クライエントの体験と日常活動のための能力に大混乱をもたらすのは，出来事そのものではなく，過去からのこれらの非言語的な断片と，（それらの）未解決の不適応な行動傾向なのです。したがって成功したトラウマ記憶の治療は，その体験の物語の明瞭な陳述よりも，むしろ，クライエントの現在の体験の組織化に対する過去のトラウマの影響を解消することであると定義できるでしょう。

　トラウマ性記憶についての感覚運動処理は，くり返しおこる感覚傾向と身体傾向をターゲットとして構成されます。それらがもはや自己調整を妨

害せず，過去と現在の認知的・情動的処理を中断しなくなることが目標です。クライエントを援助して「人生を支配するトラウマによる刻印を克服するようにします。それらは，現在の必要とは関わりがない古いトラウマを再活性化させる出来事が引きおこす感覚，情動，行動なのです」(文献424のp.59)。クライエントの体験の組織化に生じているこれらの痕跡を確認し，トラウマに関連した傾向（解離，調整不全の覚醒状態，不適応的防衛反応）で反応するのではなく，それを観察し，検討することを援助して，非言語的な外傷性の残りを解消することができます。

トラウマ記憶

記憶とは，1つのまとまった過程ではなく，情報の保持と想起を相互に行う連携的システムのネットワークのことです[89]。言葉で語ることのできる形で明示的に意識に蓄えられる顕在記憶（explicit memory）と，トラウマを思い出させるものによって喚起される非言語的な潜在記憶（implicit memory）とを，分けて取り組む能力と注意深い臨床的認識は，センサリーモーター・サイコセラピーを行ううえで不可欠です。

顕在記憶は一般的に，意味記憶や事実の記憶とともにエピソード記憶の形で保持されているといわれています[361]。何かを覚えているという主観的な感覚で過去の体験を思い出すとき，顕在記憶を想起しているのです。このタイプの記憶は，言葉で思い出せて「通常の自伝的記憶をサポートしています。自動的に使うことも，意図的に使うこともできる戦略的なプロセスなのです」(文献44のp.375)。顕在記憶の想起は，しばしば出来事を正確に思い出すというよりも，むしろ一種の「記憶の修正」です[361]。つまり，こうした思い出は必ずしも「事実」として正確ではありません。むしろ今の感情の状態と，出来事の前後の連想に基づいた歪曲や補正を受けている，「能動的で建設的」な過去の再想起であるといえます[423]。Schachtelは，顕在記憶は「現在のニーズや恐れや興味にもとづいて，過去の体験と印象を組織化し再構成する能力として理解することができる」と説明

しました。どんなストーリーでも同じことですが，顕在記憶は「語られるうちに」精巧なものになります。肝心な部分は詳しく手の込んだものとなり，そうでない細かいところは省略され隠れた背景となるでしょう[180, 430]。トラウマ記憶の言葉で思い出せる部分は再編集が可能であり，自伝的な知識と関連づけながら配置されます。こうしてトラウマは「過去・現在・未来から構成される，まとまった個人史的な状況の中で描き出されます」(文献44のp.375)。

これとは対照的に，潜在記憶は体験の非言語的な側面に対する記憶です。例えば，おばあちゃんの家の屋根裏部屋のにおい，サイレンの音を聞いて身体が緊張すること，海に映える夜明けを見たことを思い出したときの胸の広がりなどです。潜在記憶はもっぱら，過去のことを思い出しているという感覚をともなわない身体と感情の記憶の「状態」だとみなされています[359, 360]。潜在記憶は，「状況によって想起」され，トラウマを連想させる内的・外的刺激によって，クライエントの今の生活の中で活性化します。潜在記憶は「より広範なトラウマ場面の低レベルの知覚処理から得られた情報（つまり意識的な処理の影響をほとんど受けていない視覚空間情報）と，それに対する身体的な反応（つまり自律神経と運動系）を［保持しています］」(文献44のp.375)。こうした形式の記憶は，トラウマを連想させるものへの反応としてあらわれる，記憶の感覚運動的な要素の再活性化をふくみます。そして多くの場合，言葉で思い出せる顕在記憶の構成要素と統合されていないのです。

1世紀前に，Janet (1909；文献430のp.1532～1533に引用されている) は，激しい情動（トラウマによって喚起された強烈な覚醒状態）は，適応的な情報処理を阻害し，トラウマ的な出来事をはっきりと話して説明する努力を損なうのだと述べました。100年後の研究はJanetの観察を補強して，トラウマ体験の想起に関連した高覚醒状態の結果である前頭葉の機能とブローカ領域（言語に対応している脳の部分）の著しい変化を確認しました[424]。記憶が言語を通さずに組織化するとき，手続き記憶，知覚記憶，情動記憶という3つの潜在記憶[361]からなる情報処理のより原始的なレベ

ルへと組織化されます[296]。トラウマをもつ人は、この3つの方法全部で「思い出し」ます。すなわちソマティック行動傾向（手続き記憶），感覚と感覚侵入（知覚記憶），情動の嵐（情動記憶）です。

　トラウマ記憶へのセンサリーモーター・アプローチできわめて重要なのは，手続き記憶です。それは「行動や行為としてあらわされ，認知的に表現される記憶とは独立した」記憶です（文献373のp.338）。手続き的な記憶は無意識的に作用するので効率的です。第1章で述べたように，だからこそ自動的に多くの仕事を果たすことができるのです。手続き記憶はトラウマに対処するのを助けるような行動だけでなく，危険が去った後長く続いてしまう防衛傾向などにも関連しています。

　「身体」記憶（body memory）はもう1つの専門用語で，潜在的なソマティック記憶を指しています[361]。身体記憶は，身体の緊張や動き，感覚，自律神経系の覚醒状態などソマティックな体験を通して想起されるトラウマ記憶を意味しています。1907年にJanetは，身体記憶とそのトラウマ症状への影響について述べています。

> あらゆる身体の部分が，人生での出来事すべてと情緒のすべてに関わりをもっている。2人の人を考えてみよう。2人とも肩に怪我をしている。1人はエレベーターで，1人は乗り合い馬車で怪我をした。そして，2人の傷はとうの昔に治っていたとする。しかし，たとえ肩のことを考えるだけでも，肩の感覚を思い出し，事故を部分的に思い出すことになる，ということが簡単にわかると思う。すなわち，この特別な感覚があるために，あなたがどちらかの患者の肩に触れるだけで，その患者に事故のことを思いおこさせることができるであろう。（文献174のp.99）

　つまり触覚，内部の感覚（震えなど），運動感覚反応（筋肉の緊張など），前庭反応（トラウマ刺激によっておこるめまい感など），防衛サブシステムのソマティックな構成要素（凍りつき防衛反応と関連した収縮）は

すべて潜在的身体記憶を通してトラウマを想起する方法の例なのです。

　これらの非言語的な記憶は，たいていのトラウマをもつ人々にとって理解しがたく，まして修正あるいは変化は難しいものとなります。こうした記憶はソマティック感覚への侵入や混乱を引きおこす情動爆発にあらわれます。Raine が雄弁に解説しているように「その日，私を打ちのめした激しい感情と……レイプを結びつけることはできませんでした。トラウマ的でない記憶のように『脈絡をもってやってくる』こととも，時間にそった話としてあらわれることもありませんでした。言葉による筋はなく，まるで言葉と平行して決して交わることのない，別の次元に乗っ取られているかのようでした」（文献 317 の p.185）。言語で表現されることもなく，こうした記憶は有害な結果をともない分離されたままかもしれません。トラウマ記憶の統合の失敗は「臨床的には PTSD と呼ばれる，複雑な生物行動的な変化をもたらす要因である」といわれています（文献 423 の p.286）。

　治療の第2段階でのトラウマ記憶の取り組みにおいて，主たる目標は，分離しているすべての記憶の構成要素の統合です。この目標を達成することで症状が軽減します。Janet が説明しているように「記憶が分離していれば病因となります。孤立して存在し，主体的な人格を構成する感覚や考えの全体性から分離しているからです。つまり孤立して発達し，統制も安定した平衡もなくなっていた記憶が，再び人格を形作る統合体の一部となったときに，病的な症状は消えるのです」（文献 178 の p.674）。ちぐはぐに取り残されて同化しないままの断片は，治療の第2段階において，探索され，新陳代謝がなされ，完成され，統合されます。うまくいった統合では，自分がそうしたいと思ったときにクライエントは過去を考えることができます。そうすることで悲しみや問題を感じたとしても，無意識的な再体験を引きおこすような，考え・情動・身体のハイジャックはもはやおきません。トラウマを思い出させるものは，対処可能で，日常機能を妨げることはありません。トラウマの記憶は，いくらか良く，いくらか悪く，そして，いくらか中立というように，個人の人生を構成する多くの思い出の中の1つになっていきます。

手続き記憶を無効にする

　GrigsbyとStevensは，機能不全のパターンを変更するうえで，潜在的に手続き的に学んだことを無効にする方が，もともとの原因を語るよりもいっそう効果的であると示唆しました。「昔の出来事について話したり（すなわちエピソード記憶），患者と考えや情報を議論したり（意味記憶システム）することは，くり返される機能不全行動を無効にするための間接的な手段にすぎません」(文献147のp.306)。変化をおこすためには，手続き的に学んだこと（特に身体傾向）を「無効にする」必要があります。洞察を得るだけでは不十分です。古いパターンをソマティックに再演する傾向を変える必要があるのです。新しい行動によって古い行動を置き換える必要があります（ここでは認知が新しい行動の動機づけに役立ちます）。GrigsbyとStevensは，セラピーで手続き学習を扱う2つの方法を述べています。「1つ目は……解釈するよりは，むしろ何がおこるかについて観察して，くり返しそれに注意を促します。これはそれ自体，通常の手続的な学習において示される自動性を無効にする傾向があります。2つ目のセラピー的な方策は手続き学習したものを直接無効にするような行動を行うことです」(文献147のp.325)。

　センサリーモーター・サイコセラピーは，話ができるようになることには主眼をおいていません。むしろ感覚運動処理に主眼をおき，状況によって想起される潜在記憶の構成要素にゆるやかに向き合って（exposure）いきます。必要に応じて，潜在記憶を刺激するために，語ることのできる記憶（訳注：顕在記憶）が用いられます。例えば，クライエントがトラウマについて話すとき，内部で経験していることや身体の動きで何がおきているかをたずねていきます。記憶に関連した，思考，情動，感覚，知覚，行動が意識に浮上して，個別に，あるいは，一緒に調べられ確認されて，手続き的に学習したことが無効になっていきます。

記憶と脳についての考察

　記憶への取り組みが意図するところは，ただ手続き学習を無効にするだけ，あるいは，以前は非言語的な記憶であったものに言語的な説明を生じさせるだけではありません。それは非言語的な記憶を，脳の異なる部位によって調整されるようにすることです[357, 359]。Brewin[44]は，扁桃体が支配する，状況によって想起される記憶の中に符号化されたトラウマ記憶の構成要素は，海馬が介在する言葉で想起可能な記憶システムへと，徐々に顕在化される必要があると提唱しました。

> これが次には，トラウマを想起させるものが恐怖反応一式を活性化するのを，皮質の影響によって禁じるようなプロセスをサポートする。現在と過去を区別しない記憶システムによって処理されているトラウマを想起させる代わりに，海馬によって提供されるより洗練された処理が，自伝的記憶全体に接続し，出来事を適切な文脈内に配置するのを可能にする（文献44のp.381）。

　この過程では，手続き的・感覚的・自律神経系的な構成要素とともに，状況によって想起される記憶システムが言語表現を「徐々にもたらし」，クライエントの記憶体験が変化します。顕在記憶レベルでは，クライエントはトラウマとなる出来事は終わっている，と以前から知っているでしょう。治療の第2段階の作業では，クライエントが今と取り組み，行動と調整不全をおこすことなく感覚運動的な想起を体験することを力づけ，危険は過ぎ去ったのだという実感（felt experience）を育成します。その後，この新しい力づけの体験から言語表現があらわれます。逆の順番ではありません。

記憶との取り組みのための基本的概念

　記憶との取り組みは，そもそもクライエントを不安定にし，しばしば怖れさせます。Remarque が書いているように「自分にとってこうした事柄［戦争トラウマ］を言葉にすることは危険すぎます。巨大になってしまうかもしれないと恐れていて，そうなったら収まりをつけることはできないでしょう」（文献322のp.165）。トラウマとなる記憶と取り組むことは，慎重な計画と心理教育と，セラピストとクライエントの良好な協力を必要とします。あらゆる曝露的な介入と同様に，クライエントの継続的な安定性を確保するために，そして，治療の成功を最大にするために，注意深さとペーシングが必要です。

　トラウマ記憶との取り組みの開始時において，覚醒状態はしばしば高まります。しかし，ボトムアップのハイジャックを解消し防止することに重きをおくことで，覚醒状態は耐性領域に戻ります。情動と認知の次元ではなく，ソマティック感覚と動きに注意を払うのです。しばしばこの再安定化プロセスは，治療の第1段階のリソースに一時的に立ち返ることを必要とします。治療の第1段階における取り組みが慎重かつ思慮深く達成されている場合，クライエントは，耐性領域での覚醒状態を維持することの重要性がよくわかっており，この目標に達するために，統合的な能力が高まり，また，トップダウン戦略とボトムアップ戦略の両方を使えるようになるでしょう。

　治療的に大きな誤りとなるのは，よいセラピーの「あまり魅力的でない」側面を犠牲にして，記憶の回復を優先させることです。一部のクライエントは，実際のセラピー的な変化をもたらす唯一の方法は「記憶を取り戻す」ことであり，そこに早く到達しなければならないと強く信じている可能性があります。しかし，もしクライエントが思い出した素材を統合する能力を欠いていれば，クライエントは急速に不安定になってしまいます。そうではなく，クライエントは「ゆっくり進めば，早く目的地にたどり着

く」というアプローチ[200]に専心するように奨励されます。解除反応的な傾向を最小限に抑え,覚醒状態が調整可能であることを保証していきます。

　セラピストとクライエントは,しばしば記憶への取り組みの目的について話をする必要があります。一部のクライエントは「本当は何がおきたのか」がわかるだろうと期待して,セラピーを受けにやってきます。セラピストは,センサリーモーター・サイコセラピーは「記憶」を回復する技術ではないことを強調します。トラウマとなった出来事の想起ではなく,解消を意図しているのです。セラピーは事実かどうかという観点で過去の正確さを判断するものではありません。しかし記憶がいったん想起されれば,洞察や関連性や意味をクライエントにもたらすでしょう。セラピストは事実として記憶を評価することを差し控え,同時にストーリーの信憑性「[に疑問をもつこと]や,記憶は想像や空想や呪術的思考である[と示唆すること]は避けなければなりません。さもなければ,クライエントは,蚊帳の外におかれ誤解されて軽視されていると感じるでしょう」(文献331のp.339)。セラピストは記憶との取り組みにおいて,次のような適切な判断に従う必要があります。つまり誘導的質問を避けること,記憶の回復をセラピーの目標とすることは控えること,記憶を立証したり反証したりしないこと,です。クライエントの体験を適切に共感的に尊重しているうちに,ソマティックな介入から記憶が浮上するかもしれませんが,評価はしません。

　トラウマ記憶との取り組みにおける包括的な意図は,統合です。解除反応と退行はマインドフルネスを阻害し統合を妨げるので奨励されません。さらに「圧倒的なトラウマ的な情動の解除反応や抑制されていないカタルシスは常時,覚醒亢進につながり,ときとして完全な心理的不全につながります」(文献418のp165)。解除反応による再体験は,潜在的に再トラウマ化の恐れがあります。統合の技術や認知的な気づき,支離滅裂ではない感情表現をともなわなければ,トラウマを解消することはないでしょう[49, 162, 260, 261, 378, 381, 412, 413]。センサリーモーター・サイコセラピーでは,ゆっくりとしたペースで記憶への反応における今の体験の組織化を調べるようは

たらきかけ，クライエントが耐性領域にとどまることを最優先とし，もしそこから出ることがあっても耐性領域内に戻るよう導くので，解除反応はほとんどあらわれないのです。

　トラウマ記憶と取り組むリスクはたくさんあります。解離を進行させたり，再トラウマ化やトラウマ的な傾向の再現，トリガーの激化，通常の生活の中でうまく機能する能力の喪失などです。こうしたリスクを最小限に抑えるために，適切な治療同盟が形成され，治療の第1段階の目標がみたされ，クライエントが必要なときに耐性領域内に十分戻れるよう覚醒状態を自己調整できるようになるまでは，治療の第2段階には着手しません。記憶との取り組みに備えて，セラピストとクライエントは，意識的にリソース技術を見直し，練習します。そして慎重に構えて，まず記憶との取り組みを「考えることについて考える」ようにしてみます。そして，その際に刺激される活性化と取り組むのです。マインドフルネスに対するクライエントの能力やリソースの利用，今ここにとどまること，セラピストとともに内省する能力が備わると，治療の第2段階に進む準備ができているといえます。

社会的関わりと最適な覚醒状態の維持

　「安全基地」として治療関係を信頼するクライエントの能力は，相互関係を調整し，社会的関わりシステムを利用できる能力を反映しています。しかしクライエントがトラウマを語り始めると，社会的関わりシステムとのつながりを失う傾向があります。例えば，メアリーはビジネスに成功した中年の女性ですが，4歳から10歳にかけて叔父からくり返しレイプされていました。自分の体験を話し始めたときに，ほとんど間をおくことなく早口でまくしたて，セラピストは言語的な相互作用をする機会がありませんでした。メアリーの社会的関わりシステムは驚くほど小さくなり，まるで自分にのみ話しているかのようでした。しゃべるにつれてメアリーは孤立し，いっそう孤独が増して見えました。

　メアリーはときどきパニックと覚醒亢進を体験し，虐待を「許した」こ

とを自己批判しながらくり返し話しました。「なぜ，あいつの前で服を着替えたりしたの？　なぜ，何がおこっているか母に話さなかったの？」。メアリーはさらに，虐待において身を守ることができなかったということに関して自分自身を責め，自分の解離と凍りつきを個人的な弱さと解釈しました。これはトラウマ・サバイバーの一般的な反応です[389]。

　クライエントとセラピストの社会的関わりが減少したり失われたりすれば，セラピストによる相互調整と，クライエントが治療の第1段階で学んだソマティック・リソースを使って，もう一度つながりを確立することが必要です。メアリーのケースでは，セラピストはクライエントの身体的変化と動きをトラッキングしてコンタクトの言葉をかけ，メアリーの苦しみを理解していることを示しました。そして，セラピスト自身が覚醒亢進に引き込まれることなく，クライエントによるトラウマ体験の表現に耐えることでクライエントとの相互調整を促進しました。セラピストは，メアリーが治療室を見まわして，備品の名前や色を言うよう奨励しました。また，グラウンディングを促進するために足で床を押すように言って，クライエントの意識が今ここへと方向づけられることを確立しました。さらに，クライエントが話している間はセラピストと目を合わせることを実験しました。メアリーは，徐々に身体もわずかにやわらいで，話し方はゆっくりとなり，セラピストと相互作用ができるようになりました。

情報量を制限する

　クライエントが体験するどのような困難なセラピー的な作業や個人的な危機の後でも，安定性を回復させる必要があります。セラピストは，すべてのセッションにおいて，クライエントの心理的・身体的・社会的な自己調整能力をトラッキングする必要があります。クライエントは記憶との取り組みの間，つねに安定性が優先されることを理解するよう援助されます。そして，記憶が浮上するにつれ，クライエントが活用できる情報量を意図的に制限することによって得られる安定性が統合を促すことを理解します。例えばマーチンがベトナム戦争の体験について話し始めたとき，震えやパ

ニックや恐怖といった覚醒亢進がエスカレートしていきました。マーチンは覚醒状態が耐性領域内に戻ったと感じるまで記憶の「内容を打ち切り」，身体にだけ集中し足裏の感覚を意識するように，指示されました。その後やっと記憶の話を再開しましたが，そのときは自分が耐えることのできる活性化のレベルに落ち着いていました。

　どんな時点においても，クライエントが処理し統合するべき情報量を制限することによって，情動と認知と「ストーリー」への関心を除外し，身体に選択的に意識を集中する必要があります。こうした集中はプロセスをより統御可能にし，覚醒状態を耐性領域に戻すことを可能にします。クライエントの注意をもっぱら感覚運動体験に向けるよう導いていくには，通常，かなりの治療的指示が必要です。セラピストは特定のマインドフルネスでの質問をし，身体の感覚運動体験の細やかで詳細な気づきをクライエントにもたらします。例えば次のようなものです。

　　「今は内容と感情は横においてみましょう。床に触れている足に集中すると何に気づきますか？　身体が動いてみたいと思っている動きがあるのを感じるかもしれません。ただ身体にとどまって，おこしたいと思っているどのような動きも観察してみましょう。覚醒状態が落ち着くまで」

　クライエントは，覚醒状態が落ち着くまで，マインドフルネスで身体の感覚と動きに注意を向け集中するようにと教えられます。セラピーが進みクライエントの耐性領域が拡大すると，一度に1つずつ，セラピーのプロセスに記憶の認知と感情の要素が慎重に再導入されます。

耐性領域の限界での取り組み

　トラウマ記憶を統合するために，記憶のかけらや断片は再活性化する必要があります。この再活性化は，覚醒状態を耐性領域の限界へともたらすでしょう。覚醒状態が耐性領域を超えて，覚醒亢進か覚醒低下状態へと向

かうかもしれません。もし，覚醒状態が劇的にクライエントの耐性領域を超えるとすれば，トラウマ的な素材を統合することはできません。したがって「覚醒状態のレベルは［トラウマ記憶との取り組みのあいだ］慎重に統制されます。もし覚醒状態が高くなりすぎれば前頭葉と海馬の活動が再び損なわれ，［状況に刺激され想起される記憶システム］から［言葉によって想起される記憶］システムへと情報が移動できなくなり，トラウマの再体験がおこるでしょう」(文献44のp.386)。他方，覚醒状態が限界に近づかないで通常の耐性領域の中にとどまるのであれば（つまり恐怖や不安が低い通常の覚醒状態のレベル），非言語的トラウマの記憶断片が十分に呼びおこされないので，統合は妨げられるでしょう。セラピストは，慎重にゆっくりと，クライエントが耐性領域の限界に近づくものの覚醒亢進や覚醒低下の領域にならないようなペースで，記憶の断片を引き出す必要があります。課題となるのは，クライエントを再トラウマ化せずに過去を処理することであり，記憶の断片のしっかりとした統合を促進し，状況によって想起される記憶から，言葉によって想起する記憶へと記憶が「移動」するのを高めることです。はたらきかけは，耐性領域の上限と下限で行われる必要があり，取り組むトラウマ素材に十分にアクセスしますが，クライエントを調整不全や解離や再トラウマ化させてはいけません。

　この仕事を達成するために，まず第一に，クライエントをマインドフルネスに誘導し，「そこに戻る」ことなく自分の体験を語るのを助けます。治療の第1段階においては，今ここにとどまってマインドフルネスで観察することを学んで，クライエントは「二重的処理」ができるようになります。クライエントとセラピストは覚醒状態が耐性領域の限界に達したときを感知できるようになります。セラピストとクライエントは，いつ耐性領域を超えそうになるかという兆候と覚醒状態をトラッキングすることと，その場合に覚醒状態が落ち着くまで身体感覚と動きにのみ焦点を当てることに同意します。その時点でよりトラウマ的な素材や内容を思い出すことは推奨できません。調整不全の統御を達成するための統合力を育成する治療の第1段階での取り組みの結果として，クライエントはこうした時点で

トラウマについてしゃべるのをやめて，それについての思考を抑制し，感情を脇にどかせて，代わりにもっぱら身体感覚と運動に焦点を当てることを理解します。もしそれができなければ，生理機能を調整するために安定化のリソースを活用します。

リソースと取り組む

治療の第2段階における記憶との取り組みは，リソースを前提として行います。くり返しになりますが，リソースとはさまざまな技術，能力，精神活動と身体活動，イメージ，もの，関係性と記憶であり，人に統御と内的な一貫性の感覚をもたらすものです。リソースで満たされたと感じるとき，人々はより多くの安全感と能力を感じます。結果として，肯定的な感情と楽しい身体感覚を体験する傾向が増します。それが今度は，似たような楽しい感覚を感じた他の記憶や体験を引き出します。リソースをみつけて確認し育成することで幸福感が感じられるようになり，リソースに対応する喜びの身体感覚がまします。

トラウマ周辺のリソースを特定する

記憶の取り組みとリソースの取り組みは，このように協力して進みます。記憶が語られると，新しいリソースが開拓され，そして，ずいぶん昔に，トラウマとなる出来事に対処するのに用いられたリソースが発見されて，強化されます。楽しい身体要素，または自己統制感情を高めるリソースも強調されます。意外に感じられるかもしれませんが，トラウマとなる出来事がどんなに突然だったか，また予想外な出来事だったかにかかわらず，トラウマ周辺のリソースは，クライエントに活用されており，心理療法においてその後の気づきをもたらすことができます。

例えば，ジョイスは家宅侵入と性的暴行の記憶への取り組みを始めたときに，襲撃者が彼女にいっしょに踊ることを強制した場面を想起しました。最初それは無力と恥の感覚を引きおこしました。この事件についてセラピ

ストと話し合ったときに，身体の感覚と動きをトラッキングしながら，ジョイスは自分がより深く呼吸し始めて，ほとんど恐怖を感じないと言いました。それから，踊ったときに彼の体がリラックスしてきて，彼がほとんど怒っていないと感じたのを思い出しました。すぐに，彼女は無力感から統制感へと身体の変化を感じました。「彼に強制されたからというだけで踊ったのではなかった。私は『私の命を救うため』にそうしたのですね！」とジョイスは言いました。以前の自分がもっていたリソース，トラウマの最中でのリソース，さらに，出来事の後のリソースを見出して，ジョイスは自分が感じていた無力感を変えていくことができました。

　過去のトラウマを他の非トラウマ的要素と結びつけることは，クライエントにとって，統合と癒しになるでしょう[43, 170, 178]。既存のトラウマ周辺のリソースを特定して体験することによって，クライエントは，トラウマと非トラウマをさらにポジティブな体験と関連づけることを学びます。リソース的記憶を身体運動的に認めることと「再現すること」は，しばしば，クライエントがより有能で，能力があると自覚し，トラウマ体験を防止することに「不成功」であったにもかかわらず，自分の使用したリソースに誇りさえ感じる助けになります。

　アダニックは子どものとき，たまたまガラスのドアを突き破って落ちて，怪我から死にかけました。彼女は，事故の後で長い間，流血や病院用機器の侵入的なイメージで苦しみました。セラピストは，アダニックにトラウマの前後・最中におきていたことをゆっくりと想い出すように話し合いました。そこにあったリソースをみつけてトラウマ体験と重ねて，そのリソースを使えるようにすることが目的でした。セラピストはトラウマ体験がおきる前の「よいこと」を想い出すように言いました。リビングルームで兄弟とふざけて大騒ぎしていて，そして，それが「素晴らしい感覚」であったと，彼女は報告しました。セラピストは，彼女がこの遊びの場面を思い出すように導きました。彼女は兄弟と大騒ぎするというリソースを想起し，さらに記憶のこの瞬間に「ひたって」，楽しい身体的な感覚を経験しました。その瞬間に向けて彼女の注意のすべてを集中しました。アダニッ

クはその「リソース」体験は,彼らの子どもらしい笑い声,遊んでいる彼女自身の映像,身体が喜びに満ち生き生きとした実感などの要素で作られていることに気づきました。

リソースをはっきりさせて,それを体験した後,アダニックは事故を思い出すように励まされました。事故を再体験するのではなく,事故の最中に何が彼女を支えていたか,彼女がどのように対処していたかを発見するよう励まされました。彼女はすぐに,父親が駆けてきて心配そうな表情で自分を優しく抱き上げたことを思い出しました。これはアダニックにとってとりわけ重要な記憶でした。というのは,彼女には父親に抱っこされた記憶というものがまったくなかったからです。セラピストは,アダニックが父親の表情について語るときの変化に注目しつつ「ちょっとそこでそのままとどまってください。そして,あなたの心の眼で,お父さんの顔を見てください……お父さんがどんな風にあなたを見ていたかを思い出すと,何がおこりますか？」とたずねました。アダニックは答えました。「私は,ホッとします……そして,心が温かくなります」セラピストは言いました。「この瞬間,非常に重要な何かがあなたにおこっています……ただお父さんの顔を見てください……多分彼はあなたを見つめているそのやり方で何かを伝えています……この特別な見つめ方はあなたに何を伝えていますか？」。アダニックは父親の顔のイメージにフォーカスすることを続けて,記憶の中の父親の関心と優しさの記憶を楽しみました。最終的に,彼女は「父の目は,私を愛していることを私に伝えています」と言い,静かに泣き始めました。「心に感じる温かさ」の身体感覚と,「私は愛されている」は,彼女にとって意外な発見でした。それは,彼女が父に対してこの感覚を覚えていた唯一の思い出になりました。セラピストがアダニックの記憶想起をガイドして,何が彼女を助けているか,そして,身体感覚でその効果を感じるように援助するまでは,これらのリソースに満ちた体験のどちらも思い出されなかったということは強調されるべき重要な点です。

トラウマ的な体験の非トラウマ的な要素は,「リソースへのはたらきかけ（resourcing）」によって思い出されることができます。そして,クラ

イエントはそれらに関心を向けることと，それらのポジティブな体験に注意力を維持することを学びます。それらのポジティブな体験は，何を志向するかについて，より意識的な選択をすることができるというクライエントの学びを助けます。リソースに注意を配分することは，記憶のトラウマ的要素だけを扱うよりも，むしろ，記憶の恐怖症を回避し，固着した形でトラウマが継続的に再生することも軽減します。アダニックがそのセッションの後で「事故の記憶は決して今までとは同じではないでしょう。これからは，私は兄弟と遊ぶのがどんなに好きだったかということや，父の愛と心の中のあの温もりも忘れないでしょう」と，言ったようにです。

　クライエントが，トラウマ周辺のリソースを発見するのを援助することは，セラピーにおける芸術的手腕といえます。トラウマのその時点では，自分がリソースへどのようにアクセスしていたかという実感（felt sense）は，恐れと無力感という強い否定的感覚によっておおわれてしまうでしょう。例えば，ボブは自分が大けがを負った自動車事故の瞬間を思い出して，リソースは何もなかったという感覚を報告しました。この傷つきやすい瞬間に，セラピストは「どうにかあなたは生還しました。もしかしたら簡単に死んでいたかもしれません」と穏やかに言いました。ボブは同意してうなずきました。そして，セラピストは「その大変なときに，あなたは自分自身を助けるために何をしていましたか？」と，優しくたずねました。少しの間の後，ボブは「私はじっと静かにしていたのです」と答えました。まったくの無力を体験している最中に，彼はリソースを発見していたのです。セラピストは，彼の体験を深めることを助けようと「どういうわけか，あなたはそれがあなたを助けるということを知っていたのですね。他の誰かであれば，そうするための直観がなかったかもしれません」と言いました。ボブは，身体を動かさずに静かにしているという，自発的に思い出されたこの能力を探究しました。すると，静かにすることによって無力感があまり感じられなくなり，楽になったという感覚を身体に感じることができました。ボブとセラピストが，じっと静かにしていたという彼の記憶をさらに体験していくと，ボブは自分自身と自分の身体に対

するより大きな信頼の感情を報告しました。ボブがリソースの認識に達することができたのは，セラピストのゆっくりとしたペースと慎重な同調によるものでした。セラピストはまさにぴったりの言葉をみつけ，リソースの瞬間をボブが肯定的に見直すことができるように試みていました。そして，ボブが自分で発見することができるようにしていました。先走った肯定的なコメントやお世辞のようなコメントをしたとすれば，リソースを深めるのではなく，むしろその体験から彼を引き離していたでしょう。

リソースを体験し，それを根拠のあるものとして確認することは，トラウマ記憶にバランスをもたらすのに役立ちます。その結果，強さと有能感が，無力感やトラウマに圧倒されてしまう感情と一緒に想起されます[227]。有能感とトラウマ的な反応という，葛藤する２つの状況の間をクライエントが振り子のように行き来するのを助けると，トラウマ反応の統合を助け，反応が悪化するのを予防し，自信と統制感を深めていくようです。

記憶に取り組みながら新しいリソースを導入すること

クライエントはときどき，記憶の取り組みにおいて，トラウマ周辺のリソース，または，サバイバル・リソースを自然に発見するのが難しいことがあります。このような場合にクライエントが新しいリソースを導入するのを援助することが，セラピストの仕事です。このようなリソースは記憶の変容の一部となっていきます。実例を挙げると，サリーは幼年期の性的虐待の記憶と取り組む中で「霧がかかった」ような低覚醒となり，さらに離人的になって現実との接触を失いました。セラピストは，サリーに記憶の内容を脇において，グラウンディングとセンタリングをするように求めました。そして，覚醒レベルを調整するのを援助して，動きをともなう防衛を活用するようにしました。セラピストが持ち上げているクッションを押すことでサリーの筋肉が関与して，サリーは力強さを感じました。セッションの後，彼女は自分の身体に完全に存在し，最終的に「霧」から出てきて，「今ここ」に存在していると感じていると報告しました。

トラウマ記憶という状況において，再発見され，強化され，新しく導入

される各リソース，特にそのソマティックな要素は，新しくコード化される記憶を「高度に際立たせる」ことによって，記憶がコード化される方法を変更するでしょう。クライエントは統御の感覚や有能さの感覚や喜びの感覚を覚えているものです。肯定的な感覚の想起（ソマティックな要素，イメージ，におい，音，考え，情動）に対応する，現在の体験の構成要素へのクライエントの気づきをセラピーの中で促すことで，リソース化した記憶を拡大します。そのために時間をかけることは，リソース化した記憶の「独特で際立った属性」を強力にコード化し，想起しやすくします（文献44のp.387）。こうした際立った記憶——お父さんの顔に浮かんだ思いやりの表情を思い出すことや，トラウマ的出来事を思い出すと以前は凍りついていたのに動くことが可能になる体験をすること——は，不明瞭で非言語的で状況によって想起される記憶と「競合」(compete)します。こうした肯定的な記憶の想起は，特定の出来事と関連した連想を継続的に思い出すことで，クライエントにとってより利用可能となります。

成功・克服行動（acts of triumph）：動きをともなう防衛

「トラウマ記憶の影響を受けている患者は，成功と克服の段階に特有の行動をしたことがありません。……彼らは，この喜びを探し続けています。……しかしそれは逃げていき，彼らはそれを追い続けています」とJanetは書いています（文献178のp.669）。近年，Van der Kolkは「トラウマを体験した人の無力感の感覚を克服するであろう行動を実行して，トラウマの記憶と関連した感覚を表現することは，トラウマの克服に効果がある」と述べています（文献424のp.62）。

動きをともなう防衛反応ができなかった体験により，人は失敗した防衛行動をくり返し，トラウマの解決を延ばし，トラウマの苦しい症状を悪化させることになります[289]。あたかも時間がそのときの脅威のまま止まったかのようであり，そして，身体はトラウマ時の出来事を再現し続けます。すなわち，脅威が認められ，動きのある防衛システムが刺激され，それか

ら突然停止して，持続性の調節不全の覚醒と，凍りつき防衛，虚脱と麻痺が続くのです。トラウマ的記憶が活性化するたびに，クライエントは，防衛的な反応が身体的に開始されそうになり，そのまま止まってしまうのを体験するかもしれません。

トラウマ障害のある人の，不完全なままになっている，いろいろな心身の行動について，Janet[177, 178]は言及しました。トラウマとなる記憶へのセンサリーモーター・サイコセラピーの取り組みは，不完全な防衛反応に対処します。そしてより適応可能な精神的な行動を容易にする統制感と「成功・克服」感と自伝的記憶の形成が完了されるように促進します。Levine が述べたように「潜在的な（手続き型）記憶が活性化し，身体的に完了されるとき，顕在的な物語を構築することができます。その逆ではありません」[229]。

セラピストは，精神的，感覚的傾向を呼びおこすのに十分な記憶の「かけら」を想起させることを通して，クライエントが（「成功・克服行動」を実行するために）失敗した防衛的な行動を「完了」するのを手助けします。「おこってほしかった」物理的な行動は，身体の気づきを通して発見されます。これらの行動が実行されたとき，無力と恥の感情を軽くして，喜び，信頼と満足感の瞬間を生じさせます。無力な反応は，活動的で力強い反応となります[227]。特定状況を刺激すると，トラウマの反応は活性化されます。しかし，新たな反応が引きおこされるような方法で処理されると，トラウマ的記憶は，クライエントを強くする行動とそれらに対応する感情や認知に結合するようになります。これらの行動は，通常，もとの出来事によって喚起されるものとは劇的に異なっています。

20代前半の頃，家への侵入者によって性的暴行を受けたジェニーは，その後25年間，トラウマを受けたのと同じ日は，一晩中眠ることができませんでした。ジェニーとセラピストは，トラウマを受けたのと同じ日にセラピーの予約をするようにして，活性化した行動傾向を探索することにしました。ジェニーは，この活性化したトラウマ記憶を探索するという意思決定に対する自分の内部での反応を観察しました。攻撃のイメージへの

意識野の収縮とともに，震えと振動が始まっていることに気づきました。自分が顎を嚙みしめており，足や腕が「ビリビリする」のを感じました。肩と頭は内側に向けて曲がり，丸まるように引っ張られるのを感じて，ボールのようになりました。彼女とセラピストは，手足に感じた「波のようなビリビリ感」に集中しました。そして，セラピストはジェニーの身体が実行したかったあらゆる行動に気づくようにと伝えました。彼女は，自分が加害者をどれほど押しのけたかったかを，感じることができたと報告しました。そして，彼女は立ちあがり，残りのセッションの間中，壁に向かって押していました。襲撃されたことを想起したときに，押す衝動が，アイデアや概念としてではなく，本人の身体の気づきから出てきた点に注目することが重要です。彼女は押す際に，腕だけでなく全身も総動員したので，自分自身の強さと力の新しい感覚を感じ始めました。通常は無力感をともなっていた彼女の怒りを，今は楽しくて刺激的であると感じました。ジェニーは「私は脅威に取り組みました。そしてそれは終わったの」という言葉を残してセラピールームを去りました。そしてその夜，暴行がおきた時間帯がきても，彼女は平和に眠ることができました。

成功・克服の自発的な行動を実行すること

　成功・克服の行動をその潜伏から引き出し，明らかにするために非言語的な記憶のかけらを再び呼びおこすことが必要です。それには，ゆっくり，そして，注意深く段階的な方法で，身体の反応に対する細心の注意を払う必要があります。身体に潜む記憶は，ジェニーの場合のように，記憶について取り組むことを約束するだけでも出てきます。それらはまた，詳細に記憶について考えるか，トラウマを思い出させるものを検討することによって，刺激されます。ここで，センサリーモーター・サイコセラピーのセラピストは，クライエントのトラウマのストーリーには主たる関心がないことを再び強調しておきます。センサリーモーター・サイコセラピーにとって，ストーリーは目的に至る手段です。ストーリーの重要な点は，トラウマ的記憶のまだ同化されていない非言語的な構成要素を，「今ここ」の

意識的な体験にもたらす能力なのです。

　記憶の非言語的な構成要素が活性化されると，クライエントはそれらを再体験するよりも，むしろ，「状態特定的」処理（内側で何がおきているか）を観察するのを援助されます。すなわち，セラピストは，クライエントが身体感覚と運動への鋭敏な気づきを深めるように援助します。最初は，クライエントの感覚運動の体験をトラッキングし，それを伝えるコンタクトの言葉によって，そして次はクライエントがマインドフルになることで，セラピストによる促しなしで感覚と運動に気づくように奨励し，気づきが深まるようにします。呼びおこされたおなじみの防衛と覚醒の身体的な再現は，ゆっくりと，意識的に観察されます。マインドフルネスの質問は，次のように質問されます。「あなたがこの事件を覚えているのを，あなたの身体ではどのような感覚として感じていますか？」「あなたの手で握りこぶしを作ると，あなたの内部で何がおこりますか？」。なぜなら，これらの質問により，クライエントは，内側の体験の有機的な構造を観察し，報告することを余儀なくされるので，二重の意識（dual awareness）を維持し続けて，トラウマの再体験を防ぎます。

　クライエントがトラウマを想起するとき，固定化した凍りつきによる防衛や，服従と虚脱の感覚が覚醒します。セラピストはこれらの防衛の身体的な指標に注目します。セラピストはまた，完全には実行されなかったかあるいは，最初のトラウマの間，成功しなかったけれども存在した動きをともなう防衛反応の指標もまた探します。これらは，通常は，かろうじて認識できる動きです。例えば，クライエントの手がまさに握り拳を作り始めようとしているようなことや，クライエントの報告にともなう，顎や腕が閉まるような動きの前兆などです。これらは打つことのような自発的な動作の前におこる，無意識的な動きの調整であり，そして，それらがどのような形になるかは自発的にとろうとしている動きによって異なるでしょう[28]。

　セラピストは慎重にクライエントをトラッキングして，クライエントに，身体を観察して，より多くの明白な行動に結びつく可能性の指標かもしれ

ない，小さな予備動作を探すことを教えます。セラピストは，いったん，そのような動きをかいまみるか，あるいはクライエントが防衛的な衝動を感じて報告したら，話すことを打ち切って，自発的にゆっくりと，注意深く「それがおこしたい」動きを実行するのを援助します。治療の第1段階において，クライエントは，意図的に防衛動作を実行する取り組みをする場合もあります。例えば，覚醒レベルを調整しながら，抵抗したり，押しのけたりすることを実行し，そのような能力があるという感覚を体験します。

　治療の第2段階の当初，クライエントは身体経験としては動かない，固まる防衛反応のみを引きおこしています。その中にみられる，かすかではあるが動きをともなう防衛を特定状態の処理により顕在化させます。そうするとクライエントは記憶の身体経験から内発的に始まった動きを積極的に実行できるようになります。

　例えば，マーチンが戦争体験について話を始めたとき，彼の手は膝の上に静かにおかれていました。それから，セラピストは，彼の指が上向きにわずかに動いていて，保護の大きな動きを示唆しているのに気づきました。マーチンが，敵を見ることはできないにもかかわらず，誰かが自分を狙っているという感覚を受けたことを思い出したちょうどそのとき，この動きがおこりました。セラピストは，マーチンに，ちょっとの間，話を中止するように頼みました。そして，その内容を打ち切って，手だけに注意を集中させることによって，身体的に何が「おこりたがっている」かに気づくようにさせました。マーチンは腕が上の方へ上がりたがっているという感覚を述べました。セラピストが，その動きに従うように促したので，腕が自分を守ろうとして上へ動きたがっていると，マーチンは報告しました。この動きにとどまることで，マーチンはわずかな変化に気づき始めました。頭を腕でおおって，常習的な凍りつきによる防衛で凍りつく代わりに，腕は押しのけたがっている感覚があると言いました。セラピストが，マーチンが押し返せるようにクッションを持って立ちました。そしてマーチンがトラウマのときにはできなかった，この動きをともなう防衛を，ゆっくり

と再現するのを励ましました。セラピストはマーチンに，一時的にすべての記憶から離れて，ただ身体に集中して，ここちよく「ほどよく」感じるように押す方法をみつけるように指示しました。彼の押す力に対してクッションを支えることに，セラピストがどれくらいの圧力を使ったらいいかなどをマーチンが指示することによって，この身体的な探索をガイドするように励まされ，マーチンの内側のコントロールの力が増加しました。

トラウマの情動と感覚を区別すること

マーチンは，クッションを押していたある時点で，パニックのように感じると説明しました。セラピストは，情動ではなく，マーチンが感じたそのパニックの身体的な要素だけに集中するように求めたので，マーチンは情動ではなく，増加した心拍数とぞくぞくとうずく感覚を報告しました。これはトラウマによる情動を，感覚から切り離すための重要な指示でした。それにより，効果的に統合するには多すぎる情報の負荷や，情動による妨害もなく，感覚運動処理をすることができました。マーチンが身体感覚だけに焦点を当てて，心拍数やうずきの増加と同時に，押す体験をし続けている間，セラピストは彼の体の反応をトラッキングしました。そして，彼の身体感覚について「押す強さは増加しているのですね」や「今あなたは落ち着いているようですね」というようなコンタクトの言葉をかけました。マーチンはパニックを，情動ではなく，速い心拍数として体験し，落ち着いてきました。それで，彼は再びマインドフルの状態で，感覚の細部に留意するように指示されました。「あなたの心臓が静かなときに，押し続けていると，何がおこっていますか？　背中と脊柱に何を感じていますか？」。マーチンは腕を上げて，最初はとりあえず押して，それから背中や骨盤や足の筋肉を連動させながら圧力を増やすというように，ゆっくりと，そしてマインドフルに，身体各部分の活発な防衛反応を，順に体験することができました。セラピストが，マーチンの注意深い焦点を感覚に集中することを確実とする，コンタクトの言葉とマインドフルネスの質問を使うことを続けたので，マーチンは押すことの身体的な楽しさを体験し始

めました。そして,「これは最高です！」と言いました。セラピストは, マーチンにとってその動きが充分だと感じられるまで, 好きなだけ長く押すことを奨励しました。防衛の場面が完全に探索されて完了したとき, マーチンは穏やかになっていました。そして覚醒状態は耐性領域に戻っていて, 再び身体の構成要素が刺激されて, 身体感覚運動の処理が新しく始まるまで, 先に中断した話に戻り, それを終えました。

その他の未完了な行動を発見すること

　この押すという防衛の動きは, 多くの一般的な「未完了な行動」の中の1つです。セラピストは, クライエントの身体の感覚と衝動の気づきから, 自然に出てくる行動の発見を援助します。あるクライエントは, 性的虐待を想起したときに, 蹴りたいという衝動を体験しました。セラピストが大きなセラピーボールを支え持ち, 彼女は2本の足で蹴る動作を注意深く探索することができました。恐ろしい落下事故で苦しんだ別のクライエントは, 地面にぶつかる直前に, ねじれの衝撃を身体に感じる体験をしました。ゆっくりと注意深く, そしてその衝撃を気づきへと導く穏やかな実験によって, 彼女の身体が, ねじれることによってあわやの危険からいかに彼女を保護しようとしていたかという認識に至りました。また別の自動車事故で苦しんでいた人は, 足で押したい衝動を再体験し, 完了させることができました。

　凍りつきによる防衛の再現を不用意に促すよりも, むしろセラピストは, クライエントを強くする動きをともなう防衛の行動を探索することに入念である必要があります。そうすることで, 動きのある防衛（積極的な）, そして凍りつきよる防衛（受動的な）というサブシステムは, 分離されたままではなく統合されます。クライエントが強さを獲得できる動きを, セラピストがどんなに注意深く探索しているかを, アシュレーのケースが示しています。アシュレーは, デートレイプの記憶に取り組んでいました。セラピストは, マーチンの場合と同じように, 彼女のトラウマの話によって引き出される手の動きが, 押すことの動きのある防衛の前触れであると

予想しました。ごくゆっくりと上へ持ち上がり頭の上に向かう腕に，どれほどセラピストとアシュレーが集中しても，突然，アシュレーは全身が胎児型姿勢に丸くなって，隠れたくなり，とても恥じていると言いました。丸くなるこの動きをする際に，アシュレーは悲しみと恥を表明しました。このように，支えとなる心理療法的な関係性の中で，彼女の情動を表明する「心理的な」行動を実行しました。しかし，そうすることで，アシュレーは動きをともなう防衛を離れ，凍りついた防衛とそれに付随する恥と悲しみの情動に入りました。情動が表現された後にもこの姿勢を探索し続けることは，援助的なセラピー的な関係性の背景があったとしても，現在の不適応な一定の行動傾向を再固着して，おそらく無力感と失敗の感情を非常に増やすことでしょう。

　したがって，アシュレーの感情的な興奮が落ち着いた後，セラピストは彼女に，デートの性的な接近の始まりの瞬間の記憶に戻り，記憶のその瞬間を広げてあたかもそれを数分間に延長したかのようにゆっくりと，その身体的な体験のまさにそのときを探索するように頼みました。アシュレーが丸まった位置から出てきて，ゆっくり体を起こして，レイプがおこったその直前の瞬間を探索したとき，彼女は手のわずかな緊張を報告しました。そしてそれは，彼女が実行することができないでいた，初期の動きのある防衛であることが実証されました。何がその出現を助けていたかというと，おそらく動きのある防衛は体験されたが，実行はされなかったかもしれない，というアシュレーの記憶の一瞬を取り出したことからでした。そして，すべての微妙な身体感覚や，記憶のその唯一の「かけら」の中に内在している衝動に気づくことができるように，その記憶の一瞬を引き延ばしたことからでした。この瞬間が体験されたとき，アシュレーは手の緊張を報告して，こぶしを作りたいと言いました。その緊張が，動きに発展するに任せることは，つまり，こぶしとなってクッションを激しく押し返すことにより，最終的に新しい行動の可能性を獲得しました。その瞬間に，彼女は，自分がもはや力のない凍りつきによる反応のくり返しに運命づけられていないことを認識しました。

目的のための手段としての語り

　デートレイプについて語ることはアシュレーとの取り組みの出発点でしたが，出来事を語るのはただ目的のための手段であるだけです。それは，非言語的に暗示的に保持された記憶や行動傾向を活性化させる1つの方法なのです。それらとともに，動きをともなう自己防衛的な動きは不完全であるか，あるいは中断されているので，現時点でそれらの処理を完了させることができるのです。長年にわたって再演された機能不全の後に，これらの未完了の行動を実行し終わらせると，統制感覚，喜びや自信，そして満足感が増大します。マーチンは，セラピーにおいてこれらの動きをともなう自己防衛の反応を実行した後に，習慣的にすくむ反応が，日々の生活の中で存在しなくなっていることを指摘しました。マーチンはセラピーにおいて凍りつきの傾向に潜む潜在記憶への気づきから，過去の恐れと無力感の言葉による認知，さらに動きのある防衛行動の実行，そしてパワーと達成感の表明へと至りました。その後マーチンは，日常生活で適切に自己主張することに対して，より不安がなくなり快適に感じるようになりました。以前の長年にわたるセラピーの取り組みでは，自分の戦争体験をくり返し語っても効果を生みませんでした。ストーリーを語るだけのセラピーは，行動と自己主張が今は安全な選択肢であるという身体の経験を与えることがなかったのです。この強力な変化をおこさせたのは，動きをともなう防衛に十分にアクセスすることができるという，自分自身の「リアルな (in vivo)」ソマティック体験でした。

「意図せず」行う成功・克服行動：
感覚運動シークエンス（sensorimotor sequencing）

　危険が去った後，トラウマ関連の無意識の運動と感覚は長く持続する傾向があります。「感覚運動シークエンス」は，トラウマ記憶と関係している，無意識の身体的な行動の完了を促進する治療的な技術です。意図的に行動する代わりに，感覚運動シークエンスでは，主に未解決の自律神経の覚醒や，定位反応と防衛反応に関連した無意識の身体的な動きと感覚につ

いての，詳細でゆっくりと注意深いトラッキングを行います。クライエントは，まず最初に感覚（例えば，うずくこと，耳鳴り，重さ，温度変化）と，微小な動き（例えば，震えや筋肉の緊張の極小変化）と，それらの質感や性質および強度の変動への気づきを養成することを教えられます。次に，身体を介して進行する，一連の身体的な感覚と小さな動き（感覚運動処理）を，注意深く探索すること（トップダウン認知処理）を求められます。これらの感覚と動きは，少なくとも部分的にはクライエントの無意識から体験されています。つまり意識的な制御の外から，それらは不意に発生して脅かすものとして一般的に認識されています。調節不全を防止するために，すなわち，情報の量を対処可能な量に制限するために，これらの感覚と衝撃から，トラウマ関連の情動とトラウマ的な内容を「切り離す」方法をクライエントに教えることが重要です。クライエントは，身体の感覚や動きが静止と安定化の点で収束するまで，一時的に発生する情動と思考を無視し，注意を払わないように指示されます。セラピストは，一連の展開の間，これらの無意識の衝動が発生したら，「それらについていく」ようにクライエントに奨励します。この独特の方針は動きがおこるにまかせて，意識的な制御や，それらへの意図的なコントロールを控えることを強調します。

　マインドフルネスの状態を使用して，クライエントは，身体の感覚と衝動の進行を目撃し，継続することはできますが，それを制御することはしません。最初のトラウマにおいて，その人の気づき（awareness）は体験の中にしまいこまれました。そして，情報処理機制は圧倒されて，意識的な制御が不能になりした。クライエントの注意は，感覚運動シークエンスにおいて，いわば体験の上方で空中停止し，体験を観察し，それを解析し，セラピストに報告します。この微細な処理がゆっくりであること，そしてセラピストとの社会的関わりの維持が，体験を安全で対処可能にしています。そして，習慣的なトラウマの再体験がおきないようにします。クライエントはしばしば，それらが完了に至るとき，これらの動きは，意識的な意図または制御なしで「自然におこる」ようで，幸福の感情を発生させて

いるようだと述べます。トラウマ的記憶に関して取り組むとき，クライエントは頻繁に無意識の震えや身ぶるいを体験します。そのことは「私たちの中でサバイバルのために生成される膨大なエネルギー」の放電とみなしてもいいでしょう[229]。脅威の下で刺激された交感神経系によって伝達された極度な覚醒は，活発な動きのある防衛行動のためにはたらきます。このような防衛行動がおこらないときは，トラウマのケースで頻繁に出てくるように，同様の高まったエネルギーは治療において出てくるでしょう。「トラウマの解消において重要であることは，脅威に対する不完全な応答の完了と，サバイバルのために動員されたエネルギーの発散です」[229]。感覚運動シークエンスを通して，それらが「発散されて」，そしてそれ自身によって鎮静するまで，クライエントはこれらの無意識の感覚と動きにとどまることを学びます。

　セラピストは，感覚運動シークエンスの可能性を示している初期の兆候を入念に探索します。それは，わずかな震え，身ぶるいや「おきたがっている」動きや，クライエントが報告するような，うずきや耳鳴りなどの感覚です。このようなときには，セラピストはクライエントが，この感覚に気づき観察し，自発的な動きによりそれらが解消して，そして身体が穏やかになるまで，この感覚を探索するように奨励します。

動きのある防衛の感覚運動シークエンス

　感覚運動シークエンスに示される無意識的防衛を，幼児期に叔父によってくり返しレイプされたクライエント，メアリーの例を使って説明します。メアリーがこの長く続いているトラウマの話をしたときに，彼女の顎はこわばり始め，右肩と腕は収縮し始めて，そして息は苦しくなりました。無意識的な防衛反応の多くの兆候を示し始めたのです。セラピストは，彼女の注意をこれらの身体的な観察に向けるよう促してから次のように言いました。「あなたの顎と腕は締まっているようですね。そして，あなたの呼吸は変化していますね」。そしてセラピストはメアリーに，自分の身体感覚に注意深くするように指示しました。さらに，メアリーに記憶の内容を

ちょっと脇においておくように提案しました。(「私たちがその内容にいく前に，ほんのちょっと時間をとって感じてみましょう。あなたの身体に何がおきていますか？」)。

メアリーは，無意識のうちに，あたかもそれらが「それら自身によって」おこっているようにみえる身体的な衝撃に気づいていました。この時点で，メアリーはもはや過去を解説しないで，現在の身体的な経験だけに注意深く気を配っていました。彼女が自分の感覚や動きをマインドフルにとどまって感じていると，身体は独自の生命をおびたようにみえました。メアリーは「私の手はこぶしになりたい」と報告しました。それで，意識的にそれをやるのではなく「衝動を感じて，それがおこるのにまかせてください」とセラピストは励ましました。非常にゆっくりと，クライエントとセラピストが彼女の微細な動きをトラッキングしていると，メアリーの手はこぶしを作り始めました。

次に，メアリーは，自分の腕が「殴りかかりたい」と欲していると報告しました。その一連の動きのある防衛の動きは，そのとき，クライエントやセラピストからの意識的なトップダウンの指示なしで出てきていました。「攻撃したいその衝動を感じて，ただ，あなたの体で次に何がおこっているかに気づいてください」とセラピストは言いました。メアリーは，意識的にそれらを「する」よりは，むしろ，単に無意識の微細な動きとジェスチャーに任せるように奨励されました。話の内容と情動を一時停止し，意識の方向を制御しました。そして身体感覚と衝動にマインドフルな注目を与えると，感覚運動シークエンスは，自発的に発生してきました。

セラピストがメアリーに自分の感覚と無意識の運動をトラッキングするように指示したので，彼女の右手はこぶしを作りました。そして前腕もまたこわばり，彼女の腕は，見たところ意識的な意図なしで，膝から離れてゆっくり上がりました。徐々に，メアリーの右腕はとてもゆっくりと上がっていき，そして，おそらく上述したように，まさに「発散」の震えをともないながら打つ動きを進めました。この震える体験は，人が寒いときに体験する身ぶるいと類似しています。メアリーとセラピストの双方がゆっ

くりと意図しない動作の進行にしたがっていた間に，身ぶるいや震えをともなっていた感覚運動シークエンスは数分間続き，メアリーの腕はようやく膝の上で停止しました。それが自発的に収まるまで，そして彼女が快適と感じられる間は，できるだけ長く，身ぶるいや身体感覚とともにいるように指示されたので，彼女はさらに少し長く身ぶるいを続けました。

　その間中，メアリーが身体の動きと身ぶるいを導いたり，変えようとすることなしに，それらが生じるままに寄り添い，身体を信頼することをセラピストは奨励しました。もし情動があまりに強烈になり，あるいは，あまりに不快で続けられないようなら，自己調整して停止するということも奨励されました。身体感覚がくつろいで柔らかくなり始める前に，トラウマ記憶の段階的な「表出」がとても激しくなってしまう可能性があるので，クライエントは感覚運動処理を行う際にセラピストの援助を必要とします。結局，身ぶるいは終わりました。そして，メアリーは安堵感と身体のいたるところにうずく感じがあると言いました。セラピストは，身体の感覚と安堵感を味わって，詳細にこれらの新しい感覚を説明するように，彼女に求めました。メアリーは，筋肉組織の柔らかいことと，遅くなった心拍数と，そして全身を通してほどよい身体の重さを感じていることを報告して，数週間ぶりに安らかに感じたと述べました。

　動きをともなう防衛反応を示唆する無意識の動きは，脚においてもおこることがしばしばあります。次第に危険にさらされたベトナムでの体験の間，マーチンはジャングルの中にいて，「これは，やばい場所に違いない」という考えがあったと報告しました。脅威の認知の瞬間が，動きのある逃走の反応の潜在的指標であると理解して，セラピストが，「これは，やばい場所に違いない」という言葉を言ったとき，マーチンの身体で何がおこるかについて集中することを奨励しました。マーチンは，腿の緊張と，いくらかの小さなそわそわした脚の動作と緊張を報告して，それから彼は「自由になりたい」と欲していると理解しました。トラウマを想起したときの身体反応への気づきにより，自分にある逃走反応を言葉で表現することができたことは注目に値します。

これらの動きに寄り添うように促されて，マーチンの脚は，震え始めました。それらが発散して，自ずと収束するまで，その微細な動きに任せました。最後に，彼はより穏やかに感じていると報告しました。セラピストにはこれら一連のことを特定のやり方でおこそうとしているつもりはない点に注目する必要があります。つまり，メアリーのケースにおいては，身体運動感覚が，動きをともなう防衛の実行を自発的に主導しました。マーチンのケースにおいては，同じアプローチが，足の自律調節不全と振動するエネルギーの解消につながりました。

定位反応の感覚運動シークエンス
　トラウマ記憶もまた，未完の定位行動を探索することができます。その結果記憶の状態特定的処理（情動を切り離し，身体感覚のみに注目し，それを処理する）の間に，定位行動を回復し，実行することができます。初期の定位行動は，しばしば「走査」段階での定位反応の指標となる首の動きがわずかにあらわれることで明らかになります。不完全な定位反応は，ときどき歴然とした首の緊張としてあらわれます。例えば，アメリーはスキー事故の後に続く，悪夢と慢性的な首の緊張や痛みを訴えて治療にきました。彼女が事故について説明し始めたとき，彼女とセラピストは，彼女の首がより緊張していて固くなっていると気がつきました。アメリーが凝りに気づき始めたとき，父と非常に急な山の頂上にいたときのことを自然に思い出しました。彼女が能力を越えていると感じている斜面を滑走することを，父は勧めていました。彼女は父を喜ばせたいと望んでいて，その願いを黙認することに内面でひかれていると報告しました。彼女がこの瞬間を思い出したと同時に，セラピストは彼女の身体で何がおきているのかをアメリーにたずねると，アメリーは首の左側の緊張がさらに増したと述べました。セラピストとアメリーは首の感覚と緊張を探索する時間をとりました。そしてアメリーは，緊張に続いて，頭が回っているのをゆっくり感じました。アメリーの首の回転には，意志的ではなく，自動的に動く不思議な感じがありました。彼女はあたかも「ひとりでに」，首が左へ動い

ているのを発見して言いました。「私は，動かそうとしていません。私は，ただそれに従っているだけです」。そうしたときアメリーは，自分が「より段階的でより安全なルート」を降りたいと望んでいたことを理解しました。その安全なルートは彼女が父とともに立っていた山の左側にありました。緩やかな斜面をスキーで滑り降りたいという自分自身の欲求にもかかわらず，彼女は父親の要請に応じたのでした。そして結果的に事故に終わりました。治療のセッションにおいて，アメリーは彼女の頭が回転するままに従うのに数分を取り，未完の定位行動に始まる彼女の首の緊張とその緩和を体験しました。こうして実際の事故のときには未完了だったこの定位行動は完了されました。左へ回す動きに従うことで，彼女はより簡単な斜面を滑り降りたかったことがわかりました。つまり，この理解は，彼女が以前保持していた自己批判に疑問を呈し，事故に対し新しい理解を生み出しました。その定位動作の完了は，彼女に身体，情動および認知にわたる解決感を与えました。

覚醒と定位の指標および防衛反応

　定位や覚醒，および防衛反応は，現在の体験の素材の「思考，情動，感覚，感覚知覚，動き」のいずれかの形であらわれます。前述のいくつかの例の中で述べたように，クライエントの身体をトラッキングすることは，準備または意図的な動きが，定位や防衛反応の始まりを告げる瞬間を明らかにします。また，記憶の再現にともなう思考，情動そして感覚知覚的体験も，動きをともなう防衛が準備されていることを示します。例えば「私は逃げたい気分です」あるいは「彼を殴り返せていたらよかったのに……」という言葉は，闘争／逃走反応が活性化されている可能性を示唆しています。クライエントが「何かが変です」というような報告をするならば，定位反応が引きおこされているでしょう。定位や防衛行動の指標となる言葉が表現されたときには，セラピストがクライエントにその言葉をくり返すように，そして，身体で何がおきているかに気づくように求めることができます。すると，ほぼ例外なく，クライエントはその言葉に合致し

ているような衝動を感じるでしょう。防衛的衝動の指標と思われる例としては，他にも以下のようなものがあります。

「私のあごに力がはいってきています」
「首を回したいです」
「私は手を固く握っています」
「かかとが床を（床の中まで）押していると感じることができます。」
「私はその音を聞くと，目が閉じるようになります。」

　同様に，クライエントの，おびえている・神経質だ・怒っている・用心深いといった感情表現は，しばしば動きのある防衛や覚醒状態の始まりを示しているのです。ここでもまたセラピストは，クライエントがそれらの情動に集中し，そして，身体が何をしているかにクライエントが気づくように言うことができます。「身体の内部でおころうとしていること」に気づき，または，それらの感情がおきているときにどのような体の感覚があるかに気づくように尋ねるかもしれません。

反応の自然発生
　無意識的な防衛衝動を順番に意識していくことの重要な要素は，それらを非意図的に発生するに任せて，それらをわざと現在の状態よりも大きくしたり，小さくしたり，または，早くしたりしないようにすることです。特徴的なこととして，無意識の防衛と定位動作は展開の遅いパターンで出現します。それらが生じてきたら，クライエントは，防衛反応の準備となる微細な動きの感覚に「ただとどまる」よう指示されます。この動きは，しばしば，トラウマの出来事の際にはおきなかったことで，しかも身体内部ではおきたがっていたこと——行動可能性を反映しています。身体的に圧倒された状態の恐怖のため，または，時間不足のために（例えば，高速での車の事故），それは中断されていたのかもしれません。もしトラウマ的な出来事の記憶が防衛と定位反応にアクセスするのに使えるようになっ

たならば，クライエントは身体の動きを呼びおこすために，その出来事を思い出すように指示されます。それは，いまおきたがっている体の衝動に従うようにするためです。今ここで身体内におこる動きというのは，まさにトラウマの最中にはおこっていなかったことかもしれません。

これは，過去の出来事をソマティックに書き直すということではありません。つまりこれは，身体が実行力を行使でき，それによって以前には実行不能だった防衛反応を回復したという，1つの完了なのです。意図的ではない動きを順番に意識していくと，記憶が想起されるに沿って，身体はいまでも「おこりたい」（still "wants" to happen）というままに残っている衝動をほぐし，または解放できるようになるようです。長く待たれた成功と克服の瞬間が自然におこるのです。これらの非作意的な反応は，強力な安堵感と達成感を提供するだけでなく，枯渇と消耗があったところに静けさと平和をもたらしてくれるようです。

過覚醒と過少覚醒への取り組み

クライエントはしばしば，トラウマ的過覚醒の再体験を予想すると脅威を感じると報告します。そして，その結果，彼ら自身の記憶の再現によって，再度犠牲者になったと感じてしまいます。前述のように，随意的に活用できるリソースは，覚醒状態を調整するために利用することができます。さらに，これらの過覚醒状態の感覚運動シークエンスは，過剰な活性化を抑制し，距離感を回復することができます。そして，無意識的な身ぶるいによって，覚醒状態の緊張を放出して，結果的に覚醒状態を低下させることができるようです。過覚醒が認められるとき，クライエントはストーリーに重点を向けることから離れて，マインドフルの状態で，身体感覚と動きに注目することを学びます。もし見過ごされたままなら，これらの感覚はうずきから，わずかな震えという微細な動作や，あるいは強い震えにさえ変わってしまうかもしれません。クライエントはこれらの瞬間に，覚醒が沈静化するまで身体を介して自発的な感覚，動き，および衝動の進行を静かに意識していくように励まされます。クライエントがすでに活性化し

ているときには，さらなるトラウマ素材の追加を迫ることは，覚醒と解離の拡大をもたらす可能性があります。クライエントは，情動や認知，そして内容を除いて，身体感覚や動きにのみ取り組むことが求められているので，そのときに処理されるべき情報の量と強度は耐えられる程度になるのです。

　過覚醒の調整不全的性質のため，セラピストは，一度に1つの覚醒状態に対して，ゆっくりと取り組むことを試みます。覚醒状態が明らかなときは，クライエントは，神経系が落ち着き始めるまで，その感覚にマインドフルになるように指示されます。覚醒とは1つのサイクルなのです。すなわち，1つの感覚または微細な動きから始まり，緊張の放出や無意識の動きを通しての処理に至り，最後に，自律的な鎮静と解消によって覚醒状態は耐性領域に戻ります。防衛反応の身体的放出（例えば，うずき，震え，身ぶるい），あるいは防衛反応を動員したり解除することによって，覚醒は新陳代謝されます。1つのサイクルが完了して，治療セッションの時間が許すならば，トラウマとなる他の材料のもう1つのかけらにアクセスします。そして，サイクルのくり返しを行います。一度に1つの覚醒サイクルを処理することによって，クライエントは，覚醒状態は対処可能なものであると思うことができます。たとえ覚醒が非常に高くなるとしても，身体だけに注意するならば，それが制御を越えて拡大しないということを学べます。感覚運動シークエンスはトラウマ関連の情動・イメージ・反復的な思考から覚醒状態を分離します。そして，情動や意味形成と解釈のために覚醒状態が悪化して制御できなくなるという危険性を最小にするのです。クライエントは，覚醒感覚のシークエンスをトラッキングすることを学ぶことによって，しばしば新しい自由と達成感の感覚を体験します。あるクライエントが言ったように，「感覚の動きを意識していくことは，恐怖を低下させます」。もはや，覚醒の感じはトラウマとして体験されません。いまや，それは単なる感覚です。

　長年の心理療法の間，ケイトは，殺害された姉の遺体を識別するという10代のときの体験に取り組んできました。そして，恐怖と悼みを再体験

してきました。しかし，落ち込みと交互におこるパニックや過覚醒症状は減少しませんでした。センサリーモーター・サイコセラピーを実践している新しいセラピストの援助によって，ケイトは記憶を解説しているときには，情動に注意を向けないようにして，その代わりに身体感覚の方へだけ意識を向けるように指示されました。そして，すすり泣きや回想の継続によってトラウマ記憶関連のエネルギーをカタルシス的に放出することや，または，身体の収縮や「ボーッとすること」によってカタルシスを抑圧したりせずに，ケイトは，解釈や干渉をすることなく，マインドフルに内的身体経験（inner somatic experience）にとどまるように励まされました。

　ケイトの身体はわずかに震え始めましたが，情動は拡大していきませんでした。ケイトはすべての注意を身体感覚と震えに集中させました。そして，セラピストに，感覚がどのように変わって，身体内をどのように動いたかについて述べました。数分後にその感覚は落ち着き，震えも止まって，ケイトの覚醒は再び耐性領域に戻りました。ケイトは，内部の情動と思い出に向かう傾向を抑制して，故意に自分の内部のソマティック処理を妨げることなく，身体感覚と動きに向かうことが徐々にできるようになりました。感覚が落ち着いてから，情動的および認知的処理をふくんだ内容が追加されていきました。最終的には，これらの分割的なマインドフルな再体験を通して，その覚醒状態の緊張は放出され，感情と記憶は統合されて，症状はやわらぎました。ケイトは，今まで自分があまりにも調整不全になってしまうために，殺された姉のことについて成人した娘と話ができないでいたことを報告しました。セッションの後，彼女はおこったことの全容を初めて娘に話すことができたのです。

　治療の第2段階において，クライエントはしばしば過少覚醒状態になります。それは服従的な防衛反応の発生，背側性の迷走神経の緊張増加と交感神経の緊張減少をしばしば示しています。この時点で，クライエントの社会的関わりと，自分の身体を感じて現在の現実の意識を維持する能力は，すぐに失われることがあります。彼らは「ここ」の代わりに，「そこ」にいて，もとの出来事にともなっていた無力感と麻痺反応を再体験している

のです。そのようなとき，治療的取り組みの焦点は，「おこってほしかった」行動を，いくつかの種類の能動的な防衛反応として記憶の再現の中でみつけることになります。

しばしばクライエントは，動きをともなう防衛が予備的動きとして利用可能であったときを記憶の中に探索して，これらの行動を発見します。もしそれが失敗するならば，セラピストはセッションにおいて，ソマティック・リソースを発見するために，立つことや，足を動かすことのような実験をしようと提案するかもしれません。クライエントが身体的なリソースによって援助された後に，動きをともなう防衛が自発的にあらわれることがよくあります。

ビクトリアが子どもの頃の性的虐待について話を始めたとき，セラピストの顔や声を意識しなくなり，社会的関わりシステムは機能不全になりました。現在の現実への定位は失われました。セラピストは，座ったままで周りを見渡すことをさせることによって，彼女が自分でリソースを得ることを援助することを試みましたが，しかしその実験は不成功でした。結局，彼女はまだ麻痺的で「霧」の中にいるような感じでした。最終的には，ビクトリアは，立ち上がると何がおこるかに気づくように指示されました。この動きは，しっかりと地面に自分の足を感知するのに有効だったため，彼女はすぐに，より多くのリソースがあるのを感じました。それから彼女は腕で押しのけたい，という衝動を自発的に体験しました。それをセラピストが新たな動きをともなう防衛を利用するよう促しました。彼女とセラピストが活発な動きを展開させたので，霧は晴れました。そしてビクトリアの視界は明るくなり，セラピストとのつながりは回復されました。

認知的処理と情動的処理

BreuerとFreudは「感情をともなわない想起は，ほとんどつねに結果をもたらさない」と記しています（文献43のp.6）。ちょうど感覚運動反応が，解消に至るまで表現される必要があるように，情動も同じことが必要

なのです。しかしながら、セラピストは情動反応に対する焦点化が役立つかどうかに注意深くあらねばなりません。いつ感情を脇へよけて身体運動処理に焦点を向けるか、いつ情動処理に焦点を向けるのか、セラピストは注意深く判断する必要があります。Brewin[44]は、もし、クライエントが過度に活性化されたならば、その状況でアクセスできる記憶システムは、故障を引きおこすことになり、そして、海馬で媒介されて言葉でアクセスできる記憶・システムによって記憶を再編成する代わりに、これらの記憶断片がただ単に再び引き出されるだろうと警告しています。したがって、非言語的な記憶断片は慎重に呼びおこされなければなりません。解除反応を防ぎ、言葉の記憶システムと、その付随する海馬組織のオンラインネットワークのつながりを保たねばなりません。適切な感覚運動処理がなされると、覚醒は耐性領域にとどまることができて、トラウマ体験にともなう情動と認知の取り組みが再開できます。調整不全の感覚運動傾向は、もはや情報処理のこれらの上部レベルをハイジャックしません。例えば、中断されたままの動きをともなう防衛と過覚醒への取り組みが終わってから、マーチンは「私は自分の身体の中で本当にくつろいでいる感じです。以前よりつながっていて、全体にずっと安らいでいる感じです」と報告しました。「私は、あの出来事に戻りそれについて考え、しかも混乱しないでいられるのです。私は[以前の治療で]そのあたりの情動的な作業をたくさん行ってきました。しかし、私がそれについて考えるとき、そこにはまだ身体の内部に残っているものが進行中だったのです」。

治療におけるこの時点で、マーチンは自分の身体にしっかりととどまりながら、深い絶望と自殺傾向に取り組むことができました。この情動的取り組みの間、彼の処理は耐性領域の上限、すなわち最適覚醒領域からそれほど離れていない領域で展開しました。その後、彼は「このワークからは、かつてのワークのとき（彼が以前の治療において感情的な処理をしたとき）のようなネガティブな反動がありませんでした」と、報告してくれました。

セラピストとクライエントは、トラウマ関連の情動と取り組む間、耐性

領域内に，またはその境界線上に残ることができるかどうかを判断しなければなりません。ケイトは姉が殺害されたパニック，怒りと悲しみを表明した長年に及ぶ治療を完了していました。しかし，彼女のセラピーは完全には成功していませんでした。なぜなら，セラピーの中で，彼女は過覚醒となって耐性領域を外れてしまっていたからです。すなわち，殺害された姉について語るとき，ケイトは極度に不安で感情的になっていました。過覚醒と過少覚醒の領域においては，クライエントは解離しており，トラウマ記憶の情動や他の断片を統合することはできません。ケイトがセンサリーモーター・サイコセラピーのセラピストのところへやってきて，トラウマ記憶について話したとき，彼女の覚醒はすぐに拡大し，身体は震え始め，そして自動的な情動的傾向はたっぷり泣くことだったので，感覚運動処理が必要とされていたことは明白でした。過剰な覚醒状態の要因が，トラウマの情動的体験に基づくよりも，むしろ感覚運動的体験による生理的な活性化であったために，そのような情動のカタルシスは，彼女の傾向を変えることができませんでした。「お話し (talk)」療法が，覚醒状態を調整するために，しばしばこの時点で安定化に戻るのに対し，センサリーモーター・サイコセラピーは，覚醒状態の感覚運動処理に集中するという選択肢を提供しています。セラピストは，情動を脇によけておいて，ただ感覚を感じ，それについて語り，身体で何がおきているかをトラッキングするようにケイトに求めることによって，まさにそれをしたのです。

　情動が出てくるとき，セラピストとクライエントは，何が情動的覚醒をもたらしているかをともに評価していきます。すなわち，生理的な活性化，動きをともなう防衛の不足，トラウマがベースになっている習慣的な情動反応，あるいはクライエントにとって情動的意味の真の重みを反映している情動反応について，一緒に評価していくのです。最後の場合において，情動は習慣的で反復的な性質ではなく，本物の生き生きとした性質があります。そして，覚醒状態が耐性領域の境界線上にあるとしても，通常それは過剰な覚醒状態に拡大しません。例えば，数回の感覚運動処理の後，ケイトは自分の「無邪気さの喪失」に対して，心からの悲しみをあらわしま

した。彼女の覚醒状態はまさに耐性領域の境界線上にありましたが，それほど極端ではなかったので，セラピストは，注意深くこの深い情動を体験することをケイトに促しました。

しかしながら，もし情動が，例えば震えのような強い生理的反応をともなうか，もしくは，情動が過剰に耐性領域を超えた覚醒状態をもたらすならば，主として生理的覚醒と動きをともなった防衛の欠如か，あるいはトラウマをベースとした情動にかかわるかもしれません。これらのケースにおいては，上述の感覚情動処理の技法を使用することができます。

トラウマがベースになっている情動を，Janetは「強烈な情動」と呼びました。それは，恐れ（fear），恐怖（terror），怒り，恥，戦慄，および無力といった強烈な感情をともない，個人が不可避の脅威的状況に適応的に応答できないときにあらわれます[413]。これらのトラウマに駆り立てられた情動は，反復的で反射的にあらわれます。つまり，それらの強さも発現も時間の経過とともに変わることなく，それらが発散されても変化することがありません。この情動的な傾向は，習慣的に覚醒状態の体験を怒りとして解釈するクライエントで明らかです。本物の感覚がより正確には，恐怖や悲しみとして認識される場合でも，クライエントは怒りとして感じてそれを表現します。マーチンの場合がそうでした。彼は「私は帽子を落としても怒りを感じます。怒りは私が感じうる唯一の情動みたいなのです！」と報告しました。長年に及ぶケイトのカタルシス治療の場合のように，クライエントとセラピストの最善の努力にもかかわらず，これらの反復的な情動の表現や放出は，しばしば解消されない不適応な傾向をしばしば強化します。「とても感情的にみえるクライエントは……すべての新しい感情に無関心で，いつも同じ少しの古い感情を自動的に誇張して再生させることばかりをしています。それらの感情は，とても狂暴なようにみえますが，正当ではありません。つまり，それらの感情は，それらを呼び出そうとしているらしい出来事とのつながりが切れているのです」とJanetは述べています（文献174のp.314）。トラウマがもとになっている情動は習慣的であり，堂々巡りのように果てしなく続き，解消されません。劇的に

みえるかもしれませんが,それらは自分自身との確かなつながりから生じているという特質をあらわしていません。セラピストは,しばしばそれらに共感するのが難しいということがわかります。トラウマがもとになった情動は,通常,情動レベルよりも感覚運動レベルの情報処理によって,最もうまく対処されます。

トラウマを受けた人は,トラウマの活性化によって刺激される情動傾向や凍りつきによる防衛傾向を示します。また,たとえいかに上手に「直面したり,解釈したり」したとしても解消することのない,反復的で習慣的認知傾向もまた示すのです。Janet[186]は,「それはみんな私のせいです」あるいは「みんな私が悪いのです。だからこんなことが私におこったのです」のような,低い統合能力から生じる習慣的な認知や精神活動をあらわすための言葉として「代用信念（substitute beliefs）」を使いました。これらの認知のゆがみが,クライエントに内的統制感を提供し,苦痛や無力感を軽減したとしても,それらは現在の人生において適応して機能することもまた妨げるのです[389]。これらの信念は,調整不全の覚醒と凍りつきによる防衛とともに,トラウマに基づく情動の基盤を形成します。

認知のゆがみに対する直接的な取り組みは主に治療の第3段階の範囲ですが,治療の第1段階と第2段階において,しばしば信念が自然に変わることがあります。例えばクライエントの身体が再編成されて,より多くの「リソースに満たされている」ようになり,よりゆがみのない,グラウンディングされたものとなります。こうした身体的変化だけでも,代用信念とその情動的反応を減らすのに役立ちます。「意味」と自己のソマティック感覚は,身体がよりリソースに満たされているときに自然に異なったものになります。ケイトはセンサリーモーター・サイコセラピーの後,「いい気分を感じてはいけない」という以前の信念に反して,身体に実に喜びに満ちた状態の感覚を感じることができたと報告しました。これらの感覚は,認知作業の結果としてではなく,感覚運動的体験における変化の中でおこってきました。過覚醒と混乱の体験から,落ち着き,活気,そして喜びの体験へと変化していきました。以前になくしていた動きをともなう防

衛のパワーを体験した後，ビクトリアは報告しました。「私は手を伸ばすことができます。私はノーと言うことができます。私は，身体が力で満たされていると感じます！」と。彼女のこれらの言葉は「他の人に接触しようとするか，または，境界線を定めることは安全でない」という彼女の従来の信念に対して，顕著な対比を見せていました。

　ベトナムでの記憶と関連している衰弱感と圧倒される思いの中で，マーチンは何年も無力感を味わっていました。彼は，エネルギーを蝕み，かつ屈辱的なこれらの記憶から決して自由にはなれないと信じるようになっていました。面接が終結してから，彼は以下のように報告してくれました。

　　「(それらのセッション) 以来，何かが本当に変化しました。私は，ますます自分の身体に注意して，どんな反応にでも気づいています。……ときどき，私は障害をもっていると感じますが，今はとっても違う感じなのです。前より快適で心地よくいられるのです。今の私は激しやすくはありません。よりうまく対処できています。先日 [ベトナムにおける] 私の体験をいくらか分かちあうということをしましたが，まったく負担がありませんでした。以前は，いつもいくらかの負担感がありました。そして，世界での出来事 (とりわけイラク戦争のような) に関しては，私はちょっと呼吸をして，それから先へ進むようにしています。それが引き金となるようなことはありません。現在，絶望はほとんどありません。少しはその感じがありますが，それよりも，もっとそれとともにいるのもかまわないし，それが変化するのをみています。すると，その感じは実際変化していきます。今までと違っています……私は私自身を心地よく感じています。それは私の目に [安堵の] 涙をもたらしてくれます。……私は実に大変なことを成し終えたのですね」

　身体的な再組織化 (somatic reorganization) は，リソースをもたらして，「病原性の核心」と取り組み，トラウマ関連の情動の再体験を防ぎま

す（文献415のp.89）。多くの深い情動は，しばしば過去においては否認されています。特にこれらの情動に対して何の援助もないときには否認されてしまいます。マーチンは，ベトナムにおいて，絶望と悲しみは決して顧みられることがなかったと述べました。メアリーは，誰も自分を信じていなかったので，自分の苦痛と悲しみは遠ざけておくようにしたと言いました。とりわけ，悲しみというものはトラウマに対する重要な情動的な反応です。それは，トラウマ性記憶への取り組みの間だけではなく，クライエントがいろいろな行動を完了して達成感のより高いレベルに至るときにもまた出てきます。こうした悲しみは，喪失してしまったことに対して，「あまりに惨めに過ぎたすべての年月」に対して顕著です。Van der Hart らは，「悲しみは，情動的な痛みの重要な部分であり，十分に取り組まなければなりません。時間とともに，悲しみのエピソードは次第に激しさと持続期間が増加していくのです」と述べています。サバイバーたちは喪失というのはトラウマの避けられない一部であって，そして，最終的に，再体験される悲しみの満ち引きを落ち着きをもって同化していくことが，生涯にわたる課題であると理解し，受け入れるようになります（文献418のp.175）。

この見解は，メアリーのケースで例示されます。そこでは悲しみがそれぞれの治療的収穫とともにあらわれていました。メアリーは身体感覚をトラッキングして，動きをともなう防衛を実行する技術を習得したので，身体の「中で」より多くを感じられると述べました。彼女は自分の脚が，大地に前よりしっかりと根づいており，自分を支えているのを感じられるようになりました。そして，この支えを感じるとともに，彼女は「私が身体の外にいたすべての年月」のための悲しみを表明したのです。メアリーは最終的に，その瞬間の記憶に直面しました。それは自分が最初に天井から「彼［彼女の叔父］が，もう１人の小さな女の子にしていた」ことを見たという，記憶です。そのとき，彼女のもう１つの部分が虐待を受けていたのです。彼女は再び，マインドフルに身体に留まって，その幼いときのトラウマの出来事を思い出すように指示されました。それにより，彼女は幼

い子どものときに体験した身体的な反応に気づくようになりました。彼女は，反撃したい衝動（あごと両腕の緊張）とともに，服従の身体要素と身体から「離れていく」（麻痺，筋肉軟弱，麻痺の感覚）ときの身体要素を体験しました。感覚の認知は，この「解離性スプリット」を統一する力になりました。「この分離は，現実のことではありません……私は同一の身体の中の2つの身体で，2つの異なったことをしているのです」とメアリーが理解したように。

　メアリーはこの解離性の区画化を身体的（somatically）に経験し，その物理的要素（physical components；叔父と戦いたい衝動など）を処理しました。そして，耐性領域にとどまりつつ，この虐待体験に関連する悲しみをより深く体験していきました。

　自分のソマティックな傾向と，続いて自分の感情をワークした後，メアリーは自分自身についての認知のゆがみをよりうまく処理することができました。そして，最終的には，身体的に自分自身を守ることができなかったためにトラウマ性解離が誘発されて，その結果，自分自身を守ることが実現できていたという新しい認知により認知のゆがみをうまく置き換え達成感を得ることができました。その中で彼女は自分自身のいくつかの区画化した部分を体験しました。すなわち，最初は戦った部分，それでもそれから降服した部分，そして凍りついた部分です。動きをともなう防衛をもし続けていたなら，叔父を怒らせて虐待を激化させたかもしれない，という危険に気づくことによって，彼女は，その特異な状況下では凍りつきによる防衛が，いかに自分に有効であったかを認めることができました。セッションの中で，メアリーは「私は何も悪くないわ！　私が何をしたか見て！」と誇らしげに述べました。彼女の認知のゆがみの「何か私が悪い」は，最終的に自信と達成感に置き換えられていきました。ここでも本人が言ったように，メアリーの理解は悲しみをともなっていました。「私は何も悪くないという，たったそれだけがわかるまで50年かかりました」。

　虐待について話す際に，メアリーが自分自身に向けていた批判は少なくなりました。そして，母親が叔父の行為に対して見て見ぬふりをしていた，

ということに対する怒りをあらわすようになりました。メアリーは「たった4歳の女の子がそんなひどい虐待に耐えるべきだなんてありえない！」と言いました。彼女は，直接にトラウマ体験に関連した自己批判と信念や情動に取り組んではいなかったにもかかわらず，感覚運動処理は，情動と思考の両方の処理にプラスの効果を及ぼしました。メアリーは悲しみと嘆きに十分な表現を与えて，新たな意味に到達しました。すべては，感覚運動反応を十分に意識化するというプロセスの中でおこりました。最終的に，メアリーは自分の体験の身体的，情動的，認知的レベルにおいて，これらのレベルが同時に取り組まれていくにつれて，新しい統合と再編を体験したのです。治療が終了した6カ月後に，彼女は次のように書きました。

> 持続的で，深い変化が続いているのを感じています。それは，私の身体でおきている変化（すなわち，私が自分の体を保持するあり方の変化）ですし，私の統合感覚の変化です。また，以前であればあまりに圧倒的なので蓋をせざるをえなかったような，恐ろしい状況や記憶や感覚とともにいられる力のことです。……私はまた，情動的にも新たに統合されているのを感じています。ずっと虐待の犠牲者となっていた私の一部が，……もはやけっして1人ではなく，より力強くて，全体的で，抵抗力がある他の部分と一緒になっているのです。私はもうそれほど必死で（セラピストとの）つながりを必要としていません。

まとめ

　トラウマ「記憶」は，主に非言語的で状況的に活性化される記憶から構成されています。したがって，トラウマを解消するための技術は，手続き的，知覚的，自律的，運動的，情動的，そして認知から成る記憶の構成要素のすべてを消化するために，それらを引き出し，処理し，さらに援助していくのです。トラウマ的な出来事が，言葉による回想も処理も利用でき

ず，非言語的な状況でアクセスされる記憶のままであるとき，クライエントは活性化の再体験を続けます。解消されず，また，感覚と情動がトラウマに支配されているという意識的な気づきさえないままに，再体験が続くのです。

　センサリーモーター・サイコセラピーにおける治療の第2段階では，トラウマ的出来事の記憶の滴定量（訳注：一滴ずつの少量）を慎重に扱っていきます。クライエントを過度に調整不全にさせない速度と程度のペースをもって，ソマティックで自律的な構成要素を活性化させていきます。非言語的な記憶の身体表現をゆっくりとマインドフルに観察することで，クライエントはトラウマとの関係において新しい体験をするように援助されます。つまり，不必要に調整不全にならずに，身体的なリソースを使い耐性領域を保つ能力が育つことによって，クライエントは達成感を感じていきます。凍りついたり，または混乱してなすすべがないという習慣化した行動傾向を再現せずに，クライエントはトラウマのその時点で「これが，したかった」という未完の行動の出現と完了を体験します。それは麻痺と敗北感ではなく，生き生きとした成功と克服の感覚をもたらしてくれるのです。

　クライエントは，トラウマに関係している情動や認知のゆがみに圧倒されたままでいるのではなく，それらはボトムアップ的に支えられ，はたらきかけられ，変えられることができることを発見します。悲しみを感じることができ，かつ，今に存在することができることです。あるいはまた，かつて無力感と無価値感があったところに新しく力強い行動が体験され，喜びをもって笑うことができるようになることです。クライエントが徐々に古い出来事についての新しい体験を統合するとき，過去を理解するストーリーを明確に述べることが可能になります。

　治療の第2段階の取り組みの最終結果は，Janetのいう「現実化（realization）」の処理です。つまり「何がおこったか（トラウマ），いつおこったか（過去において），そして誰に対しておこったか（自分自身に対して）ということについて，明確な考えが語られることなのです。トラウマ体験は，感覚運動の特性であるよりは，むしろ個人の一部となり，過去に

属して，象徴的な様相をおびたものとなるわけです」(文献 418 の p.171 に引用されている)。Janet[177, 178] は，現実化には身体行動と精神活動の両方における変化が必要だと強調しました。すなわち，身体行動における動きと覚醒状態と感覚の変化，および，精神活動におけるトラウマに関するその人の思考と語りのあり方の変化です。現実化とは，トラウマとなる出来事についてより多くの詳細な情報が発見され，処理され，集積され，そして統合されるというような，時間の経過とともに進化する処理である点に注意することが重要です[418]。

クライエントはしばしば，トラウマ的出来事に対する自分の反応がまったく意味をなさない，というつらさを訴えます。「私は今は問題ないということは知っています。しかし，まるでトラウマがまだおこっているかのように，身体は反応してしまいます。それが，まったく理解できないのです」と。この説明は，非言語的な記憶断片の体験をうまく表現しています。それは，物語記憶や認知または情動の取り組みにおいて同化されなかったトラウマ的な残余によって，再び誘発されている体験なのです。セラピストとクライエントが身体的（somatically）に非言語的な記憶に取り組むとき，これらの断片の統合が成功して最適化されます。新しい理解があらわれます。それは「そう，それはたしかにおきたことです。そして，長年，私に大きな影響を及ぼしました。しかし今は，私は圧倒されることなく，それを身体に感じていられます。実際，私はそれに対して力を感じることができます。それは今では過去のことなのです。私はついに前へ進むことができるのです」といった感覚として表現されます。

12

治療の第3段階
統合とよりよい日常生活

　セラピーのゴールは，症状の軽減とトラウマ記憶との取り組みばかりではありません。トラウマ後の生活がよいものとなるようクライエントを力づける必要があります。トラウマの影に支配されることなく，侵入されることなく，楽しい体験をし，普通に生活できるようサポートします。第3段階では，セラピーの焦点は自己育成（self-development），通常の生活への適応，人間関係の構築へとテーマが変化します[50, 78, 93, 157, 389]。そこでは，成長過程でおろそかにされ多くのクライエントが我慢してきたことと取り組むことになります。クライエントは日常生活の活動，特に親密な関係を得たいと思いつつも，そのような努力をすると未解決の発達上の弱点を表面化してしまうのです[389]。治療の第1段階と第2段階では症状を緩和しトラウマの記憶を解決しますが，日常生活や，人生への十全な取り組みは，第3段階での取り組みなくしては達成できません[389]。治療のこの最後の段階では，日常生活のために行動しようとするときに，覚醒状態が柔軟で適応的に反応するようにします。日常の行動とは社会的関わり，愛着，探索，養育，遊び，エネルギー調整，性的（sexuality）の各行動システムです。統合能力の増加と覚醒状態の耐性の拡大により，クライエントは社会的なつながりを拡大し，変化と親密さを探索する準備が整います。クライエントは，日常生活への恐れに打ち勝ち，リスクを評価し適切にリスクを冒すこともできるようになります。また，これまでの人生で無

視せざるをえなかった他の領域にも目を向けて，自らを育成していきます。例えば，職業的で専門的なニーズや目標，レクリエーション行動，スピリチュアルな好奇心など，です[50, 90]。

第3段階では，目標達成を邪魔しているクライエントの認知のゆがみとそれに対応する身体的な傾向を発見すること，さらにそれを変化させることに主眼がおかれます。加えて，治療の最後の段階である第3段階では，意味があって楽しくて肯定的な情動への耐性が増えるような行動をみつけだします。それによって，楽しさを享受する行動に，より継続的に参加することができるようになります。これが，統合と意味づけの能力を高め，過去と現在の体験に新しい意味と重要性をもたらします[157]。

治療段階は直線的な形で提示されていますが，セラピーは必ずしも直線的な過程ではありません。しばしば，以前にはわからなかった記憶の断片が第3段階で想起されます。1つには，たぶん，統合能力が増して，以前には分離していた記憶に耐えられるようなったからでしょう[389]。例えば，関係性の問題と取り組むと，必然的に発達形成時，つまり幼児期の記憶を呼びおこします。愛着していた人物との相互関係が認知的なゆがみを形作ってしまい，現在の人間関係で満足を得るような行動を阻害する原因となっています。さらに人生における変化は，しばしば，解決されていないトラウマ記憶や，嘆きや喪失の感情を刺激します[157]。人生における変化とは，誕生や死，結婚，失業，退職，病気，目前にあるセラピーの終結などです。こうした記憶は，健康的な課題への挑戦などと同様に，一時的にクライエントを不安定にするでしょう。その場合には，第1段階でのリソースを使ったり，第2段階でのトラウマ記憶との取り組みに戻ることが必要になります。つまり，セラピストは3つの治療段階それぞれを必要な領域に合うよう組み合わせて介入します。セラピストが柔軟性を発揮することで，クライエントは，情動的，身体的，認知的に安定性を保ち（第1段階），記憶があらわれたときにプロセスし統合し（第2段階），この2つの段階で学んだスキルを応用して新しいチャレンジと満足を日常生活にもたらします（第3段階）。セラピストは，クライエントが常に統合された自

己を育成するよう助ける必要があります。サポートの提供と，リソースの促進，さらにトラウマの処理を導き，適応不全の行動傾向に挑戦し，「実際」の生活の中で代替行動を練習するなどの多くの項目について，配慮しバランスをとる必要があります。セラピーは，クライエントがリソースにとどまり，耐性領域を保ち広げるようなペースで進行します。

意味づけ：認知のゆがみに変化をもたらす

　トラウマは，自分や，人々や，世界にかかわる基本的な信念であるコアビリーフ（core belief）を「粉々に」破壊してしまいます。その結果，外傷後の認知的なゆがみは，症状がやわらいで記憶をプロセスした後も，長く残ります[189]。Kurtz は「セラピーのゴールは特別な体験自体ではありません。すべての体験を今までとは違ったやり方でとらえ直し，体験する方法を変えるのです。そうした変化を生み出すためには，意味を扱う必要があります」（文献 207 の p.139）と述べています。たとえ小さな意味の変化だとしても，軽視することはできません。その重要性は治療の最初の段階から始まり，第 3 段階ではさらに大きくなります。トラウマからの回復途中で，より現実的で肯定的な意味づけができる人は，ゆがんだ否定的な解釈を残している人よりも，トラウマ体験の衝撃をうまく乗り越えます[188]。しかしながら前述のように最初の 2 つの段階では，ある程度の信念の変化はありますが，効果的で，よりよく持続する信念の変化は，治療の早い段階ではなかなかおこりません[50]。ストレス状態では，以前の信念に逆戻りしがちな傾向はどうしても残ってしまいます。

　トラウマ関連の信念と，直接トラウマと関連していない認知的なゆがみは，第 3 段階で扱います[50]。スーは，小さい頃に継続的に体験した，家族ではない人物からの性的虐待に苦しんでいました。そして，「私は傷ものだ」「すべての男性は危険だ」というトラウマに関連した 2 つの信念をもつようになりました。この信念が性的な関係から彼女を遠ざけていました。彼女の身体はこの信念を反映し，肩を丸め，彼女にいわせれば「胸を隠

し」て，男性に気づかれないようにしていました。うつむく傾向は，傷ついている感覚を反映していて，長い間覚醒亢進状態になっていました。彼女はまた，トラウマと関係していない信念ももっていました。「愛されるためには，抜きん出ていなければならない」という信念は，非常に努力し名を遂げた両親から生じていました。優秀であることを強調し，努力にすべてを注いでいました。スーの身体は全体的に緊張した様子で歩き，呼吸は早く浅いものでした。ひっきりなしに素早く動き続けていました。座っているときでさえ，身体の一部は動いていました。足は揺れていて，本人は椅子の中でもがいているかのようでした。行動的でいたいという彼女のニーズを，すべての労力を払って，身体的な傾向がサポートしていました。トラウマとは関係していないこの信念は，ワーカホリックでリラックスできない傾向を生み出していたのです。それがさらにトラウマと関係した信念と組み合わさっていました。セラピーにおいてスーは，トラウマと，トラウマと関係していない認知的なゆがみの間の相互作用について学びました。トラウマに関連した覚醒亢進をよく体験していましたが，それが絶え間ない行動へと駆り立てていることにも気がつきました。つまり，男性をひきつけるにはあまりに傷つきすぎているという悲しみから目をそらすためにも，休むことなく専門家としての責務を果たしているのだと，気がついたのです。

　認知的なゆがみは，日常生活での役割を果たそうとするとき，より喚起されます。それゆえ，日常生活に取り組む第3段階で，意味づけや認知のゆがみを扱う必要が出てきます。向き合うチャレンジが小さなものであっても，精神的身体的な行動の傾向が反射的にはたらいて，クライエントを認知のゆがみによるおなじみの迷路へと導こうとします。Janetがずっと以前に述べたように，「古いもの［行動］は，できあがっていて簡単です。一番最近のものは，まだ形成途中であれば［過去と現在を分ける能力のように］，不安定で難しいものなのです」（文献185のp.69）。認知のゆがみに気づきはじめることは，内省的なプロセスでもありますし，感情的なプロセスでもあります。なぜならばこうした信念は「確信や信念であると同時

に，この信念の元となった感情的なツケとともにあらわれる」からです（文献207のp.117）。治療の第3段階までに，クライエントは統合能力を養ってきました。信念にともなう強い感情を，忍耐をもってプロセスできる素地を身につけました。第3段階の主な目標は，(1)認知的なゆがみをもたらす信念をはっきりさせ，(2)どのように身体的な傾向と絡み合っているかを探索し，(3)生じてくる情動に耐えて，(4)信念の誤りを検討し，さらに(5)統合能力を育成し，課題に挑戦し，信念と身体をよい一対となるよう再編成することです。

中心部と周縁部の動的な関係性

身体的な傾向は「その人の心理生理学的生育歴と心理生理学的機能の現状，……を物語って」（文献370のp.70）います。トラウマが自分や人々や世界に対してネガティブな信念を誘発した結果，身体の中心部と周縁部の各領域の調和した相互作用は損なわれてしまいます。「私が悪い」などの信念は，縮こまるような身体的な傾向を引きおこします。猫背になったり，息を殺したり，首を縮めたり，動きを制限したりします。対応する情動である，恥ずかしさや，焦り，希望のなさなどは，身体的な傾向を悪化させます。これらの身体的な傾向は，認知のゆがみやトラウマと結びついた感情を持続させ，逆に，認知のゆがみとそれに付随する感情は身体的な傾向にあらわれて，中心部の安定性と周縁部の動きを妨げます。

第1段階においては，クライエントは自律調整と他者との相互調整のためのリソースを学びます。それぞれのリソースは身体の中心部と周縁部にゆるやかに対応しています。第3段階では，中心部と周縁部の動的なバランスと関係性を探索し，中心部と周縁部の統合を達成します。この統合は重要です。さらに，統合によって新しい意味づけと適応的な行動がどのように支援されるか探索します。

クライエントは内面にある望みと目標を明確にして，それを遂行する自主性を育成します。それには「犠牲者である位置に縮こまっているところ

から，思い切って［自分の］望みを明らかにするよう動く勇気」が必要です（文献157のp.202）。中心部に気づく——身体の物理的象徴的な中心で，自分の中心の核をあらわしています——と，クライエントは目標を達成しやすくなります。「中心にいる」とは，センサリーモーター・サイコセラピーでは身体の中心部とつながることを意味し，クライエントは「［自分］自身の体験の本質的な側面に深く触れる」（文献124のp.20）ことになります。この気づきから，クライエントは，中心部と周縁部を統合しバランスをとるよう行動することを学びます。自分の希望と目標に合致した，より冷静な方法で動くようになります。

　身体の中心部は，胸郭に備わっている筋肉と，骨盤と，背骨を結合している小さな筋肉から構成されていて，身体を起こしておく役割をもっています。強くバランスのとれた中心部は安定した軸となり，周縁部はそのまわりで動きます。手足や胴の大きな筋肉が動き，歩行運動をしたり，腕を動かしたりや，頭や胴を回転させたりします。中心部のサポートによって，付帯的な周縁部である手や足や頭は，努力やエネルギーを労することなく動きます。力強い中心部は，身体的心理的な安定の感覚をもたらします。「センタリングしている」と感じ，内的統制感を強くします。

　行動システムへの反応で適応的なものには，十分な強さ，柔軟な動き，身体の中心部と周縁部の統合が必要です。歩く，走る，手を伸ばすといった周縁部の枠組みの中でおこる大きな動きにも，中心部の深層筋による動きにも，顔の表情のような微細な動きにも，すべての行動には動きがともないます。しかしながら「もし動きが制限されたり，動きの幅に構造的な限界が生じたり，痛みをともなったり，強さや能力が課題に見合わなければ，行動は限られたものとなり適切でなくなるでしょう」（文献196のp 146）。例えば，骨盤の筋肉が締めつけられていて，性的な親密さを少し考えただけでも身体が引けてしまうならば，たとえ性的な関係をもちたいという希望を口に出して言っていたとしても，困難さがあることは誰の目にも明らかです。

　Janet[178]はトラウマをもつクライエントが行動を完了できないことを指

摘し，治療の中で，行動を完了するよう促す必要性について述べました。第2段階では，未完のまま終わった逃げ出す防衛を完了します。これはトラウマの記憶の初めの頃によく出てきます。第3段階では，クライエントは身体的心理的な中心への気づきが増して，身体の中心部から行動が始まり周縁部での動きを経て完了することを学びます。歩いたり，走ったり，手を伸ばしたり，握ったり，抱きしめたり，手放したりという周縁的な動きも，身体の中心部から行います。行動が統合され，環境や他の人にはたらきかけたり応えたりという中で使っていくと，ソマティックな自己感覚が促進されます。つながりのある体現された自己感覚であり，抽象的な概念やイメージの中の自己ではありません。Kurtz によれば，「コアに生命力が吹き込まれます。情動的に自立し，防衛的な態度が縮小すると自己感覚が生まれ，人とオープンに柔軟に関わり合うことができるようになります。[クライエントは] 外部的なサポートや外面の堅牢さを必要としなくなった自分を見出します。……統合した自分に……楽しい感覚をもち始めます」(文献209 の p.35)。

　中心部に内在する筋肉は，ときに「存在（being）」の筋肉とみなされ，その周囲にあってより外部にある筋肉は，「行動（doing）」の筋肉とみなされます。外部にある筋肉は，動きを担当し，空間の中での移動や環境とのやり取りを可能にします。周縁部にふくまれるのは，足や脚，肩（肩甲帯筋）や腕や手の動きです。頭と顔の筋肉は，感情のコミュニケーションや社会的関わりを担当し，周縁部でもあり，中心部でもあります。顔の表情は，中心部の体験を反映し，人との相互関係を促進します。中心部の骨格の近くにある筋肉は，身体の深部にあり，ゆっくりと微細に動き，外部的な筋肉は身体の表面近くにあって，一般的にいって，より早く動きますが精密さには欠けます（いくつか例外はあります。ものを書くときの手は微細に動きます）。治療の第3段階では，中心部と周縁部，あることとすることを統合し，クライエントはよりいっそう適応的に行動することを学びます。その行動は，自分には中心があるという感覚から生じるのです。

　安定した中心部と統合した周縁部の動きは，よくまとまった行動へと導

かれ，統合し，調和し，満足の感覚を生み出します。動きには，強さや早さと同様に正確さも求められます。逆に「中心部から得られる内部のバランスがないならば，手足の動きはなめらかさや優雅さや調和に欠けたものとなったでしょう」(文献209のp.33)。中心部の筋肉が弱かったり，固かったり，安定していなかったりすれば，周縁部の腕や脚や首や頭はまとまりがなく，バランスを欠いたものとなるでしょう[210]。中心部が不安定であれば，動きもまた不安定です。中心部が固ければ，動きも優雅さやなめらかさを欠きます。中心部が弱ければ，動きは中心部からではなく，表層の大きな筋肉群から生じます。

こういった身体的な傾向を，多くの場合人は「普通」と感じています。克服すべきアンバランスを抱えていて，痛みを感じるほどに極端な場合にのみ気づくのです。中心部と周縁部のバランスを欠いていると，それが認知のゆがみにも反映されます。例えば，周縁部の緊張（例えばあるクライエントの肩は背骨の方に引っ張られていました）が，中心部の弱さ（背骨のカーブが誇張されていました）と組み合わさると「私には価値がない。隠れていなければ」という信念をあらわします。適応不全の傾向に気がついていないとしても，中心部と周縁部がほどよく統合していなければ，それに対応して，心理的にも統合を欠いた体験を無意識的に重ねるでしょう。

強く安定した中心部を欠いていれば，背骨はたわんで，身体的な構造は前屈みなものとなり，「自分自身で立っていられない」様子をあらわします。このような身体的な傾向は「背骨がない」感じ，ものほしげで，頼りなく，役立たずで，依存的と感じる性質に対応するでしょう。この場合，中心部も，より外部にある筋肉も十分な支えになっておらず，しかも調和を欠いています。世界に対して行動をおこしたいという衝動を感じるかもしれませんが，行動を実行し完了させることができません。十分な心理的動機や意志に欠け，あるいは周縁部の強さがないのです。あるクライエントは，そのことをあらわして次のように述べました。「弱く感じるし，他の人に手を伸ばすのは難しすぎるし，仕事に応募するなんてそれだけで疲れてしまうのです」。クライエントの身体にとっても心にとっても，まさ

にそのような感じなのです。

　弱くて不安定な中心部をもつ人は,それを補償するために,外部にある周縁部の筋系を緊張させます[209]。強い中心部によらずに,外部の筋肉の緊張を高めることで身体をしゃんと立たせます。結果として,表面部の緊張は,中心からの動きを禁じ,「自分を表現できない」「他の人とつながってはいけない——傷ついてしまうから」などという信念の一因となります。同時に身体に,のどの締めつけ,顔の筋肉の凍りつきなどがあらわれ,結果として対人関係でのつながりや,所属への衝動と結びついた情動を表現しづらくなります。しかしながら,愛着と所属欲求に基づいた関係性への欲求は依然として存在します。なぜならそれは,心理生理学的な行動システムから派生し,中心部と強くつながった欲求だからです。手を伸ばすなどの,つながりを探すことと関連した動きは,背骨や骨盤といった身体の中心部から始まります。しかし,周縁部が固かったり,外部的な筋肉が緊張していれば,不完全さを残すことになります。クライエントがこのような身体傾向をもっていれば,他の人が近づくと,そのクライエントは引いて固まってしまうでしょう。

　中心部も周縁部も過剰に緊張していれば,その人は過剰に硬直して,やわらかさや動きをまったく欠いているでしょうし,「お手あげだ」あるいは「どうにも動きがとれない」と感じているかもしれません。中心部に関する気づきもあまりないでしょう。中心部から周縁部になめらかに拡大するように動くのは,むずかしいかもしれません。動き始めると,周縁部の緊張に行き当たります。内部の気づきが消失し自分を表現することが減ると,行き詰まり,緩慢になり,つながりがなく,動こうとするのに努力が必要で,進歩している感覚や満足感は減ってしまいます。

　クライエントに,接近-回避防衛行動があって,愛着パターンを避けていたり,形成されていないならば,治療の第3段階で焦点を当てます。こうした行動は,明らかに,中心部と周縁部の統合した動きの欠如をあらわしています。接近と回避の衝動が同時におこると,身体の中では「違った方向に行こうとしている」と感じられます。近接-探索行動が,同時にお

こる回避や防衛行動と組み合わさると，あるクライエントは手を伸ばそうとすると同時に身体の中心部はうしろに引いてしまいます。別のクライエントは，望まない出会いを避けるための一貫した行動ができません。さらに別のクライエントは，無理に押すような統一のとれていない動きをします。例えば，骨盤は歩くたびにぐいと押し出すのですが，胸は引けたまま，というように動きます。このように調和のとれていない行動にともなった信念は，「近づきたいけど，危険」，「自分から近づいたら，他の人が有利になる」，「境界線を守ったら，傷ついちゃう」と矛盾に満ちたものとなります。

中心部と周縁部の未完の行動を評価する

どの行動が未完了であるか，または表現されずに残っているか評価するには，背骨と首と腕と脚の関係を調べます。中心部は安定し柔軟で，周縁部の動きを支えることができるでしょうか？　弱かったり前屈みになっていて，周縁部の動きを支えることはできないでしょうか？　腕を伸ばすといった動きは，周縁部の緊張によって，妨げられていないでしょうか？　動きは円滑に中心部から周縁部へと，進行してゆくでしょうか？　外側にある表層筋は柔軟で，中心部から発した動きを制限していないでしょうか？　動きが優雅さと完全さを保ち，中心部から周縁部へと流れているでしょうか？　それとも，ぎくしゃくとして，バラバラな感じでしょうか？

より統合し，より適応的な行動傾向が得られるようクライエントを助ける取り組みをしているときに，「正しい」動き方があるというイメージを伝えてしまわないよう注意を払います。クライエントのマインドフルネスを促進して，身体の感覚と行動への気づきを増やし続ける能力を自ら育てられるようサポートします。気づきとともにいると，クライエントは適応的でない行動を自分で把握し始め，それはしないように選択し，より満足が得られる行動を始め，継続していきます。Juhan が述べたように「目標は……人に姿勢と動きの普遍的な標準を押しつけるのではなく，精神的な気づきと身体的な柔軟性をつちかい，変化する動きのニーズに適応し続

けること」です（文献193のp.142）。すなわち，コントロールと選択は，常にクライエントの手にあるのです。動きを練習するうえでも，必要があれば，自分自身で修正していきます。

治療の第3段階で取り組む行動システム

　ある行動システムに継続的に取り組むときに，例えば誰かをケアするとか専門職としてかかわる（探索）場合などですが，トラウマをもつ人たちは過去の愛着的な関係でがっかりしたり，傷ついたりしているので，そういうことのないように気をつける必要があります[331]。第3段階ではクライエントは，どんな行動システムにおいても覚醒への鋭敏さがバランスよいものになるよう促されます。同時に複数の行動システムを喚起するような複雑な状況にも，適応的でまとまりのある反応ができるようチャレンジします。関係性は複雑な相互作用で，日常生活における複数の行動システムが関わり合っています。愛着，性的，養育，友情（社会的関わり），探索，エネルギー調整（一緒に食べるなど），遊びの各システムがあります。クライエントは，多くの種類の関係性を区別することを学びます。関係性はそれぞれ異なる行動システムと相互に関連しています。親密さの種類も識別します。情動的なものなのか，身体的なものか，性的なものか，知的なものか，スピリチュアルなものなのか，というようにです。

　クライエントは特に親密なパートナーシップに挑戦します。人生初期の愛着関係の中で学んだ認知のゆがみと身体的な傾向が，大人として親密な関係を形成するのを妨げているからです。治療の第3段階では，さまざまな愛着への妨害を掘り下げて探索していきます。加害者への愛着，孤立（愛着欲求の否認），不安定な愛着パターン，無秩序-無方向型の愛着などのトラウマ的な愛着行動がくり返されます。愛着行動が成熟するためには（これは「よい治療の最終目標」なのですが），統合能力が欲求不満に耐えられるだけ十分に高められている必要があります。以前は愛着行動には虐待や喪失感がともなっていたとしても，矛盾を解決し，現在と過去を分け

る必要があるからです[389]。

親密さへの恐怖[389]は、身体レベルでのコミュニケーションへの反応を通して、明らかになります。恐怖症的な反応は、認知以前の感覚運動的／情動的なものなので、感覚運動のレベルで扱うことは、認知処理のレベルでの扱いと同じくらい重要です。関係性をもつためには、手を伸ばす、握る、手放す、つかまっている、などの腕の表現と動きが必要です。腕の動きをともなう身体的な実験は、クライエントに手を伸ばすように頼むといったようなことですが、関係性における障害を明らかにします。Kepnerのいうように、「もし、他の人に手を伸ばそうとしても、脇にある腕が拘束されていたら、望みを満たすことはできないでしょう。もし、楽しさを動きであらわそうとしても、構造的に固まっていたり、筋肉が柔軟でなければ、内的感覚すべてを表現するのは難しいでしょう」（文献196のp.146）。もし、クライエントが、関係性を築くコミュニケーションを始めたり、継続したり、反応したりするのが困難ならば、実験的に手を伸ばしてもらうのが、効果的な身体的な介入となるでしょう。あるクライエントは、ひじを曲げたまま手を伸ばしました。また別のクライエントは肩から伸ばし、他の人は腕がピンで胴にとめられたようになっていました。あるクライエントは身体全体を使って腕を伸ばし、前に傾き、目はセラピストを懸命に見ているかもしれません。また別の人は、身体は引き気味で、手は前に伸びているとしても、目はあらぬ方向を向いているかもしれません。しぐさが弱々しく、抑揚なく、エネルギーに欠けた様子の人もいれば、しぐさは力強いけれども硬直している人もいます。それぞれのパターンは、非常に多くの心理的な情報をふくんでいます。中心部から発する動きの衝動を表現できず、腕を使った関係性に関する行動をまとまりをもって実行できないならば、関係性のコミュニケーションは多くの場合制限されているのです。

統合された行動によって親密さを広げる

「親密さの問題」を扱わなければ離婚します、と妻におどされて、サム

はセラピーにやってきました。そして感情的な親密さへの嫌悪について掘り下げて探索することを嫌々ながら承諾しました。サムの姿勢と腕の動きは緊張していました。背骨は固まって，中心部と周縁部両方の緊張をあらわしていました。また，腕を少し前方に出し，手のひらを外に向けるくせがありました。さらに，彼には人を逆なでするようなところがあって，妻によれば，怖がらせたいんでしょう，とのことでした。父親のもとで育ったのですが，父親はアルコール依存症でサムに対して身体的虐待をしました。子ども時代を通して，1人きりで取り残されて育ちました。ごく小さい頃に，自分以外の誰にも頼ることはできないと学びました。サムは自律調整はできましたが，他者との相互調整や十分に人と関わり合うことは損なわれていました。

セラピーのセッションで，サムは無意識的に防衛の動きをしました。身体の前に手を持ち上げたり，立つときにセラピストからかなり離れるようにさがったり，ふんぞり返って座ったりしました。こうした周縁部の動きは，妻との関係について話しはじめるにつれて，いっそう強く頻繁になりました。妻と親密さを深めたいと熱心に言っていたにもかかわらず，そうでした。意識的な反応では，妻との関係で愛着行動システムを目覚めさせたいと願い，近づく道を探していましたが，動きは逆のことを示していました。

協調的な関係性を作りながら，セラピストは，サムのこういった動きについてやんわりと指摘しました。これがサムの注意を引き，サムは探索してみることに同意しました。自由意志をもってマインドフルネスで防衛的な動きをしてみると，この姿勢からは，彼の望みである妻とのつながりや親密さが感じられないことがわかりました。実際のところ，彼は誰とのつながりも望んでいませんでした。探索を深め，いろいろな防衛的な動きを実験してみると，子どもの頃に父親に近づいたときの記憶を報告しました。そこでわかったのは，子どもとしては，父親が自分を受け入れるのか，暴力を振るい始めるのか，わかりようがなかった，ということです。サムは，そのときの予測がつかない怖さを再体験し，子どものときには耐えるしか

なかったので，防衛的な腕の動きが自発的に形成され，他の人にさがっていろと無意識的に訴えていたことを理解しました。「オレに近づくのは危険だぞ。どうなっても知らないぞ」といっていたのです。

　セラピーの中で，サムは，他の人とつながりたいという欲求を体験するように促されました。そのときに，背骨や腰といった，身体の中心部により多く気づきはじめるようにとも伝えられました。背骨の硬さを感じ，静かな動きと呼吸で，身体の中心部をやわらかくする実験をしました。背骨がやわらかくなるにつれ，防衛的な感じが減り，傷つきやすくなったと報告し，「腹の底から」他の人とつながりたい，という望みがわいてくるといいました。サムのセラピストは，腕を伸ばすしぐさをしてみる実験を提案しました。腹の底にある望みを感じながら腕を伸ばすことで，身体の中心部から動きが始まりました。この最初の体験では身体的な行動のみが練習され，他の人に手を伸ばしたいという考えは省かれていました。そうすることで，手を伸ばすリスクが軽減されました。サムが，人に手を伸ばそうと思うだけで，気分が悪くなるといっていたからです。手を伸ばすと，彼の腕は固くなり，動きは機械的になりました。背骨もまた固くなりました。サムは，このしぐさは慣れていないし，より傷つきやすくなる感じがすると言いました。手を伸ばしたときに誰かが反応してくれると思えなかったのです。今まで彼を支えるような反応をしてくれる人は誰もいませんでした。サムは悲しみを感じて，「手を伸ばしてなんになるんだ？　他のやつらはオレを傷つけるだけだ」と言いだしました。虐待や自暴自棄に関する信念を口にすることで，怒りや痛みが一時的に増しました。しかし，協調的な関係性のあるセラピーの中で，サムはやっと必要なサポートを得て，親密さへの嫌悪感は薄らぎ，背骨や外層筋はやわらいでいきました。

　サムのセラピストは，手を伸ばすさまざまな行動をもっと調べてみましょう，といいました。背骨をやわらかくしたまま，動きが身体の中心部から始まるようにして，前に一歩踏み出す，胸を柔軟にするなどを，試みました。セラピストは動きを観察し，サムが効果的に行えるよう，身体的に過度に緊張してしまわないようサポートしました。最初に身体の中心部を

感じて，やわらかくし，腕をリラックスさせ，前にわずかに乗り出しました。今までの引いてしまう動きの代わりに，乗り出してみたのです。こういう動きを実行するには，中心部と周縁部の深い統合が必要になります。人生の初期における愛着行動が今現在の関係性の能力に強く影響しています。深い統合は，そのことに対する洞察と影響を与える力をもたらしました。関係性の動きによって，サムは傷つきやすさが増したと感じましたが，身体の中心部はよりリラックスし「いいものだ」と実感しました。

適切な挑戦：段階的な行動

セラピストにとって，クライエントに与えられた特定の課題の難しさと，その影響を評価することは，新しいスキルをよりよく統合するときのカギになります。クライエントに要求される行動は適切な課題である必要があります。すなわち，よりよい生活への可能性が高まり，統合能力を最高に引き出すようなレベルのもので，しかも，失敗したり，がっかりするような体験は避けなければなりません[178]。新しい行動の練習は，だんだんと複雑さを増し，クライエントの統合能力と確信は時間とともに向上します。段階的な，いわばステップ・バイ・ステップの指導によって，身体の中心部と周縁部を統合する行動を行い，クライエントは「正しく自律的に反応し，失敗が生み出すむだを免れます」（文献178のp.737）。

サムは，最初は身体的なエクササイズとしてのみ手を伸ばす行動を練習し，ただ身体の中心部と周縁部の統合だけを目指しました。その課題に十分熟達するまで，心理的な内容にフォーカスすることはありませんでした。次にセラピストに手を伸ばす練習をしたときに，長い間忘れていた，小さい頃母親に思い焦がれていた気持ちを思い出して，サムは嘆いて泣きました。やがて彼は，妻と向かいあって立っているとイメージ，そちらの方に手を伸ばす練習をし始めました。セラピストはサムの恐れに着目しました。妻に手を伸ばしたら傷つきやすい気持ちになって，実際に傷ついてしまうだろう，という恐れです。彼はまた，衝動的に手を引っ込めて，身体の中心部とのつながりを断とうとしました。虐待を受けて子ども時代に形成さ

れたこうした誤った信念をプロセスした後で，彼は自分の前に立つ妻のイメージに手を伸ばすことができました。しかし，グラウンディングしていない感じがする，といいました。セラピストはサムに，第1段階で学んだグラウンディングのリソースを使うようにと言いました。自分の足を感じて，足がしっかりと自分を支えていると感じる，あのリソースです。サムはついに，身体の中心部から周縁部へと連なる手を差し伸べる動きができるようになりました。そして，自分の前に立つ妻のイメージに手を伸ばすことができました。

　サムは徐々に，やすらかさや穏やかさなどとつながるための行動を行うことができるようになりました。腹の底で感じる特別な感じで，人と関わりたいという自分のニーズに気づきながら，身体の中心部と周縁部が統合し，グラウンディングもともなった動きです。自然にこの新しい動きは，新しい意味をもつようになりました。彼は，現在の生活の中で，誰かに手を伸ばしてもたぶん大丈夫な気がすると言うようになりました。彼の知人は誰も，父親のようではなかったからです。妻との関係における親密さと満足度は，それに呼応するように改善されました。サムは，人々に手を伸ばしている自分を見出しました。以前はずっと1人で孤独に過ごしたものでした。サムはまた，小さい頃住んでいた家の近所をたずねたときのつらい思い出を話してくれました。幼い頃の親友とまた会おうと思ったのです。でも親友は，サムの知らぬ間に，まるで父親と同じような大酒飲みで怒りっぽい人になっていました。サムはこの訪問の後，次のように手紙で知らせてきました。

　　セラピーで手を差し伸べることを学んで，どれだけ自分が手を差し伸べてこなかったか，何かまったく別のことをしてきてしまったと，深く理解することができました。実家に戻ったとき，ただ内に引きこもって耐えなくていいんだと気づきました。何か違ったものを，見出しました。自分の中心部とつながったまま時を過ごし，大勢の人に手を差し伸べました。セラピーで練習した通りに，です。ある

ことについて話すことと，感じることとは違うのですね——自分のニーズを受け入れるのが困難で，他の人につながるのが困難だと言ってはいたのですが，でも，それでは何も変わりませんでした。この旅で，妻や友人とたくさんしゃべり，少し泣きました。以前には，とてもできないことでした。

　Janet[178]は，未完の，あるいは，育成されていない動きは，それが精神的なものであれ身体的なものであれ，練習したり完了させたりすると，より洗練された創造的で複雑な傾向へのよいスタートポイントとなる，と書いています。セラピストは，表現されていない嘆きはもう一度体験し，表現として完了しなければならないことをよく体験します。サムは，小さい頃の嘆きを表現し，孤独の中に「引きこもり耐えていた」期間中，ずっと親密な関係性が失われていたことを嘆きました。身体的に統合されたやり方で手を差し伸べる動きを完了させるうちに，嘆くことこそが，小さい頃から強く願っていてまったくかなわなかった，人とつながることへの発端となりました。孤独を減らし，自分を開放し，妻や友人たちへの親密さを増やしました。ついには，長年もっていた認知的なゆがみである「いつも１人でやらなければならない」を書き換えることができました。

日常生活の変化に対応するために新しい行動を探索する

　治療の最後の段階では，クライエントは日常生活のどのような行動がより意義深いか熟慮するように促されます[50, 178]。昔の夢や望みを，もう一度見つけ直します[157]。第３段階は，発見と自分を満たす時間になるでしょう。

　セラピストは，患者が新しい興味とひらめきの幅を見きわめ，新しい可能性を探索することをサポートする。患者は以前には気づかなかった才能や人間性を，遊び心を刺激する実験などのさまざまな新

しい行動を通して発見する。行動でも，才能でも，潜在力でも，興味でも，特に一番「これだ！」と思った行動は自己の中心に触れるもので，他のものではダメなのだと，よりよくはっきりとわかるまで確かめるのだ。(文献50のp.494)

　これは，たやすいプロセスではありません。防衛的でない行動システムが活性化し，他のシステムとの相互作用が促進されたとしても，トラウマ的な反応はまた必ずおこります。否定的な認知や，適応不全の身体的な傾向や，トラウマと結びついた恐怖症は，実際には，ちゃんとできるかもしれないのに，世界に導かれる準備はできていないとクライエントの信念に吹き込みます。クライエントはなじみがないものに出会うと，単なる日常的な体験を危険への警告と誤解します。

　クライエントが向き合うこととなる日常生活の課題は，新しくより適応的な行動を探したり，育んだり，練習したりする機会を創出します。電話をかけたり，家を離れたり，デートに出かけたりといった，乗り越えなければならない状況について，考えていたり思い出したりするときに，マインドフルネスと好奇心を使って，身体の中心部と周縁部で，何がおきたかをトラッキングします。クライエントとセラピストは，一緒になって，今体験していることの構成要素に気づいていきます。考えや，感情や，感覚や，動きや感覚知覚について，その傾向を評価します。それは，なじみのある習慣的な過去のトラウマ傾向でしょうか？　新しいものへの定位反応でしょうか？　わくわくするような覚醒が自然にわき上がるようなものでしょうか？　新しい自己感の形成に役立つもので，この世の中とのより適応的な関係を作り上げるものでしょうか？　それとも，過去からの傾向を再活性化したものでしょうか？　力づけられたような感じがあるでしょうか？　この反応は，今まで無視されていた遊び行動システムや性的行動システムを，より育成するでしょうか？

　クライエントの身体の中心部と周縁部で何がおきているかに特別の注意を払うことは，適切に完了していなかったり，満足を得ていない行動をみ

つけるカギになります。それを変えるよう取り組むのです。例えば，あるクライエントが電話をとって仕事の面接の段取りをつけようと考えているときに，脇にある腕が緊張するのをみれば，リスクをとろうとしてるんだなとセラピストにはわかります。また別のクライエントはデートの約束を承諾しようか考えていましたが，セラピストもクライエントも，あごが緊張していることに気がつきました。セラピストは，こういった適応的でない行動にどんな意味があるのか，クライエントが興味をもつようにサポートします。例えば，電話に手を伸ばそうとすると腕が緊張する意味はなんでしょう？　危険に身をさらそうとしているからでしょうか？　それとも失敗に？　喪失に？　恥ずかしさに？　非難に？　デートを考えていたクライエントは，拒否を恐れているのでしょうか？　それとも虐待を恐れているのでしょうか？

　セラピストとクライエントは一緒になって，こうした反応を探索し，損益率を考えます。防衛的な反応傾向は，クライエントの利益となっていますか？（本当に危険であったり望ましくない状況なのですか？），危険への適切な知覚であってもっと行動を活性化した方がよいのでしょうか？（凍りつく反応をするよりも逃げた方がよい状況ですか？　戦うよりも社会的関わりを使って対話をした方がよい状況ですか？），それとも昔の状況への古びた反応を今の状況に当てはめようとしているのですか？

　例えば，サリーが上司に賃金を上げてくれるよう交渉しようとしたときに，彼女にとっては新しい感じ（第1段階で育成しました）である背すじが伸びる感じが突然くずれて，なじみのある胸が陥没したような感じと腕と足に「弱さ」を感じました（身体の周縁部です）。この問題と取り組むために，セラピストはクッションを部屋のすみにおいて上司に見立て，サリーの反応を観察しました。サリーは「彼」に潜性の方向づけをし始めました。サリーが，「彼」の存在を感じはじめたときに，「私には昇給の価値がない」，「私はすばらしくなんかない」という考えが浮かんできました。ゆっくりとクッションの方を向いて，身体を「上司」の方に向けると，呼吸が浅くなったのを感じました。肩はつり上がり，顎はゆっくりと下がり，

胸の中に押し込まれました。彼女は「文字通り手も足も出ない。手も足もどこかにいってしまった感じ」といいました。言いなりになってしまう感じを思い出し，身体的に虐待する父親のもとにいた小さい頃の自尊心の低さを感じました。それから，この適応不全のパターンはもう時代遅れなもので，今の生活には適応的ではないと気づきました。この気づきを得て，自分には背すじを伸ばす力があるんだと思い出し，力を削ぐ認知のゆがみが変化し始めました（「私には力がある。私自身でいさえすれば大丈夫。虐待されるほど価値がなかったわけじゃない」）。「私の下には足があるのを感じる」，「腕にエネルギーがある」とレポートし始めました。サリーは，背すじを伸ばしたままでいて手足の力強さとつながっていることができれば，上司に見立てたクッションと面と向かっても，今までとは違った関係のように感じると教えてくれました。

　サリーの次のステップは，適応不全の傾向をゆっくりと変化させていくことです。日常で感じている，身体の中心部がくずれてしまう感じと手足が失われていくような感じを変化させるのです。上司と話しているときに，背すじを伸ばして，腕と足への気づきを保っていられるように目標を設定しました。この姿勢でここちよさが感じられるようになると，過去と現在，つまり父親と上司をより区別できるようになりました。昇給をボスに依頼する準備として，サリーとセラピストは，有能さの感じを保つ能力を促進するためのさまざまな実験と，背すじを伸ばし中心とつながりを保つ能力を促進するさまざまな実験を行いました。治療のこの段階において，姿勢を変化させ中心部とつながることで，覚醒状態を穏やかにして耐性領域内にとどまるという第1段階の目標をもう一度やり直しました。サリーは健全な勇気をふるって，表層的な筋肉を通して外に出ようとする新しい衝動を実行しました。ついに，サリーは上司に昇給を要求して，よい結果を得られました。

　新しい身体的な動きが呼びおこされるたびに，記憶や情動や新しい洞察があらわれて，取り組むことになります。セラピストは，クライエントを助けて必要なリソースを体現し（グラウンディングやアイ・コンタクトや

センタリングなど），ある種の動き（腕を締めつけたり，身体の中心部をくずれさせたり）は禁じて，リソース的な動きが完了するのを助けます。セラピストはゆっくりとしたマインドフルネスでの動きを励まして，瞬間瞬間の身体の変化にていねいに気づくようクライエントを助けます。そして新しくて冒険的な動きを実行する際の感じや考えの変化に気づいてもらいます。このプロセスを通して，新しい動きがセラピストによって導かれ，

> セラピストは注意深く，クライエントのマインドに感覚（そして運動）情報の一連の流れを創出する。この情報はクライエント自身の限られた運動レパートリーからは，生み出しえないものである。新しい情報によって，マインドは身体の組織との失われたつながりを見出し，ギャップを埋める。生理学上のプロセスにマインドが気づくようになるのだ。クライエントのマインドは，こうやって「修復」されて――姿勢の適切な調整や…充実し，より柔軟な神経と筋肉の反射関係をつくり出す。（文献193のp.XXIX）

　十分なマインドフルネスと，リソースと，時間と，セラピストの関係性へのサポートと，動きから生じる相互作用によって，クライエントは身体の中心部から発するような，より適切な動きを表現するようになります。それは，さらに大きな運動の動きとなって，自分の望みを満たす能力を拡充します。

マインドフルネスで腕を動かす：変化への道のり

　手を差し出すことに加えて，たくさんの腕の動かし方を探索すると変化を早めます。握る動き，つかまっていること，手放すこと，境界線を設けるための押す動き，打つ，自分の境界を作るために円を描くように動かしてみる，抱擁から伸びをすることまでさまざまに使われる腕を大きく広げる動き，自分で自分を抱きしめるなどの自分をさわる動き――すべて意味深く，どのようにするかによって，自分自身や，他の人や，世界に対する

信念を反映します。

　メグはお金のことをいつも心配しなくてはいけないとこぼしていました。もっとたくさんお金を稼ぎたいという希望を言うときに，自動的に手を差し伸べて，次に腕を自分の胴にもっていきました。まるで胸に何かを引き寄せているかのようでした。セラピストはマインドフルネスで，その動きをやってみるように言いました。意味と記憶を探索するためです。メグは，動きの感覚は「取り入れる」ことと「自分のために受け取る」ことに関係しているといいました。シングルマザーの母親に育てられた記憶が浮上してきました。お金はかつかつで，メグは新しいワンピースが欲しかったときの恥ずかしい感覚を思い出しました。このしぐさを探索することを通して，「私にはいいものを受け取る価値がない」という信念があらわれました。悲しみと嘆きをともなっていました。そして感情が表現された後で，認知のゆがみをもつこの信念が本当かどうかが課題となりました。

　フォローアップのセッションで，メグはセラピストと，腕を伸ばしたり握ったり引っ張ったりという動きに取り組みました。メグは「いいもの」の代理としてクッションを選び，セラピストがクッションを抱えます。クッションに対して腕を伸ばしたり，握ったり，引っ張ったりという動きを実験しました。最初のうち，彼女の握ったり引っ張ったりという動きは弱々しいものでした。身体の中心部は弱く，腕にもほとんど強さも持久力もありませんでした。彼女はあっという間にあきらめました。そして再度，感情と信念と記憶があらわれました。今度こそは，自己主張していいし，自分には「権利」があるのだと，やっと望むものに手を伸ばし，つかみとりました。それからメグは自分の中心部からの支えが永く続くよう，腕の動きの強さと持久力も永続するよう取り組みました。特にクッション――「いいもの」の象徴――を引き寄せるために取り組んだのです。罪悪感の感覚と「自分が望んだものを得ようなんて」わがままだという思いとそれにともなう信念が，また課題となりました。このプロセスを通して，こういった動きはメグにとって，だんだんと容易なものとなりました。さらに，努力なしに自然に感じられるように毎日練習することを宿題として選びま

した。

　手を伸ばしたり，つかんだり，引っ張ったりという動きは多くのトラウマをもつクライエントにとって難しい課題ですが，つかまり続けたり，手放すこともまた同様に難しい課題です。ケイはしばしばセラピーのセッションを終了するのを嫌がりました。セラピーの時間が終わりに近づくにつれ，彼女はセラピストに「本当に大事なことがまだあるの」と激しく訴えました。セラピストはセッションの終わりの方でこの傾向について話し合いました。そして次のセッションでもっと深く探索することを決めました。セラピーセッションの終了時にケイとセラピストはいつもなら握手をするのですが，セラピストはマインドフルネスでこのしぐさを探ってみましょうと提案しました。セッションの終わりであるとイメージして，「手放す」ときに何がおきるか気づいてみるのです。ケイの反応は，手放すというよりも，こぶしを握りしめていました。この傾向について掘り下げて探索するにつれ，ケイは以前学んだ，セラピストに身体と目で近づいてゆくことを思い出しました。手放して，さよならを言う代わりに，ケイは「つかんでいよう」としました。セラピストは「つかんでいよう」とする動きを感じて，身体が何といっているかみてみようと提案しました。「もし，つかんでいようとする代わり身体が話せるとしたら，何というでしょう？」。ケイは静かに泣きながらつぶやきました。「私をおいていかないで。私はひとりぼっちなの……私のことわかってくれるのはあなただけなの」。

　心の底にあったケイの信念は，別れは永遠のもので自分は見捨てられるという，古いシナリオに由来しているようでした。セラピストは，毎週ちゃんと予約してありますよと伝えたときにおこってくる身体感覚を体験し，探索するようケイを励ましました。セラピストの言葉を聞いていたにもかかわらず，ケイは別れに耐えられないという身体感覚を感じていました。ただ帰る時間がきたというだけで，こういう身体的な感覚は強くなったのです。そして，とても小さかったときに，手術のために病院に1人で入院していなければならなかったことを思い出しました。セラピストはケイがこの痛みのある記憶をプロセスすることを助けました。それから通常の別

れに耐える力を養うことに焦点を当てました。自分の背中に支えられ，地に足がしっかりついて，深く規則的に呼吸をすることで落ち着いていく感じが感じられ，頼りなかった子どものときにした体験と大人としての体験を区別できるよう，セラピストはケイをサポートしました。さらに言葉による実験として，セラピストが「来週もここにいます」とくり返したときに，どんな反応がおきるか気づいてみるようにいいました。最初のうち，ケイは両親が彼女から去ろうとしていると「小さな女の子の立場」から報告しました。来週の予約をセラピストがしっかり覚えていると信じていなかったのです。ケイはさらに「子どもの立場」にいると，自分の身体の中心とつながりがなくなることに気づきました。ついに，ケイはセラピストの手を離すことによって思い出す嘆きと悲しみに耐えることができるようになったと感じました。徐々に，こうした実験や他の実験にも何週かにわたって取り組むうちに，ケイはセラピストと両親は別なのだと感じられるようになりました。自分の中心とのつながりを保ち，別れるときの感じに耐えることもできるようになりました。ゆっくりと，別れになじんできて，たぶん別れは普通にあるし耐えられる，そしてたいていは一時的なものだという新しい意味づけも，しだいに感じられるようになりました。

メンタライゼーションの能力：人間関係における同調的行動

ごく小さい頃の体験が認知のゆがみに満ちていて，信念体系を損なうような適応不全の防衛的傾向ばかりであった場合，大人としての適応的な対人関係の上での交流は難しくなります[268]。クライエントは，しばしば人がごく自然に使っている対人関係での合図に気づかず，社会的な状況に適切に応えることができません。

「メンタライゼーション（mentalization）」の能力は，他の人とは異なるものとして自分の内的経験に気づくこと（個人化：personification）と，他の人に「共鳴（resonate）」する能力から成り立っています。他の人に共鳴しながらその動機や意図を推測するのです。メンタライゼーションの能力があれば，あたかも「その人の靴を履いて」みたことがあるかの

ように，その人たちの動機について，推測できます（訳注：「その人の靴を履いてみるまでは，人の批判をしてはいけない」というアメリカ先住民のことわざがある）。メンタライゼーションによって，他の人に関する私たち自身の行動の結果が予測可能になるだけではなく，他の人の意図と行動は何かしら的確で今の現実に基づいているのだという予測に確信がもてるようになります。

メンタライゼーションの能力には，他の人の行動が何であるのか直感的に理解する力，それを別の行動と区別する力，予測する力がふくまれます。気づきが不足していたり，感覚運動的な合図を間違って解釈したりすると，的確にメンタライゼーションできませんし，コミュニケーションのゆがみをもたらします。メンタライゼーションの能力のない人は情動的な意図を読み取れないし，他の人が発している社会的な合図（social cue）を見逃してしまいます。この結果，メンタライゼーションの低い人は，統合能力も低くなってしまいます。メンタライゼーションは特に，社会的な行動システム——愛着，性的，養育——に関係した適応的な反応を形成するために中心的な役割を担います。こうした能力は治療の第3段階で伸ばしていきます。FonagyとTarget[123]は，メンタライゼーションの能力はイチかゼロかという現象ではなく，次のような例で示されるようにある程度，状況依存的であると述べています。

スーザンは夫のジムと一緒にセラピーにやってきました。というのもジムが2人の関係性の中に「僕の居場所がない」，スーザンは自分と「つながろう」としない，と不満を述べていたのです。スーザンの動きはジムとは反対のものでした。スーザンは前に乗り出し，活き活きとしゃべり，目は輝き，顔の表情は豊かで，話の途中のしぐさも彩りを添えていました。ダイナミックで，面白く，にぎやかで，人を楽しませました。スーザンの動きは統合的で流暢でしたが，自分自身の表現に夢中になるあまり自然なつながりに欠けているように見えました。スーザンは社会的な合図も見逃しているようでした。彼女がしゃべっている間，夫のジムはいくぶん萎縮して引き下がっていたのでした。セラピストが夫の反応を指摘したときに，スーザンはショックを受けました。彼女が言うには「ただ自分であろうと

しただけ」で，それが夫に明らかに否定的な効果をもたらしていたことに，驚いたのです。この探索は，彼女が父親に対して「演じてみせて」いたという記憶をよみがえらせました。父親はしょっちゅう不在で，父親の注意を引くために一生懸命でなくてはいけなかったのです。「私は本当にかわいらしくて面白くなければなりませんでした。そうでなければ，父はただ私を無視したのです」。スーザンは，関係性の中で何かを「しなければ」ならない，そうしなければ男性は自分を無視するだろう，という認知のゆがみを形成していました。

　セラピストは，マインドフルに背骨と骨盤を感じるようにスーザンを励ましました。そしてセンタリングのエクササイズをしました（第9章参照）。自分自身とつながり，身体の中心とつながる能力を育成するにつれ，スーザンは夫のジムとコミュニケーションをとっているときに，だんだんと体の中の感じが変化してゆくことを学びました。社会的な合図に気持ちを傾け，注意することを学び，特に夫の反応を毎瞬毎瞬トラッキングし始めました。ゆっくりとジムの反応に気づくようになって，ジムの反応がスーザン自身の身体の中心部の感覚にどのように響くか感じることができるようになりました。スーザンはセンタリングしていることを感じられるようになったのです。彼女のコミュニケーションは過剰に活き活きすることはなくなり，もっと間がとれるようになってきました。夫がうしろに引きこもりがちになったことに気づくと，おしゃべりを遠慮して，夫に何を感じているか，自分が言ったことに対してどんな反応をしているのか，聞くことを学びました。スーザンがこのように変化することで，引っ込むことをくり返していたジムにとって，もっと前に出て乗り出す余地が生まれました。スーザンが徐々にセンタリングを感じることに慣れて，生活でかかわるジムや他の人たちとのコミュニケーションへの影響を理解すると，より相互作用のあるコミュニケーションのために譲ったり間をとったりできるようになりました。それに対応するように，注意を引くために楽しませねばならないという信念にも取り組み，変化をもたらしました。

　簡単にいってしまえば，中心部と周縁部の間の流れは2車線の道のよう

なものです。中心部から外に向かって発する行動と，環境からの刺激がその人に影響をおよぼす，周縁部から中心部へと内向きに進む流れです。このどちらもが，常に変化している人間関係の中でおこる相互作用の原動力になるのです。この両方の向きへの感覚運動反応に注意を払うよう促されると，クライエントのメンタライゼーションの能力が向上します。そしてゆがんでしまった人間関係での困難が改善し，認知のゆがみが軽減することもまた，メンタライゼーションを育成する土壌となります[145]。

親密さと境界線：デリケートなバランス

よい境界線は，健康的な親密さにとってとても重要です。しかし，トラウマのサバイバーは，過去に体験したような境界線の侵入をくり返す関係性に再び陥りやすく[46, 77, 78, 151]，しばしば適応的な境界線について何も知らない状態でセラピーにやってきます。Steeleら[389]は次のように述べています。

> 患者は一般的に個人の境界線の重要性を学ぶ必要がある。どのようにいつ適用し，他の人の境界線に拒絶を感じることなくどのように効果的に反応するか，「よいフェンスはよい隣人を作る」ということわざを身をもって理解する。効果的な境界線は，親密さに対する恐れを軽減し，対人関係において自分にコントロールがあるという感覚を与え，関係性の中の力のバランスをとるようなはたらきがある。

治療の第1段階では，クライエントは境界線のソマティック感覚というリソースを習得します。安全性を確保し覚醒状態を調整します。第2段階では，可動性を再び確立し，自分を守る具体的な行動ができるようになります。第3段階では，焦点はより柔軟な境界線をつちかうことに移ります。はつらつとして，常に変化し，クライエントの内面の状態と対人関係での

関わり合いを反映するような境界線を形成します。安全性が保証され，覚醒状態が耐性領域に収まると，境界線が適応不全であるときの微細な影響が明らかになります。安全というよりも，権利や好みや選択に関心が移り，取り組みはじめます。

　トラウマを体験した後，「境界線がゆるく」なる人がいます。つまり，適切な境界線が設定できず，不本意なのに黙って従ったり，不平ばかり言ったり，いつも「いい子」でいようとしたり，関係性の中で適切な要求がなかなかできなかったりします。また，先述のサムのように，「境界線を堅牢にしすぎる」人もいます。つまり，人が気安く近づくのを許さなかったり，他の人との接触を避けがちになったりして，関係性において身体的にも心理的にも距離をとります。どちらの境界線のスタイルも防衛的で，適応的に反応するための関係性の行動システムと本質的に競合してしまいます。

　境界線のソマティック感覚は，安全性の感覚とともに，自分の好みや望みや権利の感覚に基づきます。このソマティック感覚は，認知的な境界線の理解とは別なものです。例えば，スーは仕事を休んで休暇をとりたいと言いました。それなのに，何年もそれができずにいたのです。セラピストは，スーの身体が固くなって，呼吸が浅くなり，身体がうしろに引けてしまうのを見逃しませんでした。彼女が言葉のうえで望んでいたものは，身体が表現していたものとは一致していませんでした。スーが，身体の声を理解し，耳を傾けるにつれ（身体は「休暇が欲しいって上司に言えない。私は休暇にふさわしくない」と言っていました），自分自身の権利について境界線を設定するための信念が浮上して，そして，書き換えられました。このように，トラウマに関連した感覚運動の枠組みは変更が可能です。クライエントは，しばしばごく最初の段階で，自分自身の境界線を感じ，自分にふさわしい選択を自らが選びとる権利と能力を体験します。この感覚は明瞭で，身体の変化の指標となります。

　クライエントの自己感覚が確立されていないようであれば，内的統制感や，中心部とのつながりや，親密さの可能性はすべて低くなります。境界

線のエクササイズをすると，自己感覚が回復し，他者と自己の識別や親密さの能力は高まります。ターニャは小さな子どもの頃の虐待やネグレクトに苦しんでいました。第1段階と第2段階で動きをともなう防衛行動に取り組みました。押したり返したり，逃げたりして，自分を守り危険から逃げる能力のソマティック感覚を確立しました。しかしながら，第3段階に入ったときに，セラピストのオフィスに座ると，かえって彼女の身体は緊張して固くなり，動きは制限されました。情動的な動きが減って，表情がなくなり，関係性のつながりが減り，呼吸は浅くなりました。人生において関わりの深い人たちに対する反応を探索してみると，ついに彼女は「私はガイガーカウンターかレーダーみたいなものなんです。身体全体を使って，すべての人，すべての物事に何がおきているか見張り続けているんです」と言いました。自分自身の内的感覚と自分の中心部とのつながりについてたずねると，ターニャは周囲の人たちが自分にどのように応じてきたかについて答えました。ターニャは他の人のニーズを理解することに基づいた境界線のスタイルの典型例を示しています。

　治療の第3段階では，セラピストは最初に，身体内部の環境に対する敏感さに気づくようターニャをサポートしました。ターニャの中心部と周縁部の動きを観察したのです。例えば，ターニャに，セラピストに近づいたり離れたりすると身体の中で何がおきるか，気づくようにいいました。特に筋肉の緊張や，動きの質や，呼吸についてです[154, 328]。ターニャ自身が驚いたのですが，セラピストからほんの少し離れると身体がリラックスすることを発見しました。このエクササイズを始める前は，ターニャは距離を近づけるのは「心地よい」と思っていました。でも，これは認知と感情による評価であって，ソマティックな反応を感じたものではありませんでした。ターニャは実験を続け，自分の身体にとって一番心地よく感じるセラピストとの距離をみつけて，「クルンク」と名付けました。「クルンク」は明瞭でした。筋肉の緊張がゆるんで，呼吸が深くなり，興奮状態が静まりました。治療の第3段階の間ずっと，「クルンク」は指標となりました。ターニャの言葉を借りれば「私にとって何が正しいか教えてくれる」ので

す。このようにして，セラピストはクライエントを助けて言葉やフレーズをみつけ，境界線の感覚運動的な，すなわち，ソマティックな体験を表現できる語彙を増やしていきます。ターニャにとって「クルンク」という言葉は適切な境界線の体験をあらわしています。クライエントの言葉やフレーズは，境界線のソマティック感覚に意識的に気づくために，治療を通して断続的に使われます。ターニャが実際の生活での困難を訴えたときに，セラピストと一緒に取り組みながら「クルンク」から引き出した解決方法は，なんであれターニャにとって適切な選択なのだという指標になりました。

　次にセラピストはターニャに象徴的な境界線を身体の周囲に築くようにいいました。ひもを使って円を描き，クッションを足して世界と自分の身体の間の緩衝地帯としました。最初ターニャは認知的な判断をして，この実験は「ばかばかしいし子どもっぽい」と言いました。しかし，すぐに実体のある境界線の構築物に，体が反応しているのがわかり，より「センタリングできている」と感じました。中心部と周縁部の関係は，このエクササイズが続く間，ずっと変化し続けました。アイ・コンタクトが増し，「クルンク」はより強く感じられ，動きはいっそうまとまりをもつようになり，自己参照的な (self-referential) 気づきの感覚を体験し始めました。自分の身体が環境に反応し始めるのを感じ，時間が経つにつれ，自分自身のニーズと望みがはっきりわかるようになりました。もはや，他の人の動きをすべてモニターする必要性を感じなくなりました。他の人に合わせようとは思わなくなりました。その代わりに自分自身の内なる世界を体験し始めて，自分の中心や，呼吸や，「クルンク」や，関係性の中での自分の嗜好を知らせてくれるものに注意を傾けはじめました。

　ターニャはさらに，セラピーのセッションで境界線を構築することの何がよかったのか問うことにしました。というのも，実生活で自分のまわりにクッションを並べることはできないからです。また，他の人にいつも「私からちょっと離れて」ということもできません。セラピストは，このエクササイズは内的統制感をみつけるのをサポートするためのものだと説

明しました。つまり新しいやり方で「境界線で守られている」感覚を感じるのです。「クルンク」はターニャの境界線のソマティック感覚への合図でした。目で見えるレベルの境界線と「身体が選ぶ」感覚をセラピストのオフィスで体験し，ターニャは自分の内的経験にそった境界線の基準を獲得し始めました。防衛的でない自己への気づきや，安全や，幸福や，グラウンディングの感覚や，周囲に心が開いている状態を，身体で感じられるようになりました。そしてゆっくりとその状態を関係性の中で試すことができるようになりました。親密さを恐れていたターニャは，親密さは耐えうるものだし，他の人を楽しませなくてはと常に心を砕くのではなく，むしろ楽しいものだと，徐々に理解し始めました。以前は人をよろこばせることが親密さであり，自分自身の好みや望みはどこかにいっていました。ターニャはついに，手を差し伸べるという周縁部の動きに取り組みはじめ，さらにセラピストの方へと歩いていっても，縮まった距離に耐えられるようになりました。

　動きと感覚の矛盾は，しばしば境界線の設定の問題をともない，統一のとれた方向に同調して動けないという身体的な行動となってあらわれます。クライエントが，矛盾に満ち，効果的でなく，妨害され，損なわれた以前からの行動を試みると，身体を効率的に使うことはできないでしょうし，たいてい意識的な意図とは調和していません。身体の中心部と周縁部は協力してはたらきません。不快な刺激から逃げる権利について葛藤をもつクライエントは，逃げようとすると統一のとれていない行動になるでしょう。生き延びる戦略として自分を押しつぶして従順であることを選択した人は，胸を張って深く呼吸をしたり，身体のどこかしらを緊張させずに自分の好みを言おうとすると，たちまち困難に直面します。

　身体は過去のトラウマ体験をもち続けます。これは，トラウマの詳細を覚えているか，覚えていないかには関係しません。そして，過去のトラウマは，まとまりに欠ける行動と不適切な境界線の原因となります。カレンは子どもの頃に，長期にわたり父親から性的虐待と身体的虐待を受けた犠牲者です。自分自身の気持ちを反映した適切な境界線を確立することに取

り組んでいました。治療の第3段階の最初の目標は，子どもの頃の暴行の影響を払拭し健全なデートができるようになることでした。優秀な大学2年生として満足感が増すようになりました。強力な社会的支援システムも得ていました。しかしながら，ときどき，デートをした男性からのセックスの誘いに黙って従ってしまい，後になって自分のセクシャリティが「利用された」と感じることがありました。カレンとセラピストは，境界線への取り組みが必要だと決めました。カレンは最初に境界線を設定するときに何がおきるか探ってみました。セラピストがもっているクッションを押し返してみたのです。これは望まない対人関係での申し入れを断り，「いや」という気持ちをあらわす象徴的なしぐさです。カレンもセラピストも，手が前に伸びているときには身体が引いてしまい，背骨が曲がってうしろにさがってしまうことに気がつきました。頭はうつむき，視線がそれました。押そうとすると同時に，明らかにうしろに引き下がる動きをしていました。この身体的行動の矛盾は，他の人に，特にデートをした相手の男性に伝えていた「その気がなさそうでありそうなメッセージ」の身体的なあらわれでした。

　自分の動きの中にある矛盾を理解するにつれて，カレンは自分の中心部とのつながりのなさを訴えて，遠くに押しやることは，自分が1人ぼっちになることを意味していると言いました。子どもの頃のお父さんとの関係にも，この矛盾は内在していました。これは注目すべきことですが，不適切に近くに接近することを好むクライエントの多くは，子どもの頃に「いや」といったり自分の好みを口に出すと必要な愛着関係を失うと学んでしまった人なのです。

境界線を適応的に設定する行動を教える：セラピストの役割

　センサリーモーター・サイコセラピーにおけるセラピストの目的は，習慣的なパターンをどのように調べるのか，そして，なじみのない行動をどのように組織化し実行するのかを教えることです。すなわち，クライエントが反射的に行動するところから，思慮深く行動できるようにサポートし

ます。100年も前にJanetはこのプロセスにおけるセラピストの存在の重要性を説きました。「クライエントは……学ぼうとしている行動のメカニズムに親しんでいません。どのようにその要素を分解すればよいか理解していないのです。利用しがいのある動きの要素の1つひとつをくり返すことはできないでしょうし，必要のない動きの要素を取り除くのも難しいでしょう。だからこそ，習慣的でない行動を行うことが難しいのです」(文献178のp.758)。カレンは，自分の動くやり方が習慣になっていて「正しい」と感じているので，身体の中心部と周縁部が統合して動く方法があると感じることができません。セラピストは彼女を助けて，習慣的な動きになじんでいることが，いかにものごとを「見えなく」するか気づいてもらう必要があります[132]。

　セラピーの目標はセラピストとカレンが協力して作りました。その中には，身体の中心部から発するような，統合されまとまった，手で押しやる動きを学ぶことがふくまれていました。最初にセラピストは，カレンに動きの手本を示してみせました。さらに，カレンのいつもの動きもしてみせて，統合した動きと比較できるようにしました。セラピストのしてみせたまとまりのない動きを見たときに，カレンは驚いて「やめといっているのか，そうじゃないのか，全然わからないわ！」と言いました。それから，背骨と骨盤の気づきを増すエクササイズを試した後で，またマインドフルネスになってセラピストのもっているクッションを押しやる実験をしました。今度は背骨から動きが始まるようにしました。セラピストはカレンを励まして，背すじを伸ばして中心が整うようにして，頭を上げてアイ・コンタクトをするようにいいました。この動きによって，押すにあたって，腕だけではなく背中と足も使うことになりました。つまり身体全体――身体の中心部も周縁部も――を使うようになったのです。1つの動きがまとまりをもって同じ方向に統合されたのです。

　何度か動きをくり返すと，動きはいっそう統合し，効果を増しました。カレンはこの効率的でよくまとまっていて統合された動きを理解し，この動きは「まったく新しいものでした。いつも何がおきていたのか本当によ

くわかりました」と言いました。デートのときに「嫌よ」と態度で示したはずだったのに，身体は「いいわ」と「嫌よ」を同時に言っていたのです。それは彼女自身のニーズと願望の葛藤の遺産でした。父親の誘いを断れば，父親とのつながりを失ってしまうという小さい頃の恐れからきていました。この探索を通して，徐々に関係性の中でカレンの境界線はまとまりをもつようになりました。身体の中心部と周縁部も統合していきました。この押しやる動きを練習しながら，同時にトラウマと結びついた「私はいつも1人」という信念にも取り組みました。カレンは男性との間に明瞭な性的境界線を保つことができるようになったと報告してくれました。そして他の人間関係でも自分の好みや望みをはっきり言葉にできるようになりました。

反射的な行動傾向と社会性

　治療の第1，2，3段階の取り組みを通して，クライエントは，対人関係での激しさが減り，より周囲と調和するようになります。セラピー関係の危機や崩壊は滅多におこらなくなり，より穏やかで広がりのある人間関係のパターンをつちかう準備ができたという合図になります[157]。社会的状況に対処するために今までとってきた特徴的な行動，例えば，言いなりになったり，言いたいことを言わなかったり，攻撃的になったり，引きこもったりなどが，探索し，変化させる対象となります[50, 157, 413]。クライエントはスキルを磨き，他の人との関係性の中においても，どちらかといえば自律的であり続け，中心部とつながっていられるようになります。

　第3段階において，クライエントは統合能力を上げることになります。行動の幅を広げ，行動の質を改善し，より複雑で，多様で，洗練され，まとまりのある行動ができるようになります。しかし多くのクライエントが，ある種の行動システムに反応するのを反射的に避けています。そのために，そういう行動はなされないままか，したとしても，まとまりに欠けて，失敗しがちです。

　セラピストは，クライエントを励まして，身体行動をともなったり，逆

に邪魔したりする精神活動に取り組むように促します。精神活動である，認識，計画，開始，実行，終了は，すべての身体行動に不可欠です。クライエントの統合能力が低いときには，トラウマをもった人は，精神活動の質が低いものとなり，回避したり，迎合したり，認知がゆがんでいたりします[413]。

　セラピーはクライエントを助けて，統合能力を高め，発見したり，開始したり，実行したり，最後まで成し遂げたりできるレベルまでサポートします。こういった精神活動，身体行動には，熟考が必要であり，防衛傾向は抑制され，自分に気づき，調整を保ち，地に足をつけて考える必要があります。さらに，過去と現在を分ける必要もあります。

　46歳のマリカは，第1段階と第2段階を終えた後，関係性を避ける傾向について扱う準備ができました。マリカは一度も性的な関係をもったことがなく，友達も少なく，このパターンについてもっと理解したいと望んでいると感じていました。治療の見込みのない病気にかかっていることがわかった後のことでした。マリカの身体は，長年の周縁部の緊張を反映して，肩の辺りが凝り固まっていて，呼吸が制限されていました。背骨は固まってほんの少ししか柔軟性がありませんでした。このパターンは「堅牢すぎる」境界線のスタイルを推測させ，小さい頃のことに話が及んだときに，マリカの身体の緊張はさらにひどくなったのでした。

　マリカは，自分の能力を社会的関わりにも広げていきたいと望んでいました。親密さを求めるにつれ，マリカの傾向がはっきりし，セラピストは，実験を提案しました。オフィスの端からセラピストの方へ歩いてゆっくり近づくように，といったのです。この実験で，マリカは背骨から固まって，外側の筋肉まで緊張が達し，動きはまとまりがなく，ぎくしゃくとしたものでした。居心地が悪いわ，とマリカは言いました。さらに，社会関係の中にいるとき身体が緊張しているのには「なじみがあるの」とも訴えました。彼女の身体的な傾向は，他の人と一緒だとイライラしてしまうので「スペース」が必要だという考えをともなっていました。こういう行動の陰には，近づいてしまうと自分が望んでいる以上に人と接することを強い

られてしまうという信念がありました。身体行動と精神活動は結託して，マリカのパターンを生み出し，もう虐待はないのに傷跡が残骸のように残っていました。

マリカは弁護士として専門性の高い機能を保っていましたが，専門的でない分野の人間関係で反射的に距離をとる傾向をやめることが困難でした。反射的な行動に対して，思慮深さを適切に生かすことができませんでした。複雑な精神活動であるマインドフルネスや，体験（考えや感情や身体感覚や動きなど）が心の中でどのように組織化されるか観察する能力や，観察・行動・現在の欲求・目標を慎重に思考し熟考する内省的な能力はトラウマをもつクライエントには難しいものです。特に，反射的な傾向が強いときには，いっそう難しくなります。マインドフルネスと内省は洗練された行動であり，より多くの統合能力を必要とします。観察し，内省し，満足を遅らせ待つことができること，計画を立てたり，理由を見出したり，批判的思考をすることは，積年の反射的な行動傾向のプロセスよりもずっと洗練されています。

第3段階でクライエントは，適応不全の傾向を構成している精神活動，身体行動の一連の順序への気づきがいっそう増すように促されます。セラピーのプロセス全体を通して，マリカは社会的接触に身をさらしたときの最初の行動，すなわち実際に身体的に引き下がる前に，呼吸を止めていることを理解しました。その後で，背骨やおなかの緊張を感じていました。「さあ，あの人たちは私から何か取るつもりだ。私はあげなくちゃいけない」という考えがくり返し浮上してくることにも気がつきました。カレンは感情的な麻痺である「行き詰まり」と，他の人との親近さから逃げ去る身体的な準備の両方を感じました。こうした体験を積んだことで，マリカは，自分の傾向が，虐待を受け入れるよう強いられた子どもの頃の体験をくり返していると気づくようになりました。子どもの頃に感じていた痛みと絶望がともなう認識でした。

精神的，身体的な行動のマインドフルな観察を通して，典型的には感情の高まりと適応的な情動表現をともないながら，こうした反射的行動の起

源について洞察を得ます。マリカの場合には，ソマティック反応のマインドフルネスでの気づきによって，ゆっくりと身体の中心部を緊張させることから離れ，社会的な状況の中でもリラックスできるようになりました。マリカは，意識的に呼吸をするようにこころがけ，背すじを感じて，表層筋を和らげるようにしました。新しい精神活動にも取り組みました。「もう子どもではないし，したくないことはしなくていい」と自分にくり返し言い聞かせました。こういった複雑な行動によって，長い間続けてきた身体行動と精神活動の傾向を禁じなければなりませんでした。

　身体の中心部と周縁部を統合させるといったような複雑な身体行動には，練習と時間と統合能力を育成することが必要です。マリカは，くり返し練習し熱心にセラピーに取り組むことで，新しい水準に達して，ついに，内省と新しい行動を練習した成果が文字通り一体となりました。社会的状況へのマリカの反応は，ゆっくりと確実に，彼女の今の現実に対して，より適応的になりました。落ち着いて心を配るという資質を育てました。自分の中心部とつながり，中心部から周縁部への一連の動きは人間工学的に優美で効率よく，社会的な合図に気がつく能力が増し，それに対する自分の反応を感じ，つまり適応的な行動ができるようになりました。この進歩は，反射的な傾向を内省でき，身体の中心部と周縁部の両方をゆるめることができるというマリカの能力に起因しています。新しくより複雑な行動を練習したのです。マリカは社会的なコミュニケーションを活発にする行動もできるようになりました。社会性システムの覚醒状態に応じてできあがった新しい傾向に彼女は満足でした。マリカは，不治の病と格闘してはいましたが，より深く与えあう関係を友人や家族と築き，医療従事者とのやり取りも満足のいくものとなりました。

楽しさ・喜び（pleasure）と肯定的な感情への耐性

　Janetがいったように，うまくいっている治療では，クライエントが生活の中で楽しむ能力が増していくという特徴があります。楽しむ能力は

「どんなに困難であろうと，最大限の努力をして得なければならない」ほど重要なものです（文献178のp.988）。クライエントの楽しむ能力が増すように支援することは，「回復を定着」させ（文献273のp.5），トラウマに関連した苦しみの解毒剤となります[323]。しかしながら，このゴールを達成するのは簡単ではありません。トラウマに関連した症状をもつ人は，楽しさの体験をする能力を著しく損なっています。トラウマをもつ人の多くが，抑うつや快感消失症に長い間苦しめられ，快楽恐怖症の場合すらあります。トラウマ後の抑うつと恐怖はどちらも，楽しむ能力の欠如と関連しています。また，脳のドーパミンシステムの混乱がこの困難の根底にあるという論拠もいくつか存在します[58, 106, 438]。

　何年にもわたって，トラウマ記憶を再体験したり，そうならないように受け流したりするうちに，認知のゆがみやトラウマ記憶への没頭で消耗してしまいます。楽しさを体験する余裕はなく，ほとんど体験できないことも多いのです[248, 249, 428]。肯定的な感情の能力も，驚くほど減少します。これは肯定的な感情が傷つきやすさと関連しているところからおこります。過去の経験からリラックスしたり，笑ったり，遊んだり，何かを成し遂げた後に誇りや楽しさを感じると，かえって不面目や恥，奪われたり搾取されるリスクを負うことになったのです。さらに，幼児においては，高まった交感神経システムの覚醒状態は「極端にはしゃぎまわること」（文献343のp.10）と関係しており，同じ覚醒状態がトラウマをもつ人の防衛システムを喚起します。楽しさによる興奮状態とトラウマ的な覚醒状態の間は紙一重であって，識別は難しいのです。トラウマに関連した生理学的な活性状態を体験した人にとって，これはしばしば経験することです[273]。生活において楽しさの行動は興奮と対になっているものですが，興奮そのものも避けなければならないものになっていたりします。それがどの程度の興奮状態であれ，この回避反応は，探索，遊び，性的行動システムの適応的な反応を妨害します。さらに，トラウマ体験によって形作られた認知のゆがみは，クライエントが体験できる肯定的な感情をより制限します[207, 273]。

　何らかのトラウマをもっている間，クライエントは痛みと快感が複雑に

からみ合った感じを体験し続けているでしょう。性的虐待の場合には，性的興奮状態とオーガズムをともなっています。虐待されている間に感じていた快感に対して，罪悪感やいけないという感覚をもちます。楽しさや楽しさの後で痛みや恥の感覚がくるという恐れをもったり，習慣的に痛みと快感が1つになったものを探すこともあります。危険なサディズム・マゾヒズムとの出会いを求めたりするクライエントもいます。

　一般的に，トラウマをもつ人は，痛みと恐れを避けるよう行動したり，回避を目標とすることに慣れてしまっていて，楽しさをともなった肯定的な感情を見出すことには慣れていません。危険を察知することに心を奪われていて，喜びをもたらすであろう行動に専心することは学んできませんでした。そういうクライエントは自分の好みがわからない，といいます。どんな行動が楽しさ，満足，喜びといった幸福感をもたらすのか，わからないのです。何を面白いと思い，興味をもち，どんな感覚刺激が自分にとってよい感じをもたらすのか，わからなくなってしまうのです[273, 323]。

楽しさ・喜びと行動システム

　楽しさの体験は行動システムとごく近い関係にあります。子どもの（そして大人の）楽しさの拡大は，「社会的な情動と身体を取り巻く環境への探索を，急速に出現させる起爆剤となるような肯定的に蓄えられた好奇心」を創出します（文献343のp.78）。リスクを負うことを促進し，日常生活の行動システムに十全に従事します。心地よい動きと感覚は，「有機体にとって行動システムの引き金となり舵取りになると認識されているからこそ，心地よいのです」（文献128のp.368）。Panksepp[290]はこの点を拡大して次のように述べています。

　　楽しさと呼んでいる，この筆舌に尽くしがたい概念の，一般的な科学的な定義は，楽しさは，生物学的に何かが有益であると私たちに知らせているという仮定から始まる……有益な刺激であるとは，つまり，生物学的に必要とされる「ぎりぎり状態（set-point）」レベ

ルから逸脱したときに，恒常性の平衡状態へと身体を回復する潜在能力があるのだと脳に教えてくれる刺激のことである。(p.182)

　楽しさは，バランスを回復したり，不均衡を鎮静したりする行動をおこしたときに，引き続いておきます[100, 290]。内的な動機は，それを完了する喜びへの欲求を煽り，中心部から発して心理生物学的な行動システムのゴールを達成します。よって，楽しさは行動システムへの刺激でもあり，行動システムのゴールを達成した結果でもあります[128]。

　サバイバルに有益な刺激は，行動システムが活性化している間は魅力があり楽しいものとなりますが，行動システムが休止状態ではそうはなりません。行動システムのゴールがいったん達成されたならば，私たちはゴールを完遂するための刺激をそれ以上は探しません。たっぷり食事をした後は，食べ物はもはや魅力はなく，その視覚やにおいは不快なものにすらなります。飽和状態になれば，その行動システムと結びついた刺激が喜びをもたらす力は目に見えて減少します。

　Damashioは「痛みは罰とみなされて，引っ込んだり凍りついたり（さらに他の防衛サブシステムなど）という行動と関係します。その一方で，喜びは報償となり，探したり近づいたりする行動と関係しています」（文献100のp.78）と述べています。褒美を期待したり，特定の行動システムの満たされていない目標への解決が見つかったり，目標が満たされたときに，楽しさや喜びを体験します。恒常性の平衡状態を回復するニーズとそれにともなう楽しさへの期待は，「有機体を覚醒し，関心を環境へとひらき，近づき，見出し，そうすることで生存への可能性と脆弱さの両方を増します」（文献100のp.78）。つまり，楽しさを探し，行動システムのゴールを達成しようとすると，リスクに直面する機会が増すのです。トラウマを抱える人は，しばしばこれを恐れます。

　トラウマをもつ人も，近づいたり自分を広げたりという行動によって楽しさを見出そうと試みます。しかし，それが中心部から始まったものだとしても，しばしば虚脱したり，エネルギーが消失したり，収縮したりして，

楽しさの体験が妨げられたりくじかれたりします[245]。動きは中心部と周縁部の統合の欠落を反映し，緊張し，ぎくしゃくし，まとまりなく，弱いものとなるでしょう。それと対照的に，喜びは「静かで調和のとれた動き」，あるいは，興奮をともなう場合は，情熱的で活き活きとした動きになります[245]。スムーズな動きで，中心部から周縁部へと広がります。

行動を完了する楽しさ・喜び

　治療の第3段階において，トラウマをもつ人のための第一の目標は，探したり近づいたりという行動を完了するよう促す身体的精神的な傾向を発見することです。Janet[178]は，トラウマをもつ人が喜びを見出すのは，チャレンジして行動を完了して満足したときだと記しています。「成功・克服段階」である第3段階では，芽を摘まれた動きのある防衛行動を完了させるばかりでなく，さまざまな精神活動，身体行動の完了も大切です。身体行動とは手を伸ばすといったものであり，精神活動とは認知のゆがみを変化させ感情を表現することなどです。「この喜びとこの勝利は……すべての行動が首尾よく完了した後の贈り物なのです」（文献178のp.666）。

　この最後の段階で，クライエントは身体の中心部を感じることを学びます。そうすることで，内的統制感を再び確立し，自分の本当の望みや衝動を明確にします。つながりが増すことで，クライエントは，満足と喜びが高まるような方法で，行動を開始し，実行し，完了するようになります。例えば，マリカは，まず身体の中心部を感じ，次に社会的な状況における習慣的な中心部の緊張をゆるめ，ついに大切な友達に手を伸ばすことで，報われる関係性を築きました。すべての行動は彼女に深い満足をもたらしました。Janet[178]が書いている通り，行動が機能的に回復し，改善すると，たいていある瞬間に，満足が再び次から次へとあらわれていることに気づきます。ある種の楽しさがその行動に影響力を与え，以前は，その行動と患者をつなぐ妨げになっていた不条理さと無益さの感覚に取って代わります（文献178のp.988〜989）。クライエントが行動を完了させる喜びを体験できるようサポートするために，「よい」感じや「まさにぴったり」な感じ

が感じられるように行動してくださいと伝えます。楽しい行動と不快な行動を分けることを学んでもらうのです。

楽しさ・喜びのための介入

　第3段階では，クライエントは，防衛的な傾向にともなう恐れやいらだちや麻痺のトリガーを引くことなく，楽しさと興奮の耐性レベルを上げて，体験を拡大する能力を高めるように取り組みます[50]。楽しさは連続性のあるものとして体験されます。楽しさは幸せや喜悦（joy）といった感情とごく近いものであり，その引き金になります（文献100のp.78）。Migdowは，「楽しさの能力の進展を促す育成計画の第1段階は，感覚に気づくことです」（文献273のp.19）としています。クライエントは楽しさの感覚に気づくリスクをとるように励まされ，生きていることや活力の高まりを実感し，身体の感覚を知覚するようチャレンジし，実際に身体をもっているのだと気づきます。そうすることで，痛みよりも喜びへと導かれるのです。自分が何に関心があるのか，どんな身体的な体験をよいと感じるのか，何を着るか，何を食べるか，どんな行動を好むのか，新しいスキルを学んで見分けられるようになります[273]。クライエントは，新しいものを学び，難しい課題をマスターして内なる楽しさと満足を発見するように励まされます[50]。スポーツにおいてすばらしい技を磨いたり，楽器を演奏したり，大きなグループの中にいてくつろぐなどの新しいスキルや能力を得るでしょう。こうした努力によって，クライエントは欲求不満への耐性と，成功と克服の喜びの体験に対する耐性を学びます。

　肯定的な感情の高まりは，新しい体験と関わりが薄かったり，今までまったくなかったりしたクライエントにとってイライラのもとになるかもしれないことを，心得ておく必要があります。クライエントはしばしば慣れていない楽しい体験に耐えることができなかったり，すぐに昔のやり方に戻ったり，慣れ親しんだいつもの麻痺や回避戦略に逃げ込もうとします。「（楽しい状態から）いつもの神経不安に戻ることで，慣れていてアイデンティティとなっている体験からの分離不安を鎮めるのです」（文献201のp.

173)。トラウマと結びついている傾向に引っ張られることなく，肯定的な感情に耐え続けるために，クライエントはセラピストのサポートと励ましを必要としています。

適切で繊細なふれあいは，喜びの体験をクライエントに再導入し再教育する手段になります。例えば，拷問から生き延びた人には，やさしく触れることで身体感覚のここちよさを再び確立し，拷問の体験を中和します。小さな頃に殴られた体験をもつ人には，セラピストはやさしく背中に触れて，殴られた記憶と身体感覚を比べるように伝えます。この比較によって，クライエントは背中になぐさめられる感じをより自然に感じ，その感じにとどまることができるようになります。それらは以前には，もっと強い刺激である，殴られる体験の記憶によって「かき消されて」いたものです。子どものような好奇心と驚きの資質が，身体で感じる楽しい感じと再びつながるでしょう。1800年代の終わりには次のような現象が観察されていました。

> 感覚の回復がなされたとき，患者は再び十全に覚醒して，驚きと楽しさの感覚を言葉にあらわすだろう。例えばこんなふうに。「ここにあるものすべてがこんなに大きかったとは。この部屋にある家具や他のものもみんな輝いてみえます。私の心臓も脈打っています…」。こういう幸福感の体験によって患者は微笑んだり笑ったりし，愉快さや快活さや健やかさといった人生の一面を得るのだ（375；文献178のp.808より引用）。

セラピーのセッションでは，クライエントに身体感覚と行動の中にある楽しさをみつけることを教えて，自分で楽しさを見出してゆく道を開いていきます。食べたり，触れたり，温かいお風呂に入ったり，その他の感覚的な娯楽などの行動で自分に合っているものをみつけます。色やにおいや布などの手触りや，空気の流れや温度など，今この瞬間の感覚的な知覚に鋭敏に気づきはじめ，焦点づけします。これは，クライエントが楽しさと

喜びの感覚を学び，耐性を養う助けとなります。

　クライエントに与えられたすべての課題の中で，それが目標として達成可能であるならば，楽しむこと（enjoyment）が最も価値の高い目標になります。しかしながら，もしその目標がクライエントの能力を超えたものになるならば，価値は最も低くなります[128]。失敗したという感覚が強化され，楽しさとは正反対のものになってしまうからです[178]。第3段階の介入では，成功のチャンスが最大となるように計画を立てる必要があります。クライエントが耐性を学び，だんだんと大きくなる喜びの体験を愉快なものだと学習できるようにします。目標が達成されて，行動が完了したら，クライエントは成し遂げたという喜びの感覚を体験し，楽しむ能力が継続して拡大するよう励まされます。Hermanが指摘したように，「問題解決への一番の指標は，人生に喜びを取り入れる力と，他の人と十全な関係を築く力です。これがサバイバーの回復です。過去よりも現在と未来により興味をもつようになり，世界に対して恐れではなく，賛美と畏敬の念をもって近づけるようになります」（文献157のp.212）。他の人や世界との関わりで得られる楽しさと満足を拾い集め，身体の中心部と周縁部の統合によってさらに楽しさや満足は増大します。それが優雅で整然とした動きとなってあらわれます。さらにそれが循環的に，ソマティック感覚での喜びを高めます。

　セラピストは，今ここのクライエントの体験が心地よいものかどうかトラッキングします。かすかに微笑みながらうなずく様子や，深い呼吸や，統合された動きや，エネルギーが増した様子などから，楽しんでいるかどうか理解するのです。こういう瞬間はセラピストが適切にコンタクトすることでクライエントと分かち合われて，身体の気づきや関連した記憶や，考えや情動の質や言葉となって拡大されます。心地よい体験となる，あるいは，少なくとも居心地悪いものでない，動きや姿勢をみつけるようクライエントをサポートすることも重要です。例えば，あるクライエントは，セラピストのオフィスのソファで毛布にくるまり，丸くなって寝たときに妨害される感じがなくなったと，感じました。こういう感覚をはっきりつ

かんで，不快がなくなる感じを味わうように励まされました。

あるクライエントにとっては，ただ，セラピストが部屋にいることだけで，痛みに対する慰めとなり，心地よい体験となりました。また，あるクライエントは涙をためて，セラピストに「あなたがいるからここにいます。私だけでは抱えきれないのです」と言いました。セラピストは，このいたわりと力強さの瞬間に，身体の中にやすらぎや喜びをみつけることを，そっと助けました。その感覚にとどまり，十分に味わうことをサポートしました。クライエントは涙を通して，古い痛みと，もはや1人ではないという新しい喜びの感覚の混合を味わいました。彼女は，それを「確か」で「実感できる（substantial）」と表現しました。

ジョアンは非常にストレスフルな状況で8人兄弟の第一子として育ちました。虐待的で経済的に貧しくて薬物依存の両親のもとで育ったのです。ジョアンは「うずくまる」ことを学んで，この機能不全の環境に適応していました。「うずくまる」心理的な傾向は，肩の緊張や，背骨の圧縮や，上半身に動きや自由さが欠如していることに反映されていました。ジョアンは，どんなにつらいことも耐えることができると感じていました。でも，この能力は「困難を支え通す」ことはできましたが，「喜びや明るさ」をジョアンから奪っていました（文献207のp.40）。ジョアンが最初に自分の身体に意識を傾けたときに，中心部は圧迫を感じていて，外層筋が緊張していることに気づきました。下方向への重たさを感じ，自発的な動きや「生きている感じ」を身体にほとんど感じませんでした。別の歩き方のスタイルや習慣を見出そうとするうちに（ためらいがちな歩き方，重くて，とぼとぼとした歩き方，早くてしっかりとした動き，あるいは遅くて「だらしない」動きなどを試すうちに），文字通り世の中をどのように「歩いて」いるか理解していきました。重くてゆっくりとぼとぼ歩いていることに気づくにつれて，ジョアンは自分の動きと関連した言葉を発見しました。「私は一生懸命やらなければなりません。楽しんではいけないのです」。セラピーの最終段階において，ジョアンはまず，このように制限のある信念を変化させ，肯定的な感情や喜びの能力を増すよう，焦点づけま

した。アラインメント（姿勢を整えること）および統合した動きを認知の枠組みと一致するようにくり返し練習し，認知の変化を下支えします。ジョアンは，上半身の動きを増すように，足はより軽くなるように，練習しました。そして「私は決して楽しめない」という信念を和らげました。リラックスして腕を伸ばす練習をし，他の人とつながるために行動をおこしたいという希望に役立てました。愛着や親密さについての健全な信念と，その他の行動システムが育成されるにつれ，ジョアンは新しい身体行動を見出すように促されました。その行動は新しい方向性に合致します。この行動システムのゴールに到達したとき，ジョアンは喜びの感覚を味わったのです。

まとめ：新しい自分という感覚を統合する

第3段階の結論として，それ以前の段階で学習したスキルは自動的にできるようになり，以前は十分に使えなかった行動システムが，今では防衛サブシステムに邪魔されることなく，あらわれるようになります。肯定的な状況への新しい能力が，ソマティックな新しい自己感覚と言語的な自己感覚の統合を可能にします。かつてクライエントを助けていた防衛システムは，他の行動システムと統合され，通常の生活環境を育成します。自己調整と自分をなぐさめる能力は，勇気をもって再び社会につながるよう試みたり，日常生活のすべての行動システムに従事することを可能にします。そして拡大した楽しさの感覚をより深化させます。第3段階で学んだスキルを十分にマスターすると，クライエントの以前の体験を変化させ，新しい自己感覚を見出します。それは，より柔軟で，適応的で，楽しさや楽しさと肯定的な感情を感じる自分なのです[362]。

エピローグ：悲劇から成功と克服へ

言葉はトラウマ治療には欠かせません。しかしながら，現在クライエン

トがどのように防衛しているのか，こういう防衛がもともとのトラウマ的な出来事でどのように機能していたのか，細やかに観察することに代わるものではありません。言葉はまた，もともとのトラウマ的な出来事では不可能だった身体的な防衛行動を，セラピーの中で完了するよう力づける代わりにはなりません。日常生活に関連した行動システムの目標に役立つ行動の代わりにもなりません。本書を通して述べているように，身体的な経験がセンサリーモーター・サイコセラピーにおける介入の第一義的な手段であり，情動的な表現や意味づけは，習慣的なトラウマと結びついた反応のソマティックな再組織化の結果としてあらわれるものなのです。センサリーモーター・サイコセラピーのアプローチは，トップダウンとボトムアップの介入を統合し，身体に直接はたらきかけます。それによって，トラウマやトラウマ後の反応に潜んでいる，より原初的で自動的で無意識的な傾向を扱うことが可能になります。

　フロイトの時代から，たいていのセラピーのアプローチは，感覚運動よりも，認知と情動のプロセスに焦点づけてきました。そして，こういったアプローチはトラウマ症状の解消に成功してきました。しかしながら，身体表現性（somatoform）の症状が特にトラウマを抱えた人に顕著にみられるので，感覚運動プロセスを促進するような介入が付け加わることで治療はいっそう効果的になるのです。トラウマの原体験がどのようなことであっても，感覚運動プロセスに直接的に取り組むことで，身体的な問題に直面する，トラウマの犠牲者が健康的な機能を取り戻すのに役立つでしょう。情報処理が階層的に3つのレベルで行われているので，統合は3つのレベルの体験を必然的にともなうといえます。私たちが遭遇する体験は，トラウマ的な出来事もふくめて，たった1つのレベルでの情報処理だけに影響するのではありません。つまり，感覚運動的処理だけでは十分ではありません。感覚運動，情動，認知という3レベルでの処理の統合がトラウマからの回復には不可欠なのです。

　身体的な介入は，障害となる身体反応を扱うための身体的なリソースとスキルをクライエントに提供します。感覚だけに注意を傾け，身体的な反

応と覚醒状態をトラッキングすることで，毎瞬ごとに処理する情報量を制限する方法を学びはじめると，クライエントはしばしば，落ち着いた感覚が増すと報告します。同様に，力づけの行動を実行することを通して，身体的に自分を保護し防衛する潜在的な力を体験し，外の世界での安全感が養われます。耐えてきた出来事は変わりませんが，精神と身体への否定的な影響は変わります。今までは，恐怖を感じる世界に1人ぼっちで傷つきやすさとともに存在していました。今や，自分にはしっかりとした中身があり，連帯があると感じ始めているのです。自分で自分を保護したり，他の人が助けやサポートのために存在していて，1人ではないという感覚を感じています。そして，もはや1人ではないという感覚とともに，覚醒状態を統制することも習得しつつあるのです。

　さらに，クライエントは防衛や他の行動システムと結びついた，直接的な身体的行動を実行できるようになったときに，満足と喜びを体験します。この満足と喜びが最終的に，語りだけのセラピーでは実現しない，ソマティックな自己感覚の変容をもたらすのです。知り，感じ，行動する——すなわち体験する——こと，こうした身体行動は，クライエントが意識的，無意識的に抱え込んでいた過去のトラウマ関連の身体的，精神的なやり方を変容させます。今の生活において，反応する方法（認知的，情動的，身体的に）や，将来を心に描く方法も変容させます。こうしたボトムアップの介入とトップダウンのアプローチを統合させて，両方の一番よいものを組み合わせることで，長年トラウマに苦しんできたクライエントは，過去と現在，情動と意味，身体と信念，を統合し問題の解決を見出します。あるトラウマを抱えたクライエントは，治療を終結してから1カ月後に手紙をくれました。

　　身体と取り組むことが，私にダメージを与えていた信念と取り組む助けとなりました。——私はよい生活を送る価値がない。私は他の人から何かを得る価値がない。私は傷つけられても仕方がない。だから，ただ消えてしまった方がいい。他の人が傷つけるのを待つよ

り，今傷ついた方がいい，と。でも，強力なリソースをもつ大人として，私はこの信念と対峙し，盲目的にアクティングアウトする必要はなくなりました。……今は，私は生き延びたのだ，とわかっています。あの体験があったからこそ，より大きくなり，より思いやりをもっているのだと思います。これは大きな変化です。主体性がないと感じていたし，こういう体験をもってしまうような，ある種の恐ろしく忌まわしい最低な生活を送らなければならないと思っていたのですから。

　身体的な経験における変容を超えて，クライエントは最終的に自分に対して思いやり深くなり，価値があるのだという実感をもつに至りました。私たちがクライエントに対して望むのは，彼らがひどい体験を生き延びた人として，そしてそれらに負けてしまうのではなく，究極的には強くなった人として，自らの人生を歩んでほしいということなのです。こういう得難い成功と克服を達成すると，成功した治療の終結を決定づける合図になります。Victor Franklが言っているように「希望のない状況で，何の支援もない犠牲者であっても，変えることのできない運命に向き合って，自分を奮い立たせ，さらに成長させることさえ可能なのです。そうすることが，自分を変えます。自分の悲劇を勝利へと変化させるのです」(文献126のp.170)。

文　献

1) Ainsworth, M. (1963). The development of infant–mother interaction among the Ganda. In B. Foss (Ed.), *Determinants of infant behavior* (pp. 67–104). New York: Wiley.
2) Ainsworth, M., Belhar, M., Waters, E., & Wall, S. (1978). *Patterns of attachment: A psychological study of the strange situation.* Hillsdale, NJ: Erlbaum.
3) Ainsworth, M., Bell, S., & Stayton, D. (1971). Individual differences in strange-situation behavior of one-year-olds. In H. Schaffer (Ed.), *The origins of human social relations* (pp. 17–25). New York: Academic Press.
4) Ainsworth, M., & Wittig, B. (1969). Attachment and the exploratory behaviour of one-year-olds in a strange situation. In B. Foss (Ed.), *Determinants of infant behaviour* (pp. 113–136). London: Methuen.
5) Allen, J. (2001). *Traumatic relationships and serious mental disorders.* England: John Wiley & Sons.
6) American Psychiatric Association. (2000). *Diagnostic and statistical manual of mental disorders* (4th ed.). Washington, DC: Author.
7) Aposhyan, S. (1999). *Natural intelligence: Body–mind integration and human development.* Baltimore, MD: Williams & Wilkins.
8) Aposhyan, S. (2004). *Body–mind psychotherapy: Principles, techniques, and practical applications.* New York: Norton.
9) Appelfeld, A. (1994). *Beyond despair.* New York: Fromm.
10) Arnold, M. (1968). *The nature of emotion.* Baltimore, MD: Penguin Books.
11) Austin, J. (1998). *Zen and the brain.* Cambridge, MA: MIT Press.
12) Ayres, A. (1989). *Sensory integration and the child.* Los Angeles: Western Psychological Services.
13) Babkin, B. (1949). *Pavlov: A biography.* Chicago, IL: University of Chicago Press.
14) Bakal, D. (1999). *Minding the body: Clinical uses of somatic awareness.* New York: Guilford Press.
15) Barach, P. (1991). Multiple personality disorder as an attachment disorder. *Dissociation, 4,* 117–123.
16) Bargh, A., & Chartrand, T. (1999). The unbearable automaticity of being. *American Psychologist, 54,* 462–479.
17) Barkes, J., Cosmides, L., & Tooby, J. (1992). The adapted mind: Evolutionary psychology and the generation of culture. New York: Oxford University Press.
18) Barlow, W. (1973). *The Alexander principle.* London: Victor Gollancz.
19) Beckoff, M., & Allen, C. (1998). Intentional communication and social play: How and why animals negotiate and agree to play. In M. Bekoff & J. Byers (Eds.), *Animal play: Evolutionary, comparative, and ecological perspectives* (pp. 97–114). New York: Cambridge University Press.
20) Beckoff, M., & Byers, J. (1998). *Animal play: Evolutionary, comparative, and ecological perspectives.* New York: Cambridge University Press.
21) Beebe, B., & Lachmann, F. (1994). Representations and internalization in infancy: Three principles of salience. *Psychoanalytic Psychology, 11,* 165.

22) Belsky, J. (1999). Modern evolutionary theory and patterns of attachment. In J. Cassidy & P. Shaver (Eds.), *Handbook of attachment: Theory, research, and clinical applications* (pp. 141–146). New York: Guilford Press.
23) Belsky, J., Rosenberg, K., & Crnic, K. (1995). The origins of attachment security: "Classical" and contextual determinants. In S. Goldberg, R. Muir, & J. Kerr (Eds.), *Attachment theory: Social, developmental, and clinical perspectives* (pp. 153–183). Hillsdale, NJ: Analytic Press.
24) Bergman, N. J., Linley, L. L., & Fawcus, S. R. (2004). Randomized controlled trial of skin-to-skin contact from birth versus conventional incubator for physiological stabilization in 1200 to 2199 gram newborns. *Acta Paediatrica, 93*, 779–785.
25) Berlyne, D. (1960). *Conflict, arousal and curiosity*. New York: McGraw-Hill.
26) Bion, W. (1962). *Learning from experience*. London: Karnac Books.
27) Bloom, S. (1997). *Creating sanctuary: Toward an evolution of sane societies*. New York: Routledge.
28) Bouisset, S. (1991). [Relationship between postural support and intentional movement: Biomechanical approach]. *International Archives of Physiology, Biochemistry, and Biophysics, 99*, A77–A92.
29) Bowlby, J. (1973). *Attachment and loss*: Vol. 2. *Separation: anxiety and anger*. Middlesex, UK: Penguin.
30) Bowlby, J. (1980). *Loss, sadness and depression*. New York: Basic Books.
31) Bowlby, J. (1982). *Attachment*. (2 ed.) (vols. 1) New York: Basic Books. (Original work published 1969).
32) Bowlby, J. (1988). *A secure base: Parent–child attachment and healthy human development*. New York: Basic Books.
33) Bradley, R., Greene, J., Russ, E., Dutra, L., & Westen, D. (2005). A multidimensional meta-analysis of psychotherapy for PTSD. *American Journal of Psychiatry, 162*, 214–227.
34) Bradley, S. (2000). *Affect regulation and the development of psychopathology*. Guilford Press: New York.
35) Braun, B. (1986). Issues in the psychotherapy of multiple personality disorder. In B. Braun (Ed.), *Treatment of multiple personality disorder* (pp. 1–28). Washington, DC: American Psychiatric Association.
36) Brazelton, T. (1989). *The earliest relationship*. Reading, MA: Addison-Wesley.
37) Bremner, J. D. (2002). Neuroimaging studies in post-traumatic stress disorder. *Current Psychiatry Reports, 4*, 254–263.
38) Bremner, J. D., & Brett, E. (1997). Trauma-related dissociative states and long-term psychopathology in posttraumatic stress disorder. *Journal of Traumatic Stress, 10*, 37–49.
39) Bremner, J. D., Narayan, M., Staib, L. H., Southwick, S. M., McGlashan, T., & Charney, D. S. (1999). Neural correlates of memories of childhood sexual abuse in women with and without posttraumatic stress disorder. *American Journal of Psychiatry, 156*, 1787–1795.
40) Bremner, J. D., Staib, L. H., Kaloupek, D., Southwick, S. M., Soufer, R., & Charney, D. S. (1999). Neural correlates of exposure to traumatic pictures and sound in Vietnam combat veterans with and without posttraumatic stress disorder: A positron emission tomography study. *Biological Psychiatry, 45*, 806–816.
41) Bremner, J. D., Vermetten, E., Afzal, N., & Vythilingam, M. (2004). Deficits in verbal declarative memory function in women with childhood sexual abuse-related posttraumatic stress disorder. *Journal of Nervous and Mental Disease, 192*, 643–649.
42) Brennan, K., & Shaver, P. (1995). Dimensions of adult attachment, affect regulation, and romantic relationship functioning. *Personality and Social Psychology Bulletin, 21*, 267–283.

43) Breuer, J., & Freud, S. (1955). *Studies in hysteria (1893–1895)*. London: Hogarth Press. (Original work published 1895).
44) Brewin, C. R. (2001). A cognitive neuroscience account of posttraumatic stress disorder and its treatment. *Behavioral Research and Therapy, 39*, 373–393.
45) Brewin, C. R., Dalgleish, T., & Joseph, S. (1996). A dual representation theory of posttraumatic stress disorder. *Psychological Review, 103*, 670–686.
46) Briere, J. (1992). Methodological issues in the study of sexual abuse effects. *Journal of Consulting and Clinical Psychology, 60*, 196–203.
47) Britton, J. C., Phan, K. L., Taylor, S. F., Fig, L. M., & Liberzon, I. (2005). Corticolimbic blood flow in posttraumatic stress disorder during script-driven imagery. *Biological Psychiatry, 57*, 832–840.
48) Bronson, G. W. (1972). Infants' reactions to unfamiliar persons and novel objects. *Monographs of the Society for Research in Child Development, 37*, 1–46.
49) Brown, D., & Fromm, E. (1986). *Hypnotherapy and hypnoanalysis*. Hillsdale, NJ: Erlbaum.
50) Brown, D., Schefflin, A., & Hammond, D. (1998). *Memory, trauma, treatment, and the law: An essential reference on memory for clinicians, researchers, attorneys, and judges*. New York: Norton.
51) Brown, S. (1995). Through the lens of play. *Revision, 17*, 4–14.
52) Bruner, J. (1951). Personality dynamics and the process of perceiving. In R. Blake & G. Ramsey (Eds.), *Perception: An approach to personality* (pp. 121–147). New York: Ronald.
53) Bundy, A. C. (2002). The process of planning and implementing intervention. In A. C. Bundy, S. J. Lane, & W. E. A. Murray (Eds.), *Sensory integration: Theory and practice* (pp. 211–228). Philadelphia: F. A. Davis Company.
54) Bundy, A., Lane, S., & Murray, E. (2002). *Sensory integration: Theory and practice*. Philadelphia: F. A. Davis Company.
55) Burnstein, M. I., Ellis, B. I., Teitge, R. A., Gross, M. L., & Shier, C. K. (1986). Radiographic features of anterior cruciate ligament reconstruction. *Henry Ford Hospital Medical Journal, 34*, 270–274.
56) Cabeza, R., & Nyberg, L. (2000). Imaging cognition II: An empirical review of 275 PET and fMRI studies. *Journal of Cognitive Neuroscience, 12*, 1–47.
57) Cabeza, R., & Nyberg, L. (2003). Functional neuroimaging of memory. *Neuropsychologia, 41*, 241–244.
58) Cabib, S., & Puglisi-Allegra, S. (1996). Stress, depression and the mesolimbic dopamine system. *Psychopharmacology (Berlin), 128*, 331–342.
59) Caldwell, C. (1997a). *Getting in touch: The guide to new body-centered therapies*. Wheaton, IL: Theosophical Publishing House.
60) Caldwell, C. (2003). Adult group play therapy. In C. Schaefer (Ed.), *Play therapy with adults* (pp. 301–316). Hoboken, NJ: Wiley.
61) Caldwell, C. (1995). Life dancing itself: The role of movement and play in evolution. *Revision magazine, 17*, 43–47.
62) Caldwell, C. (1996). *Getting our bodies back: Recovery, healing, and transformation through body-centered psychotherapy*. Boston and London: Shambahala.
63) Caldwell, C. (1997b). Ethics and techniques for touch in somatic psychotherapy. In C. Caldwell (Ed.), *Getting in touch: The guide to new body-centered therapies*. Wheaton, IL: Quest Books.
64) Cameron, O. G. (2001). Interoception: The inside story—a model for psychosomatic processes. *Psychosomatic Medicine, xx*, 697–710. www.psychosomaticmedicine.org
65) Cannon, W. B. (in press). Authenticity, the spirit of play and the practice of psychotherapy. *Review of existential psychology and psychiatry*. Seattle, Washington:
66) Cannon, W. B. (1928). The mechanism of emotional disturbance of bodily functions. *New England Journal of Medicine, 198*, 877–884.

67) Cannon, W. B. (1929). *Bodily changes in pain, hunger, fear and rage* (2nd ed.). New York: Appleton.
68) Cannon, W. B. (1953). *Bodily changes in pain, hunger, fear and rage: An account of recent researches into the function of emotional excitement.* Boston: Charles T. Branford.
69) Cardeña, E., Maldonado, J., Van der Hart, O., & Spiegel, D. (2000). Hypnosis. In E. Foa, T. Keane, & M. Friedman (Eds.), *Effective treatments for PTSD* (pp. 407–440). New York: Guildford Press.
70) Carlson, E., Armstrong, J., Lowenstein, R., & Roth, D. (1998). Relationships between traumatic experiences and symptoms of posttraumatic stress, dissociation, and amnesic. In J. D. Bremner & C. Marmar (Eds.), *Trauma, memory, and dissociation* (pp. 205–227). Washington, DC: American Psychiatric Press.
71) Carlson, V., Cicchetti, D., Barnett, D., & Braunwald, K. (1998). Finding order in disorganization: Lessons from research on maltreated infants' attachments to their caregivers. In C. Cicchetti & G. Carlson (Eds.), *Child maltreatment: Theory and research on the causes and consequences of child abuse and neglect* (pp. 494–528). New York: Cambridge University Press.
72) Carter, R. (1998). *Mapping the mind.* Berkeley, CA: University of California Press.
73) Cassidy, J. (1999). The nature of the Child's Ties. In J. Cassidy & P. Shaver (Eds.), *Handbook of attachment: Theory, research, and clinical applications* (pp. 3–20). New York: Guilford Press.
74) Cassidy, J., & Shaver, P. (1999). *Handbook of attachment: Theory, research, and clinical applications.* New York: Guilford Press.
75) Charney, D. S., Deutch, A. Y., Krystal, J. H., Southwick, S. M., & Davis, M. (1993). Psychobiologic mechanisms of posttraumatic stress disorder. *Archives of General Psychiatry, 50,* 295–305.
76) Chefetz, R. A. (2000). Affect dysregulation as a way of life. *Journal of the American Academy of Psychoanalysis, 28,* 289–303.
77) Chu, J. (1988). Ten traps for therapists in the treatment of trauma survivors. *Dissociation, 1,* 25–32.
78) Chu, J. (1998). *Rebuilding shattered lives: The responsible treatment of complex post-traumatic and dissociative disorders.* New York: Wiley.
79) Chu, J. (2005). *Guidelines for treating dissociative identity disorder in adults.* Retrieved August 20, 2005, xxxx, from www.ISSD.org.indexpage/treatguides.com
80) Chugani, H. T., Behen, M. E., Muzik, O., Juhasz, C., Nagy, F., & Chugani, D. C. (2001). Local brain functional activity following early deprivation: A study of post-institutionalized Romanian orphans. *Neuroimage, 14,* 1290–1301.
81) Ciccetti, D., & Toth, S. (1995). A developmental psychopathology perspective on child abuse and neglect. *Journal of the American Academy of Child and Adolescent Psychiatry, 14,* 541–565.
82) Cioffi, D. (1991). Beyond attentional strategies: A cognitive–perceptual model of somatic interpretation. *Psychological Bulletin, 109,* 25–41.
83) Claridge, K. (1992). Reconstructing memories of abuse: A theory-based approach. *Psychotherapy, 29,* 243–252.
84) Cloete, S. (1972). *A Victorian son: An autobiography 1897–1922.* London: Collins.
85) Cloitre, M., Koenen, K. C., Cohen, L. R., & Han, H. (2002). Skills training in affective and interpersonal regulation followed by exposure: A phase-based treatment for PTSD related to childhood abuse. *Journal of Consulting and Clinical Psychology, 70,* 1067–1074.
86) Cohen, B. (1993). *Sensing, feeling and action.* Northampton, MA: Contact.

87) Cole, P. M., & Putnam, F. W. (1992). Effect of incest on self and social functioning: A developmental psychopathology perspective. *Journal of Consulting and Clinical Psychology, 60,* 174–184.
88) Conrad, E. (1997). *Movement.* Retrieved August 9, 2001 from www.continuummovement.com/article3.html
89) Cordon, I., Pipe, M., Mayfan, L., Melinder, A., & Goodman, G. (2004). Memory for traumatic experiences in early childhood. *Developmental Review, 24,* 101–132.
90) Courtois, C. A. (1988). *Healing the incest wound: Adult survivors in therapy.* New York: Norton.
91) Courtois, C. A. (1991). Theory, sequencing, and strategy in treating adult survivors. *New Directions for Mental Health Services, 51,* 47–60.
92) Courtois, C. A. (1992). The memory retrieval process in incest survivor therapy. *Journal of Child Sexual Abuse, 1,* 15–31.
93) Courtois, C. A. (1999). *Recollections of sexual abuse: Treatment principles and guidelines.* New York: Norton.
94) Cowan, N. (1988). Evolving conceptions of memory storage, selective attention, and their mutual constraints within the human information-processing system. *Psychological Bulletin, 104,* 163–191.
95) Cozolino, L. (2002). *The neuroscience of psychotherapy: Building and rebuilding the human brain.* New York: Norton.
96) Craig, A. D. (2003). Interoception: The sense of the physiological condition of the body. *Current Opinions in Neurobiology, 13,* 500–505.
97) Crittenden, P. (1995). Attachment and psychopathology. In S. Goldberg, R. Muir, & J. Kerr (Eds.), *Attachment theory: Social, developmental, and clinical perspectives* (pp. 367–406). Hillsdale, NJ: Analytic Press.
98) Czeisler, C. A., Ede, M. C., Regestein, Q. R., Kisch, E. S., Fang, V. S., & Ehrlich, E. N. (1976). Episodic 24-hour cortisol secretory patterns in patients awaiting elective cardiac surgery. *Journal of Clinical and Endocrinological Metabolism, 42,* 273–283.
99) Damasio, A. (1994). *Decartes' error: Emotion, reason, and the human brain.* New York: Putnam.
100) Damasio, A. (1999). *The feeling of what happens.* New York: Harcourt, Brace.
101) Damasio, A., Grabowski, T. J., Bechara, A., Damasio, H., Ponto, L. L., Parvizi, J., et al. (2000). Subcortical and cortical brain activity during the feeling of self-generated emotions. *Nature Neuroscience, 3,* 1049–1056.
102) Darwin, C. (1872). *The expression of the emotions in man and animals.* London: John Murray.
103) Davidson, R. J., Kabat-Zinn, J., Schumacher, J., Rosenkranz, M., Muller, D., Santorelli, S. F., et al. (2003). Alterations in brain and immune function produced by mindfulness meditation. *Psychosomatic Medicine, 65,* 564–570.
104) Davies, J., & Frawley, M. (1994). *Treating the adult survivor of childhood sexual abuse.* New York: Basic Books.
105) Deese, J. (1958). *The psychology of learning.* New York: McGraw-Hill.
106) Depue, R. A., Luciana, M., Arbisi, P., Collins, P., & Leon, A. (1994). Dopamine and the structure of personality: Relation of agonist-induced dopamine activity to positive emotionality. *Journal of Personality and Social Psychology, 67,* 485–498.
107) Devilly, G. J., & Foa, E. B. (2001). The investigation of exposure and cognitive therapy: Comment on Tarrier et al. (1999). *Journal of Consulting Clinical Psychology, 69,* 114–116.
108) Diamond, S., Balvin, R., & Diamond, F. (1963). *Inhibition and choice.* New York: Harper & Row.

109) Donaldson, F. (1993). *Playing by heart: The vision and practice of belonging.* Deerfield Beach, FL: Health Communications.
110) Eckberg, M. (2000). *Victims of cruelty: Somatic psychotherapy in the treatment of posttraumatic stress disorder.* Berkeley, CA: North Atlantic Books.
111) Ellenberger, H. F. (1970). *The discovery of the unconscious.* New York: Basic Books.
112) Emde, R. (1989). The infant's relationship experience: Developmental and affective aspects. In A. Sameroff & R. Emde (Eds.), *Relationship disturbances in early childhood: A developmental approach* (pp. 35–51). New York: Basic Books.
113) Eysenck, M. (1979). Depth, elaboration, and distinctiveness. In L. Cermak & F. Craik (Eds.), *Levels of processing in human memory* (pp. 89–118). Hillsdale, NJ: Erlbaum.
114) Fanselow, M., & Lester, L. (1988). A functional behavioristic approach to aversively motivated behavior: Predatory imminence as a determinant of the topography of defensive behavior. In R. Bolles & M. Beecher (Eds.), *Evolution and learning* (pp. 185–212). Hillsdale, NJ: Erlbaum.
115) Fanselow, M., & Sigmundi, R. A. (1982). The enhancement and reduction of defensive fighting by naloxone pretreatment. *Physiological Psychology, 10,* 313–316.
116) Figley, C. (1995). Compassion fatigue as secondary traumatic stress disorder: An overview. In C. Figley (Ed.), *Compassion fatigue: Coping with secondary traumatic stress disorder in those who treat the traumatized* (pp. 1–20). Philadelphia: Brunner/Mazel.
117) Fisher, A., Murray, E., & Bundy, A. (1991). *Sensory integration: Theory and practice.* Philadelphia: Davis.
118) Foa, E. B., Dancu, C. V., Hembree, E. A., Jaycox, L. H., Meadows, E. A., & Street, G. P. (1999). A comparison of exposure therapy, stress inoculation training, and their combination for reducing posttraumatic stress disorder in female assault victims. *Journal of Consulting and Clinical Psychology, 67,* 194–200.
119) Fonagy, P., Steele, M., Steele, H., Leigh, T., Kennedy, R., Mattoon, G., & Target, M. (1995). Attachment, the reflective self, and borderline states: The predictive specificity of the adult attachment interview and pathological emotional development. In S. Goldberg, R. Muir, J. Kerr (Eds.), *Attachment theory: Social developmental and clinical perspectives.* Hillsdale, NJ: The Analytic Press.
120) Fonagy, P. (1999a). Memory and therapeutic action. *International Journal of Psychoanalysis, 80*(Pt. 2), 215–223.
121) Fonagy, P. (1999b). Psychoanalytic theory from the viewpoint of attachment theory and research. In J. Cassidy & P. R. Shaver (Eds.), *Handbook of attachment: Theory, research, and clinical applications* (pp. 595–625). New York: Guilford Press.
122) Fonagy, P., Gergely, G., Jurist, E., & Target, M. (2002). *Affect regulation, mentalization, and the development of self.* New York: Other Press.
123) Fonagy, P., & Target, M. (1997). Attachment and reflective function: Their role in self-organization. *Developmental and Psychopathology, 9,* 679–700.
124) Fosha, D. (2000). *The transforming power of affect: A model for accelerated change.* New York: Basic Books.
125) Fox, N., & Card, J. (1999). Psychophysiological measures in the study of attachment. In J. Cassidy & P. Shaver (Eds.), *Handbook of attachment: Theory, research, and clinical applications* (pp. 226–245). New York: Guilford Press.
126) Frankl, V. (1984). *Man's search for meaning.* New York: Pocket Books. (Original work published 1959)
127) Fraser, S. (1987). *In my father's house: A memoir of incest and of healing.* Toronto, Canada: Doubleday.

128) Frijda, N. (1986). *The emotions.* Cambridge, UK: Cambridge University Press.
129) Gaensbaur, T., & Hiatt, S. (1984). Facial communication of emotions in early infancy. In N. Fox & R. Davidson (Eds.), *The psychobiology of affective development* (pp. 207–230). Hillsdale, NJ: Erlbaum.
130) Gallup, G. G., Jr. (1974). Animal hypnosis: Factual status of a fictional concept. *Psychological Bulletin, 81,* 836–853.
131) Gazzaniga, M. S., Holtzman, J. D., & Smylie, C. S. (1987). Speech without conscious awareness. *Neurology, 37,* 682–685.
132) Gelb, M. (1981). *Body learning: How to achieve better health through the world famous method of mind–body unity.* New York: Aurum Press.
133) Gendlin, E. (1981). *Focusing.* New York: Bantam Books.
134) Genze, E., Vermetten, E., & Bremner, J. D. (2005). MR-based in vivo hippocampal volumetrics: 2 findings in neuropsychiatric disorders. *Molecular Psychiatry, 10*(2): 160–184.
135) George, C., & Solomon, J. (1999). Attachment and caregiving: The caregiving behavioral system. In J. Cassidy & P. Shaver (Eds.), *Handbook of attachment: Theory, research, and clinical applications* (pp. 649–670). New York: Guilford Press.
136) Gergely, G., & Watson, J. (1999). Early social–emotional development: Contingency perception and the social biofeedback model. In P. Rochat (Ed.), *Early social cognition: Understanding others in the first months of life* (pp. 101–137). Hillsdale, NJ: Erlbaum.
137) Gergely, G., & Watson, J. S. (1996). The social biofeedback theory of parental affect-mirroring: The development of emotional self-awareness and self-control in infancy. *International Journal of Psychoanalysis, 77*(Pt. 6), 1181–1212.
138) Geuze, E., Vermetten, E., & Bremner, J. D. (2005). MRI-based in vivo hippocampal volumetrics: 1. Review of methodologies currently employed. *Molecular Psychiatry, 10,* 147–159.
139) Gold, S. (1998). Training professional psychologists to treat survivors of childhood sexual abuse. *Psychotherapy, 34,* 365–374.
140) Goleman, D. (1995). *Emotional intelligence: Why it can matter more than IQ.* New York: Bantam Books.
141) Goodall, J. (1995). Chimpanzees and others at play. *Revision, 17,* 14–20.
142) Gottlieb, R. (2005). The psychophysiology of nearsightedness. Retrieved October 5, 2005, from www.iblindness.org/articles/gottlieb-psych/ch2.html
143) Gould, J. (1982). *Ethology: The mechanisms and evolution of behavior.* New York: Norton.
144) Graham, F. (1979). Distinguishing among orienting, defense, and startle reflexes. In H. Kimmel, E. Van Olst, & J. Orlebeke (Eds.), *The orienting reflex in humans* (pp. 137–167). Hillsdaly, NJ: Erlbaum.
145) Green, V. (2003). Emotional development: Biological and clinical approaches— towards an integration. In V. Green (Ed.), *Emotional development, psychoanalysis, attachment theory, and neuroscience: Creating connections.* New York: Brunner-Routledge Hove.
146) Greenough, W., & Black, J. (1992). Induction of brain structure by experience: Substrates for cognitive development. In C. Nelson (Ed.), *Minnesota symposium on child development* (pp. 155–200). Hillsdale, NJ: Erlbaum.
147) Grigsby, J., & Stevens, D. (2000). *Neurodynamics of personality.* New York: Guilford Press.
148) Grinker, R., & Spiegel, J. (1945). *Men under stress.* Philidelphia: Blakiston.
149) Grossman, K., Grossmann, K., & Zimmermann, P. (1999). A wider view of attachment and exploration: Stability and change during the years of immaturity. In J. Cassidy & P. Shaver (Eds.), *Handbook of attachment: Theory, research, and clinical applications* (pp. 760–786). New York: Guilford Press.

150) Hannaford, C. (1995). *Smart moves: Why learning is not all in your head*. Arlington, VA: Great Ocean Publishers.
151) Harper, K., & Steadman, J. (2003). Therapeutic boundary issues in working with childhood sexual-abuse survivors. *American Journal of Psychotherapy, 57*, 64–79.
152) Hazan, C., & Shaver, P. (1990). Love and work: An attachment theoretical perspective. *Journal of Personality and Social Psychology, 59*, 270–280.
153) Hazan, C., & Zeifman, D. (1999). Pair bonds as attachments: Evaluating the evidence. In J. Cassidy & P. Shaver (Eds.), *Handbook of attachment: Theory, research, and clinical applications* (pp. 336–354). New York: Guilford Press.
154) Heckler, R. (1984). *The anatomy of change: East/West approaches to bodymind therapy*. Boulder, CO: Shambhala.
155) Heckler, R. (1993). *The anatomy of change: A way to move through life's transitions*. Berkeley, CA: First North Atlantic Books.
156) Hedges, L. (1997). Surviving the transference psychosis. In L. Hedges, R. Hilton, V. Hilton, & O. J. Caudill (Eds.), *Therapists at risk: Perils of the intimacy of the therapeutic relationship* (pp. 109–145). Northvale, NJ: Jason Aronson.
157) Herman, J. (1992). *Trauma and recovery*. New York: Basic Books.
158) Hobson, J. (1994). *The chemistry of conscious states*. New York: Back Bay Books.
159) Hofer, M. A. (1970). Cardiac and respiratory function during sudden prolonged immobility in wild rodents. *Psychosomatic Medicine, 32*, 633–647.
160) Hofer, M. A. (1984). Relationships as regulators: A Psychobiologic perspective on bereavement. *Psychosomatic Medicine, 46*: 183–197.
161) Horel, J. A., Keating, E. G., & Misantone, L. J. (1975). Partial Kluver–Bucy syndrome produced by destroying temporal neocortex or amygdala. *Brain Research, 94*, 347–359.
162) Horowitz, M. (1986). *Stress response syndromes* (2 ed.). Northvale, NJ: Jason Aronson.
163) Hull, A. M. (2002). Neuroimaging findings in post-traumatic stress disorder: Systematic review. *British Journal of Psychiatry, 181*, 102–110.
164) Hunt, A. R., & Kingstone, A. (2003). Covert and overt voluntary attention: Linked or independent? *Brain Research Cognitive Brain Research, 18*, 102–105.
165) Hunter, M., & Struve, J. (1998). *The ethical use of touch in psychotherapy*. Thousand Oaks, CA: Sage.
166) Ikemi, Y., & Ikemi, A. (1986). An Oriental point of view in psychosomatic medicine. *Psychotherapy and Psychosomatics, 45*(3), 118–126.
167) Internet Encyclopedia of Philosophy: Embodied Cognition. Retrieved September 3, 2005, from www.iep.utm.edu/e/embodcog.htm.
168) Jaffe, J., Beebe, B., Feldstein, S., Crown, C. L., & Jasnow, M. D. (2001). Rhythms of dialogue in infancy: Coordinated timing in development. *Monograms Society of Research on Child Development, 66*, 1–132.
169) James, W. (1962). *Talks to teachers on psychology and to students on some of life's ideals*. New York: Henry Holt. (Original work published 1889.)
170) Janet, P. (1889). *L'automatisme psychologique* [Psychological automatisms]. Paris: Felix Alcan.
171) Janet, P. (1898). *Névroses et idées fixes* [Neuroses and fixations]. Paris: Felix Alcan.
172) Janet, P. (1898). Le traitement psychologique de l'hystérie [Psychological treatment of hysteria]. In A. Robin (Ed.), *Traité de thérapeutique appliquée*. Paris: Rueff.
173) Janet, P. (1903). *Les obsessions et la psychasthénie* [Obsessions and psychasthenia] (vols. 1). Paris: Félix Alcan.
174) Janet, P. (1907). *The major symptoms of hysteria*. New York: Macmillan.
175) Janet, P. (1909). *Les névroses*. [The neuroses] Paris: E. Flammarion.
176) Janet, P. (1909). Problèmes psychologiques de l'émotion [Psychological problems of emotion]. *Revue Neurologique, 17*, 1551–1687.

177) Janet, P. (1919). *Psychological healing*. New York: Macmillan.
178) Janet, P. (1925). *Principles of psychotherapy*. London: Allen & Unwin. (Originally published in Paris, 1919).
179) Janet, P. (1926). *Psychologie experimentale: Les stades d l'évolution psychologique* [The stages of psychological evolution]. Paris: Chahine.
180) Janet, P. (1928). *L'evolution de la mémoire et de la notion du temps* [The evolution of memory and the notion of time]. Paris: Chahine.
181) Janet, P. (1929). *L'évolution de la personnalité (New Société Pierre Janet Pris 1984 ed.)* [The evolution of the personality]. Paris: Chahine.
182) Janet, P. (1935a). *Les débuts de l'intelligence* [The beginnings of intelligence]. Paris: Flammarion.
183) Janet, P. (1935b). Réalisation et interprétation [Realization and interpretation]. *Annales Médico-Psychologiques, 93*, 329–366.
184) Janet, P. (1937a). Les troubles de la personnalité [Troubles of the personality]. *Annales Medico-Psychologiques, 95*, 421–468.
185) Janet, P. (1937b). Psychological strength and weakness in mental diseases. In R. Merton (Ed.), *Factors determining human behavior* (pp. 64–106). Cambridge, MA: Harvard University Press.
186) Janet, P. (1945). La croyance délirante [Delerious belief]. *Schweizerische Zeitschrift für Psychologie, 4*, 173–187.
187) Janet, P. (1998). *The mental state of hystericals*. (Reprinted from *The mental state of hystericals*, by P. Janet, 1901, New York: Putnam.) Washington, DC: University Publications of America.
188) Janoff-Bulman, R. (1992). *Shattered assumptions: Towards a new psychology of trauma*. New York: Free Press.
189) Janoff-Bulman, R., Timko, C., & Carli, L. (1985). Cognitive biases in blaming the victim. *Journal of Experimental Social Psychology, 21*, 161–177.
190) Jensen, E. (1998). *Teaching with the brain in mind*. Alexandria VA: American Association of Counseling and Development.
191) Joliot, M., Ribary, U., & Llinas, R. (1994). Human oscillatory brain activity near 40 Hz coexists with cognitive temporal binding. *Proceedings of the National Academy of Science U.S.A., 91*, 11748–11751.
192) Johnson, S. C., Baxter, L. C., Wilder, L. S., Pipe, J. G., Heiserman, J. E., Prigatano, G. P. (2002). Neural correlates of self reflection. *Brain, 125*, 1808–1814.
193) Juhan, D. (1987). *Job's body: A handbook for bodywork*. Barrytown, NY: Station Hill Press.
194) Kabat-Zinn, J. (1994). *Wherever you go, there you are: Mindfulness meditation in everyday life*. New York: Hyperion.
195) Keleman, S. (1985). *Emotional anatomy*. Berkeley, CA: Center Press.
196) Kepner, J. (1987). *Body process: A gestalt approach to working with the body in psychotherapy*. New York: Gardner Press.
197) Kepner, J. (1995). *Healing tasks: Psychotherapy with adult survivors of childhood abuse*. San Francisco: Jossey-Bass.
198) Kimmel, H., Van Olst, E., & Orlebeke, J. (1979). *The orienting reflex in humans*. Hillsdale, NJ: Erlbaum.
199) Kirsch, I., & Lynn, S. J. (1999). Automaticity in clinical psychology. *The American Psychologist, 54*, 504–515.
200) Kluft, R. P. (1996). Treating the traumatic memories of patients with dissociative identity disorder. *American Journal of Psychiatry, 153*, 103–110.
201) Krueger, D. (2002). *Integrating body self and psychological self: Creating A new story in psychoanalysis and psychotherapy*. New York: Brunner-Routledge.
202) Krystal, H. (1978). Trauma and affects. *Psychoanalytic Study of the Child, 33*, 81–116.

203) Krystal, H. (1988). *Integration and self-healing: Affect, trauma, alexithymia.* Hillsdale, NJ: Analytic Press.
204) Krystal, J., Bremner, J. D., Southwick, S. M., & Charney, D. S. (1998). The emerging neurobiology of dissociation: Implications for treatment of posttraumatic stress disorder. In J. D. Bremner & C. Marmar (Eds.), *Trauma, memory, and dissociation* (pp. 321–363). Washington, DC: American Psychiatric Association.
205) Kudler, H., Blank, A., & Krupnick, J. (2000). Psychodynamic therapy. In E. Foa, T. Keane, & M. Friedman (Eds.), *Effective treatments for PTSD: Practice guidelines from the international society for traumatic stress studies* (pp. 176–198). New York: Guilford Press.
206) Kuiken, D., Busink, R., Dukewich, T., & Gendlin, E. (1996). Individual differences in orienting activity mediate feeling realization in dreams: II. Evidence from concurrent reports of movement inhibition. *Dreaming, 6*(4). Retrieved June 18, 2005, from www.asdreams.org/journal/articles/6-4kuiken.com
207) Kurtz, R. (1990). *Body-centered psychotherapy: The Hakomi method.* Mendicino, CA: LifeRhythm.
208) Kurtz, R. (2004). Hakomi method of mindfulness-based body psychotherapy. Retrieved September 11, 2005, from www.ronkurtz.com/writing/Readings.Aug.2004.pdf
209) Kurtz, R., & Prestera, H. (1976). *The body reveals: An illustrated guide to the psychology of the body.* New York: Holt, Rinehart & Winston.
210) Laban, R. (1975). *A life for dance: Reminiscences.* New York: Theater Arts Books.
211) Lakoff, G., & Johnson, N. (1999). *Philosophy in the flesh: The embodied mind and its challenge to Western thought.* New York: Perseus Book Group.
212) Lane, R. D., Fink, G. R., Chau, P. M., & Dolan, R. J. (1997). Neural activation during selective attention to subjective emotional responses. *Neuroreport, 8,* 3969–3972.
213) Lane, R. D., & McRae, K. (2004). Neural substrates of conscious emotional experience: A cognitive-neuroscientific perspective. In M. Beauregard (Ed.), *Consciousness, emotional self-regulation, and the brain* (pp. 87–122). Philadelphia: Benjamins.
214) Lanius, R. A., Blum, R., Lanius, U., & Pain, C. (2006). A review of neuroimaging studies of hyperarousal and dissociation in PTSD: Heterogeneity of response to symptom provocation. *Journal of Psychiatric Research.*
215) Lanius, R. A., Hopper, J. W., & Menon, R. S. (2003). Individual differences in a husband and wife who developed PTSD after a motor vehicle accident: A functional MRI case study. *American Journal of Psychiatry, 160,* 667–669.
216) Lanius, R. A., Williamson, P. C., Bluhm, R. L., Densmore, M., Boksman, K., Neufeld, R. W., et al. (2005). Functional connectivity of dissociative responses in posttraumatic stress disorder: A functional magnetic resonance imaging investigation. *Biological Psychiatry, 57,* 873–884.
217) Lanius, R. A., Williamson, P. C., Boksman, K., Densmore, M., Gupta, M., Neufeld, R. W., et al. (2002). Brain activation during script-driven imagery induced dissociative responses in PTSD: A functional magnetic resonance imaging investigation. *Biological Psychiatry, 52,* 305–311.
218) Lanius, R. A., Williamson, P. C., Densmore, M., Boksman, K., Neufeld, R. W., Gati, J. S., et al. (2004). The nature of traumatic memories: A 4-T fMRI functional connectivity analysis. *American Journal of Psychiatry, 161,* 36–44.
219) Lanyado, M. (2001). The symbolism of the story of Lot and his wife: The function of the "present relationship" and the non-interpretative aspects of the therapeutic relationship facilitating change. *Journal of Child Psychotherapy, 27,* 19–33.
220) Laplanche, J., & Pontalis, J. (1998). *The language of psychoanalysis.* London: Karnac Books.

221) Lazarus, R. S. (1966). Psychological stress and the coping process. New York: McGraw-Hill.
222) LeDoux, J. (1994). Emotion, memory and the brain. *Scientific American, 270*(6) 50–57.
223) LeDoux, J. (1996). *The emotional brain: The mysterious underpinnings of emotional life.* New York: Simon & Schuster.
224) LeDoux, J. (2002). *Synaptic self: How our brains become who we are.* New York: Penguin Group.
225) LeDoux, J., Romanski, L. M., & Xagoraris, A. (1991). Indelibility of subcortical emotional memories. *Journal of Cognitive Neuroscience, 1,* 238–243.
226) Leitenberg, H., Greenwald, E., & Cado, S. (1992). A retrospective study of long-term methods of coping with having been sexually abused during childhood. *Child Abuse and Neglect, 16,* 399–407.
227) Levine, P. with Frederick, A. (1997). *Waking the tiger: Healing trauma.* Berkeley, CA: North Atlantic Books.
228) Levine, P. (2004). Panic, biology, and reason: Giving the body its due. In I. MacNaughton (Ed.), *Body, breath, and consciousness* (pp. 267–286). Berkeley, CA: North Atlantic Books.
229) Levine, P. (2005). Memory, trauma and healing: Foundation for human enrichment. Retrieved July 16, 2005, from www.traumahealing.com/art_memory.html
230) Levine, P., & MacNaughton, I. (2004). Breath and consciousness: Reconsidering the viability of breathwork in psychological and spiritual interventions in human development. In I. MacNaughton (Ed.), *Body, breath, and consciousness: A somatics anthology* (pp. 267–293). Berkeley, CA: North Atlantic Books.
231) Levy, J. (1978). *Play behavior.* New York: Wiley.
232) Lewis, L., Kelly, K., & Allen, J. (2004). *Restoring hope and trust: An illustrated guide to mastering trauma.* Baltimore: Sidran Institute Press.
233) Liberzon, I., & Phan, K. L. (2003). Brain-imaging studies of posttraumatic stress disorder. *CNS.Spectrums, 8,* 641–650.
234) Liberzon, I., Taylor, S. F., Fig, L. M., & Koeppe, R. A. (1996). Alteration of corticothalamic perfusion ratios during a PTSD flashback. *Depression and Anxiety, 4,* 146–150.
235) Lichtenberg, J. D. (1990). On motivational systems. *Journal of the American Psychoanalytic Association, 38*(2), 517–518.
236) Lichtenberg, J. D., & Kindler, A. R. (1994). A motivational systems approach to the clinical experience. *Journal of the American Psychoanalytic Association, 42,* 405–420.
237) Lichtenberg, J. D., Lachmann, F., & Fosshage, J. (1992). *Self and motivational systems: Toward a theory of psychoanalytic technique.* Hillsdale, NJ: Analytic Press.
238) Linehan, M. M. (1993). *Skills training manual for treating borderline personality disorder.* New York: Guilford Press.
239) Liotti, G. (1992). Disorganized/disoriented attachment in the etiology of the dissociative disorders. *Dissociation, 4,* 196–204.
240) Liotti, G. (1999a). Disorganization of attachment as a model for understanding dissociative psychopathology. In J. Solomon & C. George (Eds.), *Attachment disorganization* (pp. 297–317). New York: Guilford Press.
241) Liotti, G. (1995). Disorganized/disoriented attachment in the psychotherapy of dissociative disorders. In S. Goldberg, R. Muir, & J. Kerr (Eds.), *Attachment theory: Social, developmental, and clinical perspectives* (pp. 343–363). Hillsdale, NJ: Analytic Press.
242) Llinas, R. (2001). *I of the vortex: From neurons to self.* Cambridge, MA: MIT Press.

243) Llinas, R., Ribary, U., Contreras, D., & Pedroarena, C. (1998). The neuronal basis for consciousness. *Philosophical Transactions of the Royal Society of London, Series B, Biological Sciences, 353*, 1841–1849.
244) Lockhart, S., Craik, F., & Jacoby, L. (1976). Depth of processing, recognition and recall. In L. Brown (Ed.), *Recall and recognition* (pp. 75–102). New York: Wiley.
245) Lowen, A. (1970). *Pleasure: A creative approach to life*. Baltimore: Penquin Books.
246) Lowen, A. (1975). *Bioenergetics*. New York: Penquin Books.
247) Luria, A. (1980). *Higher cortical functions in man* (Rev. ed.). New York: Basic Books.
248) Luxenberg, T., Spinazzola, J., Hidalgo, J., Hunt, C., & van der Kolk, B. A. (2001). Complex trauma and disorders of extreme stress (DESNOS), part two: Treatment. *Directions in Psychiatry, 21*, 395–414.
249) Luxenberg, T., Spinazzola, J., & van der Kolk, B. A. (2001). Complex trauma and disorders of extreme stress (DESNOS) diagnosis, part one: Assessment. *Directions in Psychiatry, 21*, 363–392.
250) Lyons-Ruth, K. (2001). The two-person construction of defense: Disorganized attachment strategies, unintegrated mental states, and hostile/helpless relationsal processes. *Psychologist Psychoanalyst, 21*, 40–45.
251) Lyons-Ruth, K., & Jacobvitz, D. (1999). Attachment disorganization: Unresolved loss, relational violence, and lapses in behavioral and attentional strategies. In J. Cassidy & P. Shaver (Eds.), *Handbook of attachment: Theory, research, and clinical applications* (pp. 520–554). New York: Guilford Press.
252) MacLean, P. D. (1985). Brain evolution relating to family, play, and the separation call. *Archives of General Psychiatry, 42*(4), 405–417.
253) MacLean, P. D. (1990). *The triune brain in evolution*. New York: Plenum Press.
254) Mahler, M. S., & M. Furer (1968). *On human symbiosis and the vicissitudes of individualtion*. New York: International Universities Press.
255) Main, M. (1995). Recent studies in attachment: Overview, with selected implications for clinical work. In S. Goldberg, R. Muir, & J. Kerr (Eds.), *Attachment theory: Social, developmental, and clinical perspectives* (pp. 407–474). Hillsdale, NJ: Analytic Press.
256) Main, M., & Hesse, E. (1990). Parents' unresolved traumatic experiences are related to infant disorganized attachment status: Is frightened and/or frightening parental behavior the linking mechanism? In M. Greenberg, D. Cicchetti, & E. Cummings (Eds.), *Attachment in the preschool years: Theory, research, and intervention* (pp. 161–182). Chicago: University of Chicago Press.
257) Main, M., & Morgan, H. (1996). Disorganization and disorientation in infant strange situation behavior: Phenotypic resemblance to dissociative states? In L. Michelson & W. Ray (Eds.), *Handbook of dissociation* (pp. 107–138). New York: Plenum Press.
258) Main, M., & Solomon, J. (1986). Discovery of a new, insecure-disorganized/disoriented attachment pattern. In T. Brazelton & M. Yogman (Eds.), *Affective development in infancy* (pp. 95–124). Norwood, NJ: Ablex.
259) Main, M., & Solomon, J. (1990). Procedures for identifying infants as disorganized/disorientated during the Ainsworth Strange Situation. In M.Greenberg, D. Cicchetti, & E. Cummings (Eds.), *Attachment in the preschool years: Theory, research, and intervention* (pp. 121–160). Chicago: University of Chicago Press.
260) Maldonado, J. R., & Spiegel, D. (2002). Dissociative disorders. In T. J. Talbot & S. Yudosky (Eds.), *Textbook of psychiatry, fourth edition* (pp. 709–742). Washington, DC: American Psychiatric Association.
261) Maldonado, J., Butler, L., & Spiegel, D. (2002). Treatments for dissociative disorders. In P. Nathan & J. Gorman (Eds.), *A guide to treatments that work* (pp. 463–496). New York: Oxford University Press.

262) Markowitsch, H. J., Kessler, J., Weber-Luxenburger, G., Van Der Ven, C., Albers, M., & Heiss, W. D. (2000). Neuroimaging and behavioral correlates of recovery from amnestic block syndrome and other cognitive deteriorations. *Neuropsychiatry, Neuropsychology, and Behavioral Neurology, 13*, 60–66.

263) Marks, I., Lovell, K., Noshirvani, H., Livanou, M., & Thrasher, S. (1998). Treatment of posttraumatic stress disorder by exposure and/or cognitive restructuring: A controlled study. *Archives of General Psychiatry, 55*, 317–325.

264) Martin, L. J., Spicer, D. M., Lewis, M. H., Gluck, J. P., & Cork, L. C. (1991). Social deprivation of infant rhesus monkeys alters the chemoarchitecture of the brain: I. Subcortical regions. *Journal of Neuroscience, 11*, 3344–3358.

265) Marvin, R., & Britner, P. (1999). Normative development: The ontogeny of attachment. In J. Cassidy & P. Shaver (Eds.), *Handbood of attachment: Theory, research, and clinical applications* (pp. 44–67). New York: Guilford Press.

266) Maslow, A. (1970). *Motivation and personality* (Rev. ed.). New York: Harper & Row.

267) Maturana, H., & Varela, F. (1987). *The tree of knowledge: The biological roots of human understanding*. Boston: Shambhala.

268) McCann, I., & Pearlman, L. (1990). *Psychological trauma and the adult survivor: Theory, therapy, and transformation* (vol. 21). New York: Brunner/Mazel.

269) McDonagh-Coyle, A., Friedman, M., McHugo, G., Ford, J. D., Mueser, K., Descamps, M., Demment, C., & Fournier, D. (2001). Psychometric outcomes of a randomized clinical trial of psychotherapies for PTSD-SA. *Proceedings of the Annual Convention of the International Society for Traumatic Stress Studies, 17*, 45.

270) McEwan, B. (1995). Adrenal steroid actions of brain: Dissecting the fine line between protection and damage. In D. Friedman, D. S. Charney, & A. Y. Deutch (Eds.), *Neurobiological and clinical consequences of stress: From normal adaptation to posttraumatic stress disorder* (pp. 135–147). New York: Lipponcott-Raven.

271) McFarlane, A. C., Weber, D. L., & Clark, C. R. (1993). Abnormal stimulus processing in posttraumatic stress disorder. *Biological Psychiatry, 34*, 311–320.

272) MacNaughton, I. (2004). *Body, breath, and consciousness: A somatic anthology*. Berkeley, CA: North Atlantic Press.

273) Migdow, J. (2003). The problem with pleasure. *Journal of Trauma and Dissociation, 4*, 5–25.

274) Misslin, R. (2003). The defense system of fear: Behavior and neurocircuitry. *Clinical Neurophysiology, 33*(2), 55–66.

275) Morgan, M. A., Romanski, L. M., & LeDoux, J. E. (1993). Extinction of emotional learning: Contribution of medial prefrontal cortex. *Neuroscience Letters, 163*(1), 109–113.

276) Moscovitch, M., & Winocur, G. (2002). The frontal cortex and working with memory. In D. Stuss & R. Knight (Eds.), *Principles of frontal lobe function* (pp. 188–209). New York: Oxford University Press.

277) Mujica-Parodi, L., Greenberg, T., & Kilpatrick, J. (2004). *A multi-modal study of cognitive processing under negative emotional arousal*. Cognitive Science Society. Retrieved August 29, 2005, from www.cogsci.northwestern.edu/cogsci2004/papers/papers416.pdf

278) Murray, H. (1999). Explorations in personality. In J. Cassidy & P. Shaver (Eds.), *Handbook of attachment: Theory, research, and clinical applications* (pp. 3–20). New York: Guilford Press.

279) Myers, C. (1940). *Shell shock in France 1914–1918*. Cambridge, UK: Cambridge University Press.

280) Naranjo, C. (1993). *Gestalt therapy: The attitude and practice of a theoretical experientialism*. Nevada City, CA: Gateways.

281) National Collaborating Centre for Mental Health (2005). *Post-traumatic stress disorder (PTSD): The management of PTSD in adults and children in primary and secondary care*. National Institute for Clinical Excellence. Retrieved July 4, 2004, from www.nice.org.uk/pdf/c.G026niceguideline.pdf
282) Nijenhuis, E., & Van der Hart, O. (1999a). Somatoform dissociative phenomena: A Janetian perspective. In J. Goodwin & R. Attias (Eds.), *Splintered reflections: Images of the body in trauma* (pp. 89–127). New York: Basic Books.
283) Nijenhuis, E., & Van der Hart, O. (1999b). Forgetting and reexperiencing trauma: From anesthesia to pain. In J. Goodwin & R. Attias (Eds.), *Splintered reflections: Images of the body in trauma* (pp. 33–65). New York: Basic Books.
284) Nijenhuis, E., Van der Hart, O., & Steele, K. (2002). The emerging psychobiology of trauma-related dissociation and dissociative disorders. In H. D'Haenen, J. DenBoer, & P. Willner (Eds.), *Biological psychiatry* (pp. 1079–1098). London: Wiley.
285) Nijenhuis, E., Van der Hart, O., & Steele, K. (2004). *Trauma-related structural dissociation of the personality*. Retrieved June 8, 2005, from www.trauma-pages.com/nijenhuis-2004.htm
286) Nijenhuis, E., Vanderlinden, J., & Spinhoven, P. (1998). Animal defensive reactions as a model for trauma-induced dissociative reactions. *Journal of Traumatic Stress, 11*, 243–260.
287) Nijenhuis, E., Van Dyck, R., Spinhoven, P., Van der Hart, O., Chatrou, M., Vanderlinden, J., et al. (1999). Somatoform dissociation discriminates among diagnostic categories over and above general psychopathology. *Australian and New Zealand Journal of Psychiatry, 33*, 511–520.
288) Ogawa, J. R., Sroufe, L. A., Weinfield, N. S., Carlson, E. A., & Egeland, B. (1997). Development and the fragmented self: Longitudinal study of dissociative symptomatology in a nonclinical sample. *Developmental Psychopathology, 9*, 855–879.
289) Ogden, P., & Minton, K. (2000). Sensorimotor psychotherapy: One method for processing traumatic memory. *Traumatology, 6(3)*, 1–20.
290) Panksepp, J. (1998). *Affective neuroscience: The foundations of human and animal emotions*. New York: Oxford University Press.
291) Pavlov, I. (1927). *Conditioned reflexes: An investigation of the physiological activity of the cerebral cortex*. London: Oxford University Press.
292) Pearlman, L., & Saakvitne, K. (1995). *Trauma and the therapist: Countertransference and vicarious traumatization in psychotherapy with incest survivors*. New York: Norton.
293) Perls, F., Hefferline, R., & Goodman, P. (1951). *Gestalt therapy: Excitement and growth in the human personality*. New York: Dell.
294) Perry, B., Pollard, R., Blakely, T., Baker, W., & Vigilante, D. (1995). Childhood trauma, the neurobiology of adaptation, and "use dependent" development of the brain: How "states" become "traits." *Infant Mental Health Journal, 16*, 271–291.
295) Phillips, M. (1995). *Healing the divided self: Clinical and Ericksonian hypnotherapy for post-traumatic and dissociative conditions*. New York: Norton.
296) Piaget, J. (1962). *Play, dreams, and imitation in childhood*. New York: Norton.
297) Pissiota, A., Frans, O., Fernandez, M., von Knorring, L., Fischer, H., & Fredrikson, M. (2002). Neurofunctional correlates of posttraumatic stress disorder: A PET symptom provocation study. *European Archives of Psychiatry and Clinical Neuroscience, 252*, 68–75.
298) Pitman, R. K., Altman, B., Greenwald, E., Longpre, R. E., Macklin, M. L., Poire, R. E., et al. (1991). Psychiatric complications during flooding therapy for posttraumatic stress disorder. *Journal of Clinical Psychiatry, 52*, 17–20.

299) Pitman, R. K., Orr, S. P., Lowenhagen, M. J., Macklin, M. L., & Altman, B. (1991). Pre-Vietnam contents of posttraumatic stress disorder veterans' service medical and personnel records. *Comprehensive Psychiatry, 32*, 416–422.
300) Pitman, R. K., Orr, S. P., & Shalev, A. Y. (1993). Once bitten, twice shy: Beyond the conditioning model of PTSD. *Biological Psychiatry, 33*, 145–146.
301) Pitman, R. K., Shin, L. M., & Rauch, S. L. (2001). Investigating the pathogenesis of posttraumatic stress disorder with neuroimaging. *Journal of Clinical Psychiatry, 62*(Suppl. 17), 47–54.
302) Porges, S. W. (1995). Orienting in a defensive world: Mammalian modifications of our. *Psychophysiology, 32*(4), 301–318.
303) Porges, S. W. (2001a). The polyvagal theory: Phylogenetic substrates of a social nervous system. *International Journal of Psychophysiology, 42*(2), 123–146.
304) Porges, S. W. (2001b). Is there a major stress system at the periphery other than the adrenals? In D. M. Broom (Ed.), *Report of the 87th Dahlem Workshop on Coping with Challenge: Welfare in Animals Including Humans* (pp. 135–149). Berlin, November 12–17, 2000. Dahlem University Press: Berlin.
305) Porges, S. W. (2003a). The Polyvagal theory: Phylogenetic contributions to social behavior. *Physiology & Behavior, 79*, 503–513.
306) Porges, S. W. (2003b). Social engagement and attachment: A phylogenetic perspective. *Annals of the New York Academy of Sciences, 1008*, 31–47.
307) Porges, S. W. (2004). Neuroception: A subconscious system for detecting threats and safety. *Zero to Three.* Retrieved August 8, 2005, from bbc.psych.uic.edu/pdf/Neuroception.pdf
308) Porges, S. W. (2005). The role of social engagement in attachment and bonding: A phylogenetic perspective. In C. S. Carter, L. Ahnert, K. E. Grossmann, S. B. Hardy, M. E. Lamb, S. W. Porges, & N. Sachser (Eds.), *Attachment and bonding: A new synthesis* (pp. 33–54). Cambridge, MA: The MIT Press.
309) Portas, C. M., Rees, G., Howseman, A. M., Josephs, O., Turner, R., & Frith, C. D. (1998). A specific role for the thalamus in mediating the interaction of attention and arousal in humans. *Journal of Neuroscience, 18*, 8979–8989.
310) Posner, M. I. (1980). Orienting of attention. *Quarterly Journal of Experimental Psychology, 32*(1) 3–25.
311) Posner, M. I., DiGirolamo, G. J., & Fernandez-Duque, D. (1997). Brain mechanisms of cognitive skills. *Consciousness and Cognition, 6*, 267–290.
312) Posner, M. I., & Petersen, S. E. (1990). The attention system of the human brain. *Annual Review of Neuroscience, 13*, 25–42.
313) Posner, M. I., & Raichle, M. (1994). *Images of mind.* New York: Scientific American Library.
314) Posner, M. I., Walker, J. A., Friedrich, F. J., & Rafal, R. D. (1984). Effects of parietal injury on covert orienting of attention. *Journal of Neuroscience, 4*, 1863–1874.
315) Post, R., Weiss, S., Smith, M., Li, H., & McCann, U. (1997). Kindling versus quenching: Implications for the evolution and treatment of posttraumatic stress disorder. In R.Yehuda & A. C. McFarlane (Eds.), *Psychobiology of posttraumatic stress disorder* (pp. 285–295). New York: New York Acadamy of Sciences.
316) Putnam, F. (2000, March). Developmental pathways following sexual abuse in girls. Presentation at the conference, "Psychological Trauma: Maturational Processes and Therapeutic Interventions." Boston, MA.
317) Raine, N. (1998). *After silence: Rape and my journey back.* New York: Crown.
318) Ratey, J. (2002). *A user's guide to the brain: Perception, attention, and the four theaters of the brain.* New York: Vintage Books.

319) Rauch, S. L., van der Kolk, B. A., Fisler, R. E., Alpert, N. M., Orr, S. P., Savage, C. R., et al. (1996). A symptom provocation study of posttraumatic stress disorder using positron emission tomography and script-driven imagery. *Archives of General Psychiatry, 53*, 380–387.
320) Reich, W. (1972). *Character analysis*. New York: Farrar, Straus & Giroux. (Original work published 1945)
321) Reiman, E., Lane, R. D., Ahern, G., Schwartz, G., & Davidson, R. (2000). Positron emission tomography in the study of emotion, anxiety, and anxiety disorders. In R. D. Lane & L. Nadel (Eds.), *Cognitive neuroscience of emotion* (pp. 389–406). New York: Oxford University Press.
322) Remarque, E. (1982). *All quiet on the Western front* (A. W. Ween, Trans.). New York: Ballantine Books. (Original work published 1929).
323) Resnick, S. (1997). *The pleasure zone: Why we resist good feelings and how to let go and be happy*. Berkeley, CA: Conari Press.
324) Rieker, P. P., & Carmen, E. H. (1986). The victim-to-patient process: The disconfirmation and transformation of abuse. *American Journal of Orthopsychiatry, 56*, 360–370.
325) Rivers, W. (1920). *Instinct and the unconscious: A contribution to a biological theory of the psycho-neuroses*. Cambridge: Cambridge University Press.
326) Rizzolatti, G. & Craighero, L. (2004). The mirror-neuron system. *Annual Review of Neuroscience, 27*, 169–192.
327) Rizzolatti, G., Fadiga, L., Gallese, V., & Fogassi, L. (1996). Premotor cortex and the recognition of motor actions. *Cognitive Brain Research, 3*, 131–141.
328) Rosenberg, J., Rand, M., & Asay, D. (1989). *Body, self, and soul: Sustaining integration*. Atlanta, GA: Humanics Limited.
329) Rossi, E. (1993). *The psychobiology of mind-body healing: New concepts of therapeutic hypnosis* (2nd ed.). New York: Norton.
330) Rothschild, B. (2000). *The body remembers: The psychophysiology of trauma and trauma treatment*. New York: Norton.
331) Sable, P. (2000). *Attachment and adult psychotherapy*. Northville, NJ: Jason Aronson.
332) Sahar, T., Shalev, A. Y., & Porges, S. W. (2001). Vagal modulation of responses to mental challenge in posttraumatic stress disorder. *Biological Psychiatry, 49*, 637–643.
333) Sapolsky, R. (1994). *Why zebras don't get ulcers: A guide to stress, stress-related diseases, and coping*. New York: Freeman.
334) Scaer, R. C. (2001). The neurophysiology of dissociation and chronic disease. *Applied Psychophysiology and Biofeedback, 26*(1), 73–91.
335) Schachtel, E. (1947). On memory and childhood amnesia. *Psychiatry, 10*, 1–26.
336) Schacter, D. L. (1996). *Searching for memory: The brain, the mind, and the past*. New York: Basic Books.
337) Schiffer, F., Teicher, M. H., & Papanicolaou, A. C. (1995). Evoked potential evidence for right brain activity during the recall of traumatic memories. *Journal of Neuropsychiatry and Clinical Neuroscience, 7*, 169–175.
338) Schnarch, D. (1991). *Constructing the sexual crucible: An integration of sexual and marital therapy*. New York: Norton.
339) Schnider, A., Ptak, R., von Daniken, C., & Remonda, L. (2000). Recovery from spontaneous confabulations parallels recovery of temporal confusion in memory. *Neurology, 55*, 74–83.
340) Schore, A. (1994). *Affect regulation and the origin of the self: The neurobiology of emotional development*. Hillsdale: Erlbaum.
341) Schore, A. (2001a). The effects of early relational trauma on right brain development, affect regulation, and infant mental health. *Infant Mental Health Journal, 22*, 201–269.

342) Schore, A. (2001b). The right brain as the neurobiological substratum of Freud's dynamic unconscious. In D. Scharff & J. Scharff (Eds.), *Freud at the millennium: The evolution and application of psychoanalysis.* pp. 61–88. New York: Other Press.
343) Schore, A. (2003a). *Affect dysregulation and disorders of the self.* New York: Norton.
344) Schore, A. (2003b). *Affect regulation and the repair of the self.* New York: Norton.
345) Schore, A. (submitted). Attachment trauma and the developing right brain: Origins of pathological dissociation. In P. Dell (Ed.), *Dissociation and the dissociative disorders: DSM-V and Beyond.* Manuscript submitted for publication.
346) Schwartz, H. (1994). From dissociation to negotiation: A relational psychoanalytic perspective on multiple personality disorder. *Psychoanalytic Psychology, 11,* 189–231.
347) Scott, M. J., & Stradling, S. G. (1997). Client compliance with exposure treatments for posttraumatic stress disorder. *Journal of Traumatic Stress, 10,* 523–526.
348) Segal, Z. V., Williams, J. G. G., & Teasdale, J. D. (2002). *Mindfulness-based cognitive therapy for depression: A new approach to preventing relapse.* New York: Guilford Press.
349) Seligman, M. E. P. (1975). *Helplessness: On depression, development, and death.* San Francisco: Freeman.
350) Sereno, A. (2005). *Neural substrates of attention and orienting.* Retrieved May 8, 2005, from research.uth.tmc.edu/nih/Sereno2.htm
351) Servan-Schreiber, D. (2003). *The instinct to heal: Curing depression, anxiety, and stress without drugs and without talk therapy.* New York: Rodale.
352) Shalev, A. Y. (2001). *Biological responses to disasters.* American Psychiatric Association. Retrieved May 17, 2005, from www.psych.org/disasterpsych/sl/biological responses.cfm
353) Shalev, A. Y. (2005). *Biological responses to disasters.* American Psychiatric Association. Retrieved August 10, 2005, from www.psych.org/disasterpsych/sl/biologicalresponses.cfm
354) Shalev, A. Y., Orr, S. P., Peri, T., Schreiber, S., & Pitman, R. K. (1992). Physiologic responses to loud tones in Israeli patients with posttraumatic stress disorder. *Archives of General Psychiatry, 49,* 870–875.
355) Shalev, A. Y., & Rogel-Fuchs, Y. (1993). Psychophysiology of the posttraumatic stress disorder: From sulfur fumes to behavioral genetics. *Psychosomatic Medicine, 55,* 413–423.
356) Shin, L. M., Shin, P. S., Heckers, S., Krangel, T. S., Macklin, M. L., Orr, S. P., et al. (2004). Hippocampal function in posttraumatic stress disorder. *Hippocampus, 14,* 292–300.
357) Siegel, D. (1995). Memory, trauma, and psychotherapy: A cognitive science view. *Journal of Psychotherapy Practice & Research, 4*(2), 93–122.
358) Siegel, D. (1996). Memory, trauma, and psychotherapy: A cognitive science view. *Journal of Psychotherapy Practice and Research, 4*(2), 93–122.
359) Siegel, D. (1999). *The developing mind.* New York: Guilford Press.
360) Siegel, D. (2001). Toward an interpersonal neurobiology of the developing mind: Attachment relationships, "mindsight," and neural integration. *Infant Mental Health Journal, 22*(1), 67–94.
361) Siegel, D. (2003). An interpersonal neurobiology of psychotherapy: The developing mind and the resolution of trauma. In M. Solomon & D. Siegel (Eds.), *Healing trauma: Attachment, mind, body, and brain* (pp. 1–5). New York: Norton.
362) Siegel, D. (2006). An interpersonal neurobiology approach to psychotherapy: Awareness, mirror neurons, and well-being. *Psychiatric Annals, 36*(4), 248–256.
363) Siegel, D. (2007). *The mindful brain in human development.* New York: Norton.

364) Sifneos, P. (1973). The prevalence of "alexithymic" characteristics in psychosomatic patients. *Psychotherapy and Psychomatics, 22*, 255–262.
365) Sifneos, P. (1996). Alexithymia: Past and present. *American Journal of Psychiatry, 153*, 137–142.
366) Simpson, J. (1999). Attachment theory in modern evolutionary perspective. In J. Cassidy & P. Shaver (Eds.), *Handbook of attachment: Theory, research, and clinical applications* (pp. 115–140). New York: Guilford Press.
367) Sinclair, H. (2001). Movement and action transform trauma. Paper presented at "Psychological Trauma: Maturational Process and Therapeutic Intervention." Boston, MA.
368) Siviy, S. (1998). Neurobiological substrates of play behavior: Glimpses into the structure and function of mammalian playfulness. In M. Beckoff & J. Byers (Eds.), *Animal play: Evolutionary, comparative, and ecological perspectives* (pp. 221–242). Cambridge, UK: Cambridge University Press.
369) Slade, A. (1999). Attachment theory and research. In J. Cassidy & P. R. Shaver (Eds.), *Handbook of attachment: Theory, research, and clinical applications* (pp. 575–594). New York: Guilford Press.
370) Smith, E. (1985). *The body in psychotherapy*. Jefferson, NC: McFarland.
371) Sokolov, E. (1960). Neuronal models and orienting reflex. In M. Brazier (Ed.), *The central nervous system and behavior* (pp. 87–276). Madison, NJ: Madison Printing.
372) Sokolov, E. (1969). The modeling properties of the nervous system. In M. Cole & I. Maltzman (Eds.), *A handbook of contemporary Soviet psychology* (pp. 671–704). New York: Basis Books.
373) Sokolov, E., Spinks, J., Naatanen, R., & Heikki, L. (2002). *The orienting response in information processing*. Mahwah, NJ: Erlbaum.
374) Sokolov, Y. (1963). *Perception and the conditioned reflex*. Oxford, UK: Pergammon Press.
375) Sollier, P. (1897). *Genèse et nature de l'hystérie, recherches cliniques et expérimentales de psycho-physiologie* [Clinical and experimental studies in psychophysiology]. Paris: F. Alcan.
376) Sperry, R. W. (1952). Neurobiology and the mind-brain problem. *American Scientist, 40*(2), 291–312.
377) Sperry, R. W., Zaidel, E., & Zaidel, D. (1979). Self recognition and social awareness in the deconnected minor hemisphere. *Neuropsychologia, 17*, 153–166.
378) Spiegel, D. (1981). Man as timekeeper. *American Journal of Psychoanalysis, 41*, 5–14.
379) Spiegel, D. (1990). Trauma, dissociation, and hypnosis. In R. Kluft (Ed.), *Incest-related syndromes of adult psychopathology* (pp. 247–261). Washington, DC: American Psychiatric Association.
380) Spiegel, D. (1997). Trauma, dissociation, and memory. *Annals of the New York Academy of Sciences, 821*, 225–237.
381) Spiegel, D. (2003). Hypnosis and traumatic dissociation: Therapeutic opportunities. *Journal of Traumatic Dissociation, 4*(3), 73–90.
382) Spiegel, D., & Cardena, E. (1991). Disintegrated experience: The dissociative disorders revisited. *Journal of Abnormal Psychology, 100*, 366–378.
383) Spitz, R. A. (1946). Anaclitic depression. *Psychoanalytic Study of the Child, 2*, 313–342.
384) Sroufe, L. A. (1997). Psychopathology as an outcome of development. *Developmental Psychopathology, 9*, 251–268.
385) Stark, M. (1999). *Modes of therapeutic action: Enhancement of knowledge, provision of experience, and engagement in relationship*. United States: Inson Aronson Inc.
Steele, K., Dorahy, M., Van der Hart, O., & Nijenhuis, E. (submitted). *Dissocia-*

386) Steele, K., Dorahy, M., Van der Hart, O., & Nijenhuis, E. (submitted). *Dissociation versus alterations in consciousness: Related but different concepts.* Manuscript submitted for publication.
387) Steele, K., & Van der Hart, O. (2001). The integration of traumatic memories versus abreaction: Clarification of terminology. *Newsletter of the International Society for the Study of Dissociation.* Retrieved Mar 9, 2002, from www.atlantapsychotherapy.com/articles/vanderhart.htm
388) Steele, K., Van der Hart, O., & Nijenhuis, E. (2001). Dependency in the treatment of complex posttraumatic stress disorder and dissociative disorders. *Journal of Trauma and Dissociation, 2,* 79–116.
389) Steele, K., Van der Hart, O., & Nijenhuis, E. (2005b). Phase-oriented treatment of structural dissociation in complex traumatization: Overcoming trauma-related phobias. *Journal of Trauma and Dissociation, 6*(3), 11–53.
390) Steele, K., Van der Hart, O., & Nijenhuis, E. (2004). [Phase oriented treatment of complex dissociative disorders: Overcoming trauma-related phobias]. In A.Eckhart-Henn & S. Hoffman (Eds.), [*Dissociative disorders of consciousness: Theory, symptoms, therapy*] (pp. 357–394). Stuttgard/New York: Schattauer.
391) Steele, M. (2003). Attachment, actual experience, and mental representation. In V. Green (Ed.) *Emotional development in psychoanalysis attachment theory and neuroscience: Creating connections* (pp. 87–107). New York: Brunner-Routledge Hove.
392) Stern, D. (1985). *The interpersonal world of the infant: A view from psychoanalysis and developmental psychology.* New York: Basic Books.
393) Stern, D. (1998). The process of therapeutic change involving implicit knowledge: Some implications of developmental observations for adult psychotherapy. *Infant Mental Health Journal, 19,* 300–308.
394) Stern, D. (2004). *The present moment in psychotherapy and everyday life.* New York: Norton.
395) Stien, P., & Kendall, J. (2004). *Psychological trauma and the developing brain: Neurologically based interventions for troubled children.* New York: Hawthorn Maltreatment and Trauma Press.
396) Sumova, A., & Jakoubek, B. (1989). Analgesia and impact induced by anticipation stress: Involvement of the endogenous opioid peptide system. *Brain Research, 503,* 273–280.
397) Tanev, K. (2003). Neuroimaging and neurocircuitry in post-traumatic stress disorder: What is currently known? *Current Psychiatry Reports, 5,* 369–383.
398) Tarrier, N. (2001). What can be learned from clinical trials? *Journal of Consulting and Clinical Psychology, 69,* 117–118.
399) Tarrier, N., Sommerfield, C., Pilgrim, H., & Humphreys, L. (1999). Cognitive therapy or imaginal exposure in the treatment of post-traumatic stress disorder: Twelve-month follow-up. *British Journal of Psychiatry, 175,* 571–575.
400) Taylor, G., Bagby, R., & Parker, J. (1997). *Disorders of affect regulation: Alexithymia in medical and psychiatric illness.* Cambridge, UK: Cambridge University Press.
401) Taylor, S., Koch, K., & McNally, R. (1992). How does anxiety sensitivity vary across the anxiety disorders? *Journal of Anxiety Disorders, 6,* 249–259.
402) Teicher, M. H., Ito, Y., Glod, C., Anderson, N., & Ackerman, E. (1997). Preliminary evidence for abnormal cortical development in physically and sexually abused children using EEG coherence and MRI. In R. Yehuda & A. McFarlane (Eds.), *Psychobiology of posttraumatic stress disorder* (pp. 160–175). New York: New York Academy of Sciences.
403) Thakkar, R. R., & McCanne, T. R. (2000). The effects of daily stressors on physical health in women with and without a childhood history of sexual abuse. *Child Abuse and Neglect, 24,* 209–221.

404) Timko, C., & Janoff-Bulman, R. (1985). Attributions, vulnerability, and psychological adjustment: The case of breast cancer. *Health Psychology, 4*, 521–544.
405) Todd, M. (1959). *The thinking body*. Brooklyn, NY: Dance Horizons.
406) Tortora, G., & Anagnostakos, N. (1990). *Principles of anatomy and physiology*. New York: Harper Collins.
407) Trevarthen, C. (1979). Communication and cooperation in early infancy: A discription of primary intersubjectivity. In M. M. Bullowa (Ed.), *Before speech: The beginning of interpersonal communication*. New York: Cambridge University Press.
408) Tronick, E. Z. (1989). Emotions and emotional communication in infants. *American Psychologist, 44*: 112–119.
409) Tronick, E. Z. (1998). Dyadically expanded states of consciousness and the process of therapeutic change. *Infant Mental Health Journal, 19*, 290–299.
410) Tulving, E., Kapur, S., Craik, F. I., Moscovitch, M., & Houle, S. (1994). Hemispheric encoding/retrieval asymmetry in episodic memory: Positron emission tomography findings. *Proceedings of the National Academy of Sciences U.S.A., 91*, 2016–2020.
411) Ursano, R. J., Bell, C., Eth, S., Friedman, M., Norwood, A., Pfefferbaum, B., et al. (2004). Practice guidelines for the treatment of patients with acute stress disorder and posttraumatic stress disorder. *American Journal of Psychiatry, 161*, 3–31.
412) Van der Hart, O., & Brown, P. (1992). Abreaction re-evaluated. *Dissociation, 3*(5), 127–140.
413) Van der Hart, O., Nijenhuis, E., & Steele, K. (2006). *The haunted self: Structural dissociation and the treatment of chronic traumatization*. New York: Norton.
414) Van der Hart, O., Nijenhuis, E., & Steele, K. (2005a). Dissociation: An insufficiently recognized major feature of complex PTSD. *Journal of Traumatic Stress, 18*, 413–424.
415) Van der Hart, O., & Op den Velde, W. (2003). Traumatische herinneringen [Traumatic memories]. In O. Van der Hart (Ed.), *Trauma, dissociatie en hypnose* [Trauma, dissociation, and hypnosis] (pp. 83–105). Lisse, The Netherlands: Swets & Zeitlinger.
416) Van der Hart, O., Nijenhuis, E. R. S., Steele, K., & Brown, D. (2004). Trauma-related dissociation: Conceptual clarity lost and found. *Australian and New Zealand Journal of Psychiatry, 38*, 906–914.
417) Van der Hart, O., & Steele, K. (1997). Time distortions in dissociative identity disorder: Janetian concepts and treatment. *Dissociation, 10*, 91–103.
418) Van der Hart, O., Steele, K., Boon, S., & Brown, P. (1993). The treatment of traumatic memories: Synthesis, realization, and integration. *Dissociation, 2*(6), 162–180.
419) Van der Hart, O., Van Dijke, A., Van Son, M., & Steele, K. (2000). Somatoform dissociation in traumatized World War I combat soldiers: A neglected clinical heritage. *Journal of Trauma and Dissociation, 1*(4), 33–66.
420) Van der Kolk, B. A. (1987). *Psychological trauma*. Washington, DC: American Psychiatric Association.
421) Van der Kolk, B. A. (1994). The body keeps the score: Memory and the evolving psychobiology of posttraumatic stress. *Harvard Review of Psychiatry, 1*, 253–265.
422) Van der Kolk, B. A. (1996a). The complexity of adaptation to trauma: Self-regulation, stimulus discrimination, and characterological development. In B. A. van der Kolk, A. C. MacFarlane, & L. Weisaeth (Eds.), *Traumatic stress: The effects of overwhelming experience on mind, body, and society* (pp. 182–213). New York: Guilford Press.
423) Van der Kolk, B. A. (1996b). Trauma and memory. In B. A. van der Kolk, A. C. MacFarlane, & L. Weisaeth (Eds.), *Traumatic stress: The effects of overwhelming experience on mind, body, and society* (pp. 279–302). New York: Guilford Press.

424) Van der Kolk, B. A. (2002). *Beyond the talking cure: Somatic experience and subcortical imprints in the treatment of trauma in Francine Shapiro's EMDR: Promises for a paradigm shift*. Washington, DC: American Psychological Association.
425) Van der Kolk, B. A., & Ducey, C. (1989). The psychological processing of traumatic experience: Rorschach patterns in PTSD. *Journal of Traumatic Stress, 2*, 259-274.
426) Van der Kolk, B. A., & Fisler, R. (1995). Dissociation and the fragmentary nature of traumatic memories: Overview and exploratory study. *Journal of Traumatic Stress, 8*, 505-525.
427) Van der Kolk, B. A., Greenburg, M., Boyd, H., & Krystal, J. (1985). Inescapable shock, neurotransmitters, and addiction to trauma: Toward a psychobiology of posttraumatic stress. *Biological Psychiatry, 20*, 314-325.
428) Van der Kolk, B. A., McFarlane, A. C., & Van der Hart, O. (1996). A general approach to treatment of posttraumatic stress disorder. In B. A. van der Kolk, A. C. McFarlane, & L. Weisaeth (Eds.), *Traumatic stress: The effects of overwhelming stress on mind, body, and society* (pp. 417-440). New York: Guilford Press.
429) Van der Kolk, B. A., McFarlane, A. C., & Weisaeth, L. (1996). *Traumatic stress: The effects of overwhelming experience on mind, body, and society*. New York: Guilford Press.
430) Van der Kolk, B. A., & Van der Hart, O. (1989). Pierre Janet and the breakdown of adaptation in psychological trauma. *American Journal of Psychiatry, 146*, 1530-1540.
431) Van der Kolk, B. A., & Van der Hart, O. (1991). The intrusive past: The flexibility of memory and the engraving of trauma. *American Imago, 48*, 425-445.
432) Van der Kolk, B., Van der Hart, O., & Marmar, C. (1996). Dissociation and information processing in posttraumatic stress disorder. In B. A. van der Kolk, A. C. McFarlane, & L. Weisaeth (Eds.), *Traumatic stress: The effects of overwhelming experience on mind, body, and society* (pp. 303-327). New York: Guilford Press.
433) Van Ijzendoorn, M., Schuengel, C., & Bakermans-Kranenburg, M. (1999). Disorganized attachment in early childhood: Meta-analysis of precursors, concomitants, and sequelae. *Development and Psychopathology, 11*, 225-249.
434) Van Olst, E. (1971). *The orienting reflex*. Paris: Mouton & Company.
435) Veronin, L., Luria, A., Sokolov, E., & Vinogradova, O. (1965). *Orienting reflex and exploratory behavior*. Baltimore: Caramond/Pridemark Press.
436) Vogt, B. A. (2005). Pain and emotion interactions in subregions of the cingulated gyrus. *National Review of Neuroscience 7*, 533-544.
437) Vogt, B., & Gabriel, M. (1993). *Neurobiology of cingulate cortex and limbic thalamus: A comprehensive handbook*. Boston: Birkhauser.
438) Watson, D. (2000). *Mood and temperament*. New York: Guilford Press.
439) Weinfield, N. S., Stroufe, L., Egeland, B., & Carlson, E. (1999). The nature of individual differences in infant-caregiver attachment. In J. Cassidy & P. Shaver (Eds.), *Handbook of attachment: Theory, research, and clinical application* (pp. 68-88). New York: Guilford Press.
440) Wenger, M., & Cullen, T. (1958). ANS response patterns to fourteen stimuli. *American Psychologist, 13*, 413-414.
441) Wilbarger, P., & Wilbarger, J. (1997). *Sensory defensiveness and related social/emotional and neurological problems*. Van Nuys, CA: Wilbarger.
442) Wilbarger, J., & Wilbarger, P. (2002). The Wilbarger approach to treating sensory defensiveness. In A. Bundy, S. Lane, & E. Murray (Eds.), *Sensory integration: Theory and practice* (pp. 235-238). Philadelphia: F. A. Davis Company.
443) Wilber, K. (1996). *A brief history of everything*. Boston: Shambhala.

444) Williamson, G., & Anzalone, M. (2001). *Sensory integration and self-regulation in infants and toddlers: Helping young children to interact with their environments.* Washington, DC: Zero to Three.
445) Winnicott, D. W. (1945). Primitive emotional development. In D. W. Winnicott (Ed.), *Collected papers: Through paediatrics to psycho-analysis* (pp. 145–156). London: Hogarth Press.
446) Winnicott, D. W. (1971/2005). *Playing and reality* (new revised edition). London and New York: Tavistock Publications.
447) Winnicott, D. W. (1990). The theory of the parent-child relationship (1960). In *Maturational Processes and the Facilitating Environment* (pp. 37–55). London: Karnac Books.
448) Yehuda, R. (1997). Sensitizatation of the hypothalamic–pituitary–adrenal axis in posttraumatic stress disorder. In R. Yehuda & A. C. McFarlane (Eds.), *Psychobiology of posttraumatic stress disorder* (pp. 57–75). New York: New York Academy of Sciences.
449) Yehuda, R. (1998). Neuroendocrinology of trauma and posttraumatic stress disorder. In R. Yehuda (Ed.), *Psychological trauma* (pp. 97–131). Washington, DC: American Psychiatric Association.

監訳協力者あとがき

西田真佐子

　「トラウマと身体」を訳す貴重な機会をもつことができ，とてもうれしく感謝しています。
　体験的なハコミセラピーを文字通り体験的に学んでいた寡聞な私にとって，ハコミをベースとしながらこれほど学術的学際的な背景を持つ本書に出会ったことは軽い驚きでした。そして医療，脳神経科学，臨床心理学，行動科学およびハコミセラピーをベースに，現場で役立つトラウマセラピーをまとめあげたパット・オグデンとその母体となったであろう米国ハコミ研究所について，今までほとんど知らなかったことをたいへん残念に思いました。
　私が担当した10章はトラウマを扱ううえでリソースを作る大切さ，12章はトラウマの記憶を克服したうえでよりよい日常生活を送るための橋渡し，そして6章は本書の1つの中核である行動システムについて述べたものです。10章，12章はセッションをするうえでの反省や参考になりました。直接心に響くような例も多く記載されていて，学術的な言いまわしや専門用語などのむずかしさはありましたが，比較的読みやすいものでした。6章は，今までぼんやりと「そうなんだろうなあ」と感じていたものに，はっきり言葉をつけていただいた印象がありました。とくに後半の解離の部分は翻訳チームの中で専門的なことを教えていただきながら進みました。トラウマの理解とセラピーにとって，解離が重要な概念であることがあらためて理解できました。
　また本書を訳すうえで使ったツールなのですが，電子辞書などを飛び越え，googleによる検索，web上での辞書の活用，無料のgoogle翻訳者キットと，数十年前の学生時代とは隔世の感がありました。英語に関して苦

手意識はないのですが，逆に得意なわけでもなかったので，結果として3章分も訳すことになったことは自分でも驚きでした。和訳には国語力も必要ですが，年齢を重ねて少しは日本語の力が上がったのかもしれません。ハコミを学び続けたおかげで，いろいろな思い込みを少しずつ手放していったことにより，物事を多少はまっすぐ見ることができるようになったかもしれないことも申し添えておきます。専門用語に関しても特有なものが多く，索引の訳出や，専門語の訳語統一作業では数名で徹夜となったこともあり，「ターヘル・アナトミアみたいだよなあ」という言葉に「まさに」と感じたこともよい思い出です。

　最後になりましたが，本書を訳す機会を与えてくださった関係者のみなさま，星和書店の担当者の方，本書を手にとってくださった読者の方々，そして，今までかかわってくださったすべての方にお礼を申し上げます。ありがとうございました。

監訳協力者あとがき

高尾威広

　二十数年前アメリカに留学したときのことを思い出すと，今も強く印象に残っていることがいくつかあります。その中でもハコミセラピーのトレーニングで体験したインナーチャイルドワークは新鮮で強烈でした。自分の人生脚本を形成した過去の体験に入り，過去の痛みを癒し，自分を制限していた思い込みをゆるめるインナーチャイルドワークは人の成長と変化にとても有効で効率のよい技法でした。帰国後にはハコミの教科書ともいえる『ハコミセラピー』（ロン・クルツ著）を共訳し，今回同様に星和書店さんから出版（1996年）しました。さらに，ハコミの創始者のロン・クルツ氏による日本トレーニングも開始しました。以降，私は10年あまりハコミの普及と専門家養成に携わり，米国ハコミ研究所（Hakomi Institute）と連携して活動もしました。

　日本でインナーチャイルドワークが始まったのは90年代後半だったでしょう。ちょうど，私が『ハコミセラピー』を共訳出版し，ハコミセラピーを紹介した頃と重なります。ハコミセラピーは言葉による認知のレベルだけではなく，マインドフルネスの意識でより深く，体験的なワークをします。そして癒されていない未完の体験，とりわけ未完の感情や欲求のレベルに焦点を当てます。そのために身体と感情，コアビリーフのつながりを観察するのが特徴です。そうすると無意識の世界に深く入り，その力を活用できます。ハコミセラピーのラビングプレゼンスとマインドフルネスは多くの人々の自己探究と自己成長に役立つツールです。とりわけマインドフルネスは無意識の世界を探究するとき，今もその力に感嘆しています。

　本書で紹介されているセンサリーモーター・サイコセラピー（SP）は，深いトラウマを抱える人々が，単なるチャイルドワークではなく，安全に

マインドフルネスを体験し自己観察しながら，よりよい日常生活を回復しようとするものです。最新の脳科学の成果も取り入れており，現在アメリカではトラウマ治療の有力な技法の１つとなっています。トラウマ精神医学の第一人者の１人ともいえる Van der Kolk がこれを高く評価しているのは，彼による丁寧な本書序文にみられるとおりです。センサリーモーター・サイコセラピー（SP）がアメリカのハコミ研究所創設者の１人である Pat Ogden により開発されたのは自然なことだといえるでしょう。ハコミセラピーは「ボディセンタード・セラピー」として身体と未完の感情や欲求に焦点を当てています。そこから，Pat Ogden はトラウマを受けたときの「身体的な未完のエネルギーを完了させるトラウマ治療」を発展させたわけです。脳の働きのレベルでみれば，ハコミセラピーが大脳皮質と大脳辺縁系のはたらきに焦点を当てるセラピーだとすれば，センサリーモーター・サイコセラピー（SP）は脳幹のレベルにも焦点を当てる技法だといえます。深いトラウマの治療に携わる専門家にとって，マインドフルネスと身体に基礎をおく理論と技法を紹介している本書が，真に役立つことを願っています。

　最後になりましたが，星和書店編集部の近藤達哉さんと佐々木悠さんの柔軟かつ的確な編集人としての才能とご尽力なしには，この翻訳はあり得なかったのはいうまでもありません。とくに佐々木さんには訳文の細部にわたり実に丁寧に見なおしていただきました。また表紙デザインや訳語選択，索引の構成など誠実に相談に応じて下さいました。本当にありがとうございました。

高尾威広

索　引

EMDR　xlv
MRI　207
PET 画像　211
PTSD　xxiii, xxix, 43, 46, 195, 197, 212, 217
　——と海馬の縮小　207
　——脳画像研究　199, 201, 204

【あ行】

アイ・コンタクト　xliv, 60, 63, 65, 67, 72, 85, 105, 116, 169, 398
愛着　xl, 55-89, 125, 135, 161, 163, 165, 171, 175, 193, 379, 387, 389, 403, 424
　——関係　151, 163, 192, 239, 308, 389
　——行動システム　156, 167, 170, 173, 210
　——システム　124, 126, 142, 153, 155, 158, 167, 172, 174, 180, 192, 211
　——システムと社会的関わりシステム　139
　——と身体のふれ合い　56, 65, 87, 88
　——のパターンと身体　62
　——パターンと自己調整　74
　——不全　xl
　——理論　xxx
愛着の治療　79-88
悪夢　17, 148, 216, 217, 218, 361
遊び　153, 173, 174, 379, 389, 416
　——行動システム　157, 164, 166, 168, 171, 233, 396
　——行動システムと治療　166
　——心　268
　——のシグナル　234
アドレナリン　133, 138
アラインメント　59, 60, 312, 314, 424
アルコール依存症　156, 391
安全　158, 285
　——感　288
　——基地　157, 159, 171, 192
　——な避難所　157
安定化　xlii, xliii, 252, 285
安定した愛着　62, 63, 64, 75
　——関係　74

　——と調整　75
閾値　98
意識野　91, 95, 99, 100, 101, 109, 127
　——を拡大する　237
　——を狭める　236, 237
易怒性　217, 218
今ここ　226, 264, 267, 282, 422
今この瞬間　226, 227, 265, 273, 275
　——とストーリー　226
　——における体験の組織化　227
　——をマインドフルに観察する　228
意味　381, 400
　——づけと認知の修正　381
イライラ感　216
動き　xxxvii, xxxviii, xliv, xlv, 3, 12, 19, 22, 23, 44, 99, 181, 232, 291, 307
　——のある行動　254
　——の完了と中心部・周縁部　396
　——をともなう反応　xl, 119
　——をともなう防衛　122, 124, 126, 135, 140, 149, 214, 347, 348, 354, 359, 367, 407
　「成功・克服行動」も参照
動けない　216
　——感覚　231
うつ　51
右脳　6
　——後方領域　198
　——の前頭前野　74
　——領域　219
エネルギー調整　170, 174, 379, 389
　——行動システム　160
　——システム　159, 160, 170, 171, 179, 254, 288
エピソード記憶　197, 204, 331
お話し療法　xxxv, 369
温感受容器　20

【か行】

外受容　21
解除反応　338, 368

階層的情報処理　xxxix, xlii, 6, 194
下位脳　196
海馬　195, 202, 336, 342, 368
回避　4, 28, 388
　　——症状　186
　　——戦略　420
　　——反応　416
回復　141
　　——と肯定的な感情への耐性　420
　　——と楽しさ・喜び　415
　　——力　62
快楽恐怖症　416
解離　xxvii, 4, 47, 133, 137, 147, 186, 323, 324, 331, 340
　　——記憶の断片　195
　　——と覚醒領域　47
　　——と脳画像研究　209
　　——の構造理論　187
　　——の二相性のパターン　186
　　——反応　214, 215
解離性障害　73
解離性スプリット　374
解離性同一性障害　294
加害者への愛着　389
過覚醒　xxvii, 35, 70, 77, 78, 83, 89, 141, 147, 212, 364
　　——症状　216
覚醒　xxxix, 35-53, 75, 76, 88, 112, 113, 116
　　——状態　vi, xvii, xxxix, 6, 18, 30, 31, 55, 56, 57, 58, 79, 102, 106, 107, 114, 138, 173, 179, 191, 228, 251, 254, 269, 274, 276, 291, 304, 337, 341, 354, 364
　　　　379, 426
　　——状態の調整　xlii, 35, 61, 230
　　——状態の調整不全　252, 285
　　——状態の変動　303
　　——状態へのトラウマの影響　43
　　——不全の身体的な前兆　304
　　過度の——　67
　　強烈な——状態　332
　　最適の——状態　35, 111, 141
　　調整された——状態　248
覚醒亢進　35, 95, 156, 175, 186, 190, 254, 272,
　　301, 303, 341, 382
　　——状態　236, 382
　　——反応　297
覚醒低下　35, 72, 95, 133, 156, 190, 254, 272, 290, 301, 302, 303, 341
　　——反応　297
過去との和解　145
過剰な活性化　174, 175, 179
過剰な防衛サブシステム　285
仮性認知症症候群　204
固まる　138, 216
　　——ことによる防衛　129
　　——ことによる防衛戦略　140
　　——ことによる防衛反応　122
　　——反応　xl, 119
　　——反応とトラウマ　135
　　——防衛　124, 127
カタルシス　338
活動停止　106, 108, 114
悲しみ　373, 375, 376
虐待体験に関連する悲しみ　374
感覚　xxvii
　　——情報　22, 36, 194, 195
　　——統合　214
　　——の断片化　195
感覚運動　3
　　——シークエンス　356, 357, 358, 364, 365
　　——シークエンスと動きのある防衛　358
　　——シークエンスと覚醒状態　364
　　——シークエンスと定位反応　361
　　——シークエンスと反応の自然さ　363
　　——シークエンスと微小な動き　359
　　——シークエンスとマインドフルネス　357
　　——処理　7, 9, 16, 18, 194, 330, 335, 357, 375
　　——処理とトラウマ関連の情動　370
　　——処理とトラウマ関連の認知（認知のゆがみ）　371
　　——反応　3, 75
　　——プロセス　425
　　——レベルの情報処理　23, 371
　　「ボトムアップ処理」も参照
眼窩前頭　77
眼窩前頭前皮質　56, 74, 75

眼窩前頭皮質　202, 209
眼窩皮質　10
観察機能　228
感情調整役　286
記憶と脳についての考察　336
記憶の回復　338
記憶の処理における認知的処理と情動的処理　367
記憶の断片　380
　　——化　196
記憶への取り組み　329-377
　　——と新しいリソース　347
　　——と動きのある防衛　350
　　——と解除反応・カタルシス　338
　　——と感覚運動処理　335
　　——と記憶の回復　338
　　——と手段としての語り　350, 356
　　——と情報量の制限　340
　　——と退行　338
　　——と耐性領域　341
　　——と治療関係　333
　　——と統合　338
　　——と未完了な行動　354
　　——とリソース活用　343
　　——における感覚運動処理の優先性　368
　　——の基本概念　333
　　「成功・克服行動」「トラウマ記憶」も参照
擬態死　41, 72, 77, 122, 124, 125, 133, 203
規範　173
気分変調症　49
技法　xlii
基本的な行動システム　154
虐待　xxvi, 47, 70, 73, 78, 88, 94, 169, 240, 373, 374, 375, 392, 393, 407, 414
　　——的　70, 423
逆転移　xlii, 239, 245, 246, 248
　　——傾向　245
　　——反応　245, 277
　　「転移」「身体的転移と逆転移」も参照
嗅覚的・聴覚的侵入　330
境界　69
境界線　xxvi, 241, 247, 277, 280, 281, 282, 287, 291, 315, 316, 317, 321, 405, 406, 407, 408, 409, 410
　　——の育成　315
　　——の感覚運動処理　407
　　——の柔軟さ　405
　　——の設定　291, 406
　　——のソマティック感覚　316, 405
　　効果的な——　405
驚愕反射　8
驚愕反応　13, 25, 50, 120, 147, 216
強制収容所からの生存者　135
協同創造感覚　264
協同的　269
　　——的セラピー関係　51, 52, 229
局所脳血流　199
虚脱　xxvii, 124, 145, 252
距離　231
　　——感　268
近親姦　96, 121
　　——の後遺症　145
　　——のサバイバー　188
近接-探索行動　387
緊張　9, 12, 16, 18, 27, 44, 50, 63, 66, 105, 123, 156, 158, 169, 181, 190 214, 231, 252, 267, 268
　　顎の——　128
　　顎や手の——　149
　　脚の——　86
　　肩や首の——　115
　　筋——　273
　　身体の——　244
　　手，腕，肩の——　128
　　喉の——　149
筋肉の調整　107, 109
空間内の位置　107, 110
グラウンディング　69, 82, 270, 272, 278, 309, 313, 324, 347, 394, 398
警戒感覚　107, 108
現在化　250
顕在記憶　xiv, 331
現実化　251, 253, 376, 377
健忘　5
　　——症　45
交感神経　xxii, xxxix, 37, 38, 39, 56, 61, 72, 74,

89, 366
　　——系　77, 127, 132, 202
　　——システム　416
好奇心　153, 159, 192, 224, 225, 229, 230, 236,
　　262, 266, 268, 269, 270, 396, 417
　　——と恐れ　228, 230
攻撃　14
高次脳領域　211
構造的解離　190, 191
　　人格の——　191
硬直　86, 94
交通事故　50, 215, 238, 346, 354
肯定的な感情　416, 420
　　——の能力　416
　　——への耐性　415
　　——への耐性とセラピストの支持　420
行動傾向　xxviii, xli, 26, 28, 35, 151, 153, 176-
　　192, 259, 267, 268, 269, 283, 414
　　——と身体（行動）　179, 181
　　——と統合力　184
　　——の修正　253
　　——レベル　183
行動結果の予測　185
行動システム　xli, 151-192, 379, 384, 417, 418
　　——間の階層的相互作用　170
　　——と解離　186
　　——と身体（行動）　179
　　——の過活性　174
　　——理論　191
　　8種の——　154
凍りつき　14, 122, 124, 147, 206, 207, 218, 230,
　　340
　　——による防衛　125, 354
　　——反応　108, 114, 130, 139, 231
　　凍りついた身体　73
　　凍りついた防衛　254
五感　19, 21
呼吸（息）　3, 19, 40, 41, 77, 107, 109, 122, 130,
　　132, 169, 244, 271, 272, 309
個人化　249
こだわりの構え　68, 81
言葉で語られる記憶想起　198
言葉を使わない記憶想起　198

子ども　12
　　——の発達　55-62
　　「愛着」「ほどよい母親・養育者」も参照
古ほ乳類脳　6
コミュニケーション　126, 139, 157
孤立（愛着欲求の否認）　389
コルチゾール　204, 207
コンタクト　64, 71, 257, 261, 265, 268, 273, 275,
　　283, 296, 351, 422
　　——の言葉　261, 262, 263, 353
コンテインメント　320
コントロール感　238

【さ行】
再活性化　341
　　——されたトラウマ　285
　　——する防衛反応　119
再体験　15
再編成　107, 112
査定　231
サディズム・マゾヒズム　417
左脳　6
　　——前頭領域　198
サバイバーの回復　422
サバイバル・リソース　290
三位一体の脳　5, 194
視覚映像　330
磁気共鳴映像法（fMRI）　44, 201
しぐさ　249
自己感覚　xlv, 3, 47, 56, 57, 224, 385, 406
　　——の回復と境界　407
　　——の統合　250
　　新しい——の統合　424
　　ソマティックな自己感覚と言語的な——の
　　統合　424
　　ソマティックな——　385
　　乳幼児の——　61
自己受容器　19
自己調整　55, 56, 58, 66, 75, 286, 287, 424
　　——能力　xxviii, 58, 193, 285, 308
　　——能力の回復　252
　　——の促進　286
自己内省的機能　205

自己防衛トレーニング　145
視床　194, 195
　　──-大脳皮質神経回路の障害　196
　　──下部-下垂体-副腎軸（HPA軸）　204
　　──障害　195
　　──下部　40
姿勢　xxxviii, xliv, xlv, 3, 12, 25, 28, 99, 105, 109, 114, 181, 190, 249, 279, 290
失感覚症　21
失感情症　xxiv, 14, 16, 278
実験　115, 257, 268, 273
　　──と覚醒状態　272
　　──と探索　268
失体感症　305
自伝的な物語　329
児童虐待のサバイバー　189
自動調整　xl, 78, 79, 89
　　──能力　75, 84
シナリオによるイメージ法　199, 201, 217
指標　225
自分をいたわる　321
社会性行動システム　163, 173
社会性システム　164, 165, 167, 174, 175, 415
社会的関わり　58, 60, 67, 74, 75, 76, 77, 89, 125, 135, 142, 151, 229, 253, 263, 269, 339, 366, 385, 389
　　──行動　63
　　──システム　39, 40, 51, 55, 56, 57, 66, 72, 77, 78, 80, 82, 84, 85, 124, 125 163, 192, 193, 201, 211, 283, 339, 367
　　──の維持　357
社会的行動　174
社会的な合図　403, 404, 415
社会的なきずな　165
シャットダウン　87, 91
周縁部　254, 255, 383, 384, 386, 387, 388, 396, 412
習慣的な防衛反応　118
馴化　98
上位脳　196
「状態特定的」処理　351
情動（的）　3, 13, 14, 15, 28
　　──覚醒　17

　　──カタルシス　142
　　──記憶　332
　　──刺激実験　202
　　──処理　8, 9, 13, 14, 16, 194, 330, 367, 368
　　──処理システム　202
　　──調整　xxxix, 55, 61, 205
　　──調整不全　205
　　──調律　57, 58, 60
　　──と皮質下脳　211
　　──に対する低い耐性　252
　　肯定的──　xliii, 61
　　トラウマ関連の──　4, 11, 15, 16, 21, 372, 376
小脳　29
情報処理　xxxix
　　──の3つのレベル　3, 208, 250, 273, 425
　　──の諸階層　193
　　──の認知・情動・感覚運動レベルと身体　9, 257
　　──レベル　26, 194
　　異なるレベルの──　283
情報量を制限する　340
初期評価　111
自律調整　308, 309, 383
　　──能力　69
　　──のための中心部のリソース　311
　　──のリソース　254, 321
侵害受容器　19
人格的統合　252
人格部分　190, 191
親近さ　55, 63, 64, 65, 67, 68, 71, 72, 153, 157, 315
神経生物学的治療モデル　xli
人生を楽しむ　xliii
身体感覚　xxxvii, xxxviii
　　──的コミュニケーション　65
　　──と情動・認知の分化　306, 353
　　──の言語化　305
身体記憶　333
身体傾向　250, 290
身体行動　180, 181
　　──とボトムアップ処理　181
　　──の完了　419

身体指向的心理療法　xxxvi
身体心理学　xxxvi
身体接触　xxxvi, 65, 88, 157, 276
　　——と逆転移　277
　　——による介入　276
身体的虐待　121, 156, 290, 391, 398, 409
身体的転移と逆転移　239
身体的緊張　85
身体的傾向　251, 380, 383
身体的言語（ボディランゲージ）　xliv
身体的コミュニケーション　64
身体的な再組織化　372
身体的プロセス　261
身体の中心部　254, 383, 400
　　——と周縁部　xliii, 308, 411
　　——と周縁部の統合　394, 415
身体表現　242
　　——性解離症状　45, 49, 146
侵入症状　xxxvii
侵入的再体験　4
侵入的身体感覚　3
信念　xxxvii, 12, 13, 16, 104, 255, 265, 371, 381, 383, 400
　　——体系　12
　　トラウマ関連の——　4, 381
心拍　30, 50, 116, 217, 236, 272
　　——数　3, 9, 18, 41, 44, 77, 107, 131, 138, 216, 217, 218, 271
新皮質　xxi, 6
親密さ　390, 395, 405, 406, 413, 424
　　——と境界線　405
　　——への恐怖　390
睡眠障害　107
ストックホルム症候群　203
成功・克服行動　254, 329, 348-375
政治犯　xxvi
精神活動　419
　　——とトップダウン　181
精神表現性解離症状　45, 49
精神分析　xxxv
精神力動療法　xxv
性的　85, 379, 389, 403
　　——／生殖システム　173

　　——行動システム　167, 396, 416
　　——暴行　349
性的虐待　26, 30, 51, 85, 122, 123, 141, 168, 178, 206, 279, 347, 354, 367, 381, 409, 417
　　——によるPTSD　207
　　——のサバイバー　323
生理的覚醒　16, 30
生理的症状　330
世界貿易センタービル　148
接近-回避防衛行動　387
セックス　85, 115, 167
狭い範囲での焦点づけ　226
セラピーにおける楽しさ　293
セラピーにおける探索ニーズと安全ニーズ　229
セラピストの関係性　399
セルフケア　288
宣言的記憶　207
潜在記憶　xiv, 331
　　3つの——　332
センサリーモーター・サイコセラピーによる介入と脳機能　218
センサリーモーター・サイコセラピーの定義　xxxv
戦争神経症　148
前帯状回　202
　　——皮質　205
センタリング　304, 309, 324, 347, 384, 399, 408
　　——のエクササイズ　404
前頭前皮質　xxix, 217, 218
　　——内側部　202, 204, 205
　　——内側部機能不全　204
　　——の血流　204
前頭前野　266, 267
　　——の実行機能　228
　　——皮質　229
　　——皮質と認知機能　228
前頭葉　29, 257, 332, 342
　　——前部　xxv
　　——皮質　23
全面的服従　133
相互作用　67, 69
　　——的遊び　60

——的調整　66, 67, 74, 75, 79, 84, 89
相互調整　xl, 55, 87, 157, 286, 308, 309, 383
　　——的リソース　254, 324
　　——のための周縁部のリソース　315
走査　107, 109
喪失　373
ソマティック・リソース　xlii, 254, 273, 278, 285-327, 367
　　——と周縁部　308
　　——と中心部　308
　　——の練習　324

【た行】
退役軍人　121
体験の区画化　4, 48, 49, 187, 188, 189, 190, 191, 374
体験の組織化　xlii, 94, 225, 226, 227, 257-284
退行　338
体性感覚の断片　329
体性感覚皮質　208
耐性領域　vi, xxxix, 35-53, 55, 56, 58, 64, 75, 79, 83, 88, 96, 102, 108, 113, 116, 212, 228, 232, 252, 254, 274, 276, 302, 304, 327, 337, 354, 374, 376, 381
　　——の限界での取り組み　341
　　——の幅　37
　　——へのトラウマの影響　43
大脳基底核　29
大脳新皮質　194
大脳の左右機能分化　197
大脳皮質　xxv, 195, 200
　　——機能　36
大脳辺縁系　xix, 194
代用信念　371
多重迷走神経階層　38
　　——理論　135, 140
楽しい感覚　385
楽しくて肯定的な情動への耐性　380
行動を完了する楽しさ・喜び　419
楽しさ　276, 293, 353, 418, 419, 420, 424
　　——・喜び　415, 418
　　——・喜びと行動システム　417
　　——と肯定的な感情を感じる自分　424

楽しみであり遊び　228
楽しむ能力　415
楽しむこと　422
　　治療ゴールとしての——　422
段階的治療　xlii, 252
段階的な治療アプローチ　252
探索　166, 173, 174, 206, 267, 268, 379, 389, 416
　　——システム　161, 170, 171, 175, 180, 192, 230, 283
　　——的方向づけ　100
探索行動　153, 165, 178
　　——システム　157, 158, 159, 165, 171, 269
知覚記憶　332
地に足がついた感じ　81, 82
注意　91, 92, 100, 101, 105, 236, 237, 357
　　——欠陥障害　204
中心部　255, 383, 384, 386, 387, 388, 396, 408, 412, 418
　　——と周縁部の統合　255
　　——とのつながり　406
　　——を感じる　419
調整能力　283
調整不全　xxvii, 285, 301
調整不全の覚醒状態　317, 331
調整役としてのセラピスト　298
調律性　v
調律の合った　266
治療　50, 223-427
　　——の原理　xli, 219
　　——的関係　xliii
　　——的関係と愛着パターン　79
　　——的身体接触　xlii
　　　「身体接触」も参照
　　——的な援助　162
　　——同盟　82, 87, 339
　　——における距離　231
　　——における社会的関わりシステム（協同的治療関係）　231
　　——における探索行動　230
　　——におけるトップダウン（介入）　224
　　——におけるボトムアップ（介入）　224
　　——の原理　223
　　——の中心的なテーマ　156

治療の第1段階　xlii, 259, 285-327, 337, 339, 352, 371, 379, 380, 383, 405, 407
　　──の目標　398
治療の第2段階　xliii, 259, 329-377, 379, 385, 405, 407
　　──の目標　334
　　──への準備　339
治療の第3段階　xliii, 260, 371, 379-427
　　──と行動システム　389
　　──と成功・克服行動　425
痛覚の減少　127
包み込み　59, 60, 82, 272
定位反応　xl, 91-118, 119, 126, 131, 138, 254, 319, 396
　　──と統合能力　111
　　──と防衛反応　108, 114
　　──の感覚運動シークエンス　361
　　──の傾向　236
定位反応の諸段階　106
　　覚醒状態　107
　　活動停止　108
　　筋肉の調整　109
　　空間内の位置　110
　　警戒感覚　108
　　行動　112
　　再編成　112
　　走査　109
　　同定と評価　110
　　「覚醒低下」も参照
低覚醒　xxvii, 35, 70, 77, 78, 83, 89, 136, 141, 145
諦念　144
デートレイプ　354
適応　xli, 151-192
　　──的な境界線　405
　　──不全　414
　　「行動傾向」「行動システム」も参照
適切な境界と中心部・周縁部の統合　411
手続き学習　28, 52
手続き記憶　63, 267, 332, 333
　　──を無効にする　335
転移　xlii, 240, 241, 242, 243, 244, 246, 248
　　──反応　241, 247

「逆転移」「身体的転移と逆転移」も参照
島　202, 208
　　──皮質　199
統合　xiv, xliii, 143, 253, 338, 379
　　──感覚　375
　　──と肯定的な情動　144
　　──と成功体験　253
　　──能力　xliii, 17
　　──の欠如　329
　　──の失敗　191
　　──力　154, 174, 185, 249, 276
　　3つの情報レベルの──の必要性　425
　　うまくいった──　334
　　「──能力」も参照
統合能力　50, 53, 114, 191, 249, 250, 251, 253, 257, 285, 379, 383, 389, 412, 414, 415
　　──と身体　248
　　──の障害　47, 248
　　──を育成　323
動作記憶　24
闘争／逃走　124
　　──の動きをともなう防衛　127
　　──反応　xxiii, 8, 40, 122, 126, 138, 140, 362
闘争の衝動のサイン　242
ドーパミンシステムの混乱　416
トップダウン　xxxvii, xxxix, 27, 30, 31, 53, 120, 122, 172, 220, 224, 225, 425
　　──介入　xlv, 224
　　──処理　10, 29
　　──信号　196
　　──戦略　337
　　──とボトムアップの統合　425
　　──認知処理　357
　　──のアプローチ　32, 224
　　──のアプローチの統合　426
　　──のリソース　288
ドメスティック・バイオレンス　xxvi, 214
トラウマ・サバイバー　xxxix
トラウマがベースになっている情動　370
トラウマ関連症状　xxxviii
トラウマ記憶　xxxvi, xliii, 44, 252, 253, 329-377
　　──の再活性化　341

——の再体験　416
——の処理　xliii, 329
——の断片　5, 212, 330
——の断片化と治療　213
「記憶への取り組み」も参照
トラウマ症状の共通因子　218
トラウマ性の悲しみと喪失　373
トラウマ治療　xxxviii
トラウマ的な残余　377
トラウマの思い出し回避　186
トラウマの再演　121, 203, 242, 329
トラウマの再体験　5, 186, 197
トラウマの情動と感覚を区別する　353
トラッキング　257, 258, 259, 261, 262, 265, 273, 275, 280, 283, 286, 289, 351, 357, 362, 396, 404, 422
——と様々な指標　362
——の定義　258

【な行】

内因性オピオイド　133
内受容　19
——器　19
——性　303
内省　414
内側眼窩前頭皮質　199
内的作業モデル　178, 179, 186
内的体感　18, 19
内的統制感　147, 233, 234, 249, 262, 264, 276, 311, 347, 384, 406
嘆き　375
逃げ出す衝動のサイン　242
二重的処理　118, 342, 351
日常生活の課題　396
日常生活の機能向上　xliii
日常生活の行動システム　186, 188, 189, 191, 253
乳児　55
乳幼児　58
認知　3, 21
——処理　8, 9, 10, 194, 330, 367
——のゆがみ　11, 12, 258, 290, 371, 374, 376, 380, 381, 382, 383, 389, 395, 398, 400, 404, 416, 419
——レベル　6
——行動療法　xxv, xxxvi
——的　28
「記憶の処理における認知的処理と情動的処理」も参照
認知療法　xxxv, xxxvii, 257
ネグレクト　47, 70, 78, 88, 156, 240, 407
脳　xxix, xli, 193-220
——活動パターンの変化　214
——機能とマインドフルネス　228, 342
——機能の変化　228
感覚統合と——　214
心理的虐待と——　198
乳幼児虐待と——　210
乳幼児のトラウマと——　206
脳画像研究　xxii, xxix, 193-220
脳幹　25, 29
脳神経とPTSD　201
脳と自己内省　204
脳の高次レベル　32
脳の低次レベル　32
脳のネットワーク　198
脳の3つのレベル　194
脳波検査（EEG）　198
脳波コヒーレンス研究　199
脳半球の左右機能分化とトラウマ　198
脳梁　6

【は行】

背側副交感神経　39
背側迷走神経　56, 72, 76, 77, 78, 79, 133, 135, 136, 366
——反応　89
背側迷走副交感神経システム　74
爆発的行動　131, 132
爆発的な跳躍　128
曝露　202
——療法　xlv
ハコミ・メソッド　xxxvi, xlii
爬虫類脳　xix, 6, 194, 200
発達　55
パニック　17, 147, 339

——障害　249
　　　——発作　218
母親　60, 61
パロキセチン　208
反射的の行動　414
反射的な行動傾向　183, 185, 412
反射的な傾向　415
反射的に距離をとる傾向　414
反応の閾値　37
反復的で習慣的認知傾向　371
引きこもる　69, 78, 116
非言語的記憶　329, 336, 350
非言語的コミュニケーション　60
非言語的な記憶断片　368, 377
皮質　xli, 111
　　　——機能　52
　　　——内側扁桃体　203
　　　——レベル　224
皮質下　111, 219
　　　——接続　200
　　　——でコード化　223
　　　——脳領域　211
　　　——の活性化　267
　　　——プロセス　211
皮質下部　xli, 10, 23
悲嘆　30, 31
否定的情動　61, 62, 70
表情　xliv
不安定-アンビバレント型愛着　62, 67
　　　——と調整　76
　　　——の治療　81
不安定-回避型愛着　62, 65
　　　——と調整　76
　　　——の治療　79
不安定な愛着　65
　　　——パターン　389
フェルトセンス　316, 318
副交感神経　xxii, xxxix, 37, 38, 61, 76
　　　——系　79, 132
複雑性トラウマ　xlii, 48
服従的の行動　134
服従のサイン　242
腹側副交感神経　38

腹側迷走神経反応　89
不随意反射　8
物理的距離　231
不適応な防衛反応　331
不適応な行動傾向　330
武道　145
フラッシュバック　4, 32, 195, 197, 216, 217
フリーズ　70, 71
振り子的テクニック　303, 347
ブローカ領域　332
分化　249
分割脳　200
分断化された記憶　3
兵士　97, 136, 146, 187, 188
閉所恐怖　80
ベトナム帰還兵　17
辺縁脳　6
扁桃体　xix, 40, 195, 199, 202, 217, 218, 336
　　　——の過剰な活性化　202
　　　——の血流　204
　　　——の低活性化　202
防衛　112, 214, 426
　　　——行動　26, 48, 113, 186, 187, 388
　　　——行動システム　151, 155, 156, 171, 173, 174, 175, 186, 188, 189, 191, 269
　　　——行動システムと治療　156
　　　——行動システムの再燃　188
　　　——サブシステム　xl, xli, 119, 179, 190, 290
　　　——システム　xxii, 72, 113, 156, 175, 180, 193, 326
　　　——システムと治療　191
　　　——的衝動の指標　363
　　　未完の——行動　146, 253
防衛反応　xl, 44, 49, 116, 119, 121, 153, 254, 315
　　　——と指標　351
　　　——と治療　123
　　　——の構成要素　124
　　　——の段階　137
　　　——の再活性化　121
方向づけ　91
　　　——の顕示的部分　109
　　　顕在性の——　93

潜在性の―― 93
トップダウンの―― 99
見えない―― 92
見える―― 92
「定位反応」も参照
ホールディング 59
歩行運動 309
ボディリーディング 258, 259, 261, 273, 283, 289, 290
――と治療段階 259
ボトムアップ xxxvii, xxxix, 30, 32, 53, 97, 99, 152, 172, 174, 181, 219, 224, 266, 425
――処理 18, 29
――信号 196
――戦略 337
――的防衛行動傾向 122
――によるハイジャック 27, 32, 44, 121, 266, 330
――アプローチ 224
――介入 xlv, 224, 426
――介入とトップダウンの介入を統合 225
――情報処理 117
――処理 220
――のリソース 288
ほどよい母親・養育者 59, 61, 62, 64, 83
ほ乳類脳 194
微笑む 63, 116

【ま行】
マインドフル 32, 51, 158, 205, 215, 247, 257, 278, 359, 366, 404
――な気づき 245
――に観察する 227
――にトラッキングする 225
マインドフルネス vi, xlii, 115, 117, 149, 160, 205, 212, 219, 228, 230, 253, 257, 264, 265, 268, 269, 270, 273, 275, 280, 281, 283, 303, 327, 342, 357, 388, 396, 399, 400, 411, 414
――での質問 257
――と好奇心 231
――と自己観察 266
――と二重的処理 228, 342
――の質問 351

――の定義 264
麻痺 xxi, xxxvii, 4, 14, 35, 45, 80, 83, 86, 122, 132, 142, 186, 191, 215, 216, 217, 218, 230, 253, 272, 274, 304, 366, 420
未完の定位行動 361
未完了な、あるいは効果のない防衛反応 146
未完了な行動 354
未統合の記憶断片 254
ミラーニューロン xvii, 297
未来の鋳型 326
無意識的な防衛衝動 363
無意識の信念 104, 106
無意識の防衛反応 120
無秩序-無方向型愛着 69, 85, 158, 389
――と調整 77
――の治療 82
無力感 14
迷走神経 38
メンタライズ 59, 64
メンタライゼーション 402, 403, 405
――と中心部・周縁部 405
――の定義 402

【や行】
薬物依存 423
友情 389
有能感 238, 239, 293, 347
養育行動システム 161, 170, 175, 179, 379, 389, 403
養育行動のモデル 192
養育者 12, 47, 55, 61, 67, 69, 70, 72, 74, 76, 77, 78, 81, 83
主要な養育者―― 56, 57, 58
「ほどよい母親・養育者」も参照
陽性転移 247, 248
陽電子放射断層撮影（PET） 201
抑うつ 416
喜び xxii, 153, 419
――や楽しみ xxviii

【ら行】
落下事故 354
離隔 47

力動心理学　xxxv, 257
力動的心理療法　xxxv, xxxvi, xxxvii
離人感　136, 215
リソース　149, 254, 283, 286, 343, 383, 399
　　——と覚醒　274
　　——と情報処理の3つのレベル　273
　　——の育成　286
　　——の回復　286
　　——の学習　286
　　——の強化　286
　　——の統合　273
　　今の——　311
　　失われた——　311
　　トラウマ周辺の——　343, 344, 346
リハビリテーション　252
レイプ　42, 103, 105, 115, 358
ロボット化　135

事例場面の身体表現用語索引

アイ・コンタクト（目・視線を合わせる）　38, 72, 73, 85, 105, 115, 116, 169, 230, 296, 340, 411

脚が萎える（力が入らない，しっかり立てないなど）　311, 386

歩き方のくせ，パターン　318, 382, 413, 423

胃が痛くなる（腹痛，腹部の緊張・固くなる感じなど）　300

動きへの衝動（押す，叩く，避ける，逃げる，叫ぶ，蹴るなど）　354, 355, 359, 386, 391

（胸の前で）腕組みする／腕で防ぐ　74, 230, 310, 311

驚きやすい　13, 50, 87

肩をいからせる（胸をはる，そらす）　13

肩を丸める（肩を落とす，肩・胸を閉じるなど）　290, 296, 381

身体が固まる（動きが不自由，ぎこちない，脱力する，麻痺する，など）　73, 86, 105, 123, 231, 244, 307, 310, 313, 323, 413, 423

緊張する（体の内部，声など）　72, 73, 80, 85, 87, 94, 105, 169, 214, 231, 307, 382, 407, 415

姿勢（背中を丸める，うちひしがれた姿勢，ゆがんだ姿勢など）　105, 290, 291, 382, 397

身体的境界に関する感覚（あいまい，強固すぎるなど）　317, 318

心拍（どきどきするなど）　17, 18, 38, 50, 85, 94, 116, 353

背すじ（伸ばす，縮める）　291, 297, 310, 311

その他の異和感（痛い，びりびりする，うずく，無意識的動きなど）　314, 350, 352, 354, 360

（相手に向かって）手／腕を伸ばす　74, 386, 392, 393, 394, 400

手足が弛緩する　313, 386, 397

手足などの緊張（筋肉の緊張・固さなど）　17, 38, 50, 86, 310, 313, 318, 355, 358, 360, 361, 374, 387, 391, 413, 414, 423

手で押す（押し返す，触れる，つかむ，引っ張る，手放すなど）　214, 311, 323, 324, 350, 353, 367, 401, 411

話し方の緊張（口が回らない，早口になるなど）　339

引きこもる／（胎児のように）丸くなる　355

不自然な呼吸（息苦しい，過呼吸，浅い息，早い息，荒い息など）　13, 38, 123, 169, 244, 314, 358, 382, 392, 397, 407, 413, 414, 415

フリーズする（全身または一部が動かなくなる）　73, 79, 87, 123, 230, 231, 299, 387

震える（手足など）／身ぶるいする（全身）　17, 50, 86, 350, 359, 360, 361, 366

ボーっとする（集中できない，浮いたような感じ，身体感覚が鈍い，気が遠くなる，時間感覚が分からなくなる，自分から離れるように感じる，麻痺した感じなど）　51, 80, 85, 230, 304, 318, 323, 347, 366, 367, 374

（相手から）身を引く（引き下がる）　72, 86, 87, 244, 300, 387, 391, 403, 414

◆著者紹介◆

Pat Ogden（パット・オグデン）
米国コロラド州ボルダー市にあるセンサリーモーター・サイコセラピー研究所の創始者であり現所長。ロン・クルツと共にハコミ研究所の創設者の1人でもある。30年以上の経験豊富な心理療法家であり，世界各地でセンサリーモーター・サイコセラピーの指導と教育にあたっている。

Kekuni Minton（ケクニ・ミントン）
1993年にパット・オグデンと共にセンサリーモーター・サイコセラピー研究所を創設。マインドフルネスおよび文化的トラウマへの関心が強く，トレーナーとして指導にあたる一方で臨床家としても活躍している。

Clare Pain（クレア・ペイン）
カナダのトロント大学精神医学部門およびウェスタン・オンタリオ（Western Ontario）大学の准教授。精神科医。マウント・サイナイ（Mount Sinai）病院のトラウマクリニック所長でもある。

◆訳者紹介◆　※所属等は2012年の第1刷発行時のもの

監訳者　**太田茂行**（おおた　しげゆき）
1974年　早稲田大学文学部卒業
1992年　米国トランスパーソナル心理学研究所卒業（MA）
現在　生活心理相談室ナヌーク主宰（臨床心理士）／日本EMDR学会理事（認定コンサルタント）／愛育養護学校スクールカウンセラー／駒澤大学コミュニティケアセンター（非常勤カウンセラー）／日本ハコミ研究所
専門　トラウマセラピー，ソマティックカウンセリング

第1章：太田茂行（監訳者）
第2章：**知念ウシ**（ちにんうしぃ）
　　　　カウンセリングスペース・カフーワークス主宰／沖縄国際大学非常勤講師／日本ハコミ研究所：専門　むぬかちゃー（ライター），ハコミセラピー，ディコロナイゼーション，エンパワメント
第3章：**北村雅子**（きたむらまさこ）
　　　　川越心理研究相談室（臨床心理士）／福田クリニック／日本EMDR学会理事（認定コンサルタント）／日本エリクソン・クラブ（催眠）運営委員：専門　不安症，トラウマ，発達障害

第4章：**高尾威広**（たかおたけひろ）
　　　　日本ハコミ研究所（代表）／米国ハコミ研究所・日本ハコミ研究所ファカルティー：専門　ハコミセラピー
第5章：**豆子ひさし**（ずしひさし：本名・西尾寿士）
　　　　カウンセリングルーム「ラルゲット」代表／帝塚山学院大学大学院／日本ハコミ研究所：専門　統合的心理療法，福祉・介護職のメンタルヘルス
第6章：**西田真佐子**（にしだまさこ）
　　　　セラピールーム「天使の翼」主宰／日本ハコミ研究所：専門　ハコミセラピー，催眠療法
第7章：**柳　受良**（ゆうすやん）
　　　　独立行政法人国立病院機構菊池病院臨床研究部（精神科医）／米国ハコミ研究所・日本ハコミ研究所ファカルティー：専門　精神医学，ハコミセラピー
第8章：**玉木素子**（たまきもとこ）
　　　　セラピー&カウンセリング「スペース　タオ」主宰／米国ハコミ研究所・日本ハコミ研究所ファカルティー／医療法人社団學風会さいとうクリニック（プログラム講師）：専門　ハコミセラピー，ソマティック・エクスペリエンス，ファミリーコンステレーション
第9章：**篠田美香**（しのだみか）
　　　　Therapy Space まゆら／神戸松蔭女子学院大学大学院／日本ハコミ研究所：専門　うつ病，適応障害，不安障害，対人関係療法
第10章：**西田真佐子**（上記参照）
第11章：**芝川美代子**（しばかわみよこ）
　　　　スペース　ワンネス主宰／八ヶ岳ラフタークラブ主宰／日本ハコミ研究所：専門　統合退行療法，コーチング，ラフター（笑い）ヨガ，ハコミセラピー
第12章：**西田真佐子**（上記参照）

トラウマと身体

2012年7月2日　初版第1刷発行
2019年7月8日　初版第2刷発行

著　者　パット・オグデン，ケクニ・ミントン，クレア・ペイン
監訳者　太田茂行
発行者　石澤雄司
発行所　㈱星和書店
　　　　〒168-0074　東京都杉並区上高井戸1-2-5
　　　　電話　03(3329)0031(営業部)／03(3329)0033(編集部)
　　　　FAX　03(5374)7186(営業部)／03(5374)7185(編集部)
　　　　http://www.seiwa-pb.co.jp
印刷・製本　株式会社光邦

Printed in Japan　　　　ISBN978-4-7911-0810-7

- 本書に掲載する著作物の複製権・翻訳権・上映権・譲渡権・公衆送信権（送信可能化権を含む）は㈱星和書店が保有します。
- JCOPY〈(社)出版者著作権管理機構　委託出版物〉
　本書の無断複製は著作権法上での例外を除き禁じられています。複製される場合は，そのつど事前に(社)出版者著作権管理機構（電話03-3513-6969，FAX 03-3513-6979, e-mail : info@jcopy.or.jp）の許諾を得てください。

ブレインスポッティング入門

トラウマに素早く、効果的に働きかける、視野を活用した革新的心理療法

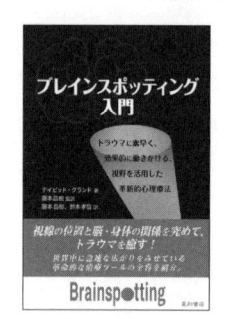

デイビッド・グランド 著
藤本昌樹 監訳
藤本昌樹，鈴木孝信 訳

四六判　264p　定価：本体 2,500 円＋税

ブレインスポッティングは、クライアントの視線の位置を一点に定めることで脳に直接働きかけ、トラウマ記憶の心理的な処理を進めていく画期的な治療法である。技法の全体を学べる最適な入門書。

トラウマセラピー・ケースブック

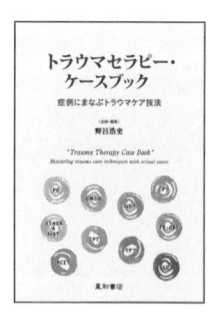

症例にまなぶトラウマケア技法

野呂浩史 企画・編集

Ａ５判　372p　定価：本体 3,600 円＋税

数あるトラウマ心理療法の中からエビデンスのあるもの、海外では普及しているが日本では認知度が低いものなど代表的な 10 の療法を、経験豊富な専門家が症例を通してわかりやすく解説。

発行：星和書店　http://www.seiwa-pb.co.jp

身体に閉じ込められたトラウマ

ソマティック・エクスペリエンシングによる
最新のトラウマ・ケア

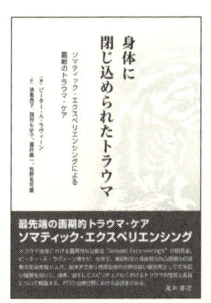

ピーター・A・ラヴィーン 著
池島良子，西村もゆ子，
福井義一，牧野有可里 訳

A5判　464p　定価：本体3,500円＋税

からだの気づきを用いた画期的なトラウマ・ケアとして注目を集めているソマティック・エクスペリエンシングの創始者ラヴィーンによる初めての理論的解説書。読者をトラウマ治療の核心に導く。

「ポリヴェーガル理論」を読む

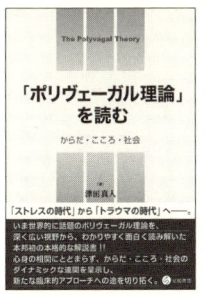

からだ・こころ・社会

津田真人 著

A5判　636p　定価：本体4,800円＋税

「ストレスの時代」から「トラウマの時代」へ。旧来の自律神経論を刷新する、いま世界的に話題のポリヴェーガル理論を、深く広い視野から、わかりやすく面白く読み解いた本邦初の本格的な解説書!!

発行：星和書店　http://www.seiwa-pb.co.jp

EMDR革命：
脳を刺激しトラウマを癒す奇跡の心理療法

生きづらさや心身の苦悩からの解放

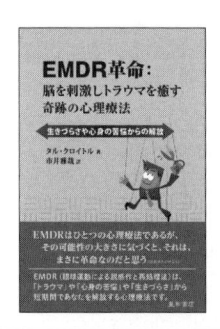

タル・クロイトル 著
市井雅哉 訳

四六判　224p　定価：本体 1,500円＋税

EMDR（眼球運動による脱感作と再処理法）は、PTSD や心身の治療に用いられる新しい心理療法。短期間で著効をもたらし、患者のストレスも少ない。EMDR に情熱を傾ける著者がその魅力を紹介。

EMDRツールボックス

複雑性PTSDと解離の理論と治療

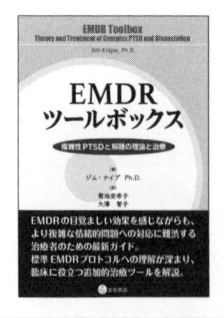

ジム・ナイプ 著
菊池安希子，大澤智子 訳

Ａ５判　380p　定価：本体 4,500円＋税

複雑性 PTSD（重篤な愛着障害，解離性パーソナリティ構造、根深い心的防衛）に難渋する EMDR 治療者のための最新ガイド。標準 EMDRに対する理解を深め、臨床に役立つ追加的治療ツールを習得できる。

発行：星和書店　http://www.seiwa-pb.co.jp

トラウマからの回復
ブレインジムの「動き」がもたらすリカバリー

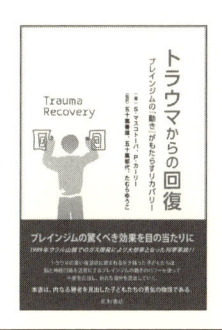

スベトラーナ・マスコトーバ, パメラ・カーリー 著
五十嵐善雄, 五十嵐郁代, たむらゆうこ 監訳
初鹿野ひろみ 翻訳

四六判　180p　定価：本体1,500円＋税

著者マスコトーバは，悲惨な列車事故に遭遇した子どもたちに，ブレインジムを応用してトラウマ治療を行った。ブレインジムの動きが回復へと働きかける驚くべき証拠があざやかに記述されている。

生き残るということ
えひめ丸沈没事故とトラウマケア

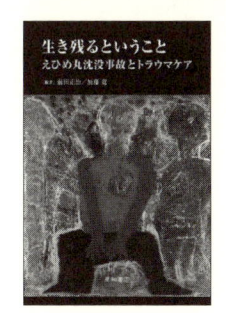

前田正治, 加藤寛 編著

四六判　300p　定価：本体2,500円＋税

米国原潜が日本の水産高校実習船に衝突し，9名が亡くなるという衝撃の事故から生還した生徒たちは，どんな心の傷を負い，どのように回復したのか。その軌跡をケアの視点から追う。

発行：星和書店　http://www.seiwa-pb.co.jp

わかりやすい
「解離性障害」入門

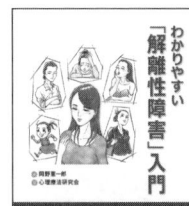

岡野憲一郎 編
心理療法研究会 著

四六判　320p　定価：本体 2,300円＋税

交代人格（多重人格）、健忘、現実感覚の喪失と自傷など、多彩な症状を呈する解離性障害について、具体的事例を豊富に提示しながら分かりやすく解説する。最先端の治療法についても紹介する。

構造的解離：
慢性外傷の理解と治療
上巻（基本概念編）

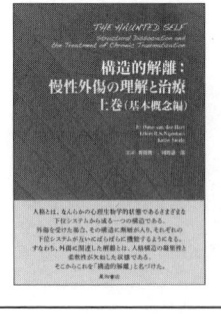

オノ・ヴァンデアハート，
エラート・R・S・ナイエンフュイス，
キャシー・スティール 著
野間俊一，岡野憲一郎 監訳

A5判　260p　定価：本体 3,500円＋税

慢性の心的外傷性障害の治療理論として注目を集める「構造的解離理論」。多数の症例を交え心的外傷に苦しむ人々の症状や病理の基本的理解を説く。治療の実践的手法を論理的かつ具体的に示す。

発行：星和書店　http://www.seiwa-pb.co.jp